GRUNDRISS DER BERUFSKUNDE UND BERUFSHYGIENE

VON

PROFESSOR DR. B. CHAJES

BERLIN

ZWEITE VOLLSTÄNDIG UMGEARBEITETE
UND VERMEHRTE AUFLAGE

MIT 3 ABBILDUNGEN

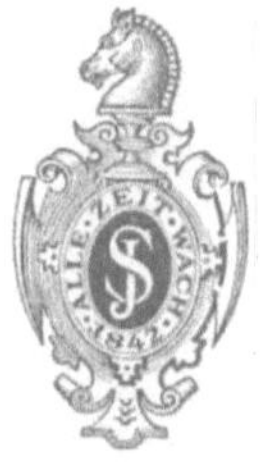

SPRINGER-VERLAG BERLIN HEIDELBERG GMBH
1929

ISBN 978-3-662-39093-1   ISBN 978-3-662-40074-6 (eBook)
DOI 10.1007/978-3-662-40074-6

Vorwort zur ersten Auflage.

Bei den Vorlesungen, die ich im Sommersemester 1918 an der Fürst-Leopold-Akademie für Verwaltungswissenschaften über Berufskunde und Berufshygiene hielt, machte sich bei meinen Hörern der Wunsch nach einem kurzgefaßten Lehrbuch fühlbar, aus welchem sie das Gehörte ins Gedächtnis zurückrufen und ergänzen könnten. Die verschiedenen Hand- und Lehrbücher, wie z. B. das grundlegende „Handbuch der Hygiene" von Theodor Weyl (Gewerbehygiene Bd. 8) u. a., kamen für meine Hörer wegen ihres Umfanges nicht in Betracht oder betrafen hauptsächlich das Gebiet der Berufserkrankungen und behandelten naturgemäß die Berufskunde nur ganz kurz. So wichtig auch die Berufskrankheiten sind, so legt der Sozialpolitiker und Verwaltungsbeamte, der in Krankenkassen, Berufsgenossenschaften, in der kommunalen oder sonstigen Verwaltung tätig ist, mehr Wert auf die Kenntnis der Berufskunde und die durch sie bedingte Beeinflussung der sozialen und hygienischen Verhältnisse der Berufstätigen. Erst diese Kenntnis gibt ihm die Möglichkeit zu beurteilen, wie groß der Einfluß der einzelnen Kategorien von Berufstätigen in wirtschaftlicher und hygienischer Beziehung auf die Gesamtbevölkerung ist.

Von diesem Gesichtspunkt ausgehend habe ich mich bemüht, meine Hörer in das Gebiet der Berufshygiene einzuführen und auch die durch den Krieg bedingten Umwälzungen des Berufslebens zu behandeln. Die soziale Gesetzgebung und besonders der gesetzliche Schutz der Berufstätigen wird nach dem Kriege zweifellos — durch nationale Gesetze und internationale Vereinbarungen — weiter ausgebaut werden. Hierzu wird schon der größere Wert der einzelnen Arbeitskraft zwingen, und naturgemäß wird auch der Kreis derjenigen, welche sich auf diesem Gebiete theoretisch oder praktisch betätigen, wachsen. Wenn meine Vorlesungen, die als erster Band der Bücherei der Fürst-Leopold-Akademie in Buchform erscheinen, dazu dienen, das Arbeiten auf diesem sozialhygienischen Gebiete zu erleichtern, so haben sie ihren Zweck, auch im Sinne der Akademie, erfüllt.

Berlin-Schöneberg, Januar 1919.

B. Chajes.

Vorwort zur zweiten Auflage.

Fast zehn Jahre sind seit dem Erscheinen der ersten Auflage verstrichen. Die Fortschritte, die auf allen Gebieten der Sozialpolitik und der Technik zu verzeichnen sind, die Änderungen der sozialpolitischen Gesetzgebung und die neuen wissenschaftlichen Forschungen hätten eine Neuauflage schon vor mehreren Jahren erforderlich gemacht. Es erschien aber zweckmäßig, zunächst die Ergebnisse der deutschen Berufszählung vom Jahre 1925 abzuwarten, um das vielfach veraltete Zahlenmaterial durch zeitgemäßes zu ersetzen. So erscheint die zweite Auflage in völlig umgearbeiteter und erweiterter Form. Die Tendenz des Buches ist aber die gleiche geblieben: sie entspricht der schon seit vielen Jahren vertretenen Auffassung des Verfassers, daß die Kenntnis der sozialen, wirtschaftlichen und technischen Berufsverhältnisse, d. h. die Berufskunde, die Grundlage der Berufshygiene bildet, und daß die Berufs- oder Gewerbehygiene nur als Teilgebiet der sozialen Hygiene überhaupt praktisch und wissenschaftlich angesehen werden kann. — Der „Grundriß der Berufskunde und Berufshygiene" soll eine Einführung in dieses Arbeitsgebiet sein; er ist für Ärzte und Studierende bestimmt, für die in den Krankenkassen und den anderen Institutionen der sozialen Versicherung Tätigen, für die Mitarbeiter der Arbeitgeber- und Arbeitnehmerverbände sowie für alle sozialpolitisch interessierten Kreise. Im Gegensatz zur ersten Auflage sind die einzelnen Literatur- und Quellenangaben aus Gründen der Raumersparnis fortgelassen; die größeren Werke und Handbücher, welche ausführliche Literaturverzeichnisse und weiteres Material zum Studium der Berufskunde und Berufshygiene enthalten, sind am Schlusse angegeben. Es ist ferner von einer eingehenderen Behandlung der freien Berufe, insbesondere derjenigen mit akademischer Vorbildung, abgesehen worden. Einerseits sollte der Umfang des Buches nicht noch weiter vermehrt werden, andererseits ist die Kenntnis der hygienischen und technischen Verhältnisse in diesen Berufen gerade in den Kreisen, für die ein derartiger Beruf in Frage kommt, zumeist genügend verbreitet, so daß ein Eingehen darauf im Rahmen dieses Buches nicht erforderlich erschien.

All denen, die dem Verfasser durch ihren Rat, durch Übermittlung von statistischem und anderem wissenschaftlichen Material sowie durch ihre wertvolle Kritik geholfen haben, besonders Herrn Landesgewerbearzt Dr. L. Teleky, sei auch an dieser Stelle nochmals aufs wärmste gedankt, ebenso meiner Frau, Dr. med. Flora Chajes-Rosenbund, für ihre unermüdliche Mitarbeit.

Berlin-Schöneberg, November 1928.

B. Chajes.

Inhaltsverzeichnis.

Allgemeine Berufskunde und Berufshygiene.

1. Kapitel.

Seite

Soziale Verhältnisse 1

  a) Berufliche Gliederung des deutschen Volkes 1

  b) Berufliche Selbständigkeit 4

  c) Frauenarbeit 5

  d) Kinderarbeit 10

  e) Heimarbeit 11

2. Kapitel.

Allgemeine Berufshygiene 15

  a) Methoden zur Erforschung der Berufskunde und Berufshygiene . . . 15

  b) Anlage und Errichtung gewerblicher Betriebe 16

  c) Arbeitsdauer und Ermüdung 19

  d) Alkoholismus 30

  e) Gesundheitliche Schädigungen durch physikalische Einflüsse 32

    Licht 32. — Wärme 33. — Kälte 34. — Schall 34. — Luftdruck-
schädigungen 34. — Elektrischer Strom 35.

  f) Die Staubgefahr und ihre Verhütung 36

    Die Reizwirkung des Staubes 38. — Staub als Träger von Krankheits-
keimen 38. — Staubexplosionen 39. — Körperschädigungen durch
Staub 39. — Maßnahmen zur Verhütung von Staubgefahr.

  g) Unfallgefahren und ihre Verhütung 43

  h) Infektionsgefahr 50

  i) Gewerbliche Gifte 51

    Kohlensäure 55. — Kohlenoxyd 56. — Erkrankungen durch Blei und
seine Verbindungen 58. — Erkrankungen durch Phosphor 64. — Er-
krankungen durch Quecksilber oder seine Verbindung 65. — Erkrankun-
gen durch Arsen oder seine Verbindungen 67. — Erkrankungen durch
Benzol oder seine Homologen 68. — Erkrankungen durch Nitro- und
Aminoverbindungen der aromatischen Reihe 69. — Erkrankungen durch
Schwefelkohlenstoff 70. — Alphabetische Tabelle der gewerblichen
Gifte 72.

3. Kapitel.

Der Schutz der Berufstätigen 97

  a) Private Fürsorge für die Berufstätigen 97

  b) Gesetzliche Maßnahmen zum Schutze der Berufstätigen 97

    Aus der Geschichte des Arbeiterschutzes 98. — Arbeitsräume und
Betriebseinrichtungen 99. — Arbeitszeit 100. — Der Schutz der minderjährigen und weiblichen Arbeiter 102.

  c) Die praktische Durchführung der Schutzgesetze 108

    Staatliche Aufsicht 108. — Internationale Vereinbarungen 109.

  d) Die Versicherungsgesetze 110

    Die Krankenversicherung 110. — Unfallversicherung 119. — Die
Invaliditäts- und Altersversicherung 125. — Die Angestelltenversicherung 128. — Die Arbeitslosenversicherung 130. — Fürsorge für Schwerbeschädigte 134.

Spezielle Berufskunde und Berufshygiene.

4. Kapitel.

Der Beruf der Bergarbeiter 135

  a) Berufstätigkeit 135

  b) Die Betriebsgefahren des Bergbaues 137

    Unfälle 137. — Sonstige Betriebsgefahren 140.

Seite

c) Berufskrankheiten der Bergleute 143
d) Arbeiterschutz im Bergbau 147

5. Kapitel.

Der Beruf der Hüttenarbeiter 148
    Berufstätigkeit 148
A. Die Eisengewinnung 148
    Der Hochofenprozeß 149. — Der Puddelprozeß 149. — Bessemer-,
Thomas-, Martin-Siemens-Verfahren 150. — Das Gießen 151.
    a) Betriebsgefahren der Eisenhüttenarbeiter 152
       Unfallgefahren 152. — Sonstige Betriebsgefahren 152.
    b) Berufskrankheiten 153
    c) Arbeiterschutzmaßnahmen 154
B: Thomasschlackenverarbeitung 155
C. Die Bleigewinnung 156
    a) Betriebsverfahren 156
    b) Die Betriebsgefahren der Bleihüttenarbeiter 157
    c) Die Berufskrankheiten der Bleihüttenarbeiter 158
    d) Arbeiterschutzmaßnahmen 158
D. Die Silbergewinnung 158
E. Die Kupfergewinnung 159
F. Die Zinkgewinnung 159
    a) Die Betriebsgefahren der Zinkhüttenarbeiter 160
    b) Berufskrankheiten 160
    c) Schutzmaßnahmen 160
G. Zinngewinnung 161
H. Die Arsengewinnung 161
J. Antimongewinnung 161
K. Aluminiumgewinnung 162

6. Kapitel.

Der Beruf der Metallarbeiter 162
    Berufstätigkeit und Berufsverhältnisse 162
A. Die Verarbeitung von Eisen und Stahl 163
    Die Schmiedearbeit 163. — Die Schlosserarbeit 163. — Schleifen und
Polieren 165. — Feilenanfertigung 166.
B. Die Verarbeitung anderer Metalle 167
    Uhrmacher 168. — Graveure 168. — Ziseleure 168. — Zinnarbeiter und
Zinngießer 169. — Fabrikation von Blattmetall und Bronzepulver 169.
— Vergolder und Versilberer 169. — Galvanotechnik und Galvano-
plastik 170.
C. Die Verarbeitung der Edelmetalle 171
    Gold- und Silberarbeiter 171.
D. Berufsschädigungen der Metallarbeiter 172
    Die Unfallgefahren der Metallarbeiter 173. — Die Berufskrankheiten
der Metallarbeiter 173. — Schutzmaßnahmen 175.
E. Elektrizitätsarbeiter 175
    Glühlampenfabrikation 176. — Elektrische Kohlenfabrikation 176. —
Röntgenröhrenfabrikation 177.

7. Kapitel.

Bleifarben- und Bleizuckerfabrikation und verwandte Berufe 177
    Berufstätigkeit 177
A. Die Bleifarben- und Bleizuckergewinnung 177
    Gesundheitsgefahren bei der Bleiweiß- und Bleizuckerfabrikation 179.
— Schutzmaßnahmen 180.
B. Schrotfabrikation 180
C. Kabelfabrikation 181

Inhaltsverzeichnis. **VII**

Seite

D. Akkumulatorenfabrikation 181
  Gesundheitsschädigungen 181. — Schutzmaßnahmen 182.
E. Die Emailarbeiter 182
F. Maler, Anstreicher, Lackierer 183
  Berufstätigkeit 183. — Berufsschädigungen 187. — Schutzmaßnahmen 188.

8. Kapitel.

Vervielfältigungsgewerbe 189
  A. Buchdrucker 189
  B. Lithographen und Steindrucker 194
  C. Photographen 195
  D. Lichtspielwesen 195

9. Kapitel.

Chemische Industrie 197
  A. Schwefel und seine Verbindungen 198
    Schweflige und Schwefelsäure 198. — Schwefelkohlenstoff 200.
  B. Soda, Salzsäure, Chlor und Chlorkalk 200
    Sodafabrikation 200. — Salzsäure 201. — Chlor und Chlorkalk 202.
  C. Chrom und Chromate 203
  D. Kalisalze 204
  E. Ammoniak und Ammoniaksalze 204
  F. Salpetersäure 204
  G. Sprengstoffindustrie 205
    Das Schießpulver 205. — Knallquecksilber 206. — Schießbaumwolle 206. — Rauchloses Pulver 206. — Nitroglycerin und Dynamit 206.
  H. Celluloidfabrikation 208
  J. Zündholzfabrikation 209
  K. Teer- und Teerfarbenindustrie 210
    Teerindustrie 210. — Teerfarbenindustrie 211.
  L. Erdölindustrie 212
  M. Industrie der Firnisse, Harze, des Kautschuk und des Guttapercha . . 213
    Firnis- und Lackindustrie 213. — Linoleumfabrikation 213. — Harze 214. — Gummifabrikation 214.
  N. Die gesundheitlichen Verhältnisse in der chemischen Industrie . . 215

10. Kapitel.

Industrie der Steine und Erden 218
  Steinarbeiter 218. — Schieferindustrie 222. — Ziegelarbeiter 223. — Maurer- und Bauhilfsarbeiter 225. — Stukkateure und Gipser 229. — Dachdecker 229. — Zementarbeiter 230. — Kalkarbeiter 231. — Gipsarbeiter 231. — Töpfer- und Tonwarenarbeiter 232. — Porzellan- und Steingutarbeiter 233. — Glasarbeiter 235. — Glaser 238. — Edelstein- und Halbedelsteinarbeiter 239. — Schornsteinfeger 239. — Tapezierer und Polsterer 240.

11. Kapitel.

Textil- und Bekleidungsindustrie 241
  A. Textilindustrie 241
    Flachs 241. — Baumwolle 243. — Wattefabrikation 243. — Spinnerei 244. — Verarbeitung von Wolle 244. — Verarbeitung von Kunstwolle 245. — Verarbeitung von Seide 246. — Kunstseidenfabrikation 247. — Weberei und Wirkerei 247. — Appretur 249. — Bleicherei 251. — Wäscherei 251. — Färberei 252. — Gesundheitsverhältnisse in der Textilindustrie 253.
  B. Bekleidungsindustrie 255
    Schneider 255. — Hutmacher 257. — Fabrikation künstlicher Blumen, Blätter und Federn 258.

Seite

12. Kapitel.

Papierindustrie 259
  A. Papiererzeugungsindustrie 259
      Holzzellstoffabrikation 259. — Strohstoffherstellung 261. — Herstellung von Hadernhalbstoff 261. — Die Holzstoffherstellung 261. — Die Papierherstellung 262.
  B. Papierverarbeitungsindustrie 264
  C. Buchbinder 266

13. Kapitel.

Holzbearbeitung 268
      Tischler 269. — Stellmacher 273. — Böttcher 273. — Drechsler 273.

14. Kapitel.

Lederindustrie 274
      Gerberei 274. — Borstenzurichterei, Pinselfabrikation, Bürstenmacherei, Roßhaarspinnerei 276. — Fellzurichter und Kürschner 276. — Lederhandschuhmacher 277. — Sattler und Riemer, Lederarbeiter 278. — Schuhherstellung 278.

15. Kapitel.

Gas-, Elektrizitäts- und Wasserwerkarbeiter 280
      Leuchtgasgewinnung 280. — Elektrizitätsarbeiter 287. — Wasserwerkarbeiter 291.

16. Kapitel.

Nahrungs- und Gastwirtsgewerbe. 292
      Müller 292. — Bäcker 293. — Fleischer 296. — Zuckerfabrikation 297. — Brauereien 299. — Spiritus- und Branntweinfabrikation 301. — Seifen-, Margarine- und Stearinfabrikation 302. — Abdeckerei und Leimfabrikation 303. — Tabakindustrie 304. — Gast- und Schankwirtschaftsgewerbe 308.

17. Kapitel.

Krankenpflegepersonal, Feuerwehrleute 310
      Barbiere 312. — Feuerwehrleute 313.

18. Kapitel.

Handelsangestellte, Verkehrswesen, Hausangestellte 314
  A. Handelsangestellte 314
  B. Verkehrswesen 319
      Eisenbahnwesen 320. — Straßenbahnangestellte 321. — Berufskraftfahrer 322. — Postbeamte 323. — Telephonangestellte 324. — Luftfahrpersonal 325.
  C. Hausangestellte 326

19. Kapitel.

Land- und Forstarbeiter 330
      Ackerbau 332. — Düngung 332. — Die Saat und ihre Pflege 333. — Die Erntearbeit 333. — Viehhaltung 333. — Gartenbau 333. — Weinbau 334. — Forstwirtschaft 335. — Torfgewinnung und Moorkultur 335. — Fischerei 335. — Krankheits- und Sterblichkeitsverhältnisse der Landarbeiter usw. 335.

20. Kapitel.

Berufswahl und Berufsberatung 337

Anhang.

Übersicht über die Berufsgefahren sowie die Erfordernisse und Gegenanzeigen bei der Wahl der einzelnen Berufe 344
Literaturangaben 384
Namen- und Sachverzeichnis. 385

Allgemeine Berufskunde und Berufshygiene.

1. Kapitel.
Soziale Verhältnisse.

a) Berufliche Gliederung des deutschen Volkes.

Einen der wichtigsten Abschnitte der sozialen Hygiene bildet die Berufshygiene und die damit eng zusammenhängende Berufskunde. Bereits im 17. Jahrhundert hat der Italiener BERNARDINO RAMAZZINI (1633—1714) sein ausführliches Werk über die Krankheiten der Künstler und Handarbeiter veröffentlicht (De morbis artificum diatriba). Obwohl seitdem immer einzelne Ärzte ihr Augenmerk auf die Gewerbekrankheiten richteten, begann erst um die Mitte des 19. Jahrhunderts mit der fortschreitenden klinischen Erkenntnis eine systematische Erforschung des großen Gebietes der gewerblichen Schädigungen. Im Jahre 1845 erschien als erstes deutsches selbständiges Lehrbuch der Gewerbekrankheiten von HALFORT „Entstehung, Verlauf und Behandlung der Krankheiten der Künstler und Gewerbetreibenden". 1875 erschien das Buch von ALEX. LAYET über Gewerbehygiene, 1871—78 das vierbändige Werk „Die Krankheiten der Arbeiter" von LUDWIG HIRT (Breslau). Es begann dann eine sehr fruchtbare Forschungsarbeit; von den zahlreichen verdienstvollen Forschern seien nur ALBRECHT, ROTH, RAMBOUSEK, K. B. LEHMANN, CURSCHMANN, TELEKY, KOELSCH unter vielen anderen hervorgehoben. Seit dem Inkrafttreten der deutschen sozialen Versicherungsgesetze hat auch das große Material der Krankenkassen und Berufsgenossenschaften der Forschung neue Impulse verliehen.

Wie die berufliche Tätigkeit das Leben des einzelnen Menschen in wirtschaftlicher und gesundheitlicher Beziehung in weitgehendem Maße beeinflußt, so ist in gleicher Weise die berufliche Gliederung eines ganzen Volkes in sozialer und hygienischer Hinsicht von großer Bedeutung für die Volksgesundheit. Es macht z. B. einen großen Unterschied, ob ein Volk hauptsächlich Ackerbau treibt oder sich der industriellen Betätigung widmet; die Krankheits- und Sterblichkeitsverhältnisse sind in einzelnen Provinzen und Ländern je nach Berufstätigkeit der Bewohner durchaus verschieden. Aus diesem Grunde ist die Kenntnis der beruflichen Gliederung des deutschen Volkes die Vorbedingung für das Studium der Berufshygiene in Deutschland.

Die *Berufszählungen*, welche im Deutschen Reiche in den Jahren 1882, 1895, 1907 und 1925 stattfanden, zeigen, in welcher Weise sich die Bevölkerung betätigte, und wie eine allmähliche Verschiebung der Berufstätigkeit in Deutschland seit 1882 stattfand.

Tabelle 1.
Die Erwerbstätigen und Berufsangehörigen[1] nach Wirtschaftsgruppen[2].
Berufszählung 1925 (Stat. Jahrbuch f. d. Deutsche Reich 1927. S. 25).

Wirtschaftsgruppen	Erwerbstätige										Berufszugehörige (Erwerbstätige u. Angehörige) insgesamt
	Selbständige		Angestellte und Beamte		Arbeiter		Mithelfende Familienangeh.		Zusammen		
	überhaupt	davon weibl.	überhaupt	davon weibl.	überhaupt	davon weibl.	überhaupt	davon weibl.	überhaupt	davon weibl.	
A. Landwirtschaft, Gärtnerei und Tierzucht, Forstwirtschaft und Fischerei											
1. Landwirtschaft, Gärtnerei, Tierzucht . . .	2188157	325099	128931	11460	2499945	1039554	4786343	3575446	9603376	4951559	13994133
2. Forstwirtschaft und Fischerei	14704	400	32846	492	107337	14343	4163	2485	159050	17720	379123
A zusammen	2202861	325499	161777	11952	2607282	1053897	4790506	3577931	9762426	4969279	14373256
B. Industrie und Handwerk											
3. Bergbau, Salinenwesen, Torfgräberei	2160	19	59391	2472	785605	8650	200	111	847356	11252	2367932
4. Industrie der Steine und Erden	31881	2089	52123	8119	600393	80798	2385	1151	686782	92157	1464750
5. Eisen- und Metallgewinnung	5857	150	77932	9140	496697	15720	52	31	580538	25041	1380276
6. Herstellung von Eisen-, Stahl- u. Metallwaren	142302	5329	88817	23016	763119	118247	6595	3489	1000833	150081	1797881
7. Maschinen, Apparate, Fahrzeugbau	36781	877	237487	39245	1040284	41971	983	521	1315535	82614	2601690
8. Elektrotechn. Industrie, Feinmechanik, Optik	49291	1820	111831	31241	407368	92072	2932	2350	571422	127483	979291
9. Chemische Industrie	13274	966	93547	23051	244637	53551	601	472	352059	78040	760822
10. Textilindustrie	123215	77237	125028	30067	947641	556022	10847	9516	1206731	672842	1849912
11. Papierindustrie und Vervielfältigungsgewerbe	38097	4971	66618	20605	427998	143395	3589	3010	536302	171981	958594
12. Lederindustrie und Linoleumindustrie . . .	32482	1200	16674	4460	122617	17533	2265	1476	174038	24669	348516
13. Kautschukindustrie und Asbestindustrie .	1627	314	13454	3428	53686	18818	56	47	68823	22607	125214
14. Holz- und Schnitzstoffgewerbe	190231	7284	62525	13812	700300	54570	13049	7010	966105	82676	1884336
15. Musikinstrumente und Spielwarenindustrie .	18896	5304	11168	3386	75316	23227	4559	3811	109939	35728	193312
16. Nahrungs- und Genußmittelgewerbe	250256	21677	164379	56342	799995	224078	131768	118161	1346398	420258	2350944
17. Bekleidungsgewerbe	615581	298867	88644	44700	851070	496877	34525	29457	1589820	869901	2418041
18. Baugewerbe (einschl. Baunebengewerbe) . .	230224	2665	136112	15546	1335337	11228	6008	2492	1707681	31931	3861839
19. Wasser-, Gas- und Elektrizitätsgewinnung und -Versorgung	2957	18	46105	6575	129331	2697	10	1	178403	9291	437481
B zusammen	1785112	430787	1451835	335205	9781394	1959454	220424	183106	13238765	2908552	25780831
C. Handel und Verkehr											
20. Handelsgewerbe	936184	200112	1319537	553646	458090	101005	256877	221497	2970688	1076260	5172724
21. Versicherungswesen	11221	259	95960	21909	4725	1443	144	116	112050	23727	221889
22. Verkehrswesen	55934	2195	726957	72800	730996	19739	6246	2543	1520133	97277	4162546
23. Gast- und Schankwirts-Gewerbe	194861	63297	78364	33623	246564	143644	150838	137427	670627	377991	1004817
C zusammen	1198200	265863	2220818	681978	1440375	265831	414105	361583	5273498	1575255	10561976

[1] Ohne die Bevölkerung im Saargebiet. — [2] Die Gruppe 24 entspricht der Wirtschaftsabteilung D, Gruppe 25 der Abteilung E, Gruppe 26 der Abteilung F, Gruppe 27 der Abteilung G, die Zahlenangaben für diese Gruppen sind in der Tabelle 2, S. 3, enthalten.

Tabelle 2.

Vergleich der Ergebnisse der Berufszählung von 1925 mit denen der früheren Zählungen im Deutschen Reich (Gebietsstand 1925).

(Statistisches Jahrbuch für das Deutsche Reich 1927, S. 25.)

Durch die Gebietsabtretungen und durch einen anderen systematischen Aufbau der Berufsordnung 1925 können die Ergebnisse der früheren Berufszählungen nicht ohne weiteres mit den Ergebnissen der Zählung vom 16. Juni 1925 verglichen werden. Die nachstehende Tabelle enthält die wichtigsten Ergebnisse der früheren Zählungen nach der neuen Systematik für den jetzigen Gebietsumfang des Reiches (ohne Saargebiet).

	Grundzahlen						Verhältniszahlen					
	5. Juni 1882			14. Juni 1895			1882			1895		
	Erwerbstätige		Berufs-	Erwerbstätige		Berufs-	Erwerbstätige		Berufs-	Erwerbstätige		Berufs-
Wirtschaftsabteilungen	insgesamt	darunter weibliche	zugehörige	insgesamt	darunter weibliche	zugehörige	insgesamt	darunt. weibl.	zugehörige	insgesamt	darunt. weibl.	zugehörige
A. Land- und Forstwirtschaft . .	7 133 629	2 203 168	15 938 761	7 182 301	2 392 766	15 442 059	42,2	44,4	40,0	36,3	40,5	33,6
B. Industrie und Handwerk . . .	5 702 394	1 019 653	13 946 994	7 457 507	1 395 616	17 848 209	33,8	20,6	35,0	37,8	23,7	38,9
C. Handel und Verkehr	1 443 628	272 256	3 876 720	2 151 951	531 462	5 207 159	8,6	5,5	9,7	10,9	9,0	11,3
D. Verwaltung, freie Berufe usw. .	834 857	62 711	1 710 863	1 130 877	92 534	2 165 492	4,9	1,3	4,3	5,7	1,6	4,7
E. Gesundheitswesen usw.	123 620	48 897	258 161	196 112	76 543	361 556	0,7	1,0	0,6	1,0	1,3	0,8
F. Häusliche Dienste usw.	1 647 248	1 347 694	2 251 486	1 637 201	1 412 153	2 079 828	9,8	27,2	5,7	8,3	23,9	4,5
A—F zusammen	16 885 376	4 954 379	37 982 985	19 755 949	5 901 074	43 104 303	100,0	100,0	95,3	100,0	100,0	93,8
G. Ohne Beruf und Berufsangabe .	1 224 320	638 161	1 850 926	1 936 884	1 013 922	2 820 313	.	.	4,7	.	.	6,2
A—G Gesamtbevölkerung	18 109 696	5 592 540	39 833 911	21 692 833	6 914 996	45 924 616	.	.	100,0	.	.	100,0
	12. Juni 1907			16. Juni 1925			1907			1925		
A. Land- und Forstwirtschaft . .	8 556 219	3 997 294	14 918 098	9 762 426	4 969 279	14 373 256	34,0	47,0	27,1	30,5	43,3	23,0
B. Industrie und Handwerk . . .	10 060 845	1 918 428	23 175 263	13 238 765	2 908 552	25 780 831	40,0	22,6	42,1	41,4	25,4	41,3
C. Handel und Verkehr	3 266 247	860 402	7 409 414	5 273 498	1 575 255	10 561 976	13,0	10,1	13,5	16,5	13,7	16,9
D. Verwaltung, freie Berufe usw. .	1 327 627	144 774	2 531 238	1 502 379	290 647	3 156 727	5,3	1,7	4,6	4,7	2,5	5,1
E. Gesundheitswesen usw.	323 724	129 946	590 480	588 788	295 480	964 703	1,3	1,5	1,1	1,8	2,6	1,5
F. Häusliche Dienste usw.	1 620 541	1 449 699	1 926 920	1 642 983	1 438 471	1 910 258	6,4	17,1	3,5	5,1	12,5	3,1
A—F zusammen	25 155 203	8 500 543	50 551 413	32 008 839	11 477 684	56 747 751	100,0	100,0	91,9	100,0	100,0	90,9
G. Ohne Beruf und Berufsangabe .	3 077 947	1 629 060	4 440 184	3 844 430	2 147 279	5 662 868	.	.	8,1	.	.	9,1
A—G Gesamtbevölkerung	28 233 150	10 129 603	54 991 597	35 853 269	13 624 963	62 410 619	.	.	100,0	.	.	100,0

Die Zählung umfaßte

1882: 45222113 Personen (altes Reichsgebiet)
1895: 51770284 ,, (,, ,,)
1907: 61720529 ,, (,, ,,)
1925: 62410619 ,, (neues ,,)

Im Jahre 1925 übten davon 32008·839 eine Erwerbstätigkeit aus (s. Tabelle 1 S. 2).

Wenn man die Bedeutung der in den vorstehenden Tabellen angeführten Zahlen für die Berufsumschichtung der deutschen Bevölkerung seit 1882 ermessen will, so ist der Vergleich mit den vorangegangenen Berufszählungen erforderlich.

Aus den Tabellen 1 und 2 geht hervor, daß die deutsche Bevölkerung sich in immer wachsendem Maße in der Industrie und im Handel und 1925 nur zu weniger als einem Drittel in der Landwirtschaft betätigte. Die Abwendung von der Landwirtschaft und der Zustrom zu Handel und Industrie geht aus dem Vergleich der Zahlen der Berufszählungen von 1882, 1895, 1907 und 1925 hervor (s. Tabelle 2 S. 3).

Es betätigten sich von Hundert der Bevölkerung:

Tabelle 3.

	1882	1895	1907	1925
in der Landwirtschaft	42,2	36,3	34,0	30,5
in der Industrie und Handwerk	33,8) 42,4	37,8) 48,7	40,0) 53,0	41,4) 57,9
in Handel und Verkehr	8,6)	10,9)	13,0)	16,5)

b) Berufliche Selbständigkeit.

Gleichzeitig mit dem Zustrom zu Handel und Industrie machte sich auch eine Zunahme der Selbständigen bemerkbar, und zwar ebenfalls besonders in der Wirtschaftsgruppe ,,Handel und Verkehr'' ($+ 29,1\%$). In der Industrie ist die Zunahme nur unbeträchtlich ($+ 0,9\%$); in der Landwirtschaft ebenfalls nur geringfügig ($+ 2,3\%$). Aus der Tabelle 1 geht ja die absolute Zahl der Selbständigen, Angestellten und Beamten, Arbeiter und mithelfenden Familienangehörigen in den einzelnen Wirtschaftsgruppen hervor.

Die starke absolute und relative Zunahme der gewerblichen Lohnarbeiter hat aber vor allem in den mittleren und größeren Betrieben stattgefunden, deren Zahl sich ständig vergrößert hat. Tabelle 4 zeigt diese Entwicklung deutlich:

Tabelle 4.

Jahre	Kleinbetriebe (mit 1—5 Personen)		Mittelbetriebe (mit 6—50 Personen)		Großbetriebe (mit mehr als 50 Personen)	
	Betriebe	Personen	Betriebe	Personen	Betriebe	Personen
1882	2882768	4335827	412715	1391720	9974	1613427
1895	2934723	4770669	191301	2454333	18953	3044267
1907	3124148	5353576	267410	3644415	32007	5350025
1925	3109200	5360178	337075	4537870	43093	8840920

Mit ihren Angehörigen zählte die Gruppe der „Arbeiter" im Jahre 1907 rund 18,7 Mill., betrug also mehr als 30 % der Reichsbevölkerung. Im Jahre 1925 dagegen betrug sie über 26,57 Mill., d. h. 42,6 % der Gesamtbevölkerung.

Der Verlust der beruflichen Selbständigkeit besitzt eine erhebliche sozialhygienische Bedeutung. Im allgemeinen ist der beruflich Selbständige in hygienischer und meist auch sozialer Hinsicht besser gestellt als der abhängige Lohnarbeiter. Er ist besonders an seine Arbeitszeit nicht so sehr gebunden. Natürlich wird ein kleiner, selbständiger Handwerker bisweilen unter ungünstigeren Verhältnissen arbeiten und leben als ein Industriearbeiter in einem modernen Musterfabrikbetriebe, aber die Statistik zeigt, daß die militärischen Musterungen bei den Söhnen von Selbständigen viel günstigere Resultate ergeben haben als bei denen Unselbständiger.

Nach amtlichen Zusammenstellungen (Z. d. preuß. stat. Landesamts 1908) waren — das „Soll" mit 100 bezeichnet — tatsächlich diensttauglich die Söhne von den

I. in der Landwirtschaft usw. beschäftigten Vätern
   a) selbständigen 180,32,
   b) unselbständigen 73,79;

II. anderweitig beschäftigten Vätern
   a) selbständigen 138,93,
   b) unselbständigen 72,63.

Die Zahl der tauglichen Söhne selbständiger Väter ist also fast doppelt so groß, ja in der Landwirtschaft weit über doppelt so groß, wie die der Söhne unselbständiger Väter.

Auch die Tatsache, daß der Anteil der beruflich Selbständigen in den höheren Altersklassen den der Unselbständigen erheblich überwiegt, weist bis zu einem gewissen Grade auf die sozialhygienische Bedeutung der beruflichen Selbständigkeit hin.

c) Frauenarbeit.

Von großer Bedeutung ist ferner *die Verteilung der Erwerbstätigen auf beide Geschlechter*, denn die berufliche Tätigkeit, zumal in der Industrie, bedingt für das weibliche Geschlecht im allgemeinen größere gesundheitliche Schädigungen als für das männliche und ist außer der Gefährdung der einzelnen Personen noch vielfach mit einem nachteiligen Einfluß auf die kommende Generation verbunden.

Es wurden Erwerbstätige im Hauptberuf gezählt:

Tabelle 5.

	Männliche	Weibliche	Gesamte erwerbstätige Bevölkerung
1882	11 930 997 = 70,28 %	4 954 379 = 29,72 %	16 885 376 = 100 %
1895	13 854 875 = 69,27 %	5 901 074 = 30,73 %	19 755 949 = 100 %
1907	16 654 660 = 66,62 %	8 500 543 = 34,38 %	25 155 203 = 100 %
1925	20 531 155 = 64,16 %	11 477 684 = 35,84 %	32 008 839 = 100 %

Die Zahl der weiblichen Arbeiter stellte sich im Deutschen Reiche 1925 auf 3503824, d. i. 24,3 % der sämtlichen Arbeiter, deren Zahl 14433751 betrug.

Besonders stark war die Zunahme der in der Industrie und im Handel tätigen weiblichen Arbeiter.

Es wurden gezählt in der Abteilung *Industrie* (einschließlich Bergbau und Hüttenbetrieb):

Tabelle 6.

1882

| Männliche Arbeiter . . . . | 3551014 = 86,69 % |
| Weibliche Arbeiter . . . . | 545229 = 13,31 % |

1895

| Männliche Arbeiter . . . . | 4963409 = 83,35 % |
| Weibliche Arbeiter . . . . | 992302 = 16,65 % |

1907

| Männliche Arbeiter . . . . | 7030427 = 81,81 % |
| Weibliche Arbeiter . . . . | 1562698 = 18,19 % |

1925

| Männliche Arbeiter . . . . | 9781394 = 79,97 % |
| Weibliche Arbeiter . . . . | 1959454 = 26,03 % |

Während also die Zahl der männlichen Industriearbeiter von 1882 bis 1925 sich nur um das fast 2,8fache vermehrt hat, ist die Zahl der weiblichen Industriearbeiter um das ungefähr 3,9fache gestiegen. — Dabei hat sich die Zahl der gesamten weiblichen erwerbstätigen Bevölkerung nur von 29,7 auf 35,8 % der gesamten erwerbstätigen Bevölkerung vermehrt.

Im Kriege hat die Erwerbstätigkeit der weiblichen Bevölkerung eine sehr erhebliche Zunahme erfahren, und zwar nicht nur in den Berufen, die auch sonst das Arbeitsfeld der Frau bildeten, sondern auch in den Zweigen des Berufslebens, die in Friedenszeiten die ausschließliche Domäne des Mannes bildeten; es sei nur an die Tausende von Frauen erinnert, die im Eisenbahn- und Straßenbahndienst, im Postbetrieb usw. beschäftigt werden. Während in den Fabriken die Zahl der männlichen Arbeiter über 16 Jahre von 2662152 im Jahre 1913 auf 1956202 im Jahre 1917 zurückging, vermehrte sich die Zahl der weiblichen von 687734 auf 1240598. Es stieg die Zahl der Arbeiterinnen in der angegebenen Zeit im Bergbau von 1147 auf 10678, in den Walz- und Hammerwerken von 309 auf 15616, in der Industrie der Maschinen und Instrumente von 51513 auf 327512. Unter den einzelnen Bezirken des Reiches fanden diese Steigerungen besonders in Berlin, Potsdam und Düsseldorf statt. In der Metallindustrie machten die weiblichen Arbeitskräfte 1917 ein Drittel der Gesamtbeschäftigten aus; es waren allein 470460 Arbeiterinnen an den Lohnbewegungen des deutschen Metallarbeiterverbandes beteiligt. Während vor dem Kriege in der Korbindustrie Frauenarbeit eine Seltenheit war und nur in den ausgeprägten Heimarbeiterbezirken von Oberfranken und Thüringen beim Materialzurichten und den einfachsten Korbflechtarbeiten gefunden wurde, waren 1917 mindestens 30000 Frauen von überhaupt ungefähr 50000 tätigen

Personen in der Geschoßkorbmacherei, und zwar mit direkten Korb-
flechtereien, beschäftigt. In zahlreichen anderen Berufen fanden sich
ähnliche Verhältnisse. Nach dem Kriege hat die Zahl der weiblichen
Erwerbstätigen in vielen der erwähnten Berufe sich naturgemäß vermindert. Wie aus der Tabelle 2 hervorgeht, sind die meisten weiblichen
Berufstätigen in der Land- und Forstwirtschaft tätig, dann in Industrie
und Handwerk, im Handel und Verkehr und weiter in häuslichen
Diensten usw. Der große Anteil der erwerbstätigen Frauen in der
Landwirtschaft beruht auf der Tatsache, daß die Ehefrauen der Be-
triebsleiter (das sind zumeist ja die Besitzer) im Betriebe mitarbeiten.

Relativ am stärksten ist der Anteil der weiblichen Personen mit
60,7 % aller Beschäftigten im Gast- und Schankwirtschaftsgewerbe.
Nächstdem folgen die Textilindustrie mit 57 %, das Bekleidungsgewerbe
mit 52,1 %, das Nahrungs- und Genußmittelgewerbe mit 35,9 %,
Gesundheitswesen und hygienische Gewerbe mit 44,1 %, Papierindustrie
und Vervielfältigungsgewerbe mit 33,7 %, elektrotechnische Industrie
mit 24,5 % und Herstellung von Eisen- und Metallwaren mit 16,9 %.

Nach den Zusammenstellungen des Allgemeinen Deutschen Gewerk-
schaftsbundes überwog in nachstehenden 5 Verbänden im Jahre 1927
die Zahl der weiblichen Mitglieder; sie betrug:

Tabelle 7.

	Mitglieder insgesamt	davon weibliche	Prozent
Buchbinder	50833	33868	66,6
Graphische Hilfsarbeiter	38063	24719	64,9
Hutarbeiter	17776	11476	64,6
Tabakarbeiter	64600	49287	76,3
Textilarbeiter	292930	172008	58,7

Durch die große Ausdehnung der Erwerbsarbeit der Frauen im Kriege
ist, wie STEPHAN BAUER, Basel, nachweist, noch überzeugender als
früher festgestellt worden, daß Frauen nicht nur für eine schwere
Gattung von Arbeit ungeeignet sind, sondern auch bei mäßiger Arbeit
nicht so viele Stunden arbeiten können wie Männer. Auch die Arbeiterschutzgesetzgebung schützt ja die weiblichen Erwerbstätigen in weit-
gehenderem Maße als die männlichen. Zunächst sind es die physio-
logischen Grundlagen, die eine größere Gefährdung der weiblichen
Arbeiter durch die Berufstätigkeit bedingen: die im Durchschnitt geringeren Körperkräfte der Frau lassen sie bei körperlich sehr anstrengenden Arbeiten leichter durch Überarbeitung (s. S. 21) Schädigungen erleiden als der Mann. Aus diesem Grunde sind ja auch durch
gesetzliche Schutzbestimmungen (s. S. 97 ff.) Frauen von gewissen anstrengenden Berufstätigkeiten ausgeschlossen. Die dauernden starken
Belastungen, die durch anstrengende körperliche Arbeit, z. B. Heben
von Lasten usw., bedingt ist, führt zu Steigerung des Innendruckes in
der Bauchhöhle und dadurch zu Dehnungen der Bauchdecken, Senkung
der Bauch-, besonders der Geschlechtsorgane und Störungen der
Menstruation. Gerade die letzteren sind bei jugendlichen weiblichen

Arbeitern, die sich noch in den Entwicklungsjahren befinden, besonders auffallend. Infolge der Erschlaffung der Bauchmuskulatur treten auch Erschwerungen bei der Geburt ein. Auch dauernde sitzende Tätigkeit, die wie das Treten der Nähmaschine besonders auf die Unterleibsorgane schädigend einwirkt, hat ähnliche Störungen zur Folge. Die Keimgifte (Blei, Quecksilber usw.) gegen die der weibliche Organismus ja wie gegen alle Gifte besonders empfindlich ist, wirken steigernd auf die Zahl der Fehl- und Frühgeburten. Es kommt ferner noch hinzu, daß die gewerbliche Tätigkeit der Mutter nachteilig auf die Entwicklung der Säuglinge besonders in den ersten Lebensmonaten einwirkt, weil dadurch die Ernährung durch die Mutterbrust erschwert wird, ja in vielen Fällen bei weiter Entfernung der Arbeitsstätte von der Wohnung und aus anderen äußeren Gründen fortfällt. — Es kommen ferner noch andere schädigende Momente sozialer Natur hinzu. Im Gegensatz zum männlichen Berufstätigen hat der weibliche in den allermeisten Fällen neben seiner Berufstätigkeit noch die Lasten des Haushaltes und der Versorgung der Kinder zu tragen; und gerade diese doppelte Belastung ist es ja, die den schädigenden Einfluß auf die Gesundheit der weiblichen Berufstätigen ausübt. Die Statistiken der Krankenkassen bringen diese Tatsache besonders auffällig zum Ausdruck. Es betrug nämlich:

Tabelle 8.
Der durchschnittliche tägliche Krankenstand in den Jahren 1924—1926.

	Bei 150 O.-K.-Kassen mit über 5 Millionen Versicherten			Bei der Allg. O.-K.-Kasse der Stadt Berlin ca. 450—500000 Versicherte		
	Männliche	Weibliche	ges. %	Männliche	Weibliche	ges. %
1924	3,34	3,70	3,61	3,45	5,89	4,78
1925	3,84	4,26	4,00	3,99	6,35	5,40
1926	3,21	3,68	3,42	3,50	5,77	4,71

Es spielen bei der größeren Erkrankungsziffer der weiblichen Versicherten natürlich nicht ausschließlich gesundheitliche Gründe für die größere Erkrankungshäufigkeit eine Rolle, auch soziale und wirtschaftliche Momente wie die Verhältnisse auf dem Arbeitsmarkt fallen dabei erheblich ins Gewicht. Immerhin zeigen die Zahlen in der Tabelle 8 mit den Angaben der nachstehenden Tabelle 9, daß bei den weiblichen Erwerbstätigen nicht nur eine größere Häufigkeit der Erkrankungen, sondern auch eine längere Dauer des einzelnen Krankheitsfalles zu verzeichnen ist. Bei sämtlichen deutschen Krankenkassen betrug:

Tabelle 9.
Die Zahl der Unterstützungstage für den einzelnen
Arbeitsunfähigkeitsfall.

bei	1924	1925	1926
bei Männern	24,0	23,0	24,8
bei Frauen	28,2	28,0	28,8

Bei der sozialhygienischen Bedeutung der Frauenarbeit ist ein Vergleich der deutschen Zahlen mit denen in anderen Ländern interessant; er zeigt nämlich, daß die Zahl der in Deutschland gezählten weiblichen Erwerbstätigen nur in wenigen Ländern übertroffen wird.

Tabelle 10.

Die Erwerbstätigen[1] unter der Gesamtbevölkerung. (Stat. Jb. f. d. Dtsch. Reich 1927.)

| Länder | Zählungs-jahr | Gesamtbevölkerung | | | Erwerbstätige | | | Männliche | Weibliche | Überhaupt |
| | | | | | | | | Erwerbstätige in % der | | |
		männlich	weiblich	überhaupt	männlich	weiblich	überhaupt	männlichen	weiblichen	Gesamt-Bevölkerung
Deutsches Reich[2]	1925	30196823	32213796	62410619	20531155	11477684	32008839	68,0	35,6	51,3
(jetziges Gebiet)	1907	27106246	27885351	54991597	16654660	8500543	25155203	61,4	30,5	45,7
(früheres Gebiet)	1907	30461100	31259429	61720529	18599236	9492881	28092117	61,1	30,4	45,5
Belgien[3]	1920	3674120	3792392	7466512	2314586	730980	3045566	63,0	19,3	40,8
Dänemark	1921	1591628	1676203	3267831	941246	390156	1331402	59,1	23,3	40,7
Finnland[4]	1920	1510957	1594146	3105103	874439	591258	1465697	57,9	37,1	47,2
Frankreich[5]	1911	19254444	19937689	39192133	13212207	7719014	20931221	68,7	38,7	53,4
	1921	19330415	19879351	39209766	13114545	8601059	21715604	67,8	43,3	55,4
Großbritannien	1921	20422881	22346315	42769196	13655895	5701424	19357319	66,9	25,5	45,3
England und Wales	1921	18075239	19811460	37886699	12112718	5065332	17178050	67,0	25,6	45,3
Schottland	1921	2347642	2534855	4882497	1543177	636092	2179269	65,7	25,1	44,6
Irland[6]	1911	2192048	2198171	4390219	1377758	427887	1805645	62,9	19,5	41,1
Italien	1911	17021690	17649687	34671377	11249352	5121162	16370514	66,1	29,0	47,2
Niederlande	1920	3410135	3455011	6865146	2090576	631831	2722407	61,3	18,3	39,7
Norwegen	1920	1290469	1359306	2649775	772263	297692	1069960	59,8	21,9	40,4
Österreich (früheres Gebiet)	1910	14032190	14538610	28570800	8633120	6317943	14951063	61,5	43,5	52,3
„ (jetziges Gebiet)	1920	2935730	3195715	6131445	1992587	1131782	3124369	67,9	35,4	51,0
Rußland[7]	1897	62477348	63162673	125640021	25995237	5276112	31271349[8]	41,6	8,4	24,9[8]
Schweden	1920	2898256	3006233	5904489	1827352	774283	2601635	63,1	25,8	44,1
Schweiz	1920	1871123	2009197	3880320	1229736	630160	1859896	65,7	31,4	47,9
Spanien	1910	9778252	10273454	20051706	6493546	1014034	7507580	66,4	9,9	37,4
Tschechoslowakei	1921	6559503	7053669	13613172	4269129	1741839	6010968[9]	65,1	24,7	44,2[9]
Ungarn	1920	3870904	4109239	7980143	2579589	1071476	3651065	66,6	26,1	45,8
Vereinigte Staaten von Amerika	1920	53900431	51810189	105710620	33064737	8549511	41614248	61,3	16,5	39,4

[1] Hierunter sind Personen verstanden, welche bei der Aufnahme sich als in einem Hauptberufe tätig bezeichnet haben, einschließlich der Dienstboten für persönliche (häusliche) Dienste. Nicht zu den Erwerbstätigen sind also, außer den noch nicht oder nicht mehr am Erwerbsleben Beteiligten und den wegen Gebrechlichkeit Arbeitsunfähigen, auch gerechnet die Hausfrauen, welche keinen eigenen Beruf ausüben, sowie die von Vermögen, Renten, Pensionen Lebenden. [2] 1925 und 1907 „jetziges Gebiet" ohne Saargebiet. [3] Mit Eupen und Malmedy. [4] Die Zahlen beziehen sich auf die ortsanwesende Bevölkerung. [5] 1921 mit Elsaß-Lothringen; die Zahlen sind — da eine das ganze Land umfassende Veröffentlichung noch nicht vorliegt — aus den für die Departements veröffentlichten Teilergebnissen zusammengestellt. [6] In Irland hat eine neue Zählung im Jahre 1926 stattgefunden; für diese Übersicht liegen jedoch noch keine verwertbaren Angaben vor. [7] Über die Ergebnisse der Zählung von 1920 liegen keine für diese Übersicht verwertbaren Angaben vor. [8] Ausschließlich der *unselbständigen* erwerbstätigen Angehörigen. [9] Vorläufige Zahlen.

Tabelle 11.

Die erwerbstätigen Kinder und Jugendlichen (nach den Ergebnissen der Berufszählung vom 16. Juni 1925) nach Alter und Geschlecht im Deutschen Reich.

| Von den erwerbstätigen Kindern und Jugendlichen standen im Alter von … Jahren | | | | | | | | | | | |
| unter 14 | | | 14—16 | | | 16—18 | | | 18—20 | | |
Summe	männliche	weibliche	Summe	männliche	weibliche	Summe	männliche	weibliche	Summe	männliche	weibliche
Erwerbstätige insgesamt (Zusammenfassung der Abteilungen A—F)											
216909	123464	93445	1612037	946601	665436	2141435	1189642	951793	2197272	1203104	994168
darunter Erwerbstätige in der Landwirtschaft, Forstwirtschaft und Fischerei (Abteilung A)											
161558	87734	73824	612432	296730	315702	649612	310840	338772	606860	295240	311620

d) Kinderarbeit.

Die *gewerbliche Kinderarbeit* hat natürlich ebenfalls eine Reihe von Schädigungen zur Folge. Der kindliche Organismus ist noch viel mehr als der weibliche dem schädlichen Einfluß der Berufstätigkeit ausgesetzt, und alle Schädlichkeiten, die den erwachsenen Arbeiter bedrohen, tun dies in erhöhtem Maße beim jugendlichen oder gar im Kindesalter stehenden Erwerbstätigen. Die verschiedenen Erhebungen über die Ausdehnung der Kinderarbeit in Deutschland zeigen einen erheblichen Rückgang. Während durch eine Erhebung des Reichskanzlers im Januar 1898 noch 544283 erwerbstätige Kinder, d. h. Knaben und Mädchen unter 14 Jahren gezählt wurden, ergab die Berufszählung von 1907 nur 195346 lohnarbeitende Kinder.

Im Jahre 1926 wurden in den der Gewerbeaufsicht unterstellten Betrieben beschäftigt: 3226 schulentlassene Knaben unter 14 Jahren und 1200 Mädchen. Die Zahl der erwerbstätigen Kinder und Jugendlichen im Jahre 1925 zeigt Tabelle 11.

Besonders in der Heimindustrie werden schon Kinder im zartesten Alter mit Erwerbsarbeit intensiv beschäftigt, und wenn bei diesen Kindern besonders stark Skrofulose, Tuberkulose u. a. verbreitet sind, so spielt die Arbeit neben den sozialen Faktoren der Wohnung, Ernährung usw. eine wichtige Rolle. Auf die besonderen Schutzgesetze bei Kindern und Jugendlichen wird im Kapitel 3 noch näher eingegangen.

Während die Kinderarbeit trotz mancher Schwankungen zurückgegangen ist, gewinnt die der *Jugendlichen* immer größere Bedeutung. — Im Jahre 1910 wurden in Fabriken im Deutschen Reiche 426301 Jugendliche von 14—16 Jahren beschäftigt. Im Jahre 1926 betrug die Zahl der männlichen jugendlichen Arbeiter in den der Gewerbeaufsicht unterstellten Betrieben 291363, der weiblichen 92814, der jugendlichen männlichen Angestellten 38620, der weiblichen 34549. — Vor allem ist die Tatsache von nachteiliger Wirkung auf Gesundheit und Entwicklung, daß der Übertritt von der Schule in den Beruf bei den meisten Jugendlichen im 15. Lebensjahre stattfindet, also zu einer Zeit, in der — wenigstens in unseren Breiten — die Pubertät einsetzt, eine wichtige Phase der Entwicklung. — Abgesehen von der Bedeutung dieser Tatsache für die Berufswahl und Berufsberatung (s. Kap. 20) kommt es vielfach gerade in diesen Jahren, neben den spezifischen Gesundheitsschädigungen u. a. auch durch Unfallgefahren, zur Entwicklung von Mißbildungen, wie Plattfuß, Rückgratsverkrümmungen usw. Neuerdings wird wenigstens immer mehr danach gestrebt, den jugendlichen Berufstätigen — besonders in den ersten beiden Jahren der Berufstätigkeit — durch Gewährung von alljährlichen genügenden Urlauben eine bessere Erholungsmöglichkeit zu verschaffen, eine Bestrebung, deren Wichtigkeit noch lange nicht genug anerkannt ist. Wesentlich bedeutsamer allerdings wäre es, wenn die wirtschaftlichen und sozialen Verhältnisse es ermöglichen ließen, daß der Übergang aus der Schule in den Beruf erst 1—2 Jahre später, als es jetzt der Fall ist, erfolgen würde. — Von besonderer Bedeutung ist es, den jugendlichen Erwerbstätigen durch geeignete sportliche Betätigung, gute Ernährung u. a. m. einen Ausgleich gegen die Nachteile der intensiven Berufsarbeit zu gewähren.

e) Heimarbeit.

Große sozialhygienische Bedeutung besitzt ferner die Heimarbeit. Die Heimarbeiterausstellungen in Berlin 1906 und 1925, Breslau, Frankfurt a. M. usw. und die verschiedenen Arbeiterschutzkongresse haben die Aufmerksamkeit weiter Kreise auf die sozialen und hygienischen Schäden der Heimarbeit gelenkt.

Die Heimarbeit an sich braucht nicht unbedingt nachteilig zu wirken; wird sie z. B. von der Landwirtschaft treibenden Bevölkerung in den stillen Wintermonaten ausgeübt, wie es in manchen Gegenden der Fall ist, so läßt sich kein Einwand dagegen erheben, vorausgesetzt, daß keine Überanstrengung oder Schädigung durch die Art der Arbeit eintritt; es gibt natürlich auch Heimarbeit, die dauernd ausgeübt wird, ohne gesundheitsschädlich zu sein. Meist aber wird die Heimarbeit nicht in dieser Weise geleistet, vielmehr sind es Männer, Frauen und Kinder, welche aus irgendwelchen Gründen nicht außer dem Hause arbeiten können, sei es aus Mangel an Arbeitsgelegenheit in Fabriken, sei es, weil sie nicht in genügendem Besitz ihrer Körperkräfte sind, sei es — und das trifft sehr oft für Frauen zu — weil sie ihre Kinder oder sonstigen pflegebedürftigen Angehörigen nicht ohne Obhut lassen können.

Diese beschränkte Möglichkeit der Ausnutzung der Arbeitskraft hat nun zur Folge, daß die Heimarbeit im allgemeinen als minderwertig im Vergleich zur Fabrikarbeit angesehen und dementsprechend auch schlechter bezahlt wird.

Wie schlecht die Bezahlung des Heimarbeiters ist, zeigt z. B. die Tatsache, daß vor dem Kriege Weber 5—6 ℳ in der Woche verdienten, Näherinnen in Berlin bei elf- bis zwölfstündiger Arbeitszeit durch das Nähen von Wollhemden 1,50 ℳ pro Tag erhielten, und Spuler und Kettenscherer es bei fleißiger Arbeit zu einem Tagesverdienst von 30 ₰ brachten. Aber auch nach dem Kriege sind die Löhne in der Textilindustrie nicht viel höher: Nach den Ergebnissen der Deutschen Heimarbeitsausstellung vom Jahre 1925 (zusammengestellt von Dora Benjamin) wurde in einer größeren Anzahl von Fällen von mehreren gemeinsam arbeitenden Familienmitgliedern zusammen noch nicht einmal ein Lohn von 20 ₰ in der Stunde erreicht. Männerlöhne von 11—20 ₰ pro Stunde sind sehr häufig. In der Metallindustrie sind Löhne von 6—8 ₰ für anscheinend voll leistungsfähige Arbeiterinnen, teilweise unter Zuhilfenahme von Kinderarbeit in der Nadel- und Blechspielwarenindustrie nicht selten. Wo Tarifverträge bestehen, halten sich die Löhne im allgemeinen auf einer höheren Stufe, nur werden die Tariflöhne in Zeiten schlechter Konjunktur vielfach von den Heimarbeitern selbst unterboten. Dies ist besonders bei denjenigen Industriezweigen der Fall, in denen vorwiegend auch der untere Mittelstand beschäftigt ist, wie z. B. in der Tapisseriehausarbeit (Berlin, Hannover, Rheinland, Sachsen usw.), die dann fast stets Nebenerwerb ist. Nach dem Material der Heimarbeiterausstellung von 1925 entfielen auf den Kopf einer fünfköpfigen Familie pro Woche Arbeitsverdienst: in der Bekleidungsindustrie 9,02 ℛℳ, in der Lederwarenherstellung 8,35, Textilindustrie 7,60, Papierverarbeitung 7,55, Spielwarenindustrie 6,59, Schuhindustrie und -handwerk 6,25, Glasindustrie 6,05, Holzindustrie 5,29, Metallindustrie 4,85 ℛℳ.

Um bei derartig schlechter Bezahlung auch nur das dürftigste Existenzminimum zu verdienen, ist natürlich eine übermäßig lange Arbeitszeit erforderlich, und Arbeitszeiten von 12—14 Stunden sind in manchen Heimindustrien, z. B. in der Hausweberei, durchaus die Regel. Wenn auch durch die Fachausschüsse für Heimarbeit vielfach eine Besserung der Löhne, z. B. für Näherinnen, erzielt ist, so werden in Zeiten schlechter Konjunktur doch infolge Unterbietung der Arbeiterinnen selbst die Löhne nicht aufrechterhalten.

Die Arbeitszeit der Heimarbeiter illustriert nachstehende

Tabelle 12.

Arbeitszeit der Heimarbeiter in Prozenten der in der Branche tätigen Heimarbeiter
(Dr. Dora Benjamin: Der Stand der Heimarbeit in Deutschland).

Branche	Männer					Frauen				
	unter 48 Std.	48 Std.	49—54 Std.	55—60 Std.	über 60 Std.	unter 48 Std.	48 Std.	49—54 Std.	55—60 Std.	über 60 Std.
Bekleidung	—	63	7	15	15	15	41	16	20	8
Textil	—	27	9	32	32	22	33	13	22	10
Holz	1	7	2	42	48	—	—	—	—	—
Spielwaren	—	2	1	20	77	17	16	8	19	40
Metall	3	4	16	39	38	14	14	45	14	13
Glas	—	43	7	12	38	—	—	—	—	—
Papier	—	—	—	—	—	21	39	12	12	16

Die Hauptsitze dieser Industrien sind Sachsen, Schlesien, der Frankenwald, die Lausitz, Thüringen. Die Holz- und Spielwarenindustrie beschäftigt ungefähr 40000 Heimarbeiter in Thüringen, Baden, Oberbayern, im Erzgebirge, im Vogtland. Die Korbwarenindustrie mit rund 15000 Arbeitern hat ihren Hauptsitz in Oberfranken und Thüringen. Die Metallheimindustrie mit rund 7000 Heimarbeitern kommt mehr für West- und Süddeutschland, ferner für Thüringen und Sachsen in Betracht. Die Tabakindustrie, die rund 28000 Heimarbeiter beschäftigt, zeigt einen Rückgang, der aber auf die allgemeine Geschäftslage, nicht auf den eher größer gewordenen Anteil der Heimarbeiter an der Gesamtarbeiterschaft dieses Industriezweiges zurückzuführen ist. Der Sitz ist hauptsächlich Norddeutschland, Baden, Sachsen, Westfalen. Die Lederwarenindustrie beschäftigt Heimarbeiter besonders im Offenbacher Bezirk. Im allgemeinen wird die Heimarbeit immer mehr da verdrängt, wo billiger arbeitende Maschinen angeschafft werden, z. B. in der Stickerei-, in der Kartonnagenindustrie usw.

Die Zahl der Kinder, die in der Heimindustrie tätig sind, ist außerordentlich groß, in vielen Hausindustrien, z. B. Heimweberei, Spielwarenindustrie, Zigarrenfabrikation, ist die Kinderarbeit durchaus die Regel, und zwar arbeiten schon Kinder im zartesten Alter mit, in der Zigarrenindustrie wurden durch die Ermittlungen des Reichskanzlers vom Jahre 1898 22668 Kinder als außerhalb der Zigarrenfabriken tätig festgestellt. Die Zahl der arbeitenden Kinder ist jedoch ganz erheblich zurückgegangen.

Auf die Gesundheitsschädigungen, denen die Heimarbeiter ausgesetzt sind, wird in den späteren Kapiteln bei der Besprechung der speziellen Berufstätigkeit eingegangen werden; an dieser Stelle sei nur betont, daß die einzelnen Schädigungen bei den Heimarbeitern um so stärker wirken, je schlechter die sozialen und hygienischen Verhältnisse sind. — Die schlechten Gesundheitsverhältnisse der Heimarbeiter sind auch für die Allgemeinheit von direkter Bedeutung, besonders wo es sich um Nahrungs- und Genußmittel handelt; auch die Bekleidungsgegenstände, Spielwaren usw., die in der Heimarbeit hergestellt sind, können unter Umständen Krankheitskeime verbreiten.

Die Lösung der Heimarbeiterfrage ist äußerst schwierig. Ein Verbot der Heimarbeit läßt sich schon aus dem Grunde nicht durchführen, weil damit Hunderttausende brotlos würden und der Wohlfahrtspflege zur Last fielen. Die einzige Möglichkeit, eine Besserung zu schaffen, ist die, für bessere Löhne zu sorgen, denn gerade in der elenden Bezahlung liegt ja der Zwang zur übermäßig langen Arbeitszeit und zu den damit verbundenen schädlichen Folgen. Das Hausarbeitgesetz vom Jahre 1911/1923 enthält eine Reihe wichtiger hygienischer Vorschriften, die sich z. B. auf die hygienische Beschaffenheit der Arbeitsräume usw. beziehen (s. S. 16ff.). Eine Folge des schlechten Einkommens sind dann die schlechte Ernährung und die elenden Wohnungsverhältnisse. Da zumeist nur ein Raum zur Verfügung steht, der notgedrungen als Arbeits- und Wohn- bzw. Schlafraum dienen muß, so ist auch der ermüdete Körper gezwungen, in schlecht gelüfteten, oft von den Dünsten der Tagesarbeit durchzogenen Räumen die Nacht zu verbringen. Der-

artige Dünste und Gerüche kommen in der Textilindustrie (nasses ge-
stärktes Garn), Holzindustrie (Leim, Farben, Lack), Spielwarenindustrie,
Lederindustrie usw. vor. Weiter ist die Staubentwicklung (Metall-,
Stein-, Holzstaub), Gifteinwirkung durch Hartlöten, Verwendung von
Zaponlacken, Bleifarben u. a. m. als Ursache für Gesundheitsschädigungen zu erwähnen. — So wirken denn eine Reihe von Schädlichkeiten
auf den schlecht genährten Organismus ein und bedingen eine hohe
Erkrankungs- und Sterblichkeitsziffer bei den zum Teil meist eine Auslese von körperlich Minderwertigen darstellenden Heimarbeitern. Die
Statistiken der Krankenkassen zeigen, daß die Zahl der Krankheitsfälle
bei Heimarbeitern die der anderen Kassenmitglieder weit übersteigt.
Die Allgemeine Ortskrankenkasse der Stadt Berlin hatte im Jahre 1926
unter 489084 Mitgliedern 29154 Hausgewerbetreibende (2737 männliche, 26417 weibliche). Im Durchschnitt entfielen auf 100 Mitglieder
bei dem Gesamtbestande bei männlichen 42,6, bei weiblichen 52,5 Erkrankungsfälle mit Arbeitsunfähigkeit; bei den Hausgewerbetreibenden
betrugen dagegen die Zahlen bei männlichen 64,8, bei weiblichen 69,09.
Die Dauer der Unterstützung betrug pro Arbeitsunfähigkeitsfall beim
Durchschnitt aller männlichen Kassenmitglieder 31,47 Tage, aller weiblichen 33,24, bei männlichen Hausgewerbetreibenden dagegen 41,00,
bei den weiblichen 37,27. Bei einer Einnahme von rund 1,59 Mill $\mathscr{RM}$
von den Hausgewerbetreibenden hat die Kasse rund 739000 $\mathscr{RM}$ mehr
Ausgaben als Einnahmen für diese Kategorie der Versicherten gehabt. —
Ähnliche Ergebnisse zeigen auch die Abrechnungen anderer Krankenkassen. Welchen Einfluß diese Verhältnisse im Berufsleben überhaupt
ausüben, kann man leicht ermessen, wenn man die Tatsache bedenkt,
daß in Deutschland bei der Berufszählung im Jahre 1907 606361 Hausgewerbetreibende gezählt wurden, während andere die Zahl auf etwa
733000 angeben, d. h. rund 1,4% der Reichsbevölkerung. Nach den Ergebnissen der Berufszählung von 1907, die zweifellos bei weitem nicht
den wirklichen Zahlen entsprechen, waren von 100 Betrieben 1895 9,4%
hausgewerblich, 1907 7,8%, von 100 erwerbstätigen Personen waren
hausgewerblich tätig 1895 4,5%, 1907 2,8%. Eine Übersicht über
die Zahl der Heimarbeiter im Jahre 1925 ergibt nachstehende Tabelle.

Tabelle 13.

Die Heimarbeiter im Deutschen Reich nach Alter und Geschlecht.

Altersgruppen	Insgesamt	männlich	weiblich
unter 14	130	41	89
14—16	1709	238	1471
16—18	3447	524	2923
18—20	5532	1028	4504
20—25	19739	4360	15379
25—30	30491	7980	22511
30—40	74578	17639	56939
40—50	66596	21280	45316
50—60	45263	18972	26291
60—65	13618	5993	7625
65—70	8284	4048	4236
70 u. darüber	5850	3041	2809
zusammen	275237	85144	190093

Die Verbreitung der Heimarbeit ist in den einzelnen Industriezweigen außerordentlich verschieden. Am ausgedehntesten ist sie in der Bekleidungsindustrie, in der man die Zahl der Heimarbeiter auf rund 200000 beziffert. Die Hauptproduktionsorte sind Berlin, Breslau, Erfurt u. a. m. Die Zahl der in Berlin beschäftigten Konfektionsarbeiter wird auf 9000 Männer und 32000 Frauen berechnet. Im übrigen verteilen sich die Arbeitsstätten je nach der Art (Wäschekonfektion usw.) über das ganze Reich. In der Textilindustrie wird die Zahl der Heimarbeiter (ohne Kinder) auf rund 110000 geschätzt, die sich auf die Spitzen- und Stickereiindustrie, Strickerei und Wirkerei, Hausweberei u. a. m. verteilen.

2. Kapitel.
Allgemeine Berufshygiene.

a) Methoden zur Erforschung der Berufskunde und Berufshygiene.

Will man die Verhältnisse eines Berufes studieren, die wirtschaftliche Lage der Berufsangehörigen, ihre Tätigkeit bei der Ausübung des Berufes und die hygienischen Verhältnisse, unter denen die Berufstätigkeit vonstatten geht, so stehen zwei Wege zu Gebote. Der eine Weg ist der, daß man an der Hand von Einzelbeobachtungen die genannten Verhältnisse studiert, danach forscht, ob und wie die Gesundheit des Berufstätigen durch die Beschaffenheit der Arbeitsräume, durch die Haltung bei der Arbeit, durch das Arbeitsmaterial und ähnliche Faktoren beeinflußt wird, wie ferner die Länge der Arbeitszeit und die Lohnverhältnisse in wirtschaftlicher und hygienischer Beziehung das Leben des Berufstätigen beeinflussen. Solche Beobachtungen sind natürlich auf fast allen Gebieten der Berufstätigkeit von zahlreichen Forschern gemacht worden und ergeben ein deutliches Bild des modernen Berufslebens. Man kann dann aus der Summe dieser Einzelbeobachtungen sehr wohl seine Schlüsse ziehen sowohl hinsichtlich der sozialen als auch der gesundheitlichen Verhältnisse. Da aber immer Einzelbeobachtungen die Grundlage bilden, welche naturgemäß mehr oder weniger subjektiv gefärbt sind, erscheint eine Kontrolle wünschenswert, und diese ist auf dem zweiten Wege zur Erforschung der Berufstätigkeit zu erlangen. Bei dieser Methode wird an der Hand des vorliegenden statistischen Materials die Häufigkeit der Erkrankungen, Unfälle, Todesfälle der einzelnen Berufsarten festgestellt, die durchschnittliche Lebensdauer der einzelnen Kategorien der Berufstätigen usw. Durch den Vergleich dieser gewonnenen Zahlen mit den entsprechenden Zahlen der verschiedenen Berufsarten und mit dem Durchschnitt der Gesamtbevölkerung desselben Alters und Geschlechts kann man dann entscheiden, ob der einzelne Beruf günstige oder ungünstige Verhältnisse darbietet. Dabei ist auch die verschiedenartige ursprüngliche Auslese der einzelnen Berufe zu berücksichtigen, z. B. die ärztliche Untersuchung vor dem Eintritt in die Berufstätigkeit, wodurch schon a priori körperlich minderwertige Individuen ausgeschaltet werden. Ferner ist es notwendig, daß ein großes statistisches Material zur Verfügung steht, das sich auch auf die verschiedensten örtlichen Verhältnisse bezieht, damit keine Fehlschlüsse gezogen werden. In Deutschland liegt ein derartiges Zahlenmaterial erst seit dem Inkrafttreten der sozialen Versicherungsgesetze, besonders des Krankenversicherungsgesetzes vor. Und auch dieses Material ist oft leider nur mit großer Vorsicht zu benutzen, da die Voraussetzungen für das Zustandekommen der vorliegenden Zahlen meist ganz verschieden sind. Bei der Zersplitterung des Krankenkassenwesens ist eine nach einheitlichen Grundsätzen aufgestellte Statistik noch nicht vorhanden und auch durch die Reichsversicherungsordnung mit ihren späteren Abänderungen nicht eingeführt worden. Infolgedessen ist das wertvolle Material zersplittert, und die zahlreichen Statistiken der einzelnen Kassen bieten oft zu kleine Zahlen, so daß die möglichen Fehlerquellen gar nicht auszuschalten sind. Es bleiben dann nur die Statistiken einzelner großer Krankenkassen übrig, die denn auch heute noch trotz ihres Alters die Grundlage fast aller modernen berufshygienischen Arbeiten bilden, so z. B. die Statistik der Krankenkassen in Frankfurt a. M., Wien, Leipzig u. a. Städte. Besonders die Leipziger Statistik bietet eine außerordentlich große Fülle von Material über 24 Berufsgruppen mit 108 männlichen und 79 weiblichen Berufsarten unter Unterscheidung von Pflicht- und freiwilligen Mitgliedern. Leider sind die Zahlen mancher Berufsgruppen auch hier zu gering, um beweiskräftige Schlüsse zuzulassen. Ferner sind die Daten schon veraltet, da sie aus den Jahren 1887—1905 stammen. Unter Führung des Düsseldorfer Landesgewerbearztes Dr. L. TELEKY haben die rheinischen Krankenkassen im Jahre 1921 begonnen, eine einheitliche Krankenkassenstatistik zu schaffen.

Auf beiden Wegen kommt man nun zu einer genauen Kenntnis der Berufstätigkeit und den damit verbundenen Gesundheitsschädigungen. Während die Gefahren in den einzelnen Berufen in den späteren Kapiteln der speziellen Berufs- und Gewerbehygiene besprochen werden, sollen hier nur im allgemeinen die Gefahren der Berufstätigkeit erörtert werden.

b) Anlage und Einrichtung gewerblicher Betriebe.

Für die Anlage gewerblicher Betriebe — sowohl für neue bauliche Anlagen als auch für jede Veränderung der inneren baulichen Einrichtungen — ist eine Genehmigung durch die Ortspolizeibehörde erforderlich. Dabei ist die Sicherung der öffentlichen Gesundheit, der Ruhe und Ordnung, der Verkehrs- und Feuersicherheit zu berücksichtigen. Eine Reihe von gewerblichen Anlagen, wie Abdeckereien, Schießpulverfabriken, Talgschmelzen, chemischen Fabriken aller Art und viele andere mehr, die im § 16 der RGO. im einzelnen aufgeführt sind und deren Liste durch die Reichsregierung abgeändert werden kann, bedürfen noch einer besonderen Genehmigung; eine solche ist auch für Dampfkesselanlagen erforderlich. Es gibt sowohl Flach- als auch Hochbauten für die gewerblichen Betriebe. Der besondere Wert der Flachbauten (Bauwerke ohne Geschosse) liegt darin, daß sie durch Oberlicht bequem erhellt werden können. Das gleiche trifft für den Hallenbau zu, der häufig mehrschiffig ausgeführt wird und für große und schwere Werkzeugmaschinen geeignet ist. Bei den Hochbauten wird vor allen Dingen darauf gesehen, daß die Arbeitsräume hell und übersichtlich sind und gerade Konturen zeigen. Nebenanlagen wie Garderoben, Waschräume, Aborte werden entweder in besonderen Abteilungen oder in die außen angebauten Treppenhäuser verlegt. Der Mindestluftraum für eine Person soll nicht unter 10 cbm betragen, in Wirklichkeit muß er aber je nach der Art des Betriebes 15—30 cbm sein. Für eine Reihe von Betrieben ist denn auch durch gesetzliche Bestimmungen ein größerer Luftraum festgesetzt worden, z. B. für Vulkanisierräume 20 cbm pro Arbeiter, für Roßhaarspinnereien und ähnliche Betriebe 15 cbm usw. Oft wird den hygienischen Forderungen bezüglich des Luftraumes in keiner Weise Genüge geleistet; in zahlreichen Werkstätten, die sich in älteren Baulichkeiten befinden, ebenso auch in vielen Handwerksbetrieben ist der zur Verfügung stehende Luftraum keineswegs ausreichend, man braucht ja nur an die Arbeitsräume mancher Schuhmacher, Schneider, Bäcker u. a. mehr zu erinnern, in denen das Minimum von 2 qm Bodenfläche und 3 m Höhe vielfach nicht erreicht wird, aber auch in manchen Großbetrieben herrscht zur Zeit einer Hochkonjunktur starke Überfüllung. Bei der Anlage der Türen ist für genügende Größe und Zahl zu sorgen, damit ein schnelles Verlassen der Arbeitsräume bei Feuers- und sonstiger Gefahr für die Belegschaft möglich ist. Die Fußböden und Wandbekleidungen sollen so eingerichtet sein, daß sie leicht zu reinigen sind und nicht durch Fugen und Risse Ablagerungsstätten von Staub (besonders von giftigem) bilden können.

Die *Beleuchtung* der Arbeitsräume ist von besonderer Bedeutung. Durch entsprechend große Fensterflächen, die als Seitenfenster wie als Oberlicht angebracht sein können, soll für genügende Beleuchtung gesorgt werden, bei Oberlicht soll die Lichtfläche ca. 20% der Fußbodenfläche betragen. Dabei ist zu berücksichtigen, daß gewöhnliches, gutes Fensterglas 10%, Mattglas 20%, verstaubte Scheiben 30—60% des Tageslichtes absorbieren. Bei der künstlichen Beleuchtung ist darauf zu achten, daß sie keine störenden Gegensätze zwischen Hell und Dunkel hervorruft, sondern möglichst gleichmäßig ist, ferner darf sie nicht den Arbeiter blenden, da dadurch unter Umständen schwere Schädigungen, wie z. B. in der Filmindustrie, hervorgerufen werden können. Es müssen daher Lampen, Glühbirnen usw. mit diffus das Licht verteilenden Hüllen verwendet werden. Am besten und gefahrlosesten ist die moderne elektrische Beleuchtung mit entsprechenden Glühlampen. Ebenso wie durch zu helle Beleuchtung wird durch ungenügende eine Schädigung der Berufstätigen hervorgerufen; diese macht sich um so unangenehmer bemerkbar, je mehr die Augen durch die Arbeitsart (z. B. bei Graveuren, Optikern usw.) in Anspruch genommen werden. So wird auch durch schlechte Beleuchtung die Verstärkung der Kurzsichtigkeit gefördert.

Bei der *Heizung* der Arbeitsräume ist darauf zu achten, daß die Temperatur zwischen 18—20⁰ C bei leichterer Arbeit beträgt, daß die Räume gleichmäßig durchwärmt werden und die in der Nähe der Heizkörper tätigen Personen nicht unter zu großer Hitze zu leiden haben. Die Heizflächen müssen möglichst staubfrei gehalten werden und entsprechend konstruiert sein.

Die *Luftfeuchtigkeit* in den Räumen ist manchmal von dem Arbeitsprozeß abhängig; der relative Feuchtigkeitsgehalt beträgt am besten ca. 40% (unter relativer Feuchtigkeit versteht man das Verhältnis der tatsächlich vorhandenen absoluten Feuchtigkeit zur höchst möglichen; sie gibt an, wieviel Prozent der größtmöglichen die absolute Feuchtigkeit beträgt). In Spinnereien, Wäschereien ist sie natürlich erheblich geringer. Um die Abkühlungskraft der an einer bestimmten Stelle des Raumes vorhandenen Luft zu bestimmen, dient das Katathermometer; es gibt die Wirkung von Temperatur, Feuchtigkeit und Luftbewegung an und damit einen Maßstab für die Wärmeregulierung des menschlichen Körpers. Bei zu trockener Luft muß z. B. in Spinnereien usw. für eine entsprechende Befeuchtung, bei zu feuchter für eine genügende Entnebelung gesorgt werden, wenn es durch Luftabkühlung zur Schwadenbildung kommt. — Eine gute *Ventilation* ist selbstverständlich für alle Arbeitsräume erforderlich. Die Entlüftung kann entweder durch Luftklappen in Fenstern oder Sheddächern, Luftkanäle usw. besorgt werden oder aber durch eine Druck- oder Sauglüftung bzw. Kombination beider. Am besten geschieht das durch elektrische Apparate (Ventilatoren der verschiedensten Art). Es ist aber darauf zu achten, daß die Arbeiter nicht durch zu starken Luftzug belästigt oder geschädigt werden. — Die Absaugung von Staub, Gasen und Dämpfen wird an anderer Stelle besprochen (s. S. 42). Zur Luftverbesserung kommt auch gelegentlich, z. B. in Glühlampenwerken, die Zufuhr von Ozon durch entsprechende Apparate (Ozonisierung) in Frage.

Eine genügende Bereitstellung von *Wasch- und Badeanlagen* ist in allen Betrieben notwendig. Besonders in Betrieben, in denen eine stärkere Einwirkung von Staub, gewerblichen Giften, Beschmutzung bei der Arbeit vorhanden ist, muß den Arbeitern reichliche Wasch-, Dusche- und Badegelegenheit geboten werden. Dabei ist darauf zu achten, daß besonders in der kalten Jahreszeit Erkältungsgefahren, bedingt durch unzweckmäßige Anlagen, vermieden werden.

Bei den Anlagen der *Aborte* muß für genügende Größe der Anlage gesorgt werden, ferner darauf Rücksicht genommen werden, daß die in den Werksräumen Beschäftigten nicht durch Gerüche usw. belästigt werden. Andererseits sollen die Aborte so gelegen sein, daß die Arbeiter nicht durch das Passieren ungeheizter Korridore, Höfe usw. sich Erkältungsgefahren aussetzen. Für je 20 beschäftigte weibliche Personen müssen mindestens 3 Sitze vorhanden sein, für 25 männliche 2, ferner soll für geeignete Spülung, Verschließbarkeit der Aborte gesorgt sein.

c) Arbeitsdauer und Ermüdung.

Jede körperliche oder geistige Leistung wird als Arbeit bezeichnet und führt nach einer gewissen Zeit zur Ermüdung. Die Größe der äußeren oder dynamischen Arbeit kann man durch die Formel: Arbeit $= KWZ$ ausdrücken, wobei die Größe der bewegten Last in Kilo, W die Hubhöhe in Metern und Z die Zahl der Bewegungen bezeichnet. Die auf eine bestimmte Zeit, z. B. Stunde usw., bezogene Arbeit nennt man Arbeitsenergie; so ist z. B. eine Pferdestärke (PS.) $= 75\ MK$ in der Sekunde, ein Kilowatt $= 102\ MK$ pro Sekunde. Die Leistung eines Mannes von 70 kg Gewicht wird bei acht Stunden Arbeit auf ca. 316 800 kgm berechnet, wobei natürlich bei den verschiedenen Arbeitsleistungen erhebliche Unterschiede bestehen, wie nachstehende Zusammenstellung verschiedener Arbeitsleistungen (nach RUBNER) zeigt:

Tabelle 14.

Beschäftigung	kgm	Beschäftigung	kgm
Ruhe und Gehen in der Stube	17 300	8 Stunden Treppensteigen .	302 400
10 stündige Erdarbeit . . .	72 000	forciertes Bergsteigen . . .	328 000
6 stündige Handlangerarbeit	86 400	10 Stunden Marsch	378 000
5 stündige Rammklotzarbeit	78 500	4 Stunden Marsch eines be-	
bei einer Fußreise	216 000	lasteten Infanteristen . .	417 000
8 Stunden Marsch	288 000		

Die körperliche Leistungsfähigkeit, die bei den einzelnen Menschenrassen verschieden groß ist, hängt sowohl von der Kraft und der Entwicklung der arbeitenden Körperorgane (Muskeln, Nerven, Sinnesorgane) ab, ferner von der Ermüdung, Übung, Gewöhnung, Anregung und dem Antrieb (d. h. der Willensanspannung).

Die Arbeitsleistung hängt weiter von einer Reihe von Umständen ab, die sowohl allgemeiner Natur, wie die wirtschaftlichen oder politischen, als auch besonderer Art sind, und dann in den Arbeitsverhältnissen, dem Arbeitswillen, dem Ernährungszustande, der Arbeitsdauer, der Ausnutzung der Freizeit und der Einwirkung von einer Reihe von anderen Umständen wie Alkoholgenuß usw. bestehen.

Allmählich entsteht durch jegliche Arbeit ein Müdigkeitsgefühl. Dieses Müdigkeitsgefühl ist aber durchaus nicht gleichbedeutend mit Ermüdung, obwohl es vielfach, besonders von TAYLOR und seinen Schülern, mit letzterer verwechselt wird. Eine Ermüdung kann nämlich schon eingetreten sein, wenn der Arbeitende unter dem Einfluß z. B. psychischer Faktoren subjektiv noch gar kein Gefühl davon hat. Es kann auch trotz dieser Ermüdung die Arbeitsleistung mehr oder weniger lange Zeit keinerlei Verringerung zeigen, solange bei objektiv bestehender Ermüdung das subjektive Ermüdungsgefühl nicht besteht. Diese Tatsache ist von großer praktischer Bedeutung, weil sie eben die verhältnismäßig schnelle Abnutzung menschlicher Arbeitskraft erklärt, wobei die zu große Arbeitsintensität, wie sie häufig beim Taylorsystem vorkommt, ohne entsprechende Ausgleichsmaßnahmen die schuldige Ursache ist. Die meisten arbeitsphysiologischen Untersuchungen sind nun zur Ergründung der äußeren (dynamischen) Arbeit angestellt worden. Die Verhältnisse bei geistiger Arbeit sind aber bezüglich der Frage der Ermüdung von jenen bei dynamischer Arbeit nicht sonderlich verschieden, zumal jede körperliche Arbeit mit einer mehr oder weniger intensiven geistigen Arbeit verknüpft ist. Wir wissen, daß eine rein geistige Arbeit, die mit einer nennenswerten Muskeltätigkeit an sich nicht verknüpft ist, durch Ermüdung der Nervenzentren auch eine Herabsetzung der Muskeltätigkeit bedingt. Bei dem Ermüdungsprozeß, der im allgemeinen der geleisteten Arbeit entspricht, entstehen Ermüdungsgifte (Toxine), insbesondere die Fleischmilchsäure. Für das Entstehen der Ermüdung ist durchaus nicht immer die „Schwere" der Arbeit maßgebend. Wir wissen ja, daß an sich leichtere Arbeiten wie Schreiben, Violinespielen usw. zu schweren Schädigungen (Schreibkrampf usw.) führen können. Daneben spielt die *Monotonie* der Arbeit eine erhebliche Rolle. Im allgemeinen wird durch die Wiederholung der bis ins kleinste durch Arbeitsteilung spezialisierten Handgriffe usw., wie es besonders beim Taylorsystem der Fall ist, ein starkes Gefühl der Monotonie und des Widerwillens gegen die Arbeit hervorgerufen, wodurch wiederum ein erhöhter Willensimpuls des Arbeiters bedingt wird, um diese Hemmungen zu überwinden. Es soll aber nicht unerwähnt bleiben, daß auch ein kleiner Teil von Arbeitern gerade die Monotonie der Arbeit liebt.

Durch Übung kann die Ermüdung aufgehalten werden; diese Tatsache berücksichtigt auch F. W. TAYLOR bei dem von ihm eingeführten und nach ihm benannten wissenschaftlichen Betriebssystem, wobei er sowohl auf eine Vervollkommnung der Arbeitsmethoden als auch auf eine systematische Auslese und Anlernung der Arbeiter Wert legt. Unter Einschaltung von entsprechenden Pausen bei der Arbeit gelang es TAYLOR z. B. in einer Fabrik bei der Stahlkugelprüfung, bei der nach seinen Angaben gearbeitet wurde, bei einer Herabsetzung der Arbeitszeit von $10^1/_2$ Stunden auf 8 Stunden eine Steigerung der Leistung um 33 % zu erzielen.

Die Einwendungen, die gegen das TAYLORsche Betriebssystem gemacht werden, sind verschiedener Art; zunächst trifft es bei der Prüfung der Leute für die Eignung zur Arbeit diese Feststellung auf Grund der Leistungen selbst, nicht der Fähigkeiten an sich. Es handelt sich, wie G. SCHLESINGER mit Recht bemängelt, in den meisten Fällen um eine systematische Anstellung aller möglichen Leute, die in Fülle vorhanden sind, deren Eignung für die betreffende Arbeit sich also erst während dieser besonderen Arbeit herausstellen muß, und deren Ausbildung, sowohl was Zeit und Arbeitsaufwand anbetrifft, verloren ist, wenn sich der Geprüfte für den Beruf überhaupt nicht eignet. Das nennt SCHLESINGER mit Recht Raubbau, unter Umständen Mißhandlung von Menschen, die von vornherein für solche Arbeiten vielleicht gar nicht in Frage kommen.

Durch die oft bis ins kleinste durchgeführte Arbeitsteilung und die äußerste Anspannung der Körper- und Geisteskräfte während der Arbeit kann — und das ist ein weiterer Einwand — eine Schädigung der Arbeiter entstehen, die sich besonders in einer chronischen Übermüdung zeigt. Mit Recht sagt daher ATZLER: „Während TAYLOR ohne jede genaue Kenntnis des menschlichen Organismus Maximalleistungen zu erpressen suchte, verlangen wir im Gegensatz hierzu Optimalleistungen. Der Arbeitsvorgang muß so gestaltet werden, daß er der Eigenart des menschlichen Motors angepaßt ist, das ist dann der Fall, wenn nicht auf dem ‚kürzesten‘, sondern auf dem ‚bequemsten‘ Wege Maximalleistungen erreicht werden. Hier liegt also eine Aufgabe vor, die nicht der Ingenieur, sondern nur der Physiologe zu ändern vermag.“ Die bisherigen Forschungsergebnisse der Arbeitsphysiologie zeigen zwar den Weg, auf dem man wohl in absehbarer Zeit das Übermüdungsproblem experimentell lösen können wird, zur Zeit aber genügen sie noch nicht, um genaue Grenzen für die Arbeitszeit in den einzelnen Berufen festzusetzen. Wir sind deshalb auf die Statistiken der Erkrankungs- und Unfallsfälle bei den verschieden langen Arbeitszeiten angewiesen, auf die Beurteilung der Sterblichkeitskurve, der Lebensdauer und ähnliches mehr und können diese Zahlen auch nur unter schärfster Kritik, unter Berücksichtigung aller anderen wirtschaftlichen und sozialen Faktoren als beweiskräftig ansehen.

Die Einwirkung der langen Arbeitszeit auf den Organismus macht sich in verschiedener Weise geltend: ein gesunder und kräftiger Körper wird vorübergehende Überanstrengungen ohne Schaden aushalten, wenn ihm genügend Ruhe zur Erholung gewährt wird. Anders verhält es sich aber, wenn die Überlastung dauernd einwirkt und auch in den Ruhepausen nicht ausgeglichen werden kann. Es tritt dann eine Schwächung des Körpers ein, welche mit geringerer Arbeitsleistung verbunden ist. Wird dann über den Zwang der Verhältnisse trotzdem die Arbeitsleistung erhöht, um das alte Maß zu erreichen, so summieren sich die Schädlichkeiten. Es tritt dan anstatt der Ermüdung ein Erschöpfungszustand auf, der darin besteht, daß der Organismus nicht mehr die für den Ersatz notwendigen Bestandteile aufzubringen vermag; vor allem tritt ein Sauerstoffmangel auf, wodurch den roten Blutkörpern der Sauerstoff entzogen wird. Die damit verbundene Abnahme der Leistungsfähigkeit macht sich nicht nur in subjektivem Ermüdungsgefühl, Unlust zur Arbeit, Schwäche usw. geltend, sondern bedingt auch eine geringe Anspannungsfähigkeit des Organismus. Es steigert sich die Zahl der Unfälle und der Betriebsgefahren. Der geschwächte Organismus ist der Einwirkung gewerblicher Gifte und Infektionskrankheiten in erheblicherem Maße ausgesetzt. Diese Verhältnisse findet man denn auch besonders bei Arbeiterkategorien, bei denen Überstunden- und Nachtarbeit die Regel ist, und zwar in besonders hohem Maße bei Personen, die an sich eine geringe Widerstandsfähigkeit besitzen, wie Frauen und Jugendliche. Eine weitere Gefahr der Überarbeitung liegt in der Versuchung, den Körper durch Reizmittel wie Alkohol zu erhöhter Arbeitsleistung anzuspornen und so dem Alkoholismus anheimzufallen. Die Überanstrengung braucht sich nicht immer auf den ganzen Körper zu beziehen, sondern kann sich auch nur auf einzelne Organe, wie Herz, Augen usw. oder Muskelgruppen beschränken.

Die Zunahme der Neurasthenie in ihren verschiedenen Formen und der Arterienverkalkung, die man nicht nur unter den körperlich schwer Arbeitenden, sondern vor allen Dingen bei den Berufstätigen im Handelsgewerbe antrifft, ist eine Folge der chronischen Übermüdung. Und gerade bei angestrengter geistiger Tätigkeit dürfte das Optimum der Arbeit kaum ein erheblich anderes sein als bei der körperlichen Arbeitsleistung. KRAEPELIN und seine Schule haben nachgewiesen, daß sich bei gleichförmiger Arbeit in gleichen Zeiträumen die Arbeitsleistung ändert. Diese Ergebnisse werden durch die „Arbeitskurve" wiedergegeben, die zwar individuell verschieden, im allgemeinen aber durchaus charakteristisch ist und durch Übung, Ermüdung, Gewöhnung, Überwindung der Hemmungen (Anregung) und die Willensanspannung beeinflußt wird. Diese Beobachtungen KRAEPELINS und seiner Schüler haben sich im allgemeinen nicht nur bei leichterer geistiger Arbeit, sondern auch bei der Fabrikarbeit als zutreffend herausgestellt. Unter Berücksichtigung aller dieser Umstände, ferner der Zeiten der Nahrungsaufnahme und anderer Momente kann man den typischen Verlauf einer Tagesleistung in der nachstehenden Kurve der Abb. 1 sehen:

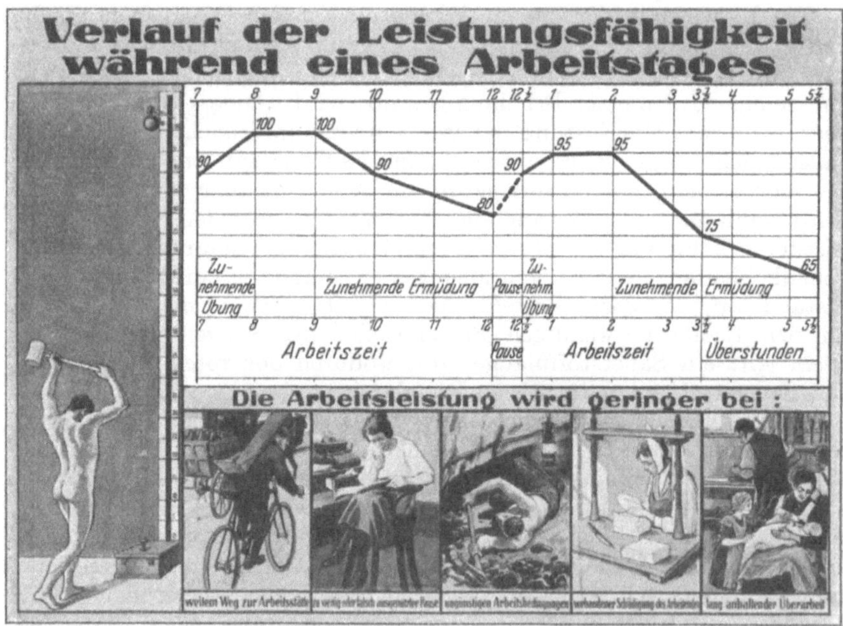

Abb. 1. Aus Thiele: Arbeitshygiene, Arbeiterschutz S. 19.

Die Bilder, die im unteren Teil der Abb. 1 stehen, zeigen eine Reihe von Ursachen, die leistungsverringernd wirken, nämlich den weiten Weg von der Wohn- zur Arbeitsstätte, zu wenige und falsch ausgenutzte Pausen, ungünstige Arbeitsbedingungen, körperliche Defekte des Arbeitenden, längere Überarbeit. Das Ideal ist es nun, das Optimum der

Arbeitsleistung vom hygienischen Standpunkt mit demjenigen vom wirtschaftlichen Standpunkt aus in möglichste Übereinstimmung zu bringen.

Auch der kräftigste Organismus ist nicht imstande, auf die Dauer eine übermäßige Arbeitsleistung ohne Schaden auszuführen. Sowohl bei körperlicher als auch bei geistiger Arbeit muß eine genügende Zeit der Erholung gewährleistet werden. Die Theorie, daß, je länger die Arbeitszeit ist, um so größer auch die geleistete Arbeit sein muß, hat sich längst als falsch erwiesen, und es macht sich in allen Kulturländern das Bestreben nach einer Verkürzung der Arbeitszeit bemerkbar. Diese Verkürzung ist schon deshalb notwendig, weil mit den Fortschritten der Technik der Arbeitsprozeß ständig komplizierter und die Anstrengung des Arbeiters in geistiger und körperlicher Beziehung immer größer wird. Heute besteht kein Zweifel mehr, daß in einer verkürzten Arbeitszeit durch intensivere Arbeitsleistung nicht nur nicht weniger, sondern oft erheblich mehr geleistet wird. Schon lange ist man davon abgekommen, anzunehmen, daß eine verkürzte Arbeitszeit auch zu einer Verminderung der Arbeitsproduktion führen müßte. In Deutschland ist es besonders Professor ABBE gewesen, der durch seine Untersuchungen und Schriften diese Annahme widerlegt hat. ABBE selbst sagt: „Für jede bestimmte Person und jede bestimmte Arbeit wird das tägliche Arbeitsprodukt bei einer bestimmten Dauer der täglichen Arbeitszeit ein Maximum, und die Verkürzung der Arbeitszeit muß so lange noch Erhöhung der Tagesleistung zur Folge haben, als der Gewinn für den täglichen Kräfteersatz aus der verlängerten Ruhezeit und die Ersparnis an Kräfteverbrauch für den Leergang zusammen noch größer sind, als der Kraftverbrauch für die Beschleunigung des Arbeitstempos.“ Die ersten wissenschaftlichen Versuche über die Arbeitsverkürzung in Deutschland hat im großen Professor ABBE in den von ihm geleiteten Zeißwerken in Jena angestellt. ABBE fand, daß durch Verkürzung der neunstündigen Arbeitszeit auf acht Stunden die Tagesleistung nicht nur nicht sank, sondern größer wurde. Auf die Stunde bezogen war der Verdienst von 61,9 auf 71,9 Pf. gestiegen, also im Verhältnis von 100 : 116,2, während bei gleicher Leistung in beiden Fällen nur eine Steigerung im Verhältnis von 100 : 112,5 erforderlich gewesen wäre. Diesen Ergebnissen bei den im Stücklohn (Akkordlohn) stehenden Arbeitern entsprechen auch die Leistungen bei den im Zeitlohn stehenden Arbeitern, wie aus Stromverbrauch der elektrischen Arbeitsmaschinen festgestellt wurde. Ähnliche Ergebnisse hatten die Untersuchungen, welche auf Veranlassung der britischen Regierung in sieben Fabriken zwei Jahre lang angestellt wurden. In einer Verbandstoffabrik von 2000 Arbeitern und in einer Kriegsmaterialwerkstätte mit 600 Arbeitern zeigte sich z. B., daß bei Überstunden und Nachtarbeit eine sehr große Ermüdung eintrat, die auch durch kurze Erholungspausen nicht geändert wurde. Verkürzung und Fortfall der Ruhepausen, Überstunden oder Einziehung des Ruhetages verringerten letzten Endes die Produktion. Dagegen hatte die Verkürzung des zwölfstündigen Arbeitstages auf 10 Stunden eine absolute Steigerung der Produktion um 5% zur Folge. Auch die

Untersuchungen des Department of Labour in den Vereinigten Staaten, welche über die verhältnismäßige Ergiebigkeit an den Anthrazitbergwerken 1915 und 1916 bei der Arbeitszeit von acht bzw. neun Stunden angestellt wurden, ergaben, daß sich durch die nach Kriegsausbruch gesteigerte Arbeitszeit kein Gewinn erzielen ließ. Diese Beispiele lassen sich durch weitere aus der Schweiz, Belgien und anderen Ländern erheblich vermehren. Genaue statistische Untersuchungen über die Einwirkungen des Achtstundentages auf die Produktion im belgischen Bergbau ergaben folgendes: Im Jahre 1913 betrug die durchschnittliche Tagesleistung bei $9^{1}/_{2}$ Stunden Arbeitszeit unter Tage und etwa $10^{1}/_{2}$ Stunden über Tage 3160 kg auf den Kopf des Arbeiters im Flöz, 731 kg auf den Kopf des Arbeiters unter Tage und 525 kg auf den Kopf des Arbeiters unter Tage und über Tage im Durchschnitt. Im Jahre 1919 betrug die Arbeitszeit während der ersten vier Monate des Jahres neun Stunden täglich, am 1. Mai wurde sie auf $8^{1}/_{2}$ Stunden und am 1. Dezember auf 8 Stunden herabgesetzt. Die durchschnittliche tägliche Arbeitszeit betrug demnach für das gesamte Jahr acht Stunden vierzig Minuten. Dabei betrug die tägliche Leistung auf den Kopf des Arbeiters im Flöz 3314 kg, auf den Kopf des Arbeiters unter Tage 661 kg und auf den Kopf des Arbeiters unter Tage und über Tage im Durchschnitt 446 kg. Seit 1920 beträgt die tägliche Arbeitszeit im gesamten belgischen Kohlenbergbau einschließlich Ein- und Ausfahrt acht Stunden täglich. Trotzdem ist die Produktion für alle Arbeitergruppen ständig gestiegen, was sich aus der nachstehenden, von der belgischen Bergbauverwaltung veröffentlichten Statistik ergibt:

Tabelle 15.

Produktion in Kilogramm je Arbeiter und Anwesenheitstag im belgischen Kohlenbergbau.

Jahr	Arbeiter im Flöz	Arbeiter unter Tage (einschl. der Arbeiter im Flöz)	Arbeiter aller Gruppen (unter Tage und über Tage)
1919	3314	661	446
1920	3325	679	462
1921	3252	663	453
1922	3344	681	455
1923	3499	693	469
1924	3481	668	454
1925	3555	698	472
1926	3879	750	512
1927	3912	738	514

Eine Analyse dieser Zahlen ergibt eine etwa 15 proz. Steigerung der Produktion auf den Kopf des Arbeiters seit der Einführung des Achtstundentages.

Weiter liegen zahlreiche Statistiken dafür vor, daß die Verkürzung der Arbeitszeit eine Verringerung der Erkrankungs- und Unfallszahlen gezeigt hat. Wenn sich diese Statistiken auch zumeist auf die Verringerung der Arbeitszeit von 11 bzw. 10 Stunden auf 9 bezieht, so kann — abgesehen von den Beobachtungen von ABBE u. a. — der gleiche Schluß bei einer Verkürzung einer längeren Arbeitszeit auf acht Stunden gezogen werden, zumal wenn man die gesteigerte Arbeitsintensität im modernen Betriebe in Betracht zieht. — Besonders instruktiv ist das Beispiel der Jalousiefabrik von Freese; hier sank bei der Verkürzung der Arbeitszeit von zehn auf acht Stunden die Zahl der Krankheitstage pro Arbeiter von 7,5 auf 4,2 Tage.

Daß die Sonntagsarbeit nicht nur keine Erhöhung der Produktion bedingt, vielmehr nach verhältnismäßig kurzer Zeit infolge der Übermüdung der Arbeiterschaft zu einem Rückgang der Leistungen führt, haben die Erfahrungen in der englischen Munitionsfabrikation während des Krieges gezeigt. Es hat sich damals wieder die Richtigkeit des Wortes des englischen Historikers Macaulay bestätigt, der schon 1846 im Parlamente darauf hinwies, daß England durch die Einführung der Sonntagsruhe reicher geworden ist, weil eben durch den freien Sonntag eine Wiederherstellung der Arbeitskraft erfolge.

Wie die dauernde Überarbeit schädigend auf den Organismus einwirkt, tut es auch die Nachtarbeit. Ganz abgesehen von den sozialhygienischen Nachteilen, die mit der Nachtarbeit verbunden sind, spielen eine Reihe von gesundheitlichen Momenten eine wichtige Rolle. Wie die Untersuchungen in Bäckereien und Brotfabriken, in der englischen Munitionsindustrie im Kriege, bei Krankenpflegepersonal mit dauernder Nachtbeschäftigung u. a. m. erweisen, könnten direkte körperliche Nachteile, wie Gewichtsabnahmen usw. bei dauernder Nachtarbeit nachgewiesen werden. Der Nachtarbeiter hat natürlich bei seiner Ruhezeit am Tage keine ungestörte Ruhe; es spielen dabei die Wohnungs- und Familienverhältnisse mit. Ihm fehlt die Sonnenwirkung, da er ja am Tage ruht, und die Befreiung von optischen und akustischen Einwirkungen, die unter den Lebensverhältnissen der Arbeiterschaft nur nachts durchführbar ist.

Allmählich hat sich in Handel und Industrie der Grundsatz Bahn gebrochen, daß jeder Berufstätige nach einer gewissen Arbeitsdauer Anspruch auf *Urlaub* hat. Trotzdem prinzipiell noch Fehler bei der Gewährung der Urlaube in den Tarifverträgen gemacht werden — so ist z. B. die Bemessung der Urlaubszeiten der Lehrlinge, die direkt von der Schule neu in die Berufstätigkeit übergegangen sind, wenn ein Urlaub überhaupt gewährt wird, im allgemeinen noch viel zu kurz —, so hat sich doch gezeigt, daß seit der Einführung der Urlaube die Erkrankungsziffer allmählich zurückgegangen ist. Besonders die schweizerischen Statistiken ergeben hierfür beweiskräftiges Material. Was eben von den alljährlich sich wiederholenden Urlauben gesagt ist, trifft in noch weiterem Umfange für die Verkürzung der täglichen oder wöchentlichen Arbeitszeit zu. Da das statistische Material der Krankenkassen für die Beantwortung unserer Fragestellung nicht geeignet aufbereitet ist, so liegen leider immer nur kleine Zahlenreihen vor. Bei der besseren Ausgestaltung der Statistik der Krankenkassen werden wir auch neues, weit größeres Material erhalten, das den gesundheitlichen Wert des Achtstundentages bestätigen wird.

Es wäre aber falsch, anzunehmen, daß der Achtstundentag vom gesundheitlichen Standpunkte aus das Ideal darstellt. Schon heute

wissen wir — und auch schon heute ist es zum Teil gesetzlich festgelegt —, daß für manche Berufstätigkeiten der Achtstundentag
zu lang ist; es sei als Beispiel nur auf die Caissonarbeit, Bergwerkarbeit
an warmen Orten u. a. m. hingewiesen. Für manche Arten von Frauenarbeit, von Arbeit der Jugendlichen trifft das gleiche zu. Es ist auch
möglich und wahrscheinlich, daß die weitere Intensivierung des Arbeitsprozesses im Sinne von TAYLOR, FORD usw. dazu führt, daß als Ausgleich
eine allgemeine Verkürzung der Arbeitszeit wünschenswert und notwendig erscheint, sei es, daß die tägliche Arbeitszeit, oder daß die Arbeitswoche verkleinert wird.

Während bisher die Notwendigkeit der Beschränkung der Arbeitszeit
auf täglich acht Stunden vom gesundheitlichen Standpunkte aus begründet wurde, muß aber auf der anderen Seite die *Bedeutung der Freizeit*
vom gleichen Gesichtspunkte aus erörtert werden. Es ist ohne weiteres
klar, daß die Verwendung der Freizeit, ihre Beeinflussung durch die
sozialen und wirtschaftlichen Verhältnisse natürlich auch für die Arbeitsleistung ausschlaggebende Bedeutung besitzt. Die bloße Tatsache, das
Gefühl, daß die Arbeitszeit vorüber ist, daß der Arbeiter und Angestellte
nach freiem Belieben über seine „Freizeit" verfügen kann, ist an sich
schon eine Erholung. Es ist ja charakteristisch für jede Übermüdung
oder Überarbeitung, daß dann eben der Genuß der Freizeit gar nicht
mehr zustande kommen kann. Aus diesem Gefühl heraus ist ja auch
das Bestreben der Arbeiter zu erklären, möglichst ohne Pausen ihr
Arbeitspensum zu erledigen. Die Freizeit soll aber prinzipiell nicht zur
Fortsetzung der üblichen Arbeitstätigkeit in irgendeiner Form benutzt
werden. Abgesehen von den wirtschaftlichen Nachteilen, die diese
Schwarzarbeit gerade für den Arbeiter und Angestellten besitzt — auf
diese Frage soll hier nicht eingegangen werden — hat natürlich die
Weiterführung der Berufsarbeit die gleichen Gesundheitsschäden zur
Folge, die ja gerade der Achtstundentag vermeiden soll!

Trotzdem bestand auch noch kurz vor dem Kriege — die Kriegszeiten sollen infolge der abnormen Verhältnisse nicht berücksichtigt
werden — in manchen Industriezweigen eine außerordentlich lange
Arbeitszeit, z. B. in der Müllerei, besonders in den östlichen Provinzen,
von 16—18 Stunden, in Ziegeleien bis zu 16 Stunden, in Zuckerfabriken
bis zu 20 Stunden usw.; ebenso waren in Fuhrwerksbetrieben, Brauereien,
Glashütten und Hammerwerken übermäßig lange Arbeitszeiten die
Regel. Nach STILLICH betrug bei der Hälfte der weiblichen Dienstboten
die Arbeitszeit 16 Stunden und mehr, und nur bei 2 % weniger als
12 Stunden.

Die Leistungskurven verlaufen dementsprechend natürlich auch
anders bei einem acht- bzw. neun- oder zehnstündigen Arbeitstag oder
bei einer Arbeitswoche von 48 bzw. 54 Stunden, und ebenso wird auch
die Arbeitskurve für die Dauer des Arbeitslebens jedes Berufstätigen
unter der Einwirkung der Länge der täglichen Arbeitszeit anders verlaufen. Wenn die Arbeitsleistung und damit der Verdienst des Durchschnittsarbeiters ungefähr mit dem 40. Jahre abfällt, es soll hier nicht
näher auf die Untersuchungen von MARIE BERNAYS, SORER und anderer

eingegangen werden, so würde natürlich jedes Jahr, um das die Leistungskurve des Arbeiters auf der Höhe erhalten würde, einen ungeheuren
Gewinn für die Volksgesundheit und für das Volksvermögen bedeuten.

Das wirksamste Mittel, um eine chronische Übermüdung zu vermeiden, ist die *Einschaltung von Ruhepausen.* Es kommen hierbei
zunächst die Pausen innerhalb eines Arbeitstages in Frage. Die allgemeinen Erfahrungen zeigen, daß die durchschnittliche Mittagspause
nicht ausreichend ist, um eine Ermüdung in den Nachmittagsarbeits-
stunden und damit eine Verringerung der Arbeitsleistung hintanzuhalten.
Nach den gesetzlichen Bestimmungen bestehen Pausenvorschriften für
männliche Arbeiter nicht, während für Angestellte bei mehr als sechs-
stündiger Arbeit eine mindestens halbstündige Pause verlangt wird.
Bei Frauen ist bei achtstündiger Arbeit eine halbe Stunde, bei
längerer Arbeitszeit eine Stunde gesetzlich vorgeschrieben. Die Gewerbeaufsicht kann Ausnahmen zulassen. Für Jugendliche kommen
längere Pausen in Betracht (s. S. 104). Es hat sich nach der Beobachtung in der englischen und amerikanischen Industrie, vor allem
auch in der französischen Munitionsindustrie als zweckmäßig erwiesen,
mehrere Pausen von wenigen Minuten Länge innerhalb der Arbeitszeit
einzuschalten. Die günstigen Wirkungen dieser Pausen zeigten sich
nicht nur in einer Erhöhung der Arbeitsleistung, sondern auch in einer
Verminderung der Krankheits- und Unfallzahlen. Auch die Beobachtungen in Deutschland, die in den Berichten des „Ausschusses zur
Prüfung der Arbeitszeit im Kohlenbergbau im Ruhrgebiet", der Gewerbeaufsichtsbeamten, in den Unfallsziffern bei Krupp, bei der AEG.
u. a. zum Ausdruck kommen, zeigen, daß die Arbeitszeitverkürzung
eine Verminderung der gewerblichen Unfälle und eine Besserung der
Gesundheitsverhältnisse mit sich gebracht hat. Es muß aber ausdrück-
lich davor gewarnt werden, in der schematischen Durchführung der
Achtstundenarbeitszeit ein Allheilmittel in gesundheitlicher Beziehung
zu sehen. Gerade in den Kreisen der Arbeiter und Angestellten macht
sich das Bestreben geltend, die Pausen innerhalb der Arbeitszeit möglichst zu verkürzen, um einen möglichst großen Teil des Tages für sich
frei zu haben. Ohne genügende Pausen aber, die einen Ausgleich für
die Ermüdung schaffen sollen und können, ist auch der letzte Teil des
Achtstundentages nicht voll ausnutzbar, und es treten ähnliche Über-
müdungserscheinungen auf, wie sie bei einer längeren Arbeitszeit als
acht Stunden erscheinen. Gerade für die Angestellten in den Großstädten ist die ungeteilte Arbeitszeit, die ja bei den weiten Entfernungen
zwischen Wohn- und Arbeitsstätte gar nicht zu umgehen ist, mit einer
Reihe von nicht zu unterschätzenden Gesundheitsschädigungen verbunden, besonders wenn keine genügende Mittagspause vorhanden ist,
und wenn nicht die Möglichkeit besteht, während dieser Pause eine genügende warme Mahlzeit in Ruhe einzunehmen. Die Arbeitsgemein-
schaft deutscher Gewerbeärzte hat nach dem Vorschlag von KOELSCH
folgende Leitsätze für die täglichen Arbeitspausen aufgestellt:

„1. Jede längere Arbeit — körperliche oder geistige — muß durch
Ruhepausen unterbrochen werden; wenn dies nicht geschieht, steigt

die Ermüdung unverhältnismäßig rasch an, während sich die Leistungsfähigkeit erheblich vermindert. Die Notwendigkeit der Ruhepausen ist durch wissenschaftliche Untersuchungen und praktische Erfahrungen begründet.

2. Die entsprechenden Ruhepausen müssen *in den Arbeitsgang selbst* eingeschaltet werden. Es ist unphysiologisch, die Ruhepausen während der Arbeit fortfallen zu lassen in der Annahme, sich nach Arbeitsschluß genügend ausruhen zu können. Zeitpunkt der Pauseneinschaltung und Dauer der Pausen hängen von der Eigenart und Dauer der Arbeit ab; sie müssen sich oft auch nach äußeren Umständen (Zugverbindung usw.) richten.

3. Normalerweise nimmt die Leistungsfähigkeit um die *Mittagszeit* ab; die physiologische Kurve der Tagesleistung zeigt hier eine Senkung, welche diese Zeit als die naturgemäße Hauptruhezeit erscheinen läßt, bestimmt zur Ruhe und zur Nahrungsaufnahme (*geteilte Arbeitszeit*). Für diese beiden Zwecke ist eine *tatsächliche Ruhepause von mindestens einer Stunde* notwendig, vorausgesetzt, daß der Arbeiter keinen weiten Weg zwischen Arbeitsstätte und Eßstätte zu machen hat. Sind größere Wege zwischen Arbeitsplatz und Eßplatz (Wohnung) zurückzulegen, so muß die Pause entsprechend verlängert werden. Dies gilt auch für Giftarbeiter zwecks genügender Reinigung und Kleiderwechsels. Für Arbeiter, welche infolge zu weiter Entfernung die Mahlzeiten nicht zu Hause einnehmen können, sind Aufenthaltsräume in möglichster Nähe der Arbeitsstätten bereitzustellen; die wohnliche Ausstattung derselben trägt wesentlich zur Erholung bei.

4. Die *ungeteilte (englische) Arbeitszeit* ist ein Produkt der Großstadtbildung. Gewissen äußeren Vorzügen stehen erhebliche arbeitsphysiologische Nachteile gegenüber, welche diese Gliederung der Tagesarbeit keineswegs als die einzig richtige erscheinen lassen. Die grundlegende Voraussetzung für die ungeteilte Arbeitszeit ist ein nahrhaftes Frühstück vor Arbeitsbeginn und eine kleine Pause um die Mittagszeit, in welcher ein zweites Frühstück möglichst mit einem warmen Gericht (Tee, Suppe) eingenommen werden soll.

5. Außer der Hauptpause sind noch gewisse *Nebenpausen* notwendig. Derartige kurze Arbeitsunterbrechungen oder -verlangsamungen ergeben sich bei manchen Arbeitsprozessen von selbst. Wo dies nicht der Fall ist, soll vormittags und nachmittags je eine kurze Pause von 10—15 Minuten eingeschaltet werden. Lage und Dauer dieser Zwischenpausen ist von den besonderen Arbeitsbedingungen abhängig. Frühzeitiger Arbeitsbeginn und weite Anmarschwege machen z. B. eine frühere und längere Vormittagspause nötig. Unter Umständen können auch die sogenannten „Kurzstunden" (je 50 Minuten Arbeit und 10 Minuten Pause) zweckmäßig sein.

6. Die in der Neuzeit eingebürgerte Gepflogenheit, die Arbeitspausen möglichst zu verkürzen oder gar ganz wegfallen zu lassen, *widerspricht allen Grundsätzen der Arbeitsphysiologie und bedeutet Raubbau an der Arbeitskraft*. Dies gilt sowohl für den erwachsenen, gesunden Arbeiter, als auch in höherem Grade für Schwächlinge und Kränkliche, für Frauen und Jugendliche.

7. *Beachtung* der vorstehenden arbeitsphysiologischen Grundsätze erhält die Arbeitskraft, steigert die Gesamtleistung und verlängert die Erwerbsfähigkeit. *Nichtbeachtung* führt zu ungenügendem Ausgleich der Arbeitsermüdung, zu vorzeitiger Erschöpfung, zum Raubbau am wertvollsten Gute des Arbeiters, seiner Arbeitskraft. Die deutschen Gewerbeärzte erachten es als ihre Pflicht, auf die Beachtung dieser arbeitsphysiologischen Grundsätze warnend hinzuweisen. Es ist aber auch Pflicht der Arbeiter selbst und ihrer Vertreter, einer unvernünftigen Kürzung oder gar einem Wegfallen der Arbeitspausen nachdrücklich entgegenzutreten."

Wie die Pausen innerhalb des einzelnen Arbeitstages die Ermüdung innerhalb desselben ausgleichen sollen, so soll auch die Pause nach Arbeitsschluß und die Nachtruhe dazu dienen, um die Ermüdung nach der Tagesarbeit völlig auszugleichen, damit die Arbeit am nächsten Tage in gewohnter Frische wieder aufgenommen werden kann. Daß in vielen Fällen die Ruhe nach der Tagesarbeit und die Nacht, auch wenn diese Ruhepause durch andere Ursachen, die nicht in der Arbeit bedingt sind, ungestört ist, nicht genügt, um den Ermüdungsrest zu beseitigen, zeigt das oft beobachtete Absinken der Arbeitsleistungskurve in den letzten Wochentagen. Aus diesem Grunde ist das Wochenende nach englischem Muster und die völlige Sonntagsruhe notwendig, um auch den Ermüdungsrest möglichst auszugleichen. Die Einwürfe, die von verschiedenen Seiten wegen der unrichtigen Ausnutzung der Sonntagsfreizeit gemacht werden, werden immer mehr gegenstandslos, weil eben die übergroßen Massen der Arbeiter- und Angestelltenschaft es gelernt haben, den Sonntag und das Wochenende nicht mehr zu alkoholischen Exzessen, sondern durch vernünftige Betätigung, besonders in sportlicher Hinsicht, wirklich zur Erholung zu benutzen.

Von besonderer Bedeutung für die Erhaltung der Leistungsfähigkeit ist der *Erholungsurlaub*. Durch die tariflichen Vereinbarungen bei Abschluß der Arbeitsverträge zwischen Arbeitgeber- und Arbeitnehmerorganisationen ist ja zumeist ein verschieden abgestufter Urlaub vorgesehen. Im nachstehenden folgt die Übersicht aus der reichsamtlichen Statistik über Tarifverträge.

Viel zu wenig wird bisher noch der Urlaub der Jugendlichen und Lehrlinge berücksichtigt. In den meisten Tarifverträgen ist — wenn überhaupt — für diese Kategorie von Berufstätigen nur ein sehr kurzer Urlaub vorgesehen. Es wird dabei nicht genügend in Betracht gezogen, daß es sich um Personen handelt, die noch in der Entwicklung begriffen, die gerade in das Pubertätsalter mit all seinen Gefahren eingetreten sind, und die nun in einem an sich physiologisch ungünstigen Zeitpunkte den schädigenden Einwirkungen der Berufstätigkeit plötzlich ausgesetzt werden. Gerade für diesen Personenkreis ist mindestens in den ersten beiden Berufsjahren ein mehrwöchiger Erholungsurlaub erforderlich, der natürlich auch entsprechend zur körperlichen und geistigen Erholung und Kräftigung auszunutzen ist. Hier muß noch eine intensivere Erholungsfürsorge einsetzen, als es bisher der Fall ist.

Tabelle 16. Der Erholungsurlaub nach dem Stande vom 1. Januar 1926.

Bezeichnung	Vom Hundert der Beschäftigten erhalten tarifvertraglich vereinbarten Erholungsurlaub:					
	Arbeiter[1]		Angestellte		Arbeiter in öffentlich rechtlichen Betrieben	
	Beschäftigte	%	Beschäftigte	%	Beschäftigte	%
Mindesturlaub						
bis 3 Arbeitstage . . .	5 755 509	64,4	56 402	3,5	2 270	0,8
3—6 ,, . . .	2 933 490	32,8	1 372 701	85,2	242 678	85,2
über 6 ,, . . .	238 937	2,7	178 228	11,1	40 048	14,0
Angaben fehlen	11 587	0,1	2 900	0,2	—	—
zusammen	8 939 523	100,0	1 610 231	100,0	284 996	100,0
Höchsturlaub						
bis 6 Arbeitstage . . .	3 118 207	34,9	1 108	0,1	1 312	0,5
6—12 ,, . . .	4 734 643	53,0	122 871	7,6	221	0,1
12—18 ,, . . .	882 093	9,9	1 082 126	67,2	200 711	70,4
über 18 ,, . . .	192 439	2,1	399 226	24,8	82 752	29,0
Angaben fehlen	12 141	0,1	4 900	0,3	—	—
zusammen	8 939 523	100,0	1 610 231	100,0	284 996	100,0

d) Alkoholismus.

Unzureichende Ernährung ist eine der Hauptursachen für den
Alkoholismus. Wird dem Körper nicht die notwendige Nahrung zugeführt, sei es, daß die Menge an Nährstoffen an sich ungenügend ist,
sei es, daß die Nahrung zu eintönig ist, so wird meist der Alkohol,
besonders der Branntwein dazu benützt, um das Manko auszugleichen,
d. h. ein Gefühl des Wohlbehagens und der Sättigung hervorzurufen.
Der Alkoholismus hat deshalb unter den elendesten Volkskreisen seine
Hauptverbreitung. Daneben kommt noch die Berufstätigkeit als för-
derndes Moment in Betracht. Lange Arbeitszeit, Arbeit in Hitze, Kälte
und Staub tragen dazu bei, durch den Alkoholgenuß, der oft zum
Mißbrauch ausartet, das natürliche Müdigkeitsgefühl hintanzuhalten
und den Organismus scheinbar leistungsfähiger zu machen. Natürlich
wird die hierdurch erzielte vorübergehende Erhöhung der Leistungsfähigkeit mit einer um so schlimmeren Reaktion gebüßt! Viele Neben-
umstände, wie die schon erwähnten schlechten Wohnungsverhältnisse,
der Zwang zum Alkoholkonsum in den Wirtshäusern während der Mahlzeiten, die der Arbeiter vielfach dort und nicht in seiner Wohnung
einnehmen muß, die Unmöglichkeit, alkoholfreie Getränke in der Arbeitsstätte zu erhalten, und endlich die Unkenntnis oder Gleichgültigkeit
der Gefahr des dauernden Alkoholgenusses gegenüber tragen dazu bei,
den Alkoholismus in der Arbeiterschaft zu verbreiten. Daß der Alkoholismus seine Hauptursachen in den sozialen Verhältnissen hat, ist
heute allgemein anerkannt, und ebenso, daß mit dem Steigen der Löhne
und der besseren Lebenshaltung der Arbeiterschaft eine Verminderung
des Alkoholismus verbunden ist, LAQUER fand, daß das durchschnittliche Einkommen einer Arbeiterfamilie am höchsten in Amerika war,
dann in England, Frankreich, Belgien und Deutschland, dagegen ver-

---

[1] Einschließlich der beschäftigten Arbeiter in den öffentlich-rechtlichen Betrieben.

wandte der Arbeiter für Alkohol in Amerika 3,7%, in England 4,4%, in Frankreich 4,7%, in Belgien 5,2% und in Deutschland 5,1% seines Einkommens für Alkohol. Wenn sich auch im letzten Jahrzehnt der Alkoholkonsum im allgemeinen, ganz besonders unter der Arbeiterschaft, verringert hat, so ist er doch in manchen Berufen, besonders da, wo Hitze, Kälte, dauernder Aufenthalt im Freien usw. einwirkt, noch immer ziemlich hoch.

Auf die gesundheitlichen Schädigungen des Alkohols, auf die dadurch bedingte Verminderung der Widerstandsfähigkeit des Organismus gegen die Berufsschädigungen, auf die hohen Erkrankungs- und Sterblichkeitsziffern in denjenigen Berufen, bei denen der Alkoholismus gewissermaßen als eine Berufskrankheit aufzufassen ist, wird im speziellen Teil noch näher eingegangen werden.

Ganz allgemein gesagt, bewirkt der dauernde Alkoholgenuß eine Verminderung der Widerstandskraft des Organismus, eine Tatsache, die sich besonders bei der Gefährdung durch gewerbliche Gifte und durch Infektionen bemerkbar macht. Zahlreiche Statistiken zeigen, daß Berufe, in denen ein erhöhter Alkoholkonsum häufig ist, eine verkürzte Lebensdauer haben.

Nachstehende Tabelle zeigt die Sterblichkeit an verschiedenen Todesursachen in Berufen mit starkem Alkoholmißbrauch in England in den Jahren 1900—1901; die Sterblichkeit der beschäftigten und vom Beruf zurückgezogenen Männer an jeder dieser Krankheiten ist = 100 gesetzt:

Tabelle 17.

Beschäftigung	Alkoholismus	Leberkrankheit	Alkoholismus u. Leberkrankheit zusammen	Gicht	Nierenkrankheit	Selbstmord	Schwindsucht	Krankheiten der Harnorgane
Beschäftigte und vom Beruf zurückgezogene Männer . .	100	100	100	100	100	100	100	100
Brauer	294	270	279	250	110	121	133	150
Rauchfangkehrer	300	19	186	200	140	142	152	63
Dockarbeiter	313	181	167	100	109	63	165	123
Obst-, Gemüse- und Fischhändler	369	148	230	50	162	137	296	165
Gastwirte	694	744	726	550	183	216	145	244
Hotel- u. Gasthausbedienstete	819	181	419	100	142	189	290	192

Nach neueren Untersuchungen sind die Krankheits- und Sterblichkeitsziffern von Alkoholikern z. B. bei der Leipziger Ortskrankenkasse (1910) in allen Altersklassen bedeutend höher als die Durchschnittszahlen. Auch die niederländischen Zahlen zeigen, daß die Sterblichkeit bei Bierbrauern, Schnapsbrennern usw. 1908—1911 weit über dem Durchschnitt stand (10.25 zu 7.29 auf 1000 Lebende).

Die Zusammenstellungen von Lebensversicherungen in Schottland, Amerika, Deutschland (Gotha), Dänemark und Schweden ergeben, daß die „Alkoholberufe" erhöhte Sterblichkeit zeigen.

Die Unfallhäufigkeit wird durch den Alkoholkonsum gesteigert. Wenn auch die Annahme, daß 10% aller entschädigungspflichtigen Betriebsunfälle auf Alkoholmißbrauch zurückzuführen seien, übertrieben sein mag, so ist doch die Tatsache, daß der Alkoholismus, überhaupt der Alkoholkonsum, die Unfallhäufigkeit vermehrt, unbestritten. Gerade beim Automobilverkehr ist ja die Zahl der unter Alkoholeinwirkung entstandenen Unfälle recht erheblich. Die Aufklärung der Arbeiterschaft und die Bereitstellung von preiswerten alkoholfreien Getränken in den Betrieben vermag am besten die nachteiligen Folgen des Alkoholismus in der Berufstätigkeit auszuschalten oder zum mindesten erheblich einzuschränken.

e) Gesundheitliche Schädigungen durch physikalische Einflüsse.

1. Licht. Die günstige Einwirkung des Lichts auf den menschlichen Organismus besteht in einem reizenden Einfluß auf die Zellen, der bei zu starker Einwirkung zur Schädigung und zum Absterben derselben führen kann. So ist ja die bakterientötende Wirkung der Sonnenstrahlen zu erklären. Das Licht übt auf die Haut eine pigmentbildende Wirkung aus, die sich in der Bräunung der Haut zeigt, ferner wird eine Gefäßerweiterung und bessere Durchblutung der bestrahlten Partien erreicht, aber auch eine vermehrte Blutbildung. Bei stark blutarmen Personen kann die zu starke Lichteinwirkung leicht nervöse Reizzustände bedingen.

Neben diesen allgemeinen Wirkungen kommen durch zu starke Lichteinwirkungen, z. B. zu starke Lichtquellen wie Jupiterlampen bei Filmaufnahmen, Schädigungen der Augen zustande. Diese bestehen in Bindehautentzündungen, die mit mehr oder weniger starken Schwellungen verbunden sein können, und die vielfach mit Lichtscheu — wie bei der Schneeblindheit — einhergehen. In anderen Fällen kann eine Abschwächung des Sehvermögens, das unter Umständen von längerer Dauer sein, in einzelnen Fällen sogar zur Erblindung führen kann, durch die blendende Einwirkung der Lichtstrahlen bedingt werden. Es handelt sich dann um Schädigungen der Netzhaut. Derartige Schädigungen kommen durch die Einwirkung des Sonnenlichts, beim autogenen und elektrischen Schweißen, durch die weißglühenden Glas- oder Metallmassen u. a. m. zustande. Der beste Schutz gegen diese Lichteinwirkungen besteht im Tragen farbiger Augengläser (Hallauer u. a. Glas). Wo das aus irgendwelchen Gründen, z. B. bei Filmschauspielern, nicht angängig ist, sind Salben oder Einträufelungen von Präparaten, die die ultravioletten Strahlen absorbieren, und die mehrere Stunden einwirken können, zu empfehlen. — Durch zu starke Lichtwirkung wird die Haut gerötet und entzündet, es können sich auch Blasen- und Geschwürsbildungen zeigen. — Die Lichtwirkung macht sich auch bei Glasbläsern und anderen Berufstätigen, die den Strahlungen des Lichts und der Hitze ausgesetzt sind, in einer Trübung der Linse — Starbildung — bemerkbar. Diese Erkrankung gehört bei Glasbläsern zu den gleich den Betriebsunfällen zu entschädigenden Berufskrankheiten

(s. S. 121). Durch zu schwache Beleuchtung wird — besonders bei feiner Arbeit wie bei Graveuren, Uhrmachern usw. — eine Überanstrengung der Augen bedingt, wodurch die nach neueren Anschauungen auf Erblichkeit beruhende Kurzsichtigkeit jedenfalls in ihrer Entstehung und Verstärkung gefördert wird. — Durch Dunkelheit bzw. ungenügende Beleuchtung wird auch das Augenzittern der Bergleute hervorgerufen oder zum mindesten mit bedingt. Arbeit im Dunkeln, bei Rotlicht ist mit direkten Schädigungen nicht verbunden, kann aber bei blutarmen und nervösen Personen sicher zur Verstärkung der Beschwerden beitragen.

Durch *Röntgenstrahlen* werden nicht nur Entzündungen der Haut von leichten Rötungen bis zu Blasen- und schweren Geschwürsbildungen hervorgerufen, sondern es kann auch zu krebsartigen Veränderungen der narbigen Partien kommen; daneben werden Schädigungen der Augen, Atrophien der Eierstöcke und Hoden und anderer Organe durch die anhaltende Röntgeneinwirkung bedingt. Die Röntgenschädigungen gehören bei den Berufstätigen, die regelmäßig damit zu tun haben und der Unfallversicherungspflicht unterliegen, auch zu den nach der Verordnung vom 12. Mai 1925 gleich den Unfällen zu entschädigenden Berufskrankheiten (s. S. 121). Ähnliche Schädigungen können auch durch *Radium* und *Mesothorium* hervorgerufen werden.

2. Wärme. In vielen Betrieben, z. B. Spinnereien, Walzwerken, Schmieden, Hochöfenanlagen, Glasfabriken, Bäckereien, in den Kesselheizanlagen, in tiefgehenden Bergwerken u. a. m., sind die Arbeiter Temperatureinflüssen ausgesetzt, die das Optimum von 17—20 C weit überschreiten. Der Körper gibt nun Wärme ab, und zwar zum größten Teil durch die Haut (etwa drei Viertel der gesamten Wärmeabgabe), den Rest fast ausschließlich durch die Lungen. Ein großer Teil der durch die Haut ausgeschiedenen Wassermenge, die ca. 40 % der überhaupt ausgeschiedenen Flüssigkeitsmenge ausmachen kann, verdunstet und bedingt so eine oberflächliche Kühlung der Haut. Wenn jedoch infolge Sättigung der Außenluft mit Wasserdampf keine Verdunstung mehr stattfinden kann, die Wärmebildung aber durch Muskelarbeit und sonstige Umstände weiter fortschreitet, so kommt es zu einer Wärmestauung im Organismus, die sich in Temperaturerhöhung, Gesichtsrötung, beschleunigter Atmung und Pulserhöhung (130—140 Pulse per Minute), Schwindelgefühl und Ohnmacht zeigt. In schwereren Fällen kommt es zu Ohnmachtsanfällen, Krämpfen, Kollapsen, ja zu Herzschwäche und Todesfällen durch Herzstillstand. — Trockene Hitze wird im allgemeinen besser vertragen als feuchte. Durch die hohen Temperaturen wird ein Durstgefühl verursacht. Es sind deshalb allen Arbeitern, die in hohen Temperaturen arbeiten, genügende Mengen von einwandfreien — nicht alkoholischen — Getränken, am besten Tee, Kaffee, zur Verfügung zu halten, ferner dürfen diese Getränke, um Schädigungen der Verdauungsorgane zu vermeiden, nicht zu kalt sein.

Am schädlichsten ist der plötzliche Wechsel von Hitze und Kälte, wodurch Erkrankungen der Atmungsorgane (von leichten Katarrhen

bis zu schweren Lungenentzündungen), ferner der Verdauungsorgane,
sowie rheumatische Erkrankungen verursacht werden können.

3. Kälte. Die Einwirkung von Kälte macht sich vor allem in Er-
frierungen der verschiedenen Grade, die in schweren Fällen zum Verlust der erfrorenen Glieder führen können, bemerkbar. Bei vielen
Berufstätigen kommt es zur Bildung von Frostbeulen und Frost-
geschwüren. Bevor diese sich bilden, zeigen sich infolge der Gefäß-
lähmungen der Haut blaurote Verfärbungen z. B. an Händen, der
Nase usw.

4. Schall. Durch die Einwirkung von Schallreizen kann es bei
plötzlich und stark auftretenden, z. B. starken Detonationen, Explosionen usw. zu vorübergehenden und auch dauernden Schädigungen
des Gehörs, besonders Beschädigungen des Trommelfells kommen. Viel
häufiger und schädigender sind jedoch die nachteiligen Einflüsse von
anhaltenden Schallreizen in Lärmbetrieben, z. B. Kesselschmieden,
Webereien usw. Es kommen hier Schädigungen des Innenohres (Dege-
neration des Cortischen Organs) zustande, die zu einer meist erst nach
Jahren auftretenden Abnahme des Hörvermögens bei den betreffenden
Arbeitern führen. Notwendig ist daher, daß nach Möglichkeit für Verringerung des Lärms durch entsprechende Anlage der Betriebe, durch
Isolierung der Maschinen durch Filz usw., bessere Fundierung der
lauten Maschinen u. a. Maßnahmen mehr gesorgt wird. Ferner kann
ein Schichtwechsel der durch den Lärm gefährdeten Arbeiter sowie
eine Verkürzung der Arbeitszeit eine Schädigung oft vermeiden.

5. Luftdruckschädigungen. Durch erhöhten Luftdruck werden
erhebliche Schädigungen des Organismus bedingt, wenn nicht besondere
Maßnahmen getroffen werden. Die Erfahrungen bei Caissonarbeitern
(s. S. 147) zeigen, daß eine allmähliche Erhöhung des Luftdrucks, der
für je 10 m Wassertiefe auf 1 Atmosphäre Überdruck angenommen
wird, bei gesunden Personen nur geringe Beschwerden, wie Druck auf
das Trommelfell, leichte Zahnschmerzen usw. auftreten läßt. Der Aufenthalt in dem Raum mit erhöhtem Druck wird ebenfalls im allgemeinen
gut vertragen; bis 2 Atmosphären sind 8 Stunden, bis $2^1/_2$ 6 Stunden, bis 3 5 Stunden, bis $3^1/_2$ 4 Stunden, über $3^1/_2$ 2 Stunden
gestattet. Erheblich gefährlicher kann dagegen der Übergang vom erhöhten zum normalen Luftdruck werden, da hier der Stickstoff, der die
Körpergewebe — und zwar entsprechend der Dauer des Aufenthaltes
in dem unter erhöhtem Luftdruck stehenden Raume — sättigt, zu
schnell frei wird und durch Schädigungen des Zentralnervensystems
Zirkulationsstörungen, Lähmungen, Schwindelanfälle, ja selbst Todesfälle durch Luftembolie verursachen kann. Es ist deshalb durch gesetzliche Vorschriften angeordnet, daß neben einer ärztlichen Auswahl und Überwachung der Arbeiter, die unter erhöhtem Luftdruck
zu arbeiten haben, eine Verkürzung der Arbeitszeit, eine allmähliche
Ausschleusung aus den Caissons, ferner eine genaue Belehrung der
Arbeiter stattfindet.

Bei vermindertem Luftdruck kommt es infolge des verminderten
Sauerstoffgehaltes des Blutes zu Schwindelerscheinungen, Übelkeit,

Kopfschmerzen, Atemnot und Herzklopfen, Erscheinungen, wie sie bei der „Bergkrankheit" beschrieben werden. Durch Zufuhr von Sauerstoff werden die Beschwerden zum Schwinden gebracht.

6. Elektrischer Strom. Zahlreiche Gesundheitsschädigungen werden durch den Starkstrom verursacht. Durch die Arbeiten von JELLINEK, BORUTTAU, PREVOST und BATELLI u. a. ist ja die Einwirkung des elektrischen Starkstroms auf den Körper erforscht worden, wenn auch durchaus noch keine absolute Klarheit geschaffen worden ist. Vielfach entstehen beim Eintritt des Stromes in den Körper starke Verbrennungen bis zur völligen Verkohlung, wodurch der Widerstand für den Durchgang des Stromes bedeutend erhöht wird, ja in einzelnen Fällen so groß sein kann, daß er faktisch einer Ausschaltung des Stromes gleichkommt. Andererseits sieht man minimale oder auch gar keine Wunden, die die Eintrittsstelle des Stromes bezeichnen. Bisweilen finden sich blaßgefärbte schmerzlose Erweichungen der Haut und des Unterhautzellgewebes. Das Eindringen des Stromes findet in verschiedener Weise statt, entweder wird der Körper direkt in den Stromkreis eingeschaltet (bipolare Einschaltung) oder ein Pol der Leitung berührt den Körper, wobei die Entladung durch den Körper hindurch stattfindet. (Unipolare Einschaltung, sog. Kurzschluß durch den Körper hindurch.) Nach KAUFMANN sind bei den Körperschädigungen die lokalen und diejenigen lebenswichtiger Organe zu unterscheiden. Auffällig ist, daß vielfach Wunden, die durch den Eintritt des elektrischen Stromes verursacht sind, schwer heilen, obwohl keinerlei Eiterungen oder sonstige nachweisbare Störungen des Heilungsverlaufes festzustellen sind. Infolge der Einwirkung auf lebenswichtige Organe durch den elektrischen Strom tritt eine mehr oder weniger lange Bewußtlosigkeit ein, welche durch eine Beeinflussung der Hirntätigkeit hervorgerufen wird. Dazu gesellen sich in manchen Fällen Schwellungen, Blutungen, Gelenkergüsse, Eiweißausscheidung im Harn usw. Die Wirkung auf das Herz äußert sich zunächst in einem Stillstand, wobei die Atmung gewöhnlich den Herzschlag überdauert. Entweder hört dann nach wenigen Minuten die Atmung auf und es tritt definitiv der Tod ein oder aber der Verunglückte erholt sich wieder. Die Todesursache ist eine Lähmung des Herzens bzw. des Atemzentrums, wobei besonders bei Todesfällen durch relativ schwache Ströme die Erschütterung des gesamten Nervensystems (Chokwirkung) zweifellos eine Rolle spielt. Als Folgen des Ereignisses bleiben dann in leichteren Fällen Kopfschmerzen, Mattigkeit, Schlaflosigkeit, Magendarmstörungen, Überempfindlichkeit gegen Licht- und Schalleinwirkungen und andere Störungen zurück. Es können aber auch, wie die Beobachtungen JELLINEKS u. a. erwiesen haben, nach längerer Zeit noch Störungen auftreten, die sich in Schlaflosigkeit und anderen nervösen Störungen, Lähmungen usw. ausdrücken.

Es muß weiter betont werden, daß unter gewissen Bedingungen, z. B. bei großen Berührungsflächen und stark reduziertem Körperwiderstand (nasses Milieu, Schweiß), die gemeinhin als ungefährlich bezeichneten Spannungen der Lichtleitung usw. lebensgefährlich werden können. In der Praxis hat jeder technisch verwendete Strom unter gegebenen Umständen als lebensgefährlich zu gelten.

Die Einwirkung des elektrischen Stromes hängt von der individuellen Widerstandsfähigkeit ab. Kräftigere Personen sind widerstandsfähiger als schwächliche und besonders Alkoholiker. Auch die Beschaffenheit der Haut ist von großer Bedeutung; bei feuchter Haut wird weniger Strom vertragen als bei trockener. Untersuchungen von WEBER ergaben beim Erfassen der Drähte mit beiden Händen und bei Wechselstrom von 50 Perioden lebhafte Schmerzen bei feuchter Haut durch 30 Volt, bei trockener durch 50 Volt; zeitige Lähmungen traten bei 50—90 Volt auf; bei Gleichstrom wurden doppelte Spannungen vertragen. Ferner spielt die Kontaktdauer, Eintritts- und Austrittsstelle und Richtung des Stromes eine Rolle. Im allgemeinen wird Gleichstrom besser als Wechselstrom vertragen. Im übrigen ist die persönliche Widerstandsfähigkeit sehr verschieden, bisweilen wirkt ein Gleichstrom von 65 Volt unter manchen Verhältnissen schon tödlich; während dagegen (nach KOELSCH) Wechselströme von 2000—4500 Volt, ja selbst von 8000 Volt (SELLNER) ohne Tötung vertragen wurden. Die schwielige Hand des Arbeiters ist bei trockenem Wetter ein vortrefflicher Isolator (Widerstand 2000—8000 Ohm. K. B. LEHMANN).

Von besonderer Wichtigkeit ist, daß bei den Wiederbelebungsversuchen die künstliche Atmung durch Atmungsbewegungen sofort einsetzt, nachdem der Atemstillstand erfolgt ist. Jede Sekunde, die dabei versäumt wird, vermindert die Aussicht auf Erfolg der Wiederbelebungsversuche. Die künstliche Atmung darf keinesfalls unterbrochen werden und muß so lange fortgeführt werden, bis der Erfolg eintritt oder die Totenflecken auftreten, was erst gewöhnlich nach mehreren Stunden der Fall ist.

f) Die Staubgefahr und ihre Verhütung.

In den meisten Gewerbebetrieben wird Staub erzeugt. Für die dadurch bedingten Schädigungen ist es jedoch von Wichtigkeit, die Mengen, die Art des Staubes sowie die Eintrittspforten in den Körper zu kennen. Man unterscheidet, je nach der Herkunft, metallischen, mineralischen und vegetabilischen Staub; natürlich kommen auch sehr häufig Gemische dieser verschiedenen Staubarten vor. Der Einwirkung von *metallischem Staub* sind ausgesetzt: Metallschleifer, Messerschmiede, Feilenhauer, Vergolder, Gürtler, Graveure, Bleiarbeiter, Buchdrucker, Maler, Grubenarbeiter usw., von *mineralischem Staub*: Bergarbeiter, Stein- und Schieferarbeiter, Töpfer, Ziegler, Zement- und Porzellanarbeiter, Maurer usw., von *vegetabilischem Staub*: Weber und Textilarbeiter, Seiler, Tischler, Böttcher, Zimmerleute, Müller, Bäcker, Zigarren- und Tabakarbeiter, Lumpensortierer, Hutmacher, Drechsler usw. Viele Berufe, z. B. Glas- und Metallschleifer, Hüttenarbeiter, Straßenreiniger u. a. haben unter der Einwirkung von Gemischen der verschiedenen Staubarten zu leiden.

Die *Menge* des Staubes ist je nach der Art des Betriebes verschieden und hängt auch in gleichartigen Betrieben von den Ventilationseinrichtungen, den Betriebsmaschinen usw. ab.

Je feiner, leichter und trockener der Staub ist, um so größer ist seine Flugfähigkeit. Zu den feinsten Staubarten gehört der Bleiweiß-, Ton-, Kalkstaub usw., deren Partikel oft nur $1\,\mu = \frac{1}{1000}$ mm groß sind. Nach Süssmann beträgt die Durchschnittsgröße von Staubteilchen von Kieselsandstein $8\,\mu$, Holz $10\,\mu$, Kohle $12\,\mu$, Zement $16\,\mu$, Nadelschleifstaub $20\,\mu$ usw. Diese Durchschnittswerte werden jedoch in sehr vielen Fällen nicht erreicht, d. h. die Größe der Staubteilchen ist meist geringer und der Staub deshalb gefährlicher.

Nach den Ermittlungen von Arens waren in 1 cbm Luft Staub enthalten:

in einem Wohnzimmer . . . . 0 mg
in einem Laboratorium . . . . 1,4 mg
in einem Schulzimmer. . . . . 8 mg
in einem Sägewerk . . . . 15—17 mg
in einer Kunstwollfabrik. . . . . 7—20 mg
in einer Eisengießerei (je nach dem Arbeitsprozeß). . . . . 8—28 mg
in einer Zementfabrik . . . . 130—224 mg

Von neueren deutschen Untersuchungen sind die von Teleky und Rosenthal-Deussen zu erwähnen; es wurde dabei folgende Staubmenge in Mundhöhe der Arbeiter festgestellt:

beim Schleifen auf Sandstein, naß . . . . 1047 Staubteilchen im ccm
    „   „   „   „   trocken mit Abzug . . . 785   „   „   „
    „   „   „   künstlichem Schleifstein, ohne Abzug 647   „   „   „
    „   „   „   „   „   mit   „   246   „   „   „
    „   „   „   Trockenpliesten, ohne Abzug . . . 419   „   „   „
    „   „   „   „   mit   „   . . . 244   „   „   „
    „   „   „   Lappenscheibe, ohne   „   . . . 526   „   „   „
Von diesen Staubteilchen waren stets nur wenige Prozent über $2\,\mu$ groß.

Nach Hesse atmet der Arbeiter Staub ein:

Tabelle 18.

Betrieb	an einem Tage g	in einem Jahre (= 300 Arbeitstage) g
Roßhaarspinnerei	0,05	15,0
Sägewerk	0,09	29,0
Kunstwollfabrik (Schneideraum)	0,10	30,0
Mahlmühle	0,125	37,5
Eisengießerei	0,14	42,0
Schnupftabakfabrik	0,36	108,0
Zementfabrik	1,12	336,0

Die *Wirkung des Staubes* auf den Organismus kann sich in mannigfacher Weise geltend machen:

1. als *mechanischer oder chemischer Reiz*, besonders auf die Atmungsorgane, aber auch auf die unbedeckten Körperteile, z. B. Haut, Augen usw.;

2. als *Träger von Krankheitskeimen*, z. B. von Tuberkulose- oder Milzbrandbazillen usw.;

3. durch *Staubexplosionen.*

1. Die Reizwirkung des Staubes. Die mechanische Reizwirkung des Staubes hängt von der Beschaffenheit der einzelnen Staubteilchen ab; die Staubarten, deren Partikel mit scharfen Kanten versehen sind, können beim Eindringen in den Körper besonders auf der Lungenschleimhaut kleinste Verletzungen verursachen; so ist z. B. Metallschleifstaub, besonders Bronzestaub, sehr schädlich, ebenso sind es die mineralischen Staubarten, welche Quarz enthalten; hierzu gehört der Staub des Sandsteins, Feldspats, Meerschaums, Granits usw.; je mehr der Mineralstaub von schon verarbeitetem, besonders fein gemahlenem Material herrührt, um so weniger gefährlich wirkt er, wie es beim Staub von gelöschtem Kalk usw. der Fall ist. Am gefährlichsten ist der Staub, dessen Teilchen zwischen $\frac{1}{4}\mu$ bis 2, höchstens 5μ groß sind, da er am leichtesten in die Lungen eindringt. Staubpartikel über 10μ findet man sehr selten in den Lungen. Von vegetabilischen Staubarten ist besonders der Staub von Hanf und Flachs, der reichlich Kieselsäure enthält, schädlich; auch der Getreidestaub wirkt wegen seiner zahlreichen spitzen Härchen und Sandbeimengungen stark reizend. Der Holzstaub verhält sich verschieden, harte Holzarten geben schädlicheren Staub als weiche, der Baumwollstaub macht kaum mechanische Verletzungen der Schleimhaut, ebensowenig wie Mehlstaub. Unter den Staubarten tierischer Herkunft ist besonders der Staub von Knochen, Horn, Perlmutter und Fischbein scharfkantig, Woll- und Federnstaub ähnelt dagegen in seiner Wirkung dem Baumwollstaub. Bei Staubgemischen kommt es natürlich auf die Zusammensetzung aus den einzelnen Staubarten an. Aber auch diejenigen Staubarten, welche an sich nicht scharfkantig sind, wie Baumwoll- oder Wollstaub, haften vermittels ihrer zahlreichen Härchen fest auf der Schleimhaut der Atmungsorgane und rufen, obwohl sie keine nennenswerten Verletzungen verursachen, einen starken Reiz hervor.

Chemische Reizwirkung. Neben der mehr oder weniger starken mechanischen Reizung besitzen aber zahlreiche Staubarten auch eine schädigende Wirkung, die durch die Einwirkung der chemischen Bestandteile auf den Organismus bedingt wird. Nach der heute geltenden Anschauung ist die chemische Wirkung des Staubes schädigender als die mechanische. Am gefährlichsten ist der Quarz (freie SiO_2), während Zement- und Kalkstaub weniger schädlich sind, da die keine freie Kieselsäure enthalten. Gewisse Giftstoffe, welche durch die Atmungsorgane in den Körper gelangen oder durch Verschlucken im Speichel durch den Verdauungskanal aufgenommen werden oder durch die Haut in den Organismus eindringen, besitzen eine Ätzwirkung, z. B. der Staub der Thomasschlacke, der Chromate, des Kalkstickstoffs, wie er im künstlichen Dünger vorkommt usw.

2. Staub als Träger von Krankheitskeimen. Bakteriologische Forschungen haben ergeben, daß zahlreiche Krankheitserreger in der Luft vorhanden sind und an den Staubteilchen fest anhaften. Gelangt nun der Staub in den Körper, besonders in die Atmungsorgane, so können sich die anhaftenden Krankheitskeime, zumal wenn noch die Schleimhaut durch die scharfen und ätzenden Staubpartikel verletzt wird, ansiedeln und ihr Zerstörungswerk beginnen. Die direkte Übertragung von Tuberkelbacillen als Ursache der Lungentuberkulose bei Staubarbeitern tritt jedenfalls weit hinter die indirekte Entwicklung der Tuberkulose und verringerte Widerstandsfähigkeit auf Grund der Gewerbeschädigungen der Lungen zurück.

Nachgewiesen ist ferner die Übertragung von Schimmelpilzen, Milzbrandbacillen, Strahlenpilz (Aktinomykose). Bisweilen können auch gewisse Milbenarten durch Staub auf den Menschen übergehen und rufen dann meist Hautentzündungen hervor.

3. Staubexplosionen. Sammelt sich in Betrieben viel trockener Staub an, z. B. in Bergwerken (Kohlenstaub) oder in Mühlen, Sägewerken usw., so kann die Mischung mit ganz wenig explosiblen Gasen, z. B. $4^1/_2\%$ Grubengas, die Gefahr sehr heftiger Explosionen bedingen. Die Zündung kann durch jede Wärmequelle zustande kommen, durch elektrische Entladung, die schon allein durch Abreißen und Emporwirbeln einer Staubschicht emporgerufen werden kann, durch einen Sprengschuß im Bergbau, elektrischen Funken usw. ausgelöst werden. Im übrigen ist feinster Staub nicht selten selbstentzündlich (pyrophor), eine Tatsache, die besonders in Fabriken beobachtet wird. Die Kohlenstaubexplosionen in Bergwerken werden vielfach auch durch Schlagwetterexplosionen bedingt: Durch die Lufterschütterung, welche die Explosion von Schlagwettern (das ist Grubengas in Verbindung mit atmosphärischer Luft) oder eines Sprengschusses hervorruft, wird der in der Nähe liegende Kohlenstaub aufgewirbelt und in der Luft fein verteilt. Wird er in diesem Zustande von einer heißen Flamme getroffen und bleibt er mit dieser in längerer Berührung, so erhitzt er sich und gibt Kohlenwasserstoffe ab, welche, durch die Flammen entzündet, bereits zur Explosion gelangte Schlagwetter erheblich zu verstärken vermögen oder auch allein zu selbständiger Explosion ausreichen können. Ähnlich werden Sägestaubexplosionen neben Selbstentzündung u. a. bei Mischung mit kleinen Mengen von Leuchtgas, Benzin, Acetylen usw., wie es ja leicht in Betrieben vorkommen kann, möglich und gelangen bei irgendeiner Gelegenheit zum Ausbruch. Zur Verhütung von Staubexplosionen ist die Staubbeseitigung, z. B. durch Berieselung, in Bergwerken, erforderlich, ferner die Verhütung von Entzündungsmöglichkeiten.

4. Körperschädigungen durch Staub. In erster Linie sind es die Atmungsorgane, welche den Schädigungen des Staubes ausgesetzt sind. Natürlich dringt nicht die gesamte Staubmenge, welche in der Luft enthalten ist, in den Körper ein. Der durch die Atmung durch Nase und Mund aufgenommene Staub wird nur zum kleinsten Teil ausgeatmet (bis höchstens 10%), ungefähr 50% werden bei der Nasenatmung im Nasenschleim zurückgehalten und mit dem Schleim durch Niesen, Schnauben usw. entfernt bzw. verschluckt. So kommt höchstens ein Drittel des in den Körper aufgenommenen Staubes in die Lungen, während ein anderer Teil in den Magendarmkanal aufgenommen wird. Wird durch Erkrankungen der Nase die Schleimhaut verändert (ausgetrocknet usw.), so wird entweder der Staub nicht mehr zurückgehalten oder die Nasenatmung wird ganz ausgeschaltet, so daß nur durch den Mund geatmet wird; dann können bis 80% in die Lunge gelangen. Auch die Mund- und Rachenschleimhaut hält einen Teil des eingedrungenen Staubes fest, der dann mit dem Speichel ausgespuckt oder verschluckt wird. Weitere natürliche Schutzmaßnahmen des Organismus bestehen darin, daß die Schleimhäute der tieferen Atmungsorgane mit einer Lage von Flimmerzellen bekleidet sind, die durch ihre Flimmerhärchen die abgelagerten Staubteile ständig gegen die Mundhöhle hin zusammen mit dem abgesonderten Schleim hinausbefördern. Ebenso wird durch die Staubablagerung auf der Schleimhaut ein Reiz ausgeübt, der Husten und Niesen auslöst und dadurch auch zur Entfernung des Staubes dient. Auf die Dauer versagen aber diese natürlichen Schutzeinrichtungen, zumal wenn die Schleimhäute durch öftere Erkältung (Katarrhe) oder durch die Einwirkung von Tabak und Alkohol geschädigt sind. Der Staub bleibt dann auf der Schleimhaut der Luftröhre und der Bronchien liegen und ruft dort eine Rötung und Schwellung verbunden mit stärkerer Schleimabsonderung hervor. Bei diesem entzündlichen (katarrhalischen) Zustand tritt allmählich der Verlust des schützenden Flimmerzellenbelags und eine Verdickung des Unterschleimhautgewebes ein, man findet dann in der Schleimhaut und in zahlreichen Zellen massenhafte Staubpartikelchen eingelagert. Gleichzeitig sind bei scharfkantigem Staub, z. B. Metall- und Quarzstaub, zahlreiche kleinste Verletzungen und darauf beruhende Entzündungsherde festzustellen. In den feinsten Verästelungen der Bronchien und in den Lungenbläschen lagert sich der Staub ebenfalls ab und verursacht eine Wucherung des Bindegewebes, die allmählich zu einer Verhärtung (Sklerose) der Lunge führt. Gleichzeitig wird der Staub durch die Phagocyten in die Lymphgefäße und Lymphdrüsen der Lunge, besonders an der Lungenwurzel gebracht. Durch die allmählich zunehmende Verhärtung der Lunge werden immer mehr funktionsfähige Teile des Lungengewebes verödet und die noch arbeitsfähigen Lungenpartien zur übermäßigen Arbeit gezwungen, wodurch eine Erweiterung der Bronchien (Bronchiektasie) und Lungendehnung (Emphysem) eintritt. Im Laufe der Jahre — die Zeit schwankt natürlich außerordentlich, je nach der Körperkraft und der Schädigung — tritt dann durch die Überlastung der Herztätigkeit Herzerweiterung und Herzschwäche auf, die zum Tode führen kann; meist breitet sich aber in der geschädigten Lunge die Tuberkulose aus und fordert die meisten Opfer (vgl. Tabelle 19—21). Das Aussehen der Lunge — wie man bei Sektionen feststellen kann — ist natürlich je nach der schädigenden Staubart verschieden: man kennt die schwärzliche Kohlenlunge, die grauweiß bis schwärzlich aussehende, Knötchen aufweisende Steinlunge, die durch Eisenkörnchen braunrot gefärbte Eisenlunge, die tabakbraune Tabaklunge, die durch Ultramarinstaub blaue Ultramarinlunge usw.

Daß gerade bei Staubarbeitern eine stärkere Tuberkulosemorbidität und -mortalität besteht, ist schon durch die älteren Statistiken von SOMMERFELD u. a. nachgewiesen worden.

Die Untersuchungen von SOMMERFELD haben folgende Zahlen ergeben:

Tabelle 19.

	Von 1000 Lebenden sind an Lungenschwindsucht gestorben	Von 1000 Sterbefällen kommen auf Lungenschwindsucht
Berufe ohne Staubentwicklung	2,39	381,0
„ mit „	5,42	480,0
Im Durchschnitt	5,16	478,9
Gleichaltrige Berliner Bevölkerung	4,93	332,3
Berufe mit Entwicklung:		
A. Metallischen Staubes	5,84	470,6
a) Industrien mit Verwendung von Kupfer . .	5,31	520,5
b) „ „ „ „ Eisen . .	5,55	403,7
c) „ „ „ „ Blei . . .	7,79	501,7
B. Mineralischen Staubes	4,42	403,4
Steinmetzen	34,90	893,3
Porzellanarbeiter	14,00	591,0
Maurer	4,26	382,0
C. Organischen Staubes	5,64	537,0
von Leder-, Fell- und Federnstaub	4,45	565,9
„ Woll- und Baumwollstaub	5,35	554,1
„ Holz- und Papierstaub	5,96	507,5
„ Tabakstaub	8,47	598,4

Nach den Berechnungen von KOELSCH starben 1908 in Bayern an Lungentuberkulose:

Tabelle 20.

Von je 1000 Lebenden i. Alter v. 15-70 Jahren	Metallstaub	Mineralstaub	Vegetabil. Staub	Gemischter Staub	Staubfreie Berufe	Überhaupt
Männer	3,69	4,64	4,34	4,03	2,14	3,07
Frauen	0,22	1,86	0,73	6,41	3,99	4,07

Nach den Statistiken von COLLIS (zitiert nach ICKERT) betrug die Sterblichkeit bei allen Arbeitern und Invaliden in England und Wales in den Jahren 1901—1912, verglichen mit denen des Kohlen- und Erzbergbaues:

Tabelle 21.

	Alle Todesursachen	Tuberkulose	Pneumonie	Bronchitis
bei allen Arbeitern	790	142	66	38
bei den Kohlenbergleuten	727	76	64	51
bei den Zinnbergleuten	1579	684	95	76
bei den Bleibergleuten	1185	335	49	50
bei den Eisenerzbergleuten	652	73	76	37
bei den Sandsteinmetzen	1427	415	120	116
bei den Kalksteinarbeitern	753	129	54	38
bei den Schieferbrechern	890	220	57	23

Die Tuberkuloseziffern sind niedrig bei den Eisenerzbergleuten, den Kohlenbergleuten und den Kalksteinarbeitern, am höchsten bei den Berufen, die mit kieselsäurereichem Staub zu tun haben. — Auch andere

Untersucher haben diese Tatsache bewiesen, und erst neuerdings in Deutschland JÖTTEN und ARNOLDI, THIELE und SAUPE, TELEKY und LOCHTKEMPER u. a. m. Nächst dem Kieselsäure enthaltenden Staub ist der mit Schmirgel und der Metallschleifstaub schädlich. Die sich bei Staublungen entwickelnde Tuberkulose, die gerade hier eine recht häufige Begleiterscheinung ist, hat infolge ihres cirrhotischen Charakters einen besonders chronischen Verlauf.

Natürlich spielen bei der Häufigkeit des Auftretens der Lungentuberkulose die sozialen Ursachen eine erhebliche Rolle, ebenso wie die Beschaffenheit der Werkstätten und ähnliche Ursachen mehr. Es wird daher bei der Beurteilung der Staubeinwirkung auch auf diese Momente Rücksicht genommen werden müssen.

Natürlich werden auch außer den Luftwegen die anderenOrgane durch die Staubwirkung geschädigt. Bei den Verdauungsorganen kommt allerdings mehr die chemische Wirkung bestimmter Staubarten in Frage, z. B. des Bleis, Quecksilbers usw. (s. S. 58ff.). Die mechanische Wirkung zeigt sich vor allem an den dem Staub direkt ausgesetzten Haut- und Schleimhautpartien. Die Bindehaut der Augen wird gerötet und entzündet sich, ebenso sind es die Lidränder, die Hornhaut wird oft durch gröbere Staubteile verletzt und zeigt Geschwürsbildungen. Im äußeren Ohr finden sich ähnliche Reizungen, die bisweilen auch zu Mittelohreiterungen Veranlassung geben können. Vor allem aber leidet die Haut unter dem mechanischen und chemischen Reiz vieler Staubarten. Es treten dann Hautentzündungen (Ekzeme), Geschwürsbildungen, z. B. durch Chromat-, Zement-, Salzstaub, und Verfärbungen besonders durch Silberstaub (auch auf dem Blutwege) auf; vor allem sind es zahlreiche tropische Holzarten, wie das Satinholz u. a., welche Hautschädigungen hervorrufen. Die zahlreichen Staubschädigungen haben naturgemäß zu mannigfachen Maßnahmen Veranlassung gegeben, um die Staubgefahr zu bekämpfen.

5. Maßnahmen zur Verhütung von Staubgefahr. Durch *Befeuchten* beim Schleifen, Spinnen usw. vermeidet man das Aufwirbeln von Staub, ebenso durch *Einfetten* der Wolle, Jute usw. vor der Verarbeitung. Ferner ist in modernen Betrieben vielfach der Handbetrieb durch maschinelle Vorrichtungen ersetzt, bei denen die Maschinen staubdicht abgedeckt bzw. die Arbeiter vor dem Staub durch Umbauten usw. geschützt sind. Am wichtigsten ist die Entfernung des Staubes durch Absaugung (Exhaustoren) an der Entstehungsstelle. Es ist so gelungen, die Lebensdauer von Staubarbeitern um 10—15 Jahre zu verlängern! — Neben den Betriebsverbesserungen kommen die persönlichen Schutzmaßnahmen für den einzelnen Arbeiter als Notbehelf in Betracht: sauber gehaltene Schwämme, Mundtücher, Respiratoren dienen dazu, schädliche Staubteile vor der Einatmung der Luft zu entfernen. Arbeitskleidung schützt die unbedeckte Haut gegen reizende Staubarten, vor allem aber ist für genügende Haut- und Körperpflege durch Waschgelegenheiten, Brause- und Badeeinrichtungen seitens der Betriebsleitungen zu sorgen und auf deren Benutzung durch geeignete Belehrung (Merkblätter usw.) und Vorschriften zu dringen.

g) Unfallgefahren und ihre Verhütung.

Die Unfallgefahren spielen unter den gewerblichen Schädigungen eine wichtige Rolle. Nicht nur in Deutschland, sondern in fast allen Kulturländern werden den Berufstätigen für Gesundheitsschädigungen, die sie durch Unfälle bei der Berufsarbeit erlitten haben, besondere Entschädigungen gewährt. Nach dem deutschen Gesetz versteht man unter einem „Betriebsunfall" eine im Betriebe oder im Zusammenhange mit der Betriebsarbeit durch äußere Einwirkung plötzlich entstandene Gesundheitsschädigung. Der Begriff der Plötzlichkeit ist durch die Entscheidungen der in Frage kommenden Instanzen dahin ausgelegt worden, daß höchstens der Zeitraum einer Arbeitsschicht darunter verstanden wird. Auch die Begrenzung des Begriffes „Betrieb" wird nach den geltenden gesetzlichen Vorschriften sowie nach der Rechtsprechung der Sozialversicherungsbehörden in Deutschland verhältnismäßig weit gefaßt. So ist durch das Gesetz vom 14. Juli 1925 auch der mit der Beschäftigung in einem Betrieb zusammenhängende Weg nach und von der Arbeitsstätte in die Unfallversicherungspflicht einbezogen worden. Schädigungen, die allmählich durch die Arbeit entstehen, wie die chronischen gewerblichen Vergiftungen und sonstige Berufskrankheiten gelten nicht als Betriebsunfälle, ebensowenig wie Unfälle, die sich außerhalb des Betriebes ereignen. Nach dem § 547 der Reichsversicherungsordnung kann die Reichsregierung die Unfallversicherung auf bestimmte gewerbliche Berufskrankheiten ausdehnen. Von diesem Rechte hat der Reichsarbeitsminister bei seiner Verordnung, die am 12. Mai 1925 unter Zustimmung des Reichsrats erlassen ist, zum ersten Male Gebrauch gemacht.

Es werden hier eine Reihe von Berufskrankheiten — durchaus nicht etwa alle, die auch nach dem heutigen Stande der Wissenschaft zweifelsfrei als solche zu charakterisieren sind — in die Unfallversicherung einbezogen, und zwar Erkrankungen: 1. durch Blei und seine Verbindungen; 2. durch Phosphor; 3. durch Quecksilber und seine Verbindungen; 4. durch Arsen und seine Verbindungen; 5. durch Benzol oder seine Homologen, durch Nitro- und Amidoverbindungen der aromatischen Reihe; 6. durch Schwefelkohlenstoff; 7. Erkrankungen an Hautkrebs durch Ruß, Paraffin, Teer, Anthracen, Pech und verwandte Stoffe; 8. Grauer Star bei Glasmachern; 9. Erkrankungen durch Röntgenstrahlen und andere strahlende Energie; 10. Wurmkrankheit der Bergleute; 11. Schneeberger Lungenkrankheit. — Es sollen ferner weitere gewerbliche Schädigungen als Berufskrankheiten, die der Versicherungspflicht unterliegen, durch Erweiterung der Liste anerkannt werden.

Wichtig ist ferner, daß nur bestimmte Betriebe der Versicherung gegen eine gewerbliche Berufskrankheit unterliegen; z. B. bei Ziffer 1—7 nur solche, in denen Versicherte regelmäßig der Einwirkung der bezeichneten Stoffe ausgesetzt sind. Nach einem vom Reichsversicherungsamt hergestellten Muster muß nämlich die Anzeige von dem behandelnden Arzte dem Versicherungsamte unverzüglich erstattet werden.

Infolge der gesetzlichen Unfallversicherung (vgl. S. 119), deren Träger die Berufsgenossenschaften sind, liegt ein reiches statistisches Material vor. Die Bedeutung der Statistik über die Unfälle und gewerblichen Berufskrankheiten ist in letzter Zeit immer mehr erkannt worden. Aus dieser Erkenntnis heraus sind die Statistiken erheblich vermehrt und verbessert worden.

Tabelle 22.

| | Es entfielen Betriebsunfälle in den | | |
| | gewerblichen Berufsgenossenschaften | | landwirtschaftlichen Berufsgenossenschaften |
	auf 1000 Vollarbeiter	auf 1000 Versicherte	auf 1000 Versicherte
1910	8,36	7,39	3,29
1911	8,14	7,15	3,24
1912	8,27	7,32	3,29
1913	7,91	7,05	3,35
1914	8,05	7,04	2,98
1915	7,49	6,64	2,33
1916	8,29	7,46	2,40
1917	8,72	7,94	2,29
1918	9,10	8,25	2,26
1919	8,02	6,99	2,28
1920	6,33	5,61	2,52
1921	6,05	5,39	2,74
1922	—	4,61	2,74
1923	—	4,43	2,29
1924	4,54	4,02	2,58
1925	5,76	5,16	3,23
1926	6,87	6,04	4,27

Bei den im Jahre 1925 in der öffentlichen Unfallversicherung versicherten 25 981 050 Personen, von denen ca. 3 Mill. gleichzeitig in gewerblichen und landwirtschaftlichen Betrieben beschäftigt und versichert sind, wurden im Jahre 1925 863 502 Unfallsanzeigen erstattet und 106 876 Verletzte $= 4,11^0/_{00}$ der Versicherten erstmalig entschädigt, darunter waren 1184 $= 0,04^0/_{00}$ völlig Erwerbsunfähige und 7953 Getötete $= 0,31^0/_{00}$, 97 739 teilweise Erwerbsunfähige $= 3,76^0/_{00}$.

Wie verschieden die Unfallgefährdung bei den einzelnen Berufen ist, zeigt Tabelle 23, aus der die Zahl der Unfälle überhaupt und ferner die Zahl der Unfalltodesfälle hervorgeht.

Aus den Zahlen der Tabelle 23 geht hervor, daß in manchen Berufen z. B. bei der Holzbearbeitung, wohl viel Betriebsunfälle, aber verhältnismäßig wenig Todesfälle vorkommen, während z. B. bei der Schiffahrt, dem Schornsteinfegerberuf u. a. m. die Unfalltodesfälle im Vergleich zu der Gesamtheit der Unfälle überhaupt recht zahlreich sind.

Wie verschieden die einzelnen Betriebseinrichtungen und Vorgänge auf die Entstehung der Unfälle einwirken, zeigt Tabelle 24.

Wie diese Zahlen zeigen, werden zahlreiche — ungefähr ein Viertel der gesamten — Unfälle noch immer durch Maschinen verursacht. Die weitaus meisten Unfälle müssen auf physische und psychische Ursachen zurückgeführt werden. Wenn weiter aus der Tabelle auch die

Tabelle 23.

Es entfielen auf 1000 Vollarbeiter in den Jahren 1909, 1924—26	1909[1]		1924[2]		1925[2]		1926[2]	
	Verletzte überhaupt	Tod	Entschäd. Verletzte überhaupt	Tod	Entschäd. Verletzte überhaupt	Tod	Entschäd. Verletzte überhaupt	Tod
Fuhrwerks-Berufsgenossenschaft	19,96	2,00	10,87	1,53	12,07	1,41	11,17	1,32
Steinbruchs-Berufsgenossenschaft	15,83	1,67	8,26	1,36	10,02	1,34	12,68	1,36
Tiefbau-Berufsgenossenschaft	15,44	1,32	10,36	0,92	14,49	1,30	15,02	1,18
Knappschafts-Berufsgenossenschaft	15,38	2,14	9,35	1,72	13,00	2,07	13,85	1,96
Müllerei-Berufsgenossenschaft	14,20	1,05	9,89	1,08	9,87	1,05	11,37	0,87
Binnenschiffahrts-Berufsgenossenschaft	13,69	2,92	5,66	1,42	9,40	1,83	8,04	1,19
Brauerei- und Mälzerei-Berufsgenossenschaft	12,07	1,04	5,87	0,82	6,63	0,93	7,51	1,03
Holz-Berufsgenossenschaft	11,75	0,38	5,615	0,29	6,13	0,30	8,90	0,27
Staatsbetriebe für Schiffahrt, Baggerei, Flößerei	10,92	1,37	6,08	0,49	6,05	0,83	13,91	0,56
Bauwesen (Privatbetriebe)	10,58	0,81	5,285	0,65	7,23	0,48	9,09	0,63
Eisen- und Stahl-Berufsgenossenschaft	10,45	0,52	5,16	0,39	6,40	0,42	8,64	0,47
Papiermacher-Berufsgenossenschaft	9,16	0,58	6,38	0,69	6,31	0,45	10,37	0,91
Zucker-Berufsgenossenschaft	9,08	0,91	5,48	0,72	6,24	0,74	7,91	0,64
Ziegelei-Berufsgenossenschaft	9,07	0,89	4,84	0,45	5,49	0 67	6,87	0,60
Großhandels- und Lagerei-Berufsgenossenschaft	9,02	0,67	5,39	0,56	7,00	0,59	7,65	0,65
Fleischerei-Berufsgenossenschaft	8,93	0,34	4,59	0,23	6,34	0,24	7,13	0,31
Berufsgenossenschaft der chemischen Industrie	8,63	0,65	4,10	0,51	5,66	0,47	6,09	0,48
Berufsgenossenschaft der Molkerei-, Brennerei- und Stärke-Industrie	8,19	0,49	4,42	0,35	4,59	0,31	4,97	0,39
Öffentl. Baubetriebe (Staatl., Provinzial- u- Kommunal-Bauverwaltungen)	7,53	0,68	4,81	0,51	6,80	0,57	.	.
Staatseisenbahnen, Post und Telegraphen	7,23	1,00	4,96	0,50	6,68	0,63	8,39	0,67
Berufsgenossenschaft der Gas- und Wasserwerke	7,17	0,54	4,62	0,58	6,16	0,58	5,99	0,66
Berufsgenossenschaft der Schornsteinfegermeister des Deutschen Reichs	6,97	1,87	4,83	1,32	3,63	0,84	3,30	1,05
Metall-Berufsgenossenschaft	6,58	0,13	4,18	0,18	5,85	0,19	7,31	0,15
Straßen- und Kleinbahn-Berufsgenossenschaft	6,43	0,80	4,33	0,54	7,30	0,52	4,65	0,38
Berufsgenossenschaft der Musikinstrumenten-Industrie	6,06	—	3,16	0,07	4,38	0,09	4,63	0,09
Lederindustrie-Berufsgenossenschaft	5,86	0,35	3,74	0,39	5,17	0,31	6,72	0,41
Berufsgenossenschaft der Feinmechanik und Elektrotechnik	5,76	0,22	3,57	0,35	4,09	0,38	6,17	0,58
See-Berufsgenossenschaft	5,59	1,09	5,53	1,95	6,88	1,81	7,48	1,69
Privatbahn-Berufsgenossenschaft	5,35	0,72	3,51	0,66	5,11	0,64	3,40	0,49
Nahrungsmittelindustrie-Berufsgenossenschaft	4,96	0,23	2,14	0,13	2,31	0,13	2,25	0,10
Glas-Berufsgenossenschaft	4,65	0,30	2,27	0,20	2,84	0,12	4,49	0,27
Marine- und Heeresverwaltung	4,32	0,17	3,12	0,21	4,22	0,42	4,83	0,47
Papierverarbeitungs-Berufsgenossenschaft	4,15	0,09	2,14	0,07	3,03	0,04	3,82	0,06
Töpferei-Berufsgenossenschaft	3,04	0,15	1,91	0,08	2,54	0,15	3,79	0,14
Deutsche Buchdrucker-Berufsgenossenschaft	2,96	0,06	1,95	0,05	1,82	0,05	2,52	0,11
Textil-Berufsgenossenschaft	2,86	0,11	1,54	0,11	1,95	0,10	2,75	0,13
Bekleidungsindustrie-Berufsgenossenschaft	2,00	0,05	1,06	0,05	1,50	0,05	2,44	0,06
Tabak-Berufsgenossenschaft	0,52	0,02	0,45	0,03	0,67	0,06	1,04	0,02
Gewerbe-, Bau- und See-Unfallversicherung	8,79	0,72	4,54	0,51	5,76	0,54	.	.
Unfallversicherung für Land- und Forstwirtschaft	11,50[3]	0,55[3]	2,58[3]	0,15[3]	3,23[3]	0,16[3]	4,27[3]	0,09[3]

[1] „Die deutsche Arbeiterversicherung" S. 10. [2] Zusammengestellt im RVA. [3] Die Zahlen beziehen sich auf 1000 Versicherte.

Ta-

Über Unfälle, für die 1902—21 und 1923—26 zum ersten

Betriebseinrichtungen und Vorgänge, bei denen sich die Unfälle ereigneten	1902—1921 im Jahresdurchschnitt		1923
	Gesamtsumme	von 1000 Vollarbeitern erlitten Unfälle:	Gesamtsumme
Motoren, Transmissionen, Arbeitsmaschinen usw.	13928	1,79	13007
Hebemaschinen (Fahrstühle, Aufzüge, Winden, Krane usw.)	3166	0,40	2487
Explosionen usw. (Dampfkessel, Sprengstoffe usw.)	1030	0,12	997
Feuergefährliche, heiße und ätzende Stoffe.	2257	0,29	2116
Zusammenbruch, Einsturz usw. von Gegenständen	10222	1,31	8796
Fall von Leitern usw. in Vertiefungen usw.	9153	1,18	14315
Auf- und Abladen	7869	1,01	6439
Überfahren, Absturz usw. von Wagen	3616	0,46	8140
Eisenbahnbetrieb	4727	0,60	4442
Verkehr zu Wasser	479	0,06	410
Tiere (Stoß, Schlag, Biß usw.)	921	0,11	4754
Handwerkszeug und einfache Geräte	3711	0,47	3902
Elektrischer Strom	—	?	570
Abspringende Splitter, sonstige Vorgänge	3657	0,47	6353
Gesamtzahl der erstmalig entschädigten Unfälle	64736	0,83	76728

Betriebseinrichtungen und Vorgänge hervorgehen, bei denen sich die
Unfälle ereigneten, so liegen doch andere tiefere Ursachen für die Entstehung der Betriebsunfälle vor: zunächst bedingt das Tempo der Arbeit
eine Zunahme der Unfälle besonders der Augenverletzungen — wohl
infolge des Näherbringens des Kopfes an das Arbeitsstück bei der durch
die intensivere Tätigkeit erforderlichen größeren Aufmerksamkeit. Nach
den Feststellungen in einer Zündholzfabrik wurde nach VERNON in den
Jahren 1916 und 1917 beobachtet, daß bei einer Beschleunigung des
Arbeitstempos um 27 % sich bei Männern 48 % mehr Unfälle ereigneten.
Weiter ereignen sich zahlreiche Unfälle durch Mangel an Übung und
Unkenntnis der Betriebsgefahren bei ungeschulten Arbeitern. Nach den
Beobachtungen von CHANEY und HANNA stießen den in der nordamerika-
nischen Metallindustrie an den Druckpressen beschäftigten Arbeitern
am ersten Tage 460 Unfälle zu, in den nächsten fünf Tagen 83, in den
drei folgenden Wochen 17, in den folgenden fünf Monaten durchschnitt-
lich 5,2 pro Tag. Wenn bei geübten Arbeitern auch die Unfälle erheblich
geringer sind, so bedingt wiederum die Gewöhnung an die Gefahr und
damit ein gewisser Leichtsinn eine Vergrößerung der Unfallgefahr;
Erhebungen im Jahre 1917 ergaben z. B., daß von 100 verunglückten
Arbeitern 67 länger als ein Jahr in ihrem Betriebe beschäftigt waren.
Der englische Psychologe H. M. VERNON nimmt an, daß ca. 90 % aller
Unfälle auf den beteiligten Menschen selbst zurückzuführen sind, denn
von den 162154 Betriebsunfällen, die 1918 in Großbritannien gemeldet
worden sind, wurden nur 10 % durch fehlende Schutzvorrichtungen verursacht. Auch nach VERNONS Beobachtungen spielt die Sorglosigkeit
und Unaufmerksamkeit eine wichtige Rolle für die Verursachung der
Unfälle. Die Ermüdung fällt dagegen als Ursache bei Männern weniger
ins Gewicht als bei Frauen; beim Zwölfstundentag war die Unfallziffer

belle 24.

Male Entschädigungen gezahlt worden sind.

1924					1925					1926				
Gewerbliche Berufsgenossenschaften	Zweiganstalten	Landwirtschaftl. Berufsgenossenschaften	Ausführungsbehörden	Gesamtsumme	Gewerbliche Berufsgenossenschaften	Zweiganstalten	Landwirtschaftl. Berufsgenossenschaften	Ausführungsbehörden	Gesamtsumme	Gewerbliche Berufsgenossenschaften	Zweiganstalten	Landwirtschaftl. Berufsgenossenschaften	Ausführungsbehörden	Gesamtsumme
8494	13	3642	168	12317	11850	21	4123	182	16176	11496	23	4968	281	16768
2220	5	60	74	2359	2775	9	100	104	2988	2781	8	96	119	3004
489	5	165	40	699	723	11	218	48	1000	610	7	224	51	892
1572	4	425	39	2040	2103	10	609	51	2773	1831	6	683	41	2561
6284	138	2695	552	9669	9225	137	2889	770	13021	9204	139	3841	913	14097
5853	79	9949	655	16536	8297	122	11886	834	21139	10263	216	17217	1141	28837
4097	35	1942	427	6501	6075	100	2726	618	9519	6613	142	3628	812	11195
2257	19	7027	204	9507	3433	42	9234	363	13072	4667	59	11960	533	17219
3177	16	56	722	3971	4080	36	115	830	5061	3909	28	118	931	4986
282	30	38	15	365	286	54	29	33	402	271	65	18	45	399
407	1	4880	23	5311	614	3	6981	23	7621	658	6	8916	31	9611
1324	25	2489	241	4079	1941	30	2867	341	5179	2182	27	3286	415	5910
484	2	81	32	599	592	1	81	30	704	548	8	101	42	699
3149	56	3244	418	6867	4060	65	4207	530	8862	4623	91	4955	562	10231
.	.	.	.	80820	56054	641	46065	4757	107517	59904	825	60011	5937	126677

dreimal so hoch wie beim Zehnstundentag. Daß die Unterernährung infolge des durch dieselbe bedingten schnelleren Eintretens von Müdigkeit eine größere Unfallgefahr bedingt, steht außer Zweifel, ebenso der schädliche Einfluß des Alkohols. Die früher festgestellte größere Unfallshäufigkeit am Montag wurde auf den größeren Alkoholgenuß am Sonntag zurückgeführt. Die Feststellungen nach dem Kriege ergaben, daß die Unfallkurve gegen Ende der Woche (Freitags) ansteigt. Dies spricht eher für den Einfluß der Ermüdung usw. als für den des Alkohol, der nach den Jahresberichten der Gewerbeaufsicht und der Berufsgenossenschaften keine erhebliche Rolle mehr spielt. VERNON erklärt die größere Unfallhäufigkeit beim Beginn der Nachtschicht bei Männern durch den üblichen Alkoholgenuß vor dem Arbeitsbeginn.

Die Unfallverhütung.

In neuerer Zeit hat man der Unfallverhütung immer größere Aufmerksamkeit geschenkt. Hierfür wären neben sozialen und menschlichen Gründen auch materielle Gründe maßgebend. Man hat errechnet, daß ein Unfall die Aufwendung eines Kapitals von etwa 4000 RM. erfordert, wenn man die durch ihn hervorgerufenen Unkosten für Heilbehandlung, Rente usw. kapitalisiert. Um die Unfallverhütung zu fördern, hat man verschiedenartige neue Wege eingeschlagen. Während man früher die Betriebseinrichtungen und Maschinen ohne Rücksicht auf die Bedürfnisse der Unfallverhütung erbaut hat, werden heute die unfallverhütungstechnischen Maßnahmen schon bei der Konstruktion und beim Bau der Betriebseinrichtungen und Maschinen berücksichtigt. Früher wurden die ohne Rücksicht auf die Unfallverhütung erbauten Maschinen durch Anbringung von Schutzblechen, Schutzgittern usw. usw. unfallsicher gemacht. Heute werden die gefährlichen Teile der

Maschinen (Zahnräder, Getriebe usw.) nach Möglichkeit in das Innere der Maschinen verlegt, so daß sie keinen Schaden verursachen können. Die Schutzvorrichtungen werden so eingerichtet, daß sie unabhängig von dem Willen des Arbeiters selbsttätig die gefährlichen Maschinenteile schützen, und daß ohne ihr Funktionieren oder bei ihrer Entfernung durch den Arbeiter die Maschine nicht weiterlaufen kann. Die persönliche Ausrüstung des Arbeiters durch Schutzkleidung ist nur dann wirksam, wenn die Schutzkleidung den Arbeiter nicht nennenswert behindert, da der Arbeiter sonst vielfach lieber auf die Schutzkleidung (Brille usw.) verzichtet, um — besonders bei der Akkordarbeit — unbehinderter zu sein. Zu der persönlichen Schutzbekleidung gehören Brillen, bei denen bequemer Sitz, unbeengtes Gesichtsfeld, leichtes Gewicht und unbehinderter Luftwechsel, um ein Beschlagen des Brillenglases zu vermeiden, zu fordern sind. Weiter kommen Schürzen, Handschuhe, Stiefel usw. aus Asbest, Leder, Gummi usw. je nach der in Frage kommenden Tätigkeit in Betracht. Die Betriebsleitung muß durch wirksame Kontrolle dafür sorgen, daß auch die Schutzkleidung in guter Verfassung, passender Größe und in genügender Menge zur Verfügung steht. Zur Verhütung von Feuersgefahr ist die Anhäufung von Putzmaterial und leicht brennbaren Abfällen zu vermeiden, ferner ist für die strenge Durchführung des Verbotes, mit offenem Licht oder Feuer die gefährlichen Räume zu betreten, zu sorgen. Reinigungs- und Reparaturarbeiten dürfen nur an stillstehenden Maschinen ausgeführt werden. Für Aufzüge, Fahrstühle usw. müssen besonders konstruierte Sicherheitsvorrichtungen vorhanden sein. Der Boden in den Werkstätten darf nicht glatt und schlüpfrig sein, Gruben, Versenkungen usw. müssen gut abgedeckt oder umwehrt sein. Zum Befördern von Behältern mit ätzenden oder giftigen Stoffen dienen sichere Transportvorrichtungen. Handwerkszeuge wie Hämmer, Hacken usw. müssen gegen das Abspringen der schweren Eisenteile gut gesichert sein. Leitern sollten oben durch Stricke und Haken, unten durch Tatzen und Spitzen oder auch durch Gummischuhe gegen das Abrutschen geschützt sein.

Von ganz besonderer Bedeutung ist aber eine Aufklärung der Arbeiterschaft durch Plakate, Flugblätter, Schriften, Vorträge und Filme. Die Mitarbeit der Arbeiter an der Förderung der Unfallverhütung wird durch Ausschreibung von Prämien, durch Preisausschreiben und Wettbewerbe angeregt und gefördert. Zur Ausbildung der Arbeiter in unfallsicherem Arbeiten werden von den Berufsgenossenschaften Unterrichtskurse veranstaltet. Den Unternehmern versucht man dadurch Interesse für die Unfallverhütung nahezulegen, daß die Versicherungsträger ihnen Nachlässe von den Beiträgen zur Versicherung gewähren, wenn sie besondere Maßnahmen im Interesse der Betriebssicherheit getroffen haben. Die Unfallverhütungsvorschriften der zuständigen Berufsgenossenschaften müssen an gut sichtbarer Stelle in jedem Betriebe angebracht sein. Für die Durchführung der gesetzlichen Vorschriften bezüglich der Unfallverhütung sorgen die staatlichen Gewerbeaufsichtsbeamten (§ 139 b RGO.), die technischen Aufsichtsbeamten der Berufsgenossenschaften (§§ 874 ff. RVO.) und die Ingenieure der Dampfkesselrevisionsvereine.

Die Berufsgenossenschaften insbesondere haben erhebliche Mittel für die Unfallverhütung aufgewendet, sie gaben im Jahre 1913 2,7 Mill. im Jahre 1924 über 3,15 Mill. Mark hierfür aus. Die Wirkungen der Unfall-

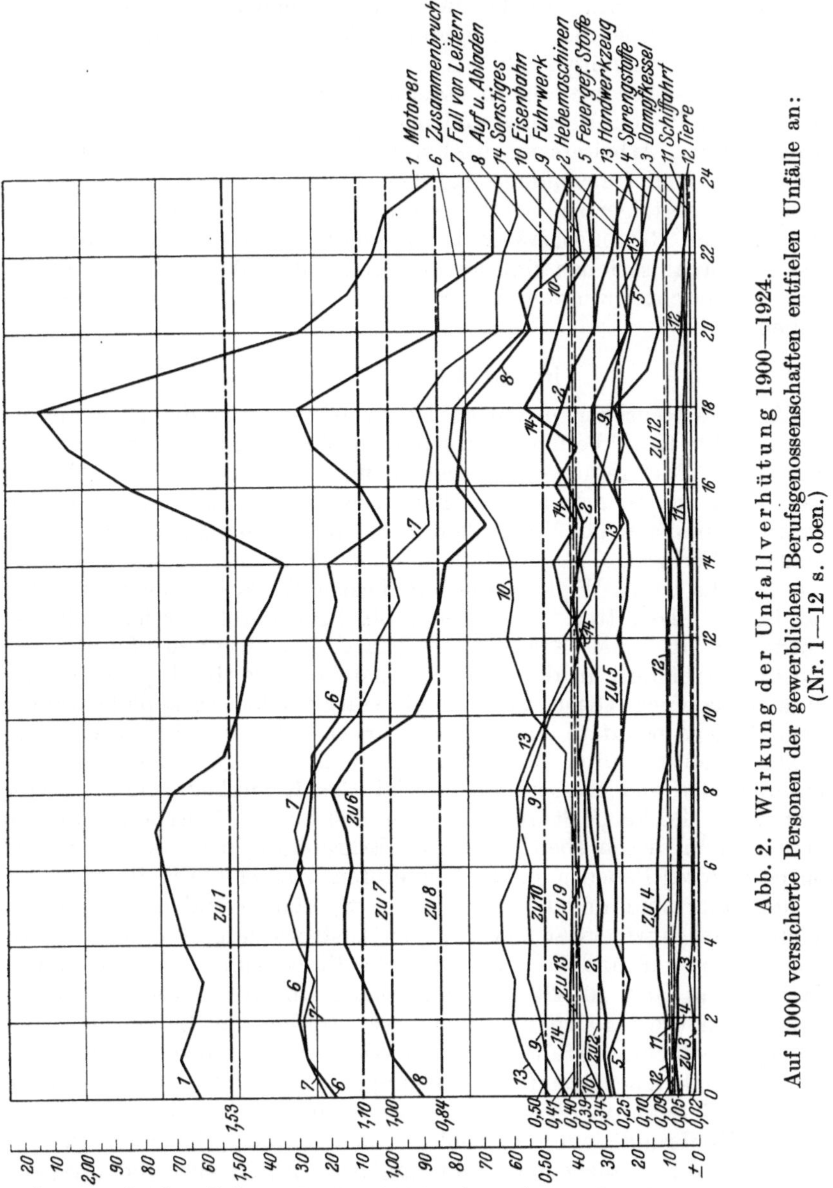

Abb. 2. Wirkung der Unfallverhütung 1900—1924.
Auf 1000 versicherte Personen der gewerblichen Berufsgenossenschaften entfielen Unfälle an:
(Nr. 1—12 s. oben.)

verhütung in den Jahren 1900—1924 zeigen die nachstehenden Kurven, welche vom Senatspräsidenten Dr. Fischer zusammengestellt sind.

Auf die Einrichtungen für „erste Hilfe" wird in neuerer Zeit besonderer Wert gelegt. Durch das Gesetz vom 15. Juli 1925 ist den Unternehmern auch die Pflicht auferlegt worden, soweit es nach dem Stande der Technik und der Heilkunde sowie der Leistungsfähigkeit der Wirtschaft möglich ist, dafür zu sorgen, daß dem Verletzten eine wirksame erste Hilfe zuteil wird. In den Betrieben werden daher in steigendem Umfange Verbandstuben und Unfallstationen, in kleineren Betrieben Verbandkästen bereitgestellt. Aus den Reihen der Arbeiter werden von den Versicherungsträgern ständig Betriebshelfer ausgebildet, die im Verein mit den Rettungsstellen der verschiedenen Organisationen (Rotes Kreuz, Arbeitersamariterbund) Übungen und Kurse abhalten und weitere Helfer ausbilden. Auf den Hütten und Bergwerken werden infolge der gesteigerten Gefahr durch Gase Rettungstrupps mit den erforderlichen Rettungsgeräten bereitgehalten. Neben den besonderen Gasschutzorganisationen sind auf den genannten Werken auch Inhalatorien eingerichtet worden, um Sauerstoffinhalationen vornehmen zu können.

<h3 align="center">h) Infektionsgefahr.</h3>

Wo viele Menschen in engem Raum arbeiten, ist die Übertragung ansteckender Krankheiten naturgemäß leicht möglich. Neben der gewöhnlichen Übertragung der Ansteckung von Arbeiter auf Arbeiter, wie es z. B. bei Scharlach, Diphtherie usw. der Fall ist, kommt in den Werkstätten noch die Möglichkeit der Ansteckung durch gemeinsam benutzte Werkzeuge, Trinkgefäße usw. in Betracht. Die Übertragung von Syphilis ist in Werkstätten auf diesem Wege gar nicht so selten und ist in Glashütten usw. wiederholt beobachtet worden. Ebenso konnte ich in einer Schneiderwerkstatt eine Syphilisinfektion bei mehreren Arbeitern an den Lippen feststellen, die durch gemeinsames Trinken aus einem Glase, das auch ein stark infektiöser syphiliskranker Arbeitskollege benutzte, entstanden war. Die Übertragung von Infektionskrankheiten durch Staub ist (S. 38) bereits geschildert worden. Ferner wird durch das Arbeitsmaterial, das Krankheitskeime enthält, Milzbrand, Pocken, Strahlenpilzkrankheit usw. übertragen werden können. Von diesen eben genannten Erkrankungen ist der *Milzbrand* von besonderer Bedeutung. Hervorgerufen wird er durch Bacillen, die 3—20 μ lang sind und Dauerformen — Sporen — bilden können, die außerordentlich widerstandsfähig gegen Austrocknung, Fäulnis, ja selbst gegen Hitze sind, und die erst durch die Einwirkung von strömendem Wasserdampf von 10—20 Minuten Dauer abgetötet werden. Durch Chemikalien wie Naphthalin, Arsen usw. werden die Sporen nicht unschädlich gemacht. Auf dieser großen Widerstandsfähigkeit beruht auch die Schwierigkeit der Desinfektion der importierten Wolle. Beim Menschen tritt der Milzbrand in Form des Milzbrandkarbunkels (Pustula maligna) und des Milzbrandödem auf; beide Formen können relativ günstig verlaufen und öfters ausheilen. Sehr ungünstig ist dagegen die Prognose des Lungen- und Darmmilzbrandes, der in kürzester Zeit zum Tode führt. Der *Rotz* wird durch die Rotzbacillen hervorgerufen, die von Tieren — meist von Pferden — auf den Menschen übertragen werden und deshalb auch zumeist bei Kutschern und ähnlichen Berufstätigen

Erkrankungen hervorrufen. Es entstehen in akuten Fällen Knoten und Pusteln in der Haut, Geschwüre in der Nase, in den Bronchien und Lungen. Falls die Erkrankung einen chronischen Verlauf nimmt, bilden sich dauernd Abscesse der Haut, die aber öfters zur Ausheilung gelangen können.

Bei der *Maul- und Klauenseuche*, deren Erreger unbekannt ist, findet die Übertragung von Rindern, Schweinen, Schafen usw. auf den Menschen durch den Mund, den Magendarmkanal und die verletzte Haut statt. Es treten dabei Entzündungen der Mundschleimhaut und Zunge auf, Bläschen und Geschwüre, die sehr schmerzhaft sind und mit starkem Speichelfluß einhergehen. Die Krankheit wird meist völlig ausgeheilt.

Das *Erysipeloid* (Schweinerotlauf) wird durch kleinste Hautverletzungen übertragen und macht eine gutartig verlaufende, der Wundrose ähnliche Rötung — meist an Händen und Armen — und findet sich meist bei Fleischern, Wild- und Fischhändlern, Köchinnen usw., die mit Wild, Geflügeln, Austern, Fischen usw. zu tun haben.

Durch die verschiedenen Fadenpilze werden *Bartflechten* (Herpes tonsurans) von Tieren auf die mit ihnen in Berührung gekommenen Personen übertragen. Auch Schimmelpilze können ähnliche Erkrankungen machen.

Durch Strahlenpilze, die in Getreidegrannen, Gräsern usw. enthalten sind, wird die *Strahlenpilzkrankheit* (Aktinomykose) verbreitet. Beim Menschen bilden die nicht intakte Mund- und Zungenschleimhaut sowie cariöse Zähne die Eingangspforte. In der Umgebung derselben bilden sich Knötchen und brettharte Schwellungen mit eitrigen Einschmelzungen, in denen charakteristische Drusen (Pilzhaufen) nachweisbar sind. Die sehr chronische Erkrankung heilt zumeist unter Hinterlassung von tiefen Narben aus.

Die *Ankylostomiasis* (Wurmkrankheit, s. S. 146) kommt heute seltener vor.

i) Gewerbliche Gifte.

Als gewerbliche Gifte bezeichnet man diejenigen Stoffe, die im Gewerbebetriebe trotz Beachtung der üblichen Vorsicht in solcher Menge auf den Körper einwirken können, daß sie Gesundheitsschädigungen hervorrufen. Bereits im Jahre 1910 wurde vom Internationalen Arbeitsamt eine Giftliste herausgegeben, die 67 verschiedene Gifte — außer den Teerfarbstoffen — zusammenfaßt. Die Zahl der gewerblichen Gifte läßt sich auch nicht annähernd bestimmen, weil durch neue Erfindungen, Fabrikationsverfahren usw. ständig neue Substanzen in den gewerblichen Betrieben zur Verwendung kommen, deren Schädlichkeit sich erst nach mehr oder weniger langer Zeit herausstellt bzw. sich durch Kombination mit anderen Stoffen usw. ändert. Andererseits werden Quellen von gewerblichen Vergiftungen für ganze Industriezweige dadurch verstopft, daß durch Änderung der Fabrikationsverfahren die Schädigungen fortfallen; es sei hier nur erinnert an die Ausschaltung des giftigen gelben Phosphors in der Zündholzfabrikation und damit der Phosphorerkrankungen bzw. -nekrosen in dieser Industrie, ferner an das Verschwinden der Quecksilbervergiftungen in der Spiegelindustrie durch Ersatz des Quecksilberbelags durch Silberbelag. L. LEWIN, dann KOBERT teilen aus praktischen Gründen die gewerblichen Gifte in Ätzgifte, Blutgifte und Hirngifte ein; K. B. LEHMANN hat nebenstehendes Schema angegeben, das die Wirkung einiger Fabrikgifte sehr gut veranschaulicht:

In den Ecken stehen die Körper mit reiner Ätz-, Hirn- und Blutwirkung. Dazwischen reihen sich Körper mit gemischter Wirkung. Nitrose Gase vereinigen alle drei Wirkungen, Schwe

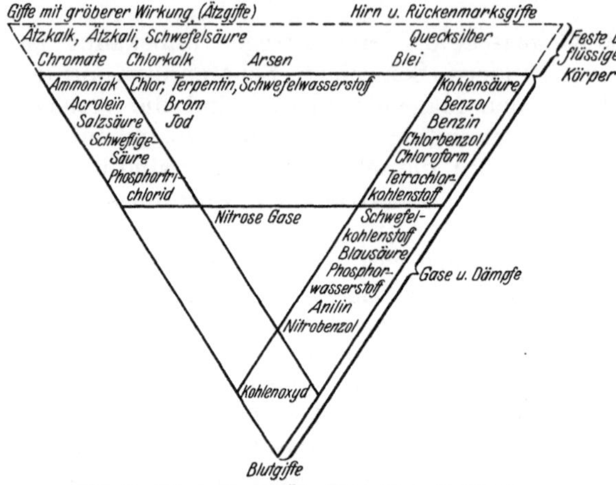

Abb. 3. Schematische Übersicht über die Wirkung
einiger Fabrikgifte.

felwasserstoff hat wenig Ätz-, viel Hirnwirkung, Anilin hat neben Hirnwirkung Blutwirkung usf. Wie alle Schemata hat auch dieses seine Mängel. Die Stellung des Bleis und Quecksilbers ist z. B. willkürlich, sie passen nicht recht in das Schema (K. B. LEHMANN).

Die Aufnahmewege für die gewerblichen Gifte sind verschieden: durch die Luftwege werden Staub, Gase und Tröpfchen aufgenommen, durch die Verdauungswege (Magendarmkanal) sowohl feste als auch tröpfchenförmige Körper, durch die Haut, sofern sie verletzt ist, können natürlich alle möglichen Stoffe aufgenommen werden; aber auch die unverletzte Haut kann als Eingangspforte für zahlreiche feste und flüssige fettlösliche Stoffe dienen wie Benzin, Benzol, Tetrachlorkohlenstoff, Nitrobenzol, Anilin u. a. m. — Nicht alle Individuen sind für gewerbliche Gifte gleich empfänglich: es gibt einerseits Menschen, die gegen gewisse Gifte eine besondere Empfindlichkeit, Idiosynkrasie, besitzen, während andere weniger empfindlich sind. Im allgemeinen sind kräftige Männer weniger den Schädigungen ausgesetzt als Kinder und Jugendliche und weibliche Arbeiter; ferner spielen konstitutionelle Erkrankungen wie Zuckerkrankheit, Nierenleiden, andere Stoffwechselstörungen, ferner Alkoholismus eine disponierende Rolle bei der Entstehung der gewerblichen Vergiftungen. — Kräftige, gut genährte Personen sind im allgemeinen widerstandsfähiger als schlecht ernährte. Während eine gewisse Gewöhnung an manche Gifte eintreten kann, z. B. an Ammoniak-, Schwefelsäuredämpfe, die gewisse Konzentrationen nicht überschreiten, wird durch andere Gifte eine erhöhte Empfindlichkeit gegen neue Einwirkungen und eine allgemeine Verminderung der körperlichen Widerstandsfähigkeit bedingt, z. B. beim Schwefelwasser-

stoff. Nach K. B. Lehmann können verschiedene Stoffe, wie z. B.
Benzol, sowohl in Form von Dampf als auch von verdunstender Flüssigkeit im Raume giftig wirken; es hängt also die Giftigkeit sowohl von
der spezifischen Giftwirkung (G) als auch von der Flüchtigkeit (F)
ab, die Gefährlichkeit ist also $= G \cdot F$.

Es zeigt (nach Koelsch und K. B. Lehmann)

Tabelle 25.

Die Giftigkeit der wichtigsten Fabrikgase und -dämpfe
(in Milligramm pro Liter).

	Plötzlich tötend	In $^1/_2$—1 Stunde sofor oder später tödlich	In $^1/_2$—1 Stunde erträglich ohne sofortige oder spätere Folgen	6 Stunden ohne wesentliche Symptome	Einen Monat lang unschädlich (größtenteils nach Dr. Ronzani)
Salpetersäure		} 0,6—1,0	0,2—0,4	0,2	0,1
Salpetrige Säure . . .					
Salzsäure		1,8—2,6	0,06—0,13	0,013	
Schweflige Säure . .		1,4—1,7	0,17—0,64	0,06—0,1	0,1
Ammoniak		1,5—2,7	0,18	0,06	
Chlor	ca. 2,5	0,1—0,15	0,01	0,003—0,005	0,005
Brom	5,5	0,22—0,33	0,022	0,005	
Schwefelwasserstoff .	1,2—2,4	0,6—0,84	0,24—0,36	0,12—0,18	
Blausäure	0,3	0,12—0,15	0,05—0,06	0,02—0,04	
Arsenwasserstoff . . .	5,0	0,05	0,02	0,01—0,02	weniger als 0,01
Phosphorwasserstoff .		0,56—0,84	0,14—0,28	0,14	viel wenig. als 0,014
Kohlenoxyd		2—3	0,5—1,0	0,2	
Kohlensäure	450	90—120	60—70	30—45	
Benzin		30—50	10—20	10	
Benzol		20—30	10	5—10	
Chloroform		200	30—40	20—30	10
Tetrachlorkohlenstoff .		400—500	50—80	60	15
Tetrachloräthan . . .		50—60	8—16	2—3	1—2
Tetrachloräthylen . .		200—300	20	10—15	3—4
Schwefelkohlenstoff .		15	3—5	1,5—2,0	
Anilin; Toluidin . . .			0,5	0,15—0,20	
Nitrobenzol			1,0—1,5	0,3—0,5	

Viele gewerbliche Gifte — gleichgültig ob sie in Form von Staub,
Lösungen oder Gas- und Dampfform auftreten — verursachen Hautschädigungen. Man kann annehmen, daß die gewerblichen Hauterkrankungen mindestens die Hälfte oder noch mehr sämtlicher gewerblichen
Erkrankungen ausmachen. Dabei spielen neben den Verätzungen und
Verbrennungen die *Hautentzündungen* die Hauptrolle. Die eine Form —
die Toxikodermie — tritt akut auf und wird bei Tischlern, Möbel-
polierern usw. besonders durch harzreiche Holzarten, wie das ostindische
Satinholz, das Teakholz, Atlasholz, Palisanderholz, afrikanisches Buchsbaumholz, Makassaholz, auch gewisse Eichenholzarten, hervorgerufen.
Das dabei auftretende Krankheitsbild ist recht mannigfaltig. Mit leichten
Hautrötungen beginnend kann es zur Entwicklung von masern- und

scharlachähnlichen oder auch zu nessel- oder bläschenförmigen Ausschlägen kommen, bei deren Heilung die Haut meist schuppt; die Schuppung kann sich unter Umständen mehrmals wiederholen. Es ist nicht immer notwendig, daß die Entzündungen an denjenigen Hautstellen auftreten, wo die schädigenden Ursachen direkt die Haut angreifen, also zumeist an den Händen und Unterarmen, es kann vielmehr durch Aufnahme der ätherischen Öle und Harze durch die Haut usw. eine Schädigung der Blutgefäße der Haut an den verschiedensten Körperpartien entstehen, wobei die Streckseiten der Arme und Beine, das Gesicht und die Gegend der Geschlechtsteile zumeist befallen werden.

Nun werden durchaus nicht alle Arbeiter, die mit den verschiedenen schädlichen Stoffen zu tun haben, von derartigen Hautkrankheiten befallen werden. Man nimmt daher mit Recht eine besondere persönliche Überempfindlichkeit an, die entweder angeboren sein kann oder sich erst allmählich durch die Beschäftigung mit den bestimmten Stoffen entwickelt.

Im Anschluß an diese toxischen Hautentzündungen, viel öfter aber aus Hautreizungen lokaler Art infolge der verschiedensten Reize entwickeln sich *Gewerbeekzeme*. Auch hier spielen neben den äußeren Einwirkungen innere Ursachen, wie Stoffwechselstörungen (Zuckerkrankheit, Nierenleiden, Tuberkulose usw.), eine nicht zu unterschätzende Rolle. Man beobachtet ferner, daß Arbeiter oft monate- oder jahrelang mit Beizen, Lacken, Polituren usw. arbeiten, ohne irgendwelche nennenswerten Hautschädigungen zu bemerken, und dann ohne Hinzutreten einer auffälligen Schädigung plötzlich erhebliche Krankheitserscheinungen an der Haut auftreten. Nach kurzer Zeit bildet sich das typische Bild eines Gewerbeekzems heraus: neben geröteten Hautpartien sieht man Blasenbildung, oberflächliche Hautwunden und -risse, aus denen eine helle seröse oder blutige Flüssigkeit heraussickert und eintrocknend zur Borkenbildung führt.

Häufig kommt es infolge der Hautwunden zu Infektionen und Eiterungen, die zu schwerwiegenden Folgen führen können. Unter diesen Gewerbeekzemen leiden besonders die Polierer, Maler, Galvaniseure und viele andere Berufstätige mehr.

In vielen Fällen erleidet der betreffende Arbeiter nur eine einmalige Attacke, nach der er in mehr oder weniger kurzer Zeit geheilt wird und von Rückfällen verschont bleibt. Diese günstig verlaufenden Fälle haben natürlich weiter keine Folgen und fallen daher nicht ins Gewicht. Sehr häufig aber heilt das zum ersten Male aufgetretene Hautleiden nach einer verschieden langen Arbeitspause aus. Der betreffende Arbeiter nimmt dann wieder seine Tätigkeit auf und muß bemerken, daß sein Hautleiden nach oft recht kurzer Zeit wieder auftritt und ihn von neuem zum Aussetzen der Arbeit zwingt. Und dieses traurige Wechselspiel wiederholt sich dann öfters, bis der Betreffende entweder seine Stellung aufgibt oder seine Arbeit verliert oder von der Kasse ausgesteuert ist. Eine Invalidenrente kommt ebenfalls meist nicht in Frage, da der § 1255 RVO. selten anwendbar ist: „Als invalide gilt, wer nicht mehr imstande ist, durch eine Tätigkeit, die seinen Kräften und Fähigkeiten entspricht, und ihm unter billiger Berücksichtigung seiner Ausbildung und seines bisherigen Berufes zugemutet werden kann, ein Drittel dessen zu erwerben, was körperlich und geistig gesunde Personen derselben Art mit ähnlicher Ausbildung in derselben Gegend durch Arbeit zu verdienen pflegen." So werden diese Hautkranken, deren Empfindlichkeit der Haut, wie oben bereits betont, ständig zunehmen kann, ohne daß sie schwerer krank sind, doch außerordentlich in ihrer Arbeitsfähigkeit geschädigt. Es sollte daher eine Gleichstellung der rezidivierenden gewerblichen Hauterkrankungen den Betriebsunfällen, wie es in der Verordnung vom 12. Mai 1925 für andere Berufserkrankungen vorgesehen ist (s. S. 57), angestrebt werden.

1. Kohlensäure. Wenn man bedenkt, daß ein Erwachsener in der Minute 8—9 Liter, in der Stunde rund 500 Liter und am Tage rund 12 cbm Luft einatmet, bei angestrengter Tätigkeit oft noch mehr, so wird man verstehen, daß schon geringe Beimengungen schädigender Substanzen zur Atmungsluft auf die Dauer keineswegs gleichgültig sind. — Die natürliche Luft besteht im Durchschnitt aus 79,15% Stickstoff, 20,81% Sauerstoff und 0,04% Kohlensäure. Der erwachsene Mensch atmet in einer Stunde ca. 20 Liter Kohlensäure aus, bei angestrengter Arbeit das doppelte Quantum, somit in 10 Stunden 300 bis 400 Liter. Sind die Arbeitsräume dicht besetzt und nicht gut ventiliert, so nimmt der Kohlensäuregehalt der Luft erheblich zu, wenn auch ein Kohlensäuregehalt der Luft von 1—1,25% auf kräftige gesunde Menschen noch nicht direkt gesundheitsschädlich wirkt. Ferner wird durch verschiedene Arten von *künstlicher Beleuchtung* Kohlensäure und Wärme produziert, wobei daneben noch Kohlenoxyd, Kohlenwasserstoff und andere Produkte der unvollkommenen Verbrennung entstehen.

Wenn auch in den meisten modernen Betrieben heute die elektrische oder zum mindesten Gasglühlichtbeleuchtung vorwiegt, so wird besonders in den Kleinbetrieben und in der Hausindustrie doch durch die älteren Beleuchtungsarten eine mehr oder weniger erhebliche Luftverschlechterung, vor allem durch Kohlensäure verursacht.

In dichtbesetzten Räumen kommen noch die verschiedenen flüchtigen organischen Stoffe durch Schweiß, Verdauungsgase (bes. bei hauptsächlich vegetabilischer Kost), feuchte Kleidung usw. hinzu, die die Luft verschlechtern. Der Einfluß der schlechten, kohlensäurereichen Luft macht sich in einem blassen Aussehen der Menschen, die sich dauernd darin aufhalten, bemerkbar. Daneben treten auch andere Zeichen von Blutarmut, wie häufige Kopfschmerzen, Herzklopfen, Ohrensausen usw. auf. Nach den modernen Anschauungen wird die Schädigung in geschlossenen Räumen weniger auf die Einwirkung der Kohlensäure als auf Wärmestauung infolge mangelnder Luftbewegung und hohen Feuchtigkeitsgehalt zurückgeführt. Steigt der Kohlensäuregehalt auf 4% und höher, so treten akute Vergiftungserscheinungen auf, die mitunter zu plötzlicher Erstickung führen können. Solche Unglücksfälle ereignen sich des öfteren in Gärkellern, Bergwerken, Brunnenschächten, Zuckerfabriken, wo sich Kohlensäure in großen Mengen entwickelt usw.

2. Kohlenoxyd. Erheblich schädlicher und giftiger als die Kohlensäure ist das Kohlenoxydgas; in reinem Zustande leichter als Luft, sammelt sich dieses in den oberen Teilen eines Raumes an; als Gemenge mit den anderen Verbrennungsprodukten (Kohlensäure, Kohlenwasserstoffen) ist es schwerer als Luft. Kohlenoxyd entwickelt sich überall, wo Kohlenstoffverbindungen bei ungenügendem Zutritt von Sauerstoff verbrennen; es wird deshalb sowohl in der Wohnung bei schlechten Heizanlagen, undichten Gasleitungen usw. als auch sehr häufig im Gewerbebetrieb auftreten. So sind Arbeiter in Bergwerken, im Hüttenbetrieb, besonders in Zinkhütten, in Kohlenmeilern, Autogaragen, durch Koksöfen, durch Plätteisen, bei den Heizungsanlagen usw. der Kohlenoxydvergiftung ausgesetzt. Die CO-Vergiftung gehört zu den am häufigsten vorkommenden gewerblichen und sonstigen Vergiftungen. Solche Vergiftungen treten bereits auf, wenn der Kohlenoxydgehalt der Atmungsluft über 0,05 % beträgt, schwerere Formen, wenn er auf 0,2 % steigt. Zuerst machen sich Kopfschmerzen, Ohrensausen, verbunden mit Mattigkeit und Übelkeit, Erbrechen und Atemnot bemerkbar. Es tritt eine Benommenheit auf, ein rauschähnlicher Zustand, der sich bis zur Tobsucht steigern kann. Bei weiterer Einwirkung des Kohlenoxyds kommt es zu Lähmungserscheinungen insbesondere Schwäche der unteren Extremitäten, zum Versagen der Lungenatmung (blutiger Schleim vor dem Munde), die zum Tode führen. Das Blut nimmt infolge der Veränderung des roten Blutfarbstoffes durch das Kohlenoxyd eine kirschrote Farbe an. Auch in den Fällen, in denen die Kohlenoxydvergiftung nicht den Tod zur Folge hat, treten gelegentlich schwere Nachkrankheiten, wie Lungenentzündung, Zuckerharnruhr und nervöse und Geistesstörungen auf, die lange Zeit anhalten können. Nicht selten hat die längere Einwirkung kleiner Kohlenoxydmengen Blutarmut, Kopfschmerzen, Mattigkeit, Schwindel und Gedächtnisschwäche zur Folge. Derartige Zustände werden als „chronische" Kohlenoxydvergiftung bezeichnet und kommen häufiger bei Plätterinnen, sowie im Hause bei schadhaften Heizungen usw. vor. CO-Vergiftungen werden beobachtet in Betrieben mit fehlerhaft angelegten oder bedienten Feuerungs- und Heizungsanlagen, Anlagen zur Gewinnung von Industriegas, in Bergwerken (Minengase), Kohlengruben, Hochöfen (Gichtgase), bei der Gasreinigung, in Kokereien, Schmelzhütten, Gasmaschinen, Kalk- und Tiegelöfen, Dolomitbrennereien und Metallgießereien, bei der Lötarbeit der Klempner, in Kohlenmeilereien, bei der Handdestillation, in Plättereien, bei Heizungen mit offenen Kohlenbecken oder Koksöfen (zum Austrocknen von Neubauten), durch Sprenggase aller Sprengstoffe, die Kohlenoxyd und Sauerstoff enthalten, Schwarzpulver und Dynamit; ferner bei der Zersetzung und Explosion von Nitrocellulose: Filme, Kunstseide, Celluloidartikel, bei der Montage und Reparatur von Leuchtgasleitungen, besonders unter der Erde, Kaminreparaturen.

Schon seit Jahren wird von gewerbehygienisch interessierten Kreisen die Entschädigung der Berufserkrankungen, insbesondere der gewerblichen Vergiftungen, in gleicher Weise wie die der Betriebsunfälle angestrebt. Während in anderen Ländern, z. B. in den Niederlanden, der Schweiz, Frankreich, Ungarn usw., eine derartige Gleichstellung für bestimmte Gewerbeerkrankungen bereits besteht, war dies in Deutschland bisher nicht der Fall. Von dem § 547 der RVO., nach dem durch die Reichsregierung die Unfallversicherung auf bestimmte gewerbliche Berufskrankheiten ausgedehnt werden kann, ist bisher nicht Gebrauch gemacht worden. Die Bekanntmachung des Bundesrats über die Gewährung von Sterbegeld und Hinterbliebenenrenten bei Gesundheitsschädigung durch aromatische Nitroverbindungen vom 12. Oktober 1917 und die Verordnung vom Rat der Volksbeauftragten über die Gewährung von Sterbegeld und Hinterbliebenenrenten bei Gesundheitsschädigung durch Gaskampfstoffe und Nitromethan vom 9. Dezember 1918 sind nicht auf Grund des § 547 ergangen. Zum ersten Male stützt sich die *Verordnung des Reichsarbeitsministers über die Ausdehnung der Unfallversicherung auf gewerbliche Berufskrankheiten* (vom 12. Mai 1925) auf diesen Paragraphen. Nach § 8 dieser Verordnung ist ein Arzt, der einen Versicherten wegen einer gewerblichen Berufskrankheit behandelt, verpflichtet, die Erkrankung dem *Versicherungsamt unverzüglich* anzuzeigen.

Tabelle 26.
Liste nach Anlage 1 der Verordnung.

I	II	III
Lfde. Nr.	Gewerbliche Berufskrankheit	Betriebe, welche der Versicherung gegen die in Spalte II bezeichneten Krankheiten unterliegen
1	Erkrankungen durch Blei oder seine Verbindungen	
2	Erkrankungen durch Phosphor	
3	Erkrankungen durch Quecksilber oder seine Verbindungen	
4	Erkrankungen durch Arsen oder seine Verbindungen	Betriebe, in denen Versicherte regelmäßig der Einwirkung der in Spalte 2 bezeichneten Stoffe ausgesetzt sind
5	Erkrankungen durch Benzol oder seine Homologen. Erkrankungen durch Nitro- und Amidoverbindungen der aromatischen Reihe	
6	Erkrankungen durch Schwefelkohlenstoff	
7	Erkrankungen an Hautkrebs durch Ruß, Paraffin, Teer, Anthracen, Pech und verwandte Stoffe	
8	Grauer Star bei Glasmachern	Glashütten
9	Erkrankungen durch Röntgenstrahlen und andere strahlende Energie . . .	Betriebe, in denen Versicherte der Einwirkung von Röntgenstrahlen oder anderer strahlender Energie ausgesetzt sind
10	Wurmkrankheit der Bergleute	Betriebe des Bergbaues
11	Schneeberger Lungenkrankheit	Betriebe des Erzbergbaues im Gebiete von Schneeberg (Freistaat Sachsen)

Anzeigepflichtig sind die in Spalte II der vorstehenden Liste aufgeführten gewerblichen Berufskrankheiten, falls sie nach der Ansicht des Arztes durch die berufliche Beschäftigung in einem der Versicherung gegen die Krankheit unterliegenden Betriebe (Spalte III) verursacht sind. Welche Krankheitszustände unter den Begriff der gewerblichen Berufskrankheiten im Sinne der Spalte II fallen, geht aus den vom Reichsarbeitsminister aufgestellten Richtlinien hervor.

Der Arzt hat Anspruch auf eine Gebühr für die Anzeige. Für die Höhe der Gebühr gilt § 80 Abs. 2 der Reichsgewerbeordnung. Das Versicherungsamt kann gegen den Arzt Ordnungsstrafe in Geld verhängen, wenn er die Anzeige nicht rechtzeitig erstattet.

Eine Anzeigepflicht besteht für den Arzt *nicht*, wenn die Erkrankung auf eine plötzliche, innerhalb einer Arbeitsschicht sich vollziehende schädigende Einwirkung zurückgeführt wird. In solchen Fällen handelt es sich um einen Betriebsunfall, den nur der Betriebsunternehmer anzuzeigen hat.

Wichtig ist ferner, daß nur bestimmte Betriebe der Versicherung gegen eine gewerbliche Berufskrankheit unterliegen; z. B. bei Ziff. 1—7 nur solche, in denen Versicherte regelmäßig, d. h. bei betriebsüblicher Arbeit, der Einwirkung der bezeichneten Stoffe ausgesetzt sind.

Es sollen nun im folgenden die einzelnen gewerblichen Vergiftungen (Nr. 1—6 der Liste) kurz beschrieben werden, wobei am Schluß der einzelnen Beschreibung die in den „Richtlinien über gewerbliche Berufskrankheiten. Vom 6. August 1925" angeführten Krankheitszustände angegeben sind. Es sei jedoch auch hier besonders betont, daß die Richtlinien weder eine lückenlose Aufzählung aller Krankheitsmerkmale enthalten, noch daß sie bindende Kraft für den Richter besitzen, die die Prüfungspflicht des Richters beschränkt. Es ist auch durch Urteile des Reichsversicherungsamtes entschieden, daß sich die Melde- und Entschädigungspflicht keineswegs auf die in den Richtlinien verzeichneten Krankheitssymptome beschränkt.

3. Erkrankungen durch Blei und seine Verbindungen. Für den Arzt ist die genaue Kenntnis der Bleischädigungen daher nicht nur in klinischer, sondern auch in versicherungsrechtlicher Hinsicht wichtig, zumal die ausgedehnte Verwendung, welche das metallische Blei und mehr noch seine Verbindungen im technischen Leben besitzen — man kennt weit über 150 Industriezweige, in denen es verwendet wird —, es mit sich bringt, daß auch da Bleischädigungen auftreten können, wo der Arzt vielfach eine Bleieinwirkung gar nicht vermutet. Dies trifft auch besonders für diejenigen Vergiftungen zu, die durch Trinkwasser, Geschirr, Spielgeräte usw. verursacht werden. Das Blei kommt sowohl als *metallisches* Blei zur Verwendung in Form von Weichblei (Hartblei = Legierung mit Antimon) als auch in Form von Bleiverbindungen. Diese werden im allgemeinen eingeteilt 1. in solche, die in Wasser leicht löslich sind, 2. in solche, die sich im Wasser schwer oder fast gar nicht lösen, aber in den Körperflüssigkeiten, besonders im Magen- und Darmsaft und verdünnter Salzsäure genügend löslich sind, und 3. in solche, die im Wasser unlöslich und in verdünnter Salzsäure schwer löslich sind. Zur 1. Gruppe gehört das Bleinitrat, Bleiacetat (Bleizucker), basisches Bleiacetat (Bleiessig), Bleichlorid; zur 2. Gruppe das Bleioxyd (Massicot, Bleiglätte), Bleisuperoxyd, Mennige, Bleicarbonat (basisches Bleicarbonat

= Bleiweiß), neutrales Bleisilicat. Zur 3. Gruppe zählt das Bleisulfat, Bleichromat (Chromgelb), sowie die kaum giftigen Verbindungen das Bleisulfid und die an Kieselsäure reichen Bleisilicate.

B leiaufnahme: Die Eintrittswege des Bleies in den menschlichen Körper sind die Atmungsorgane und die Verdauungsorgane. Man ist heute der Ansicht, daß die Atmungsorgane die wichtigste Eingangspforte für die Bleiaufnahme bedeuten. Dafür spricht auch die Tatsache, daß diejenigen Berufskategorien, welche in an Bleistaub, an Bleidämpfen und Bleioxydnebeln reicher Luft arbeiten, besonders häufig an Bleivergiftungen erkranken. Ungefähr die Hälfte des eingeatmeten Staubes gelangt in die Lungen, nur ein geringer Teil mit dem Speichel in den Magen. Wie groß das Minimum von eingeatmetem Blei sein muß, um allmählich zu einer Vergiftung zu führen, wird von den einzelnen Untersuchern verschieden angegeben. TELEKY hält die Einatmung von 1 mg täglich (d. h. weniger als 0.25 mg im Kubikmeter Luft bei achtstündiger Arbeitszeit) für genügend, um bei lange Zeit hindurch dauernder Einwirkung Vergiftungserscheinungen zu bedingen. LEGGE gibt 2 mg als die Minimaldosis an. Natürlich hängt die Größe der zur Vergiftung führenden Bleimenge, die täglich im Körper aufgenommen wird, von der Widerstandsfähigkeit des einzelnen Individuums ab. ZANGGER gibt an, daß eine tägliche Aufnahme von 10—30 mg bereits in wenigen Monaten bei empfindlichen Individuen zu schweren Störungen führt.

Ein Teil des eingeatmeten Bleistaubes gelangt mit dem Speichel in den Magen, ebenso die Bleiteilchen, welche beim Berühren der Speisen mit ungenügend gereinigten Händen mit der Speise zusammen verschluckt werden. Die meisten Bleiverbindungen, sogar das schwer lösliche Bleisulfat, werden im menschlichen Körper, besonders im Magensaft, genügend gelöst, um zu Vergiftungen zu führen. Die Aufnahme vom Magen vollzieht sich bei leerem Magen schneller als bei gefülltem, so daß vielfach empfohlen wird, Milch, Schleimsuppen und ähnliches vor und bei der Arbeit den Arbeitern als Vorbeugungsmittel gegen die Bleierkrankung zu verabreichen. Daß das Blei auch durch die unverletzte Haut — wenn auch nur in geringem Maße — in den Körper eindringen kann, wird zwar von den meisten Autoren zugegeben; von praktischer Bedeutung ist aber die Haut als Eintrittspforte keineswegs, auch wenn man die gelegentlichen Bleischädigungen bei Schauspielern, Artisten usw., die größere Körperflächen mit bleihaltiger Schminke bedeckten, berücksichtigt. Das Blei wird nun je nach der Aufnahme durch die Atmungs- oder durch die Verdauungsorgane verschieden im Organismus gelöst bzw. resorbiert. Als Zeichen der Knochenmarksreizung treten dann bald die polychromatischen und basophilgekörnten Erythrocyten auf. Wenn es auch in den verschiedensten Körperorganen, z. B. im Gehirn, in kleinen Mengen vorübergehend nachgewiesen werden kann, so ist es doch nur in der Leber und im Knochen in größerer Menge nachweisbar, und nur im Knochen kann es überhaupt für längere Zeit abgelagert werden.

Es ist ferner wichtig, daß nicht das im Körper aufgespeicherte Blei an sich schädigend wirkt, sondern das den Körper durchströmende Blei, wie ERLENMAYER, FAIRHALL, LEGGE, LAHMANN, P. SCHMIDT, STRAUB, TELEKY u. a. betonen. Es kann eine Bleidurchströmung zustande kommen, wenn Blei in irgendeiner Form, z. B. als Bleistaub, Bleidampf oder Bleioxydnebel von außen aufgenommen wird oder aber, wenn ein im Körper befindliches Bleidepot z. B. durch die Ernährung oder medikamentöse Behandlung mobilisiert und in den Säftestrom geleitet wird. So kommen dann auch Bleischädigungen zustande, wenn die Bleiarbeit längst aufgehört hat! Je größer die Bleimenge ist, die den Körper durchströmt, wobei die Dichtigkeit des Bleistromes und die Dauer der Einwirkung eine Rolle spielen, um so größer ist die Bleischädigung; durch die verschiedenen Arten der Bleidurchströmung lassen sich auch zwanglos die verschiedenen Krankheitserscheinungen der Bleivergiftung erklären, so z. B. die Tatsache, daß Lähmungen oder Nierenschädigungen auftreten, obwohl nie Koliken u. a. Symptome seitens der Verdauungsorgane bestanden haben. Hier wirkt eben die Anhäufung langdauernder kleinster Schädigungen ganz langsam und allmählich, ebenso in den Fällen, in denen Krankheitserscheinungen, besonders des Nervensystems, erst längere oder kürzere Zeit nach dem Aufhören mit der Bleiarbeit auftreten.

Wie bei den meisten Vergiftungen, muß man auch bei der Bleivergiftung zwischen akuten und chronischen Vergiftungen unterscheiden.

Akute Bleivergiftungen. Neuerdings sind akute Bleivergiftungen gar nicht so selten infolge des Verwendens von Bleitetraäthyl beobachtet worden, das den Heizstoffen für Kraftfahrzeuge zugesetzt wird. Die Verwendung von Bleitetraäthyl kommt in vielen Ländern aus technischen Gründen nicht in Frage. Sonst sind es fast ausschließlich Bleisalze, besonders Bleiacetat, die zu therapeutischen Zwecken oder auch als Abortivum genommen werden. Aber selbst Mengen von 20—30 g dieser Salze bedingen vielfach nur Reizerscheinungen und Verätzungen der oberen Verdauungswege, Speichelfluß, Erbrechen und Magenkrämpfe. Nervöse Erscheinungen zeigen sich dagegen bei Bleitetraäthylvergiftungen, die zu Erregungszuständen, die dem Delirium tremens ähneln, Schlaflosigkeit, Krampfanfällen usw. führen und schnell tödlich verlaufen können.

Die *chronische Bleivergiftung* kann jeden Menschen befallen, der genügend Blei aufnimmt, besonders aber solche Personen, die einen wenig widerstandsfähigen Organismus besitzen, also besonders Frauen und Kinder, ferner solche, die durch Blutarmut, Unterernährung, Alkoholismus, chronische Krankheitszustände (Nierenleiden, Diabetes, Arteriosklerose usw.) geschwächt sind. Die Erkrankung beginnt schleichend, das Aussehen der Erkrankten ist fahl, gelblichgrau (Bleikolorit), Appetit und Körpergewicht werden geringer. Die Schleimhäute sind blaß und bisweilen leicht grau gefärbt. Der Hämoglobingehalt ist vermindert — 80% Hämoglobingehalt nach SAHLI bedeuten schon ausgesprochene Anämie. Am Rande des Zahnfleisches zeigt sich ein schmaler blaugrauer Streifen, der jedoch an sich kein Zeichen von Bleikrankheit ist, sondern nur darauf hinweist, daß Blei dort abgelegt ist. Der Saum besteht nämlich aus kleinen, aus den Capillaren der Schleimhaut ausgeschiedenen Bleipartikeln, die durch den im Munde gebildeten Schwefelwasserstoff in schwarzes Bleisulfid verwandelt sind (*Bleisaum*). Als Frühsymptom gilt das vermehrte Auftreten granulierter roter Blutkörper. Man nimmt im allgemeinen an, daß das Vorkommen einer granulierten Zelle in 50 Gesichtsfeldern für Bleivergiftung beweisend ist. Am gebräuchlichsten ist die Färbung nach HAMEL mit LÖFFLERschem Methylenblau oder die nach SCHWARZ modifizierte Mansonfärbung. Bereits ca. zwei Wochen nach dem Aussetzen mit der Bleiarbeit schwinden oft die punktierten roten Blutkörper. Das Vorkommen von granulierten Erythrozyten ist jedoch nur dann beweiskräftig, wenn Krebskachexie, Malaria, Leukämie und perniziöse Anämie ausgeschlossen ist, ebenso Nitrobenzolvergiftung. TELEKY gibt als ein Frühsymptom die „Streckerschwäche" an. Er läßt den zu Untersuchenden die Arme im Ellbogengelenk beugen und so weit supinieren, daß der Handrücken nach oben sieht, dann bei gestreckten Fingern möglichst vollkommene Überstreckung im Handgelenk ausführen, er sieht dann — am besten von oben — ob sich dabei ein Unterschied der Überstreckungsmöglichkeit beider Hände ergibt. Immerhin gibt es bei dieser scheinbar sehr einfachen Methode eine Reihe von Fehlerquellen, so daß ihr Wert noch bestritten wird. Im Urin findet sich auch in den Anfangsstadien der Bleivergiftung öfters Hämatoporphyrin. Allmählich stellen sich auffallende Erscheinungen seitens der Verdauungsorgane ein: Kolikanfälle, Schmerzen, die vom Nabel aus nach den Seiten ausstrahlen, hartnäckige, oft Tage anhaltende Verstopfung. Nach neuen Untersuchungen (CHAJES und LEWIN, GUTZEIT) sind die chronischen Magenveränderungen oft das wesentlichste Symptom bei chronischer Bleivergiftung, ferner die spastischen Colitiden. Während des Kolikanfalls ist der Puls verlangsamt (40—50) und gespannt. Oft ist der Blutdruck im Anfall erhöht, bis 150 mm Hg und darüber. Ein weiteres Symptom der ausgeprägten Bleikrankheit sind Gliederschmerzen (Arthralgie); sie treten meist in der Gegend der Gelenke auf. Bisweilen erkranken auch die Gelenke selbst (Bleigicht). Charakteristisch sind die Störungen des Nervensystems, die von den leichtesten Formen (Zittern, Parästhesien) in seltenen Fällen bis zu heftigen Schmerzen neuritischer Natur und Lähmungen in Erscheinung treten können. Die Lähmungen befallen besonders die oberen Gliedmaßen und beginnen meist mit der der Arbeitshand — also rechts gewöhnlich. Am häufigsten ist die Radialislähmung, ferner die Oberarmlähmung, bei der der Arm schlaff herunterhängt (Axillarislähmung), ferner die Lähmung der kleinen Handmuskeln (Ulnarisgebiet). An den unteren Extremitäten zeigt sich ein Herabhängen des Fußes (Peroneuslähmung), ferner kommen in seltenen Fällen Augenmuskellähmungen vor. Natürlich können auch in selteneren Fällen andere Muskelpartien gelähmt werden. Von ernsteren Augenstörungen, die im allgemeinen selten sind, werden akute Störungen der Blutversorgung des Auges, die evtl. zu Sehnervenatrophien führen können, neben Netzhauterkrankungen und -blutungen (wohl auf chronische Nierenerkrankungen zurückzuführen) beobachtet. Seltener kommt das Bleihirnleiden (Encephalopathia saturnina) als Ursache

für zentrale Sehstörungen und Sehnervenatrophie in Frage. Damit sind
dann starke Kopfschmerzen, Erregungszustände, epileptiforme Krämpfe,
Halluzinationen und direkte psychotische Zustände verbunden.

Seitens der Circulationsorgane fällt bei Bleiintoxikationen besonders
eine mehr oder weniger starke sekundäre Arteriosklerose auf, die mit
der schon vorher erwähnten Blutdrucksteigerung einhergeht (primär
sind Wandverdickungen, Gefäßverengerungen, Gefäßkrämpfe); natürlich
können auch damit Herzstörungen verbunden sein. — Neben der ebenfalls erwähnten Körnung der roten Blutkörperchen kann man eine Verminderung des Hämoglobingehaltes feststellen. — Seitens der Harn-
organe fallen subchronische und chronische Nierenentzündungen auf
(Bleischrumpfniere). Bei Frauen findet man als Folge der Bleivergiftung
häufige Aborte, die nach den verschiedenen Statistiken den Durchschnitt
um das Zwei- bis Dreifache übersteigen, und Totgeburten. Die Kinder sind
oft, bleiben sie am Leben, lebensschwach und sterben auch vielfach an
Eklampsie und Hirnwassersucht. Zusammenfassend sei betont, daß
durchaus nicht alle genannten Symptome vorhanden zu sein brauchen;
gerade neuere Beobachtungen haben bewiesen, daß die sog. „Kardinal-
symptome“ oft fehlen, und daß doch eine Bleikrankheit vorliegt.

Wichtig ist natürlich, daß Bleikranke im Anfang der Erkrankung
von der Bleiarbeit ferngehalten werden, und zwar mindestens vier Wochen
bis nach dem Verschwinden sämtlicher Symptome. Sind häufigere
Attacken von Bleikrankheit beobachtet worden, so müssen solche Pa-
tienten — zumal wenn Erscheinungen seitens des Nervensystems vorliegen oder bestanden haben — dauernd von der Bleiarbeit ausgeschlossen
werden.

Bei der Häufigkeit der Beschäftigung mit metallischem Blei und
seinen Verbindungen sind die Betriebe, welche der Versicherung unterliegen, bei denen der Versicherte regelmäßig den Einwirkungen ausgesetzt ist, recht mannigfaltig. Es kommen in Betracht: Blei- und
Zinkhütten, Fabriken von Bleifarben und anderen Bleiverbindungen,
z. B. Bleiweiß, Bleiglätte, Mennige, Bleichromat (Chromgelb), Bleizucker, Betriebe, in denen metallisches Blei zu Röhren, Schrot, Gewichten usw. verarbeitet wird, Akkumulatorenfabriken, Schrift- und
Zinngießereien, chemische Fabriken. Weiter kommen Betriebe in Frage,
in denen Blei und Bleiverbindungen verwendet werden: Schlossereien,
Klempnereien, Installationsbetriebe (Verwendung von Bleilot und Blei-
rohre), keramische Fabriken (Bleiglasuren), Buntdruckereien, Betriebe,
in denen Papier, Roßhaare, Pelze, Stoffe usw. gefärbt werden, Flaschen-
kapselfabriken, Buchdruckereien, Werften und Abwrackbetriebe, Betriebe, in denen bleihaltige Puder für Filz, Emaille, Handschuhe,
Karton usw. fabriziert und verwendet werden. Besonders gefährdet
sind Malerbetriebe.

*Krankheitszustände nach den Richtlinien zu Erkrankungen durch
Blei oder seine Verbindungen* (vom 6. August 1925).

a) Gehirnkrankheiten (Encephalopathia saturnina).

α) Bleieklampsie sowie Gehirnkrankheiten akuter und subchronischer Art, welche klinisch von Bleieklampsie oder ihren Äquivalenten

ausgehen, oder durch das Auftreten von Bleieklampsie während ihres Verlaufs ausgezeichnet sind.

Die typische Bleieklampsie ist charakterisiert durch anfallweise auftretende und sich wiederholende epileptiforme Krämpfe, die sich von denen der genuinen Epilepsie nicht zu unterscheiden brauchen und häufig im zeitlichen Zusammenhang mit Kolikanfällen stehen.

Als Äquivalente des eklamptischen Anfalls und als Intervallärerscheinungen sind charakteristisch cerebrale Ausfalls- und Reizerscheinungen, wie z. B. Bleiamaurose, Hemianopsie, Aphasie, zentral bedingte motorische Lähmungen (Hemi- und Monoplegien und Paresen spastischer Art mit Steigerung der Sehenreflexe und Babinskischem Phänomen) und komatöse Zustände und Bewußtseinsstörungen.

Als hierher gehörige Gehirnerkrankungen subchronischer Art sind zu betrachten Begleit- und Folgezustände von längerer Dauer, wie Hemi- und Monoplegien und Paresen (auch leichtester Art in Form mit eben nachweisbarer Pyramidenbahnschädigung) sowie psychische Störungen (stuporöse Zustände, halluzinatorische Verwirrtheit, Erregungszustände, Delirien).

Differentialdiagnostisch ist wichtig einerseits das Fehlen von Anhaltspunkten für genuine oder Jacksonsche Epilepsie und eklamptische Urämie (bei akuter Nierenentzündung), Schwangerschaftseklampsie, andererseits das Vorhandensein von Anzeichen einer Bleischädigung erheblichen Grades und Bleierkrankungserscheinungen anderer Art insbesondere Bleikolik). Zu berücksichtigen sind auch Schädigungen durch Alkohol oder Syphilis. Im Anfallstadium ist häufig eine Blutdrucksteigerung nachweisbar.

β) Gehirnerkrankungen, ausgesprochen chronischen, aber häufig intermittierenden Verlaufs, als deren Entstehungsgrundlage Gefäßveränderungen (arteriosklerotischer oder endarteriitischer Art) erkennbar sind.

Charakteristisch für diese Erkrankungsform ist neben mehr oder weniger stationären Erscheinungen der Gehirnarteriosklerose (mit oder ohne Anzeichen einer peripheren Arteriosklerose), wie Gedächtnisschwäche und Intelligenzstörungen, Schlaflosigkeit, psychischer Alienation oft depressiven Charakters, das gelegentliche Auftreten transitorischer Ausfallerscheinungen auf endarteriitischer oder angiospastischer Grundlage (Bleiamaurose, Hemianopsie, typische Migräne mit Flimmerskotom, Cheyne-Stokessches Atmen).

Diese Erkrankungsform ist ihrem Wesen nach Teilerscheinung einer Nierensklerose (vgl. nachstehend unter 1 d), welche aber, abgesehen von der niemals ganz fehlenden Blutdrucksteigerung, klinisch stark in den Hintergrund treten kann.

Die Entstehung der unter β) angeführten Erkrankungen hat dementsprechend eine längere (mehrjährige), zur Ausbildung der ursächlichen Gefäßveränderungen genügende Dauer der Beschäftigung in einem Bleibetrieb zur Voraussetzung.

Bei der Beurteilung ihres Zusammenhangs mit der Bleiarbeit ist außer der Dauer der Beschäftigung besonders das Auftreten der Erkrankung in verhältnismäßig frühem Lebensalter, ferner das Fehlen einer Anlage zur Erkrankung des Gefäßsystems, die Einwirkung anderer Schädlichkeiten, wie Tabak, Alkohol und Syphilis, zu berücksichtigen.

b) **Erkrankungen des peripherischen Nervensystems.**

1. Typische Bleilähmungen, gekennzeichnet durch den peripherisch degenerativen, rein motorischen Charakter der Lähmung, also das Fehlen sensibler Reiz- und Lähmungserscheinungen und den typischen Sitz.

2. Lähmungen der gleichen Art mit atypischem Sitz unter der Voraussetzung, daß Anhaltspunkte für andere mit peripherischen oder nucleären Lähmungen einhergehende Erkrankungen des zentralen oder peripherischen Nervensystems, z. B. Polyneuritis, Syphilis, nicht vorhanden sind.

c) **Bleiarthralgie.**

d) **Erkrankungen der Nieren.**

Bleiniere, d. h. doppelseitige hypertonische (mit Blutdrucksteigerung einhergehende) Nierenerkrankungen chronischer Art, welche unter dem Bild der Nierensklerose („Schrumpfniere") verlaufen unter Ausschluß der akuten Nierenentzündung und der nachweislich aus einer solchen hervorgegangenen chronischen Nierenentzündung („sekundäre" Schrumpfniere).

Die Anerkennung des Zusammenhangs mit der Bleiarbeit setzt eine längere — in der Regel mehrjährige — Dauer der Beschäftigung in einem Bleibetrieb voraus.

e) **Bleianämie.**

Anämie und anämische Zustände, die sich nachweislich während der Bleiarbeit entwickelt haben, unter Ausschluß der eigentlichen bösartigen (perniziösen) Anämie, sofern nicht andere Ursachen einer sekundären Anämie — insbesondere Blutverluste mit offensichtlichem oder verborgenem Sitz — nachweisbar sind.

Die Feststellung einer „Bleianämie" hat den Nachweis einer erheblichen Verminderung des Blutfarbstoffgehalts und der Zahl der roten Blutkörperchen (bei normalem oder vermindertem Färbeindex) zur Voraussetzung; jedoch kann auch eine weniger beträchtliche Veränderung des Blutbildes in diesem Sinne die Bezeichnung als Bleianämie rechtfertigen, wenn sich gleichzeitig mit ihr eine unverkennbare Beeinträchtigung des allgemeinen Kräfte- und Ernährungszustandes (Bleidyskrasie, Bleikachexie) ohne nachweisbare andere Ursachen entwickelt hat und Anhaltspunkte für eine Bleischädigung, wie z. B. Bleikolorit, Körnelung der roten Blutkörperchen, Hämatoporphyrinurie, vorhanden sind.

f) **Erkrankungen der Verdauungsorgane.**

Typische Bleikolik sowie ihre Begleit- und Folgezustände.

4. **Erkrankungen durch Phosphor.** Phosphorvergiftungen spielen heute bei weitem nicht mehr die Rolle wie früher, weil die Verwendung des weißen oder gelben Phosphors zur Zündhölzerfabrikation verboten ist. Weißer oder gelber Phosphor ist außerordentlich giftig und bildet weißgelbliche Stücke von Wachsglanz und krystallinischer Struktur; durch Lichteinwirkung nimmt er eine gelbe trübe Färbung an und zeigt

bisweilen auch einen rötlichen Schimmer. Der rote oder amorphe Phosphor bildet sich durch Einwirkung von Sonnenstrahlen auf weißen Phosphor, bei Luftabschluß oder beim Erhitzen von weißem Phosphor auf ca. 250°; er hat eine braun- bis scharlachrote Farbe und stellt ein Pulver dar, das praktisch als ungiftig bezeichnet werden kann.

Die *akute Phosphorvergiftung* kommt als Gewerbeerkrankung kaum in Frage, wohl aber die *chronische*. Zum Entstehen dieser letzteren bedarf es einer monate-, ja jahrelangen Einatmung von Dämpfen. Es sind auch Fälle beobachtet worden, in denen Vergiftungen durch Einführung verunreinigter Finger und Speisen vom Munde aus entstanden sind. Anfangs treten die erregenden Wirkungen der Phosphordämpfe ein, später wird die Haut gelblich fahl, es bildet sich eine Anämie, die Herztätigkeit wird schwach und unregelmäßig, Appetit und Verdauung gestört. Während in Phosphorfabriken Kiefererkrankungen verhältnismäßig selten beobachtet werden, sind sie in Zündholzfabriken, solange weißer Phosphor verarbeitet wurde, häufig gewesen. Es bilden sich dabei Schwellungen am Zahnfleisch, Eiterungen und Fisteln an den Kieferknochen, besonders am Unterkiefer — oft erst nach langer Zeit, auch wenn inzwischen die schädigende Arbeit aufgehört hat. — Mit diesen Krankheitserscheinungen geht Appetitmangel, Abmagerung und allgemeine Schwäche einher, auch mit Veränderungen am übrigen Knochensystem (Spontanfrakturen). Häufig werden durch die Phosphornekrose Todesfälle bedingt.

Da in der Zündholzfabrikation in Deutschland Phosphorvergiftungen nicht mehr vorkommen, kommen als Betriebe, die der Versicherung unterliegen, hauptsächlich Phosphorfabriken in Frage, ferner Betriebe, in denen Phosphorbronze, Zündstreifen, Phosphorpillen und -latwergen zur Ungeziefervertilgung und ähnliche Präparate hergestellt werden, ferner chemische Fabriken, in denen weißer Phosphor verarbeitet wird; dies war besonders in der Kriegsindustrie der Fall.

Krankheitszustände nach den Richtlinien zu Erkrankungen durch Phosphor (vom 6. August 1925). Störungen der Knochenbildung, welche sich an den Kieferknochen in typischer Form als *Kiefernekrose* lokalisieren und auch zu *Spontanbrüchen* langer Röhrenknochen führen können.

5. Erkrankungen durch Quecksilber oder seine Verbindung. Das reine Quecksilber ist metallglänzend, silberweiß und flüssig; es verdunstet bereits bei normaler Temperatur. Von seinen Verbindungen kommen vor allem die Sauerstoffverbindungen, die Chlorverbindungen (Kalomel und Sublimat), das kaum giftige Schwefelquecksilber (Zinnober), Knallquecksilber, das salpetersaure Quecksilber neben anderen für gewerbliche Zwecke in Frage, ferner die Amalgame, das sind feste oder flüssige Legierungen mit den meisten Metallen, wie Gold, Silber, Zink, Zinn, Blei, Wismut, Kadmium und auch mit Kupfer.

Das Quecksilber gelangt entweder in Dampfform (metallisches) oder in Staubform (Hg-Verbindungen) durch die Lungen, die Verdauungsorgane oder auch durch die Haut in den Körper. Es wird z. T. in der Leber, in der Darmschleimhaut, der Milz und im Knochenmark abgelagert, z. T. durch die Speicheldrüsen, den Magendarmkanal, durch die Nieren und Schweißdrüsen ausgeschieden.

Akute Vergiftungen sind selten und werden nur beim reichlichen Einatmen von Dämpfen, z. B. bei der Feuervergoldung, beobachtet. Sie zeigen sich in Zahn- und Mundschleimhautentzündung und Speichelfluß. Die Entzündung zeigt sich zuerst an der Schleimhaut der Alveolarfortsätze, die durch Hyperämie bläulich verfärbt wird und ulceriert bzw. nekrotisiert. Ähnliche Geschwüre entstehen auch auf den Lippen, den Wangen und der Zunge. Auffallend ist der starke Geruch aus dem Munde und der Speichelfluß; die Submaxillar- und Submentaldrüsen sind dabei stark geschwollen und schmerzhaft. In schweren Fällen können sogar einzelne Zähne ausfallen und Knochennekrosen hinzutreten. Neben diesen Symptomen können bei schwereren Fällen Darmentzündungen, die mit — bisweilen blutigen — Durchfällen verbunden sind, hinzukommen, ferner Nierenreizungen und -entzündungen. In schwersten Fällen kann durch diese Störungen und durch Herzschwäche der Tod eintreten. Praktisch wichtiger als die akute Quecksilbervergiftung, die häufiger durch Mißbrauch von Medikamenten wie Sublimat usw. als durch gewerbliche Arbeit bedingt wird, ist die *chronische Quecksilbervergiftung.* Auch hier sind Mundschleimhautentzündungen, Speichelfluß, Darmstörungen und Nierenreizungen die hervorstechendsten Symptome, daneben aber eine besondere nervöse Erregbarkeit, die sich nicht nur in einem scheuen Wesen, sondern auch in einem charakteristischen Zittern äußert, das sowohl die oberen Extremitäten, wie auch die Muskulatur des Kopfes und des gesamten Körpers befallen kann. Selbstverständlich ist der Ausschluß von der Quecksilberarbeit notwendig, solange noch Erscheinungen bestehen, in gleicher Weise wie bei den Bleivergiftungen usw. Bei nervösen Symptomen wird der dauernde Ausschluß kaum zu vermeiden sein.

Entsprechend der mannigfachen Anwendung des Quecksilbers und seiner Verbindungen sind die in Frage kommenden Betriebe, in denen es zur Verarbeitung kommt, sehr verschiedenartig. Die Spiegelfabrikation, die früher die Hauptquelle der Vergiftungen bildete, ist in Deutschland dabei ausgeschieden, da statt des Quecksilberbelags der Silberbelag verwendet wird. Auch die Feuervergoldung ist jetzt vielfach durch die ungefährliche galvanische Vergoldung verdrängt. Dagegen sind die Betriebe, in denen das Quecksilber berg- und hüttenmännisch gewonnen wird, in denen ferner die verschiedenen Quecksilberverbindungen fabriziert werden, wichtig. Die Vergiftungen in der Glühlampenfabrikation sind ebenfalls seltener geworden, seitdem die Quecksilberluftpumpen besser konstruiert oder durch Maschinenpumpen ersetzt sind. Weiter kommen in Frage Fabriken von Quecksilberthermometern, Baro- und Manometern, Röntgenröhren, von Quecksilberdampflampen, Munitionsfabriken (Verwendung von salpetersaurem Silber zur Bereitung von Knallquecksilber), besonders die Hutindustrie, in der ebenfalls salpetersaures Quecksilber zum Beizen der Hasenhaare bei der Filzhutherstellung benutzt wird, weiter bei der Holzimprägnierung, die Fabrikation von elektrischen Batterien beim Verquicken der Zinkpole.

Krankheitszustände nach den Richtlinien zu Erkrankungen durch Quecksilber oder seine Verbindungen (vom 6. August 1925). Typische Formen der chronischen Quecksilbervergiftung, welche klinisch charakterisiert sind durch *Erethismus mercurialis* (nervöse und psychische Reizbarkeit und Schwäche) und *Tremor mercurialis* (grobschlägigen Intentionstremor u. a. bis zu ausgesprochenen ataktischen Störungen sich steigernd), bisweilen auch durch Erscheinungen, die mehr der subakuten Vergiftung angehören, insbesondere *Stomatitis mercurialis*.

6. Erkrankungen durch Arsen oder seine Verbindungen. Arsen kommt in der Natur als gediegenes Arsen (Scherbenkobalt) oder als Schwefelarsen oder als Metallverbindung vor. Von den Arsenverbindungen kommt für gewerbliche Zwecke besonders die arsenige Säure in Betracht, die wiederum zur Darstellung einer Reihe von anderen Arsenverbindungen, wie Schweinfurter Grün, Braunschweiger Grün und anderen Farben, dient, ferner von Arsenschwefelverbindungen (Realgar, Auripigment). Das im Handel befindliche Arsen ist blättrig-krystallinisch, stahlgrau und metallisch glänzend. Der *Nachweis von Arsen* gelingt auch bei kleinsten Mengen mit dem MARSHschen Apparat, wobei sich ein schwärzlicher Arsenniederschlag (Arsenspiegel) bildet. Die Aufnahme in den Körper geschieht entweder in Staubform durch den Magendarmkanal oder in Dampfform durch die Lungen. Bei der *akuten Vergiftung* zeigen sich in leichteren Fällen Brennen im Halse (1—2 Stunden nach der Giftaufnahme), Speichelfluß, Erbrechen, Schluck- und Magenbeschwerden, in schweren Fällen krampfartiges Zusammenziehen des Schlundes, Leibschmerzen, Brechdurchfall, reiswasserähnlicher Stuhl, Wadenkrampf. Unter zunehmendem Kräfteverfall tritt dann oft der Tod ein. Die *chronische Arsenvergiftung* entwickelt sich sehr langsam, meist unter dem Bilde eines chronischen Magendarmkatarrhs. Es treten Kopfschmerzen, allgemeine Verstimmung, Abmagerung und ständig zunehmender Kräfteverfall hinzu. Die Augenbindehäute entzünden sich, ebenso die Nasen-, Rachen- und Bronchialschleimhäute. Auf der Mundschleimhaut erscheinen entweder reine Hyperämien oder Herpesbläschen, auch Geschwürsbildungen und ulceröse Prozesse werden nicht selten beobachtet. Die Haut zeigt Ekzeme, bei Männern besonders an den Geschlechtsorganen, und kann atrophieren bzw. an Hand- und Fußsohlen Verhornungen bilden. Haare und Nägel fallen aus, Schmerzen und Lähmungen, hervorgerufen durch Nervenentzündungen, zeigen sich besonders in Kreuz, Armen und Beinen, bisweilen kommen auch Rückenmarkserkrankungen vor; hierbei treten im Gegensatz zu den Bleilähmungen oft reißende Schmerzen auf. Schädigungen von Herz, Leber, Milz und Nieren treten oft hinzu. — *Arsenwasserstoff*, der in Gasform in den Körper gelangt, entsteht besonders durch das als Verunreinigung in vielen Säuren und Metallen enthaltene Arsen; er ist ein farbloses unangenehm riechendes Gas. Als erste Erscheinung der Vergiftung — meist nach mehreren Stunden — treten Unruhe, Mattigkeit, Kopfschmerzen, Erbrechen und Ohnmachten auf. Nach 8—10 Stunden wird der Harn blutig, nach 24 Stunden stellt sich eine Gelbfärbung der Haut und Schleimhäute ein, Leber und Milz sind geschwollen, der Atem riecht nach Knoblauch. Infolge der Harnverhaltung stellt sich dann oft Urämie ein. Im mikroskopischen Blutpräparat, das am besten mit Eosin- oder Methylenblaulösung hergestellt wird, sieht man mangelhafte Geldrollenbildung, ausgelaugte Erythrozyten, endlich auch basophil gekörnte Erythrozyten mit starker Abnahme der Zahl derselben, daneben auch kernhaltige rote Blutkörperchen.

Der Ausgang der Arsenwasserstoffvergiftung ist oft tödlich, andernfalls ist meist sehr langsam eintretende völlige Genesung zu erwarten.

Betriebe, in denen gewerbliche Arsenvergiftungen vorkommen, sind berg- und hüttenmännische Betriebe, da bei vielen Erzen Arsen als Verunreinigung vorkommt, ebenso Fabriken der verschiedensten Handelssäuren und Farben, Gerbereien (Arsenseife zum Einstreichen von Tierbälgen und Pelzen, Realgar als Enthaarungsmittel usw.), Metallfabrikation (Graubeizen von Messing, Arsenchlorid), Kattundruckereien (Arsenglycerin als Beize), Glasfabriken (arsenige Säure zum Reinigen des weißen Glases), Werkstätten zur Herstellung von Feuerwerkskörpern usw. Arsenwasserstoffvergiftungen können überall dort vorkommen, wo Schwefelsäure auf Zink einwirkt.

Krankheitszustände nach den Richtlinien zu Erkrankungen durch Arsen oder seine Verbindungen (vom 6. August 1925). Typische Formen der chronischen Arsenvergiftung, klinisch charakterisiert durch *allgemeine Verdauungs- und Ernährungsstörungen*, in Verbindung mit Erscheinungen von seiten der Haut- und Schleimhäute (herpesartige Hautaffektionen und insbesondere Hyperkeratosen der Hohlhand und der Fußsohlen); *neuritische* — mit Parästhesien und anderen sensiblen Störungen einhergehende — *peripherische Lähmungen*.

7. Erkrankungen durch Benzol oder seine Homologen. Erkrankungen durch Nitro- und Amidoverbindungen der aromatischen Reihe. Das Benzol in seinen verschiedenen Formen (Rohbenzol, reines Benzol, gereinigtes hochsiedendes Benzol) und seine Homologe (Xylol, Tuluol) sind aromatische Kohlenwasserstoffe mit einem charakteristischen Geruch und verschieden hohem Siedepunkte. Sie werden bei der Steinkohlenteerdestillation in Kokereien gewonnen. Das Benzol und seine Homologen stellen ein besonders wirksames Nervengift dar; sie werden meist in Dampfform durch die Atmungsorgane in den Körper aufgenommen, können aber auch, weil sie fettlöslich sind, durch die Haut eindringen. Die Ausscheidung erfolgt hauptsächlich durch die Ausatmungsluft, die typisch nach Benzol riecht. Rohbenzol ist giftiger als Reinbenzol. Praktisch wichtig sind sowohl akute als auch chronische Vergiftungen. Bei den *akuten* beobachtet man zunächst den „Benzolrausch", Aufregung, Heiterkeit, Schwindelgefühle, wobei sich die Befallenen anscheinend besonders wohl fühlen. Nach mehr oder weniger kurzer Zeit brechen die Vergifteten plötzlich zusammen; Reizerscheinungen an den Schleimhäuten besonders der Luftröhre sind oft sehr stark. Bei leichteren akuten Benzolvergiftungen ist die Mundschleimhaut gerötet, bei schwereren kirschrot verfärbt. Bei den chronischen Vergiftungen treten Schleimhautblutungen, wie bei Morbus maculosus Werlhofii, in den Vordergrund. In schwersten Fällen können Delirien und der Tod eintreten. Die schwere Wirkung ist eben die narkotische, während in chronischen Fällen die Veränderung des Knochenmarks und des Protoplasmas der Zellen, besonders der Blutgefäße, in den Vordergrund tritt.

Bei den *chronischen Vergiftungen* sind die Blutveränderungen charakteristisch: starkes Sinken der Leukozyten, dann auch der Erythrozyten;

die Blutgefäße werden brüchig, und es kommt zu Blutungen in Haut und Schleimhaut, womit dann auch eine auffallende Blutarmut verbunden ist.

Bei Frauen treten starke Gebärmutterblutungen auf. Für die *Diagnose* sind also wichtig:

bei akuten Vergiftungen: Benzolgeruch der Ausatmungsluft, Rausch, hellrote Farbe der Schleimhäute;

bei chronischen bzw. subakuten Formen: Blutflecken, zunehmende Anämie, starke menstruelle oder sonstige Blutungen der Gebärmutter bei Frauen.

Betriebe, welche der Versicherung nach der Verordnung vom 12. Mai 1925 unterliegen, sind zunächst diejenigen der Steinkohlenteerdestillation, ferner alle, in denen Benzol und seine Homologen gebraucht werden. Da diese das Ausgangsmaterial für die Herstellung vieler Farben bilden, so sind derartige chemische Betriebe, ferner solche, in denen in Benzol usw. gelöste Harze, Fette, Kautschuk, Alkaloide, Jod, Phosphor, Schwefel fabriziert oder verwendet werden, betroffen (Färbereien, Waschanstalten, Gummi- und Kautschukfabriken, Lack- und Firnissiedereien), weiter Malerbetriebe, da Benzol als Terpentinersatz benutzt wird, Parkettwichse-, Zaponlackfabriken. Bei der Verwendung von Benzol an Stelle von Benzin als Heizstoff für Motoren sind ebenfalls zahlreiche Vergiftungen beobachtet worden (oft in Verbindung mit CO).

Von Benzol, Xylol und Toluol leiten sich die aromatischen Nitro- und Amidoverbindungen ab und die Nitrochlorverbindungen, ferner die verschiedenen Amine, z. B. Nitrobenzol (Mirbanöl), Trinitrophenol (Pikrinsäure), Anilin und viele andere mehr. Eintrittspforten sind: die unverletzte Haut, Verdauungs- und Atmungsorgane.

Die Vergiftungserscheinungen durch die Nitroverbindungen, welche natürlich in verschiedenem Grade schädlich sind, ähneln sich darin, daß eine Blutarmut entsteht und weiter eine Blutschädigung infolge der Auflösung der roten Blutkörper in den Vordergrund tritt, wodurch Gelbsucht hervorgerufen wird; in späteren Stadien verändert sich der rote Blutfarbstoff in charakteristischer Form (Methämoglobinbildung). Weiter zeigt sich Schwindel, Kopfschmerz, Übelkeit, Appetitmangel, hierzu treten in schwereren Fällen Gefühlsstörungen, Ohrensausen, Taumeln, Sprachstörungen, Krämpfe, Zuckungen, Erbrechen und Bewußtlosigkeit. Vielfach verlaufen die Vergiftungen tödlich. Bei der chronischen Vergiftung stechen die auf der Blutveränderung beruhenden Erscheinungen: Mattigkeit, Blutarmut, gelbliche und bläuliche Hautverfärbung besonders hervor. Im Harn ist meist Gallenfarbstoff, Urobilin, oft Albumin, ferner sind Zylinder, Hämatoporphyrin nachweisbar. Die Nitrochlorverbindungen sind giftiger als die einfachen nitrierten Stoffe.

Bei den *Amidoverbindungen* tritt an Stelle der eben beschriebenen mit Gelbsucht verbundenen Blutarmut eine charakteristische Blaufärbung der vorspringenden Körperteile in den Vordergrund, die auf der Auslaugung des Blutfarbstoffes und der Methämoglobinbildung beruht. Als Frühsymptome ist eine Blutdrucksteigerung und Pulsverlangsamung wichtig.

Beim akuten *Anilismus* findet sich neben der Blausucht, Mattigkeit, Schwindelgefühl, Taumeln, schwerfällige Sprache, Erregung mit Schwatz-

haftigkeit, Lustigkeit, Unorientiertheit, Appetitmangel, starke Puls-
spannung und -beschleunigung. Bei schweren Fällen tritt Atemnot,
Bewußtlosigkeit, Erbrechen und Blutharn auf. Der Tod erfolgt in
tiefer Benommenheit oder in Krämpfen. Bei der chronischen Vergiftung
zeigen sich Appetitstörungen, Erbrechen und Aufstoßen, Abgeschlagen-
heit und Kopfschmerz, Schlaflosigkeit, Nerven- und Muskelschmerzen,
Blutarmut und ähnliche Erscheinungen (KOELSCH). Bei Anilinarbeitern
finden sich ferner Blasengeschwülste, die z. T. bösartiger Natur sind.

Bei der Herstellung und Verwendung der genannten Verbindungen
kommen die Betriebe der chemischen Industrie in Frage.

*Krankheitszustände nach den Richtlinien zu Erkrankungen durch
Benzol oder seine Homologen* (vom 6. August 1925). Typische subchronische Benzolvergiftung unter dem klinischen Bild der *Blutflecken-
krankheit und Leukopenie*, klinisch charakterisiert durch

a) Petechiale Blutungen und Sugillationen. Neigung
zu Blutungen aus den Schleimhäuten (Nase, Zahnfleisch) und Blutungen

b) Leukopenie (Verminderung der weißen Blutkörperchen).
in die inneren Organe, bei Frauen auch atypische Gebärmutterblutungen.

*Erkrankungen durch Nitro- und Amidoverbindungen der aroma-
tischen Reihe (nach den Richtlinien vom 6. August 1925).*

a) *Anämien vom Typus der sekundären Anämie* (also unter Ausschluß
der essentiellen, perniziösen Anämie), welche sich nachweislich während
der Beschäftigung in einem Betrieb gemäß Spalte III allmählich oder
im Anschluß an akut aufgetretene Vergiftungserscheinungen entwickelt
haben, wenn andere Ursachen einer sekundären Anämie (insbesondere
Blutungen mit offensichtlichem oder verborgenem Sitz) nicht nachgewiesen werden können.

b) Bei Versicherten, die bei der Beschäftigung der Einwirkung von aromatischen Amidoverbindungen ausgesetzt sind oder gewesen sind; *Tu-
moren der Blase und der Harnwege* unter Ausschluß des Prostatakrebses, und
zwar: Blasenkrebs sowie Krebsentwicklung in Nierenbecken und Harn-
leitern, Papillome der Blasenschleimhaut, insbesondere rezidivierende
Papillomatose, und ferner Blasenblutungen infolge hämorrhagischer Cy-
stitis, für welche eine andere Ursache nicht nachgewiesen werden kann.

c) Bei Versicherten, die bei der Beschäftigung der Einwirkung von
Nitroverbindungen des Benzols und seiner Homologen ausgesetzt sind:
Lebererkrankungen, welche klinisch mit Lebervergrößerung und Gelb-
sucht sowie zumeist mit anderen spezifischen Vergiftungserscheinungen
(Cyanose und Anämie) einhergehen und weiterhin — bei stürmischem
Verlauf unter dem Bild der akuten Leberatrophie — zu Leberverkleine-
rung und Leberinsuffizienz führen.

8. Erkrankungen durch Schwefelkohlenstoff. Der reine Schwefelkohlenstoff ist eine fast farblose, leicht entzündliche, nach Chloroform
riechende Flüssigkeit, mit zunehmender Verunreinigung verstärkt sich
die gelbe Verfärbung. Die Dämpfe sind schwerer als die Luft und sinken
daher zu Boden. Schwefelkohlenstoff löst Fette, Schwefel, Phosphor
usw.; er wird in den Körper durch Einatmen der Dämpfe, aber auch
durch die Haut, z. B. beim Eintauchen der Hände aufgenommen, und
erzeugt vor allem Schädigungen der Nerven, besonders des Zentral-

nervensystems. Bei *akuter Vergiftung* beobachtet man rauschähnliche Zustände mit Benommenheit, Erschlaffung der Glieder, Blässe, Unempfindlichkeit, Erlöschen der Reflexe und Bewußtlosigkeit. Werden größere Mengen eingeatmet, so kann das in wenigen Minuten tödlich wirken. Bei *chronischen Vergiftungen* treten zunächst Kopfschmerzen im Vorderkopf auf, Schwindel und Gliederschwäche, im weiteren Verlaufe Muskelzuckungen, Lähmungen und Gefühlsstörungen, Störungen des Herzens, des Darmes und der Sinnesorgane sowie allgemeiner Kräfteverfall. Typisch sind die Aufregungszustände, die später in Depressionen übergehen und sich zu wirklichen Geisteskrankheiten entwickeln können.

Die *Prognose* ist bei leichteren Erkrankungen nicht ungünstig, doch dauern die Folgeerscheinungen, besonders die nervösen, oft recht lang. Bei schwereren Vergiftungen bleiben jedoch meist Folgen in Form der verschiedensten Nerven- und psychischen Störungen zurück. Aus diesem Grunde müssen die Kranken möglichst lange neuer Schwefelkohlenstoffeinwirkung entzogen werden und auch nachher unter strenger ärztlicher Überwachung bleiben.

Krankheitszustände nach den Richtlinien zu Erkrankungen durch Schwefelkohlenstoff (vom 6. August 1925).

a) Erkrankungen des Nervensystems, welche neben rein funktionellen Störungen vom Charakter einer Neurose oder ohne diese organisch bedingte Krankheitserscheinungen aufweisen, insbesondere Störungen der Pupillenreaktion, neuritische Paresen und Sensibilitätsstörungen, wenn sie sich nachweislich erst während der Beschäftigung mit Schwefelkohlenstoff entwickelt haben, und der Zusammenhang mit der Beschäftigung hierdurch sowie durch allmähliche Entwicklung mit typischen Prodromalerscheinungen somatisch-nervöser Art, insbesondere Schläfenkopfschmerz, Schwindel, Mattigkeit, Appetit- und Verdauungsstörungen, und durch das Fehlen von bestimmten Anhaltspunkten für eine organische Nervenerkrankung anderer Ursache oder für eine genuine Neurose (Hysterie, Neurasthenie) hinreichend wahrscheinlich gemacht wird.

b) Psychische Erkrankungen, welche infolge der Beschäftigung mit Schwefelkohlenstoff erstmals auftreten, wenn der Zusammenhang mit der Beschäftigung durch Art und Verlauf der Erkrankung oder durch das Fehlen bestimmter Anhaltspunkte für eine andere Art und Ursache derselben hinreichend wahrscheinlich gemacht wird.

Nach der Verordnung vom 12. Mai 1925 in Frage kommende Betriebe sind zunächst Fabriken, in denen der Schwefelkohlenstoff hergestellt wird, ferner Kautschuk- und Gummiwarenfabriken (Kaltvulkanisierung), Betriebe, in denen der Schwefelkohlenstoff zum Lösen von Schwefel, Fetten, Ölen usw. angewandt, in denen er zum Reinigen von Stearin, Wachs, Paraffin gebraucht wird. Gasanstalten (Gasreinigungsmasse zum Entschwefeln), bei der Ungeziefervertilgung, in Kunstseidefabriken.

Auf die anderen gewerblichen Vergiftungen soll hier nicht näher eingegangen werden. In der nachstehenden alphabetischen Übersicht sind die wichtigsten Angaben über die einzelnen Gifte und ihre Verbindungen, die wichtigsten Vergiftungserscheinungen und das Vorkommen der betreffenden Vergiftungen im gewerblichen Leben angegeben.

Bezeichnung	Verbindungen	Vergiftungserscheinungen	Vorkommen
Acetaldehyd, CH_3CHO, farblose, leicht flüchtige Flüssigkeit von stechendem Geruch.		Reizung der Schleimhäute der Atmungsorgane und Conjunctiven, Beschleunigung der Herztätigkeit, profuse Nachtschweiße.	Schnellessigfabrikation, Silberspiegelfabrikation, Farbenfabrikation.
Acetylen, C_2H_2, ein Gas, das durch Zersetzung von Calciumcarbid mit Wasser erzeugt wird. Giftwirkung bei 40 Vol. % der Atemluft.		Reizung der Schleimhäute, Kopfweh, Übelkeit, Brechreiz, Augenbrennen, Reizung der Leber.	Beim autogenen Schweißen oder Schneiden.
Akridin, $C_{13}H_9N$, in farblosen Nadeln kristallisierend.		Entzündungen von Haut- u. Schleimhäuten.	OrganischeFarbenindustrie, gelangt hier in Dampfform und Substanz zur Wirkung.
Akrolein, $C_2H_3 \cdot CHO$, farblose, scharfschmeckende, stechend riechende Flüssigkeit. Entsteht durch Abspalten von zwei Wassermolekülen aus Glycerin überall, wo Fette stark erhitzt werden und anbrennen.		Reizung der Schleimhäute der Luftwege, Conjunctivitis.	In Knochenkochereien, Wachstuchfabriken, Linoleumfabriken, Firnissiedereien, Talgschmelzereien, Seifenfabriken, Stearinsäurefabriken.
Aluminium, Al, nicht schädlich.	Aluminiumoxyd Al_2O_3; Aluminiumsilicat $SiO_2 \cdot Al_2O_3$; Aluminiumchlorid $AlCl_3$.	Lösliche Aluminiumsalze bedingen erst in Dosen von mehreren Gramm akute Magen- und Darmstörungen. Bei der Herstellung von Aluminium und Ultramarin entstehen schädliche Gase, und zwar bei ersterem Fluorwasserstoff; bei letzterem schweflige Säure.	Aluminiumoxyd als Schmirgel für Bohr- und Schleifzwecke. Aluminiumsilicat als Ton.
Ammoniak, NH_3, ein stark reizendes, Brennen und Stechen erzeugendes Gas, sehr leicht löslich in Wasser, wird entweder aus den „Gaswässern" durch Eindampfen mit	Ammoniumsulfat $(NH_4)_2SO_4$ Chlorammonium = Salmiak NH_4Cl; Ammoniumphosphat $(NH_4)_3PO_4$; kohlensaures Ammonium =Hirschhornsalz $(NH_4)_2CO_3 + 2(NH_4)HCO_3$;	Akute Vergiftungen: starke Reizung der Atmungsorgane, Conjunctivitis und Hornhautentzündung, vermehrte Speichelabsonderung, Gefühl der zusammengeschnürten Kehle, Hustenanfälle mit Abson-	In Waschanstalten, Schweißereien, Färbereien, Silberspiegelfabriken, in der Kälteindustrie, in anderen chemischen Industrien. In Kloaken, in Gasanstalten, in

Schwefelsäure oder nach den Verfahren von Haber-Bosch oder Frank-Caro oder Serpeck hergestellt.	Ätzammonium = Salmiakgeist NH_4OH; Hydrazinchlorhydrat $N_2H_4 \cdot HCl$.	derung zähen, dickflüssigen, auch blutigen Schleims, Lungenödem, Atemnot, Erstickungsanfälle, Erbrechen seröser Massen, Ammoniakgeruch des Schweißes, Harnverhaltung, die bis zu drei Tagen anhalten kann, Hautverbrennungen mit Blasenbildung. Chronische Vergiftung: Chronische Bronchialkatarrhe.	Rübenzuckerfabriken, in der Ammoniak-Sodafabrikation, in Kattundruckereien usw.
Amylacetat, $C_5H_{11} \cdot CH_3 \cdot CO_2$, eine wasserhelle, birnenartig riechende Flüssigkeit, brennbar und explosibel.	Celluloidlack = Lösung von Celluloid in Amylacetat.	Nervöse Erscheinungen, Kopfschmerz, Kopfdruck, Schwindelanfälle, Übelkeit, Benommenheit, Magenstörungen, Herzklopfen, Hitzegefühl, Kratzen im Hals, Hustenreiz.	Im Zaponlack zum Lackieren in Metallwaren-, Bijouterie- und Hutfabriken. Metallfadenherstellung für elektrische Glühlampen.
Amylalkohol, $C^5H_{11}OH$, farblose, ölige, sehr scharf schmeckende, widerlich riechende Flüssigkeit. Hauptbestandteile des Fuselöls.		Blutandrang zum Kopf, Kopfschmerzen, Brustbeklemmungen, Reizung der Luftwege, Herzklopfen, Gefäßstörungen.	In chemischen Fabriken, Parfümfabriken, Anilinfabriken, Herstellung von Fruchtäther und Lacken.
Anilin, $C_6H_5NH_2$, klare, ölige Flüssigkeit von schwach aromatischem Geruch, wird durch Reduktion von Nitrobenzol mittels Eisen (Zink, Zinn) und konzentrierter Salzsäure gewonnen.	Wie Anilin sind auch alle anderen Amidverbindungen des Benzols und seine Homologe, wie Toluol, Xylol usw., giftig; besonders erwähnt seien A- und B-Naphthylamid; Benzidin, Tolidin, Paranitranilin, die Diamine, sowie die Alkyl- und Amylverbindungen des Anilins wie seiner Homologe (Dimethyl- und Diäthylaniline, Diphenylamine usw.).	Die Giftigkeit der einzelnen Produkte ist graduell sehr verschieden; die Paraverbindungen pflegen giftiger zu sein als die Ortho- und Metaverbindungen. Akute Vergiftungen: a) Leichte Vergiftungen: Blässe der Haut und Schleimhaut bei leichter Cyanose, Gefühl von Müdigkeit und Schwäche, Benommenheit, Schwindelgefühl, unsicherer Gang, schwerfällige Sprache, Erregungszustände (Anilinpips), Zustand wie bei leichter Trunkenheit, Schwatzhaftigkeit, Lustigkeit und mangelhaftes Orientierungsvermögen. Appetitlosigkeit, gespannter jagender Puls. — b) Schwere Fälle: Dunkelblaue bis schwärzliche Cyanose, Methämo-	In Anilinfabriken, den Fabriken photographischer und pharmazeutischer Artikel usw.

Verbindungen	Bezeichnung	Vergiftungserscheinungen	Vorkommen
		globinbildung, jagender gespannter Puls, Atemnot bei großer Atemfrequenz, Verminderung der Sensibilität, Erhöhung der Reflexe, manchmal Erbrechen, Strangurie und Blutharn. — c) In den schwersten Fällen plötzliches Umsinken, kalte, blasse Haut, blaue Lippen, Nase und Ohren, Herabsetzung und auch Erlöschen der Sensibilität, feuchte kalte Haut, kleiner Puls, Tod im komatösen Zustande, bisweilen nach vorangegangenen Konvulsionen. II. Subakute und chronische Vergiftungen: Anämie, Verlangsamung des Pulses, Störung der Verdauung, Aufstoßen, Ekelgefühl, Erbrechen, ekzematöse und pustulöse Ausschläge an verschiedenen Körperstellen, besonders am Scrotum, ferner nervöse Erscheinungen, die allgemeine Abgeschlagenheit, Kopfschmerz, Ohrensausen, Schwindelgefühl, schlechter Schlaf, Störung der Sensibilität, oft auch der Motilität, ziehende Muskelschmerzen. — Subakute und chronische Vergiftungen sind sehr selten. Anämie und Verlangsamung des Pulses sind Frühsymptome. Das Blut ist bräunlich, mikroskopisch nicht verändert. Methämoglobinbildung; zuweilen Blutgehalt im Harn.	
Antimon, Sb, silberweißes, stark glänzendes Metall. Grauspießglanzerz, wird an der Luft	Brechweinstein (Kalium-Antimonyl-Tartrat) $H_2O \cdot (SbO)$ $(C_4H_4O_6 \cdot K)_2$; Goldschwefel	Akute Vergiftungen: Übelkeit, metallischer Geschmack, Speichelfluß, unstillbares Erbrechen, Entzündung	Bei Schriftsetzereiarbeiten, in Anilinfabriken, Feuerwerkereien, beim Vulkanisieren

gerötet, geht dabei in Sb_2O_3 über, dies wird dann mit Kohle reduziert. Antimon gewöhnlich in Verbindung mit Arsen.	=Antimonpentasulfid Sb_2S_5; Antimonbutter $SbCl_3$; Antimonoxyd Sb_2O_3.	der Mundschleimhaut, choleraartiger Durchfall, Kälte der Haut, rascher kleiner Puls, Schwindel, Kopfschmerz, Bewußtlosigkeit, Wadenkrämpfe, Konvulsionen, Kollaps, Verminderung der weißen Blutkörper, Eosinophilie, Eiweiß im Urin. — Chronische Vergiftungen: Entweder nur Magendarmkatarrh oder Benommenheit, Schwindel, Verlust der Stimme, Muskelschwäche, Kälte der Haut, Pulsschwäche, Albuminurie, profuse Durchfälle, Kollaps, Jucken der Hautausschläge.	und Rotfärben des Kautschuks. Beiz- und Fixiermittel in den Baumwollfärbereien und Zeugdruckereien sowie in Kunstseidenfärbereien, Lackfabriken; ferner in Stahlbeizereien.
Arsen, As, wird hergestellt aus Arsentrioxyd durch Reduktion mit Kohle. Es ist eine grauweiße, metallisch glänzende Masse, die bei 400^0 verdampft, ohne zu schmelzen.	Arsenikblüte As_2O_3; Realgar As_2S_2; Arsenkies FeAsS; Rotes Arsenglas AlAsS; Schweinfurter Grün = Arsensäureanhydrid As_2O_5; Arsenige Säure H_3AsO_3; Arsentrichlorid $AsCl_3$; Braunschweiger Grün, Neuwieder Grün, Cochenille.	(Siehe S. 67.)	In Hüttenwerken im Gicht- und Flugstaub, in der Glasfabrikation, der Kürschnerei und Haarbearbeitung. In Tapeten-, Wachstuch-, in der Email- und Papierfabrikation, in der Fabrikation von Zeichenmaterialien und künstlichen Blumen, in Fabrikaten gegen Pflanzenparasiten, bei Malern.
Arsenwasserstoff, AsH_3, ein gasförmiger Stoff, entsteht überall da, wo sich Wasserstoff aus arsenhaltigen Säuren oder aus arsenhaltigen Metallen entwickelt.		Akute Vergiftung: Prostration, Übelkeit, Erbrechen, Ohnmachten. Herzschwäche, Tod. — Nicht zum Tode führende akute Vergiftung: Übelkeit, Brechen, schlechter Geruch aus dem Mund, Druckgefühl im Leib, besonders in der Lebergegend, Ikterus, schlechter Puls, große Müdigkeit, Urin blut- und gallenfarbstoffhaltig, Aufregung, Unruhe, bläuliche Verfärbung der Schleimhäute.	In Zinkhütten, in der chemischen Industrie, bei der Fabrikation emaillierter Geschirre, Verzinnung, Verzinkung und Verbleiungsanstalten, bei allen Verfahren, in denen Reduktionen mit Zinkstaub gemacht werden; bei Verwendung unreiner arsenhaltiger Säuren, z. B. bei Akkumulatoren.

Bezeichnung	Verbindungen	Vergiftungserscheinungen	Vorkommen
Barium, Ba, ein alkalisches Erdmetall.	Ba(OH) Bariumhydroxyd. $BaCl_2$ Bariumchlorid; BaO_2 Bariumsuperoxyd; $Ba(NO_2)_2$ Bariumnitrit; Bariumcarbonat $=$ Witherit $BaCO_3$. Alle Bariumsalze sind giftig mit Ausnahme des unlöslichen schwefelsauren Bariums.	Anämie Leber und Milz vergrößert, gelegentlich Krämpfe, Aufregung, Benommenheit, Delirien. — Chronische Vergiftung: Anämie, eingenommener Kopf, Druckempfindlichkeit der Leber, Appetitlosigkeit. Erbrechen, Durchfall, mäßige Leibschmerzen, Blässe des Gesichts, Parästhesien, langsamer Puls, Blutdrucksteigerung, Augenmuskelstörungen, vorübergehende Lähmungen mit Krämpfen, häufig in den Beinen beginnend.	Bariumcarbonat in Witheritmühlen, Chlorbarium in Härtereien, Bariumsuperoxyd als Bleichmittel in der Strohindustrie, sowie neben Strontium in der Zuckerfabrikation. Bariumnitrit in der Feuerwerkerei, bei Anwendung als Enthaarungsmittel und zur Verhütung des Kesselsteins.
Benzin, eine farblose, leicht entzündliche Flüssigkeit, fettlöslich, ist ein Gemisch niedrig siedender Anteile des Petroleums. Im Handel 4 Marken, die je nach der Herkunft des Rohpetroleums erhebliche Unterschiede in der chemischen Zusammensetzung aufweisen. Man unterscheidet: Schwer- und Leichtbenzine.		Akute Vergiftungen: Kopfschmerz, Übelkeit, Schwindelgefühl, rauschähnlicher Zustand, unregelmäßige Atmung, Herzschwäche, allmählich tiefer Schlaf, kleiner, schneller Puls, bläuliche Gesichtsfarbe, nach dem Erwachen Kopfschmerzen, Schwindel und Abgeschlagenheit, fibrilläre Muskelzuckungen, unter Umständen Krämpfe, in schweren Fällen Blasen- und Mastdarmlähmung, Herzschwäche, Tod. — Chronische Vergiftungen: Apathie, Benommenheit, Vergeßlichkeit, Änderung des Charakters, Muskelschwäche, Zittern, nervöse Störungen verschiedener Art, Sinnesstörungen und Halluzinationen. Im Harn gelegentlich Eiweiß. Anämie, Rei-	In der Benzindestillation, in chemischen Wäschereien, Handschuhwäschereien, Gummiwarenfabriken, Entfettungsanlagen, in der Lack-, Firnis- und Kautschukindustrie, bei der Erzeugung wasserdichter Stoffe. Bei Verwendung von in Benzin gelöster Kautschukmasse, als Brennstoff für Motoren, für Beleuchtungszwecke.

		zung der oberen Luftwege, sogar Lungenblutungen. — Nachkrankheiten: Benommenheit, Gedächtnisschwäche, geistige Trägheit, Neuritis. — Hautwirkungen: Sprödigkeit, ekzematöse Veränderungen, Parästhesien, bei behinderter Verdunstung Verbrennungen ersten u. zweiten Grades. Bei Eindringen von Benzin in den Gehörgang starke Ohrenschmerzen.	
Benzol, C_6H_6, wird aus Steinkohlenteer durch Destillation hergestellt, ist als Rohbenzol eine stark narkotische, lokal reizende, auch Konvulsionen erzeugende, bewegliche Flüssigkeit von charakteristischem Geruch. Das Leichtöl wird in besonderen Rektifikationsapparaten weiterzerlegt in a) Reinbenzol, b) Handelsbenzol I, c) Handelsbenzol II, d) Toluol, e) Solventnaphtha I, f) Solventnaphtha II.	Aromatische Nitro- und Amidoverbindungen; Trinitrophenol (Pikrinsäure); Nitrobenzol $C_6H_5NO_2$ = Mirbanöl.	(Siehe S. 68.)	(Siehe S. 69.)
Blei, Pb, sehr weiches Metall von bläulichweißer Farbe. Wird frei von Verunreinigungen durch elektrolytische Raffination dargestellt.	I. In Wasser löslich: Bleinitrat $Pb(NO_3)_2$; neutrales Bleiacetat = Bleizucker Pb $(C_2H_3O_2)_2 \cdot 3H_2O$; basisches Bleiacetat = Bleiessig. II. In Wasser unlöslich, aber im Magensaft leicht löslich: Bleioxyd = Bleiglätte PbO; Bleidioxyd = PbO_2; Men-	(Siehe S. 58.)	(Siehe S. 62.)

Bezeichnung	Verbindungen	Vergiftungserscheinungen	Vorkommen
	nige Pb_3O_4; Bleicarbonat $= PbCO_3$; basisches Bleicarbonat $=$ Bleiweiß $Pb_3(CO_3)_2(OH)_2$; neutrales Bleisilicat. III. In Wasser unlöslich, in verdünnter Salzsäure schwer löslich: Bleisulfat $PbSO_4$; Bleichromat $=$ Chromgelb $PbCrO_4$; Bleisulfid $=$ Bleiglanz PbS; Bleisilicat.		
Brom, Br, schwere, rotbraune Flüssigkeit von erstickendem Geruch, kommt nie frei vor; im Meerwasser und in den Staßfurter Abraumsalzen. Herstellung durch Erhitzen von Bromnatrium mit Braunstein und Schwefelsäure.	Brommethyl CH_3Br.	Gelbfärbung der Haut und Blasenbildung. Nach Einatmung des Methylgases Kopfschmerzen, Benommenheit, Teilnahmlosigkeit, Schwindel, Doppelsehen, Schwächegefühl. In schweren Fällen Delirien, Tobsuchtsanfälle, Krämpfe, Bewußtlosigkeit, Tod. Nervöse Nachkrankheiten (Störungen des Gedächtnisses, der Intelligenz; auch Impotenz). Bei innerlicher Einverleibung von Brom Erbrechen gelbbrauner Massen, Bromakne.	In der Photographiebranche der Arzneimittel- und der Teerindustrie. Brommethylvergiftungen bei Betriebsstörungen in der chemischen Industrie.
Cadmium, Cd, ein nicht giftiges Metall.	Cadmiumsulfid CdS und Cadmiumchlorid $CdCl_2$.	Bei Cadmiumerzeugung mehrfach Arsenwasserstoffvergiftungen, zum Teil mit Todesfolge, beobachtet.	Cadmiumgelb als Malerfarbe ungiftig, Cadmiumamalgam in der Zahntechnik desgleichen.
Calcium, Ca, weißes, glänzendes Metall, hergestellt durch Elektrolyse von geschmolzenem Chlorcalcium.	Gebrannter Kalk (Ätzkalk) CaO; gelöschter Kalk $Ca(OH)_2$; Calciumcarbid CaC_2 (s. Acetylen); Calciumcyanamid $CaCN_2$; Calciumsulfat $CaSO_4 + 2H_2O =$ Gips; Calciumchlorid $CaOCl_2 =$ Chlor-	Durch Ätzkalk Reizungen bzw. Ätzungen der Haut und Schleimhäute. Bei Einatmung Lungenentzündung. Gelöschter Kalk ist nur ein schwaches Ätzmittel und wirkt nur auf Schleimhäute ätzend.	In Kalk- und Cementwerken, Gerbereien, beim Bauhandwerk, in Zuckerfabriken, Vernicklungsbetrieben, als Bestandteil der Thomasschlacke, bei der Acetylenbereitung, bei Düngung, beim Sterili-

	kalk; Calciumcarbonat $=$ Kalkstein, Marmor $CaCO_3$; Calciumphosphat $=$ Phosphorit $= Ca(H_2PO_4)_2$.		sieren von Trinkwasser, Bleichen.
Carbonyle entstehen als Nebenprodukte, wenn kohlenoxydhaltige Gase lange Zeit unter Druck, speziell in der Wärme, auf Metallbestandteile wirken.	Nickelcarbonyl resp. Nickeltetracarbonyle $Ni(CO)_4$; Eisencarbonyl $Fe(CO)_5$; Kobaltcarbonyl; Molybdäncarbonyl.	Sehr giftig, wird inhaliert. Schwindelgefühl, Übelbefinden, nach 12 bis 24 Stunden ohne neue Carbonyleinatmung Dyspnoe mit Fieber und blutigem Auswurf, Verwirrungszustände, Erregung, meistens Tod. Bei Vergiftungen mit Eisencarbonyl weniger nervöse Symptome, mehr Leberdegeneration.	Eisencarbonyl als Zusatz zum Automobilbenzin.
Chlor, Cl, gelbgrünes, stechend riechendes, die Schleimhäute angreifendes Gas, entsteht durch Elektrolyse aus Chloriden.	Chlorkalk $CaOCl_2$; Kohlenoxychlorid (Phosgen) $COCl_2$; Chlorkohlenstoff $=$ Chlormethyl CH_3Cl; Tetrachlorkohlenstoff CCl_4; Chloräthyl C_2H_5Cl; Chloralhydrat $CCl_3CH(OH)_2$; Chloroform $CHCl_3$; Chlorbenzol C_6H_5Cl; Chlorwasserstoff s. Salzsäure HCl; Kaliumchlorat $KClO_3$; Königswasser $3\,HCl + HNO_3$; Kochsalz $=$ Natriumchlorid NaCl; Eau de Javelle $=$ unterchlorige Säure HClO.	Reizwirkung auf Auge, Nase, Rachen-Mundschleimhaut (Speichelsekretion gesteigert). Entzündung der Luftröhre, Lungenblutungen, Husten, Stimmritzenkrampf, Atemnot, plötzlicher Tod. Lokal: Handschweiße nach Chlorkalk, Brennen, Stechen, Knötchen- und Blasenbildung der Haut.	In Färbereien (Bleichereien), In der Farbenindustrie, der Heilmittelfabrikation, in Zündholzfabriken, Patronenfabriken, Papierfabriken, Verzinnungsanstalten, in der Kochsalzelektrolyse, beim Chlorkalktransport, beim Ätzdruckverfahren, bei der Desinfektion und Sterilisierung.
Tetrachlormethan (*Tetrachlorkohlenstoff*), CCl_4; *Benzinoform*, $C \cdot Cl_4$, eine aromatisch riechende, wasserhelle Flüssigkeit, aus Chloroform und Chlor hergestellt.		Infolge Einatmung der Dämpfe Kopfschmerzen, Husten, Übelkeit, Benommenheit, Anästhesie. Bei chronischer Vergiftung Leberschwellung mit Ikterus; Hautreizungen.	Lösungs- und Extraktionsmittel für Gummi. Putzmittel. Zur Verdünnung von Teerölen, zum Imprägnieren von Pelzen und zum Füllen von Handfeuerlöschapparaten.
Tetrachloräthan (*Acetylentetrachlorid*), C_2H_2Cl, wasserhelle Flüssigkeit.		Die eingeatmeten Dämpfe erzeugen Kopfschmerzen, Übelkeit, Magenverstimmung, Parästhesien, Reizung der Atmungswege. Bei län-	Zur Herstellung unverbrennlicher Filme, bei der Verarbeitung mancher Celluloselacke, in der Flugzeugindustrie.

Bezeichnung	Verbindungen	Vergiftungserscheinungen	Vorkommen
		gerer Einwirkung Magendarmsymptome, Ikterus, Leberatrophie, nervöse Störungen, periphere Lähmung.	
Trichloräthylen („Tri"), C_2HCl_3 farblose Flüssigkeit.		Leicht narkotische Wirkungen; Schwindelgefühl, eingenommener Kopf, Empfindungsstörungen im Trigeminusgebiet mit Fehlen der Nasen- und Hornhautreflexe des Geruchs und Geschmacks, Sehnervenatrophie.	Bei Anwendung als Lösungs- u. Extraktionsmittel, Fleckputz-, Entfettungsmittel.
Chrom, Cr, entsteht durch Reduktion mit Aluminiumpulver (Goldschmidt-Verfahren) ein dem Eisen ähnliches, sehr hartes Metall.	Chromsaures Kali K_2CrO_4; doppelchromsaures Kali $K_2Cr_2O_7$; Natriumchromat $Na_2CrO_4 + 10\,H_2O$; Chromgrün $2Cr_2O_3 \cdot 3\,H_2O$.	Nur die Chromate haben gewerbehygienische Bedeutung. Akute Vergiftungen: Entzündung der Conjunctiven, anfangs gelbrote, später blaugrüne Verfärbung der geschwollenen, ulcerierten Mundschleimhaut. Blaugraues bis gelbes Erbrechen, heftige Leibschmerzen, dünne blutige Stühle. Puls fadenförmig, Harn spärlich eiweißhaltig. Chronische Vergiftungen: Erkrankungen der Respirations- und Digestionsorgane. Geschwürsbildungen (Perforationen der Nasenscheidewand, ohne Störung des Geruchssinnes). Braunfärbung der Cornea, Nierenschädigungen, sehr schmerzhafte Chromatgeschwüre (Chromlöcher) der äußeren Haut an Stellen, wo vorher kleine Verletzungen waren. Nierenschädigungen: Oligurie, Stickstoffretentionen, tiefe Atmung, rasches Versagen der Herzkraft, fibrilläre Zuckungen der Skelett-	In Färbereien, Zeugdruckereien in der Zündholzindustrie, Glasindustrie, Photographie, in galvanischen Betrieben, in Anilinfabriken, Glasfabriken, Gerbereien, bei Malern, bei Näherinnen, beim Oxydieren von Anthracen, beim Bleichen des Palmöles, beim Reinigen von Holzessig und Alkohol.

		muskulatur,bluthaltiges Erbrechen, Fehlen von Blutdrucksteigerung, Ödem, Kopfschmerzen.	
Cyanverbindungen: Cyannatrium, CNa; Cyankali, KCN, entstehen aus Stickstoff, Kohle, Kalium bzw. Natrium in der Schmelze, sind weiße Salze, sehr giftig.	Cyangas $=$ Dicyan $(CN)_2$; Ferrocyankalium $=$ gelbes Blutlaugensalz $K_4Fe(CN)_6$; Cyanwasserstoff $=$ Blausäure HCN; Ferricyankali $=$ rotes Blutlaugensalz $K_3F(CN)_6$.	Wirkungen auch durch die intakte Haut. Akute Vergiftungen: Schwindel, Kopfschmerz, Blutandrang nach dem Kopf. Beklemmung auf der Brust. Herzklopfen. Gefühl von Zusammenschnürung des Halses, Kratzen und Trockenheit und Erbrechen. Bei erhaltenem Bewußtsein erschwerte keuchende Atmung. Danach Krampfstadium mit kalter, schweißiger Haut, Krämpfen und unfreiwilligem Urinabgang bei Bewußtseinsstörungen, dann Aussetzen der Atmung, verlangsamte Herztätigkeit, bläuliche Verfärbung der Haut und Schleimhäute, Erniedrigung der Körperwärme. Akute Vergiftung: Bei Einatmung großer Dosen von Bleisäure tritt sogleich das asphyktische Stadium auf. Erweiterung der Pupillen, Bewußtlosigkeit, bläuliche Verfärbung der Haut und der Schleimhäute, Blutungen, Tod. Chronische Vergiftungen (vielfach angezweifelt): Kopfschmerzen, Schwindelgefühl, Unsicherheit des Ganges, Übelkeit, Appetitlosigkeit, Störungen der Magen- und Darmtätigkeit, Schrittverlangsamung, Sensibilitätsstörungen, Albuminurie.	In Metallwarenfabriken, bei manchen Härteverfahren in Galvanisierungsanstalten in der photographischen Industrie, in Gerbereien, in Gasanstalten, bei Kammerjägern; bei Entwesungen von Gebäuden usw.
Diazomethan, CH_2NH_2, sehr flüchtiges, gelbes Gas.		Akute Vergiftung: Starke Kopfschmerzen, körperliche Niedergeschlagenheit, schwere Verände-	In chemischen Fabriken zu Methylierungen aller Art.

Bezeichnung	Verbindungen	Vergiftungserscheinungen	Vorkommen
Dimethylsulfat $(CH_3)_2SO_4$, farblose, ölige Flüssigkeit.		rungen der Lunge, sonstige Wirkungen wie Methylsulfat. Starke Ätzwirkung auf Haut- und Schleimhäute, Brandwunden. Schmerzen im Rachen und innerhalb der Brusthöhle, Heiserkeit, zerfallene Schleimhaut und Aspiration der Zerfallsprodukte in das Lungengebiet, Augentränen, Entzündung der Bindehaut, Bildung von Ätzschorf und Ödem, Lichtscheu, auch parenchymatöse Hornhauttrübung, Koma, Konvulsionen, Lähmungen und tödlicher Ausgang.	In der chemischen Industrie zur Methylierung, besonders in der Riechstoffindustrie.
Eisen, Fe, kein gewerbliches Gift.	Eisensalze, giftig lediglich diejenigen, die Arsen als Verunreinigung enthalten.	Eisensalze sind Ätzgifte, wie alle Schwermetalle.	Erzeugung und Verarbeitung des Eisens in Hochöfenbetrieben.
Erdöl, Rohpetroleum, eine schwer bewegliche, mehr oder weniger gefärbte Flüssigkeit. Rohöl tritt aus Bohrlöchern infolge von Gasdruck entweder spontan zutage oder es wird mittels Pumpen gefördert. Es wird in 3 Fraktionen zerlegt.	A. Die Benzine bis 150⁰. B. Leuchtöl bis 300⁰. C. Über 300⁰ Rückstände flüssiger Heizstoffe: 1. Paraffin; 2. Schmieröl; 3. Vaseline. Rückstände des Benzins: Petrolnaphtha, Petroläther, gereinigtes Benzin, Ligrin.	Akute Vergiftung: Schreien, Taumeln, lang andauernder Schlaf ohne Erinnerung an das Vorangegangene. In schweren Fällen Bewußtlosigkeit, blaue Verfärbung des Gesichts, starrer Blick und verengte Pupillen, kaum fühlbarer Puls, Asphyxie. Chronische Vergiftung: Benommenheit, Reizung der Nasenschleimhaut, Entzündung der Haut, Akne.	In chemischen Fabriken, in Handschuhwäschereien, bei Möbelpolierern, in Petroleumfabriken, beim Hantieren mit Rohparaffin als Kraftquelle für Motoren und Beleuchtung.
Fluor, F, ein schwach gelbgrünes Gas von stechendem Geruch, äußerst reaktionsfähig. Herstellung durch Elektrolyse von Fluorwasserstoff.	Fluorwasserstoff H_2F_2; Kryolit AlF_6Na_3; Fluorcalcium CaF_2.	Reizung der Mundschleimhaut, der Augen. Auf der Haut Geschwüre, heftige Reizung der Augenlider, Blasenbildung der Haut, Schnupfen, Bronchialkatarrh mit krampfhaftem Husten und Eiterung unter den Fingernägeln.	Zu Desinfektionszwecken, besonders im Brauereigewerbe. Siliciumfluoride als Grundlage zu säurefestem Anstrich. In der Landwirtschaft als Mittel gegen Parasiten, in Glasätzereien, in Superphosphatfabriken, in Laborato-

			rien für Tonindustrie, in Düngerfabriken, beim Bleichen und Entkieseln von Stahlrohr, bei der Gewinnung von Antimonfluoriden, Ersatz für Brechweinstein in Färbereien; Gewinnung von Aluminium.
Formaldehyd, HCHO, gasförmig intensiv riechende Dämpfe entwickelnd. 40 % Formaldehyd in wäßriger Lösung ist Formalin.		Intensive Reizung der Haut und Schleimhäute, Dermatitiden, Ekzeme, Nagelveränderungen.	In der Teerfarbenindustrie, beim Konservieren und Härten menschlicher und tierischer Präparate, in Kleisterfabriken; bei Kleisterverwendung.
Gold, Au, metallisch ungiftig.			
Jod, J, schwarze Kristalle, die einen violetten Dampf bilden, wird aus Jodnatrium mit Braunstein- u. Schwefelsäure hergestellt oder auch aus Jodnatrium und Chlor.	Jodmethyl CH_3J; Jodoform CHJ_3.	Bräunung und Entzündung der Eintrittsstelle, Schnupfen, Dyspnoe, Asthma, Kopfschmerzen, Schwindel, Glottisödem, Albuminurie, Hämoglobinurie, Hauterkrankungen, braunes Erbrechen, Doppelsehen, nervöse Erscheinungen, oft Psychosen.	In Fabriken photographischer und pharmazeutischer Artikel.
Kobalt, Co, als Begleiter des Nickels, grausilber-glänzendes Metall.	Speiskobalt $(CoNiFe)As_2$; Smalte = blaues Kobaltglas.	Schneeberger Lungenkrebs und von den Bronchialdrüsen ausgehendes Lymphosarkom.	In den Schneeberger Bergwerken. Smalte als Malerfarbe.
Kohlenoxyd, CO, farb- und fast geruchloses Gas, entsteht durch Verbrennen von Kohle bei höherer Temperatur und ungenügendem Luftzutritt.	0,5—5 proz. im Kohlendunst; 6—10 proz. im Leuchtgas; Wassergas = Gemisch von ungefähr (schwankend) 41 % Kohlenoxyd, 50 % Wasserstoff, 4 % Kohlensäure, 5 % Stickstoff; Generatorgas = 34 % Kohlenoxyd + 60 % Wasserstoffgas. Andere Verbindungen s. Carbonyle.	(Siehe S. 56.)	(Siehe S. 56.)

Bezeichnung	Verbindungen	Vergiftungserscheinungen	Vorkommen
Kohlensäure, CO_2, farbloses und geruchloses Gas, entsteht bei reichlichem Luftzutritt beim Verbrennen von Kohle, sowie aus den Salzen der Kohlensäure durch stärkere Säuren.	Calciumcarbonat $CaCO_3$.	(Siehe S. 55.)	(Siehe S. 55.)
Kohlenwasserstoffe: Methan, CH_4 (Grubengas); Äthan, C_2H_6; Propan, C_3H_8; Butan, C_4H_{10} usw., farblose Gase, teilweise geruchlos, und frei vorkommend.		Bei Inhalation geringer Gasmengen rauschähnliche Zustände, Kopfdruck, Schwindel. Bei Inhalation mittlerer Gasmengen für längere Zeit: Mattigkeit, Druckgefühl im Kopf, Ohrensausen, Bild schwerer Trunkenheit, Lethargie, Bewußtlosigkeit, retrograde Amnesie oder auch Erregungszustände, Delirien, Muskelzuckungen, klonische Krämpfe, Cyanose, verminderte Atem- und Pulsfrequenz, Erbrechen, Durchfälle, Conjunctivitis, Bronchitis, Dermatitiden mit Neigung zu Hyperkeratosen, Übergang in Carcinom. Plötzliche Einatmung konzentrierter Gasmengen: Bewußtlosigkeit, Tod.	In der Luft der Steinkohlengruben, in der Naphtha- bzw. Petroleumindustrie, in Paraffinraffinerien; im Leuchtgas.
Kupfer, Cu, rosa bis rotbraunes Metall, wird rein durch Elektrolyse gewonnen.	Messing = Kupfer + Zink; Bronze = Zinn + Kupfer.	Durch Kupferdampf (fraglich!): Atembeschwerden, Übelkeit, Erbrechen, Fieber bis 39⁰, Blutdruckerhöhung. Nach Abklingen der akuten Beschwerden Mattigkeit.	In Kupferwalzwerken. Kupfer und Messing geben beim Gelbbrennen Ursache zur Entwicklung der außerordentlich giftigen nitrosen Gase.
Mangan, Mn, silberglänzendes Metall, rein nur in Meteorsteinen, hergestellt kann es	Mangandioxyd = Braunstein MnO_2.	Nervöse Störungen, Kopfschmerzen, Schwindel, Ohnmacht, Schmerzen im Kreuz und in den Beinen, Geh-	In der chemischen Industrie, in Braunsteinbergwerken und Braunsteinmühlen, beim

auch in Oxyden durch Aluminium werden.	störungen, Sensibilitätsstörungen (Ameisenlaufen und Taubheitsgefühl), Sprachstörungen, skandierende Sprache, Schlaflosigkeit, Nachtschweiße, Appetitlosigkeit, Schwäche, Zwangslachen und Zwangsweinen, Herabsetzung der Intelligenz, zuweilen Ödeme, spastisch-paretischer Gang, gesteigerte Sehnenreflexe, Spitzfußstellung, Zittern vom Typ der Paralysis agitans.	Sortieren durch Elektromagnete aus scharf getrocknetem Roherzgemisch, in der Manganstahlfabrik. Manganoxyduloxyd kommt bei der Regeneration des Weldonschlages vor.
Methylalkohol, CH_3OH, farblose, stechend riechende Flüssigkeit (Holzgeist, Carbinol usw.).	Bei Aufnahme in Dampfform: Neigung zu Erbrechen, Kopfweh, Ohrensausen, Muskelschwäche, Schlaflosigkeit, Delirien, Atemnot, zuweilen auch Betäubung, Entzündung des Rachens und der Schleimhaut der Luftwege, bis zu den feinsten Bronchialverzweigungen, schließlich Tod durch Atmungslähmung. Augenbindehautentzündung und schwere Erkrankungen der Netzhaut und des Sehnerven, selbst mit Erblindung durch Opticusatrophie. In chronischen Fällen fettige Degeneration der Leber.	Bei der Bereitung von Firnissen, Lacken, Polituren, zum Denaturieren von Spiritus, zur Darstellung von Teerfarbstoffen und pharmaceutischen Präparaten. Als Lösungsmittel von Anilinfarben, in der Baumwolldruckerei, in Verbindung mit Schellack, zum Bestreichen des Innern der Fässer, in der Tischlerei und Möbelpoliererei.
Methylbromid, CH_3Br, gasförmiger Körper, aromatisch riechend. *Methyljodid*, CH_3J, gelb werdende Flüssigkeit, ätherisch, etwas stechend riechend.	In leichteren Fällen Schwindelgefühl, Kopfschmerz und vorübergehende Benommenheit mit Doppelsehen und Gefühl von Starre der Augenmuskeln. Bei vorübergehendem Erwachen Unruhe und sich steigernde Aufgeregtheit.	In Anilinfarbenfabriken.
Naphthalin, $C_{10}H_8$, weiße Krystalle in beträchtlicher	Hautveränderungen, Kopfschmerzen, Übelkeit, Erbrechen, Schweißaus-	In chemischen Fabriken.

Bezeichnung	Verbindungen	Vergiftungserscheinungen	Vorkommen
Menge in Steinkohlenteer enthalten und wird daraus durch fraktionierte Destillation gewonnen.		bruch, krebsartige Wucherung der Epithelien evtl. reguläre Hautcarcinome, Augenerkrankungen.	
Natrium, Na, weiches, weißes Metall, durch Elektrolyse aus NaCl oder NaOH gewonnen.	Natriumhydroxyd = Ätznatron NaOH; Soda = Natriumcarbonat Na_2CO_3; Kochsalz = Natriumchlorid NaCl; Natriumnitrat = Chilesalpeter $NaNO_3$; Glaubersalz Na_2SO_4.	Durch Ätznatron Verätzung der Augen und leicht zugänglicher Schleimhäute. Bei längerer Einwirkung auch der äußeren Haut. Durch Soda- und Kochsalz ebenfalls Ätzwirkungen, Ekzeme, Nasenscheidewandperforationen, Erkrankungen der Verdauungsorgane.	In der organischen und anorganischen chemischen Technik. Bei Salzmüllern und Verladern in Salzbergwerken, bei Sodaarbeitern und in Heringsalzereien.
Nickel, Ni, ein Metall, das stets mit Kobalt vergesellschaftet ist.	Nickelsalze: Nickelcarbonyl, Nickel selbst ist ungiftig. Durch Nickelcarbonyl Neusilber = Alpaka, Alfenid.	Unbehagen, Atembeschwerden, Nikkelkrätze, Asthma, Cyanose, Verdauungsbeschwerden, blutiges Erbrechen, auch Todesfälle. Ferner Erscheinungen analog dem Gießfieber.	In Metallfabriken und in der Kochgeschirrfabrikation. Bei galvanischen Vernicklungsbädern.
Nitrate, s. Nitrose, Nitrite.			
Nitrobenzol, $C_6H_5NO_2$, eine schwachgelbe, nach bitteren Mandeln riechende Flüssigkeit, wird durch Nitrieren von Benzol mit einem Gemisch von Salpetersäure und Schwefelsäure dargestellt.		1. Akute Vergiftungen: In leichten Fällen Unbehagen, Kopfschmerzen, Schwindelgefühl, Übelkeit, Appetitlosigkeit und Stuhlverhaltung. Brennen auf der Haut und den Schleimhäuten. In schweren Fällen Angstgefühl, Sensibilitätsstörungen, (Kribbeln in den Beinen, pelziges Gefühl an den Fußsohlen), Ohrensausen, Störung der Koordination (taumelnder Gang, lallende Sprache, erhöhte Reflexerregbarkeit, Zuckungen und Krampfzustände, Lähmungserscheinungen, Erbrechen, das ebenso wie die Ausatmungsluft	Teerfarbenindustrie, Sprengstoffabriken, Parfümerien, Seifenfabriken, Arzneimittelfabriken.

Nitroglycerin, $C_3H_5O_3(NO_2)_3$, Glycerintrinitrat, ölige, verdampfbare, farb- und geruchlose Flüssigkeit, bei Stoß oder Schlag heftig explosibel; mit Kieselgur gemischt = Dynamit. Dargestellt aus Glycerin mit einem Gemisch von $HNO_3 + H_2SO_4$.	nach Bittermandelöl riecht, ikterische Hautverfärbung, anfangs vermehrte, dann verminderte Herztätigkeit mit Abnahme der Pulsspannung, Sehstörungen. Das Blut ist zähflüssig braun bis tief dunkel, Abnahme und Formveränderung der Erythrocyten mit Hämoglobinbildung. Tod auch ohne andere Symptome, anschließend an Bewußtlosigkeit. Subakute und chronische Vergiftung: Ikterische Hautfarbe, die allmählich cyanotisch wirkt, mit Hämoglobinbildung allgemeine Mattigkeit, Blutarmut ähnlich der perniziösen Anämie. Im Harn zuweilen Nitrobenzol, evtl. Hämatoporphyrin, auch Eiweiß. Verlauf unter dem Bilde einer schweren Anämie oder dem der akuten gelben Leberatrophie. Bereits wenige Tropfen wirken tödlich und schon die Berührung nitroglycerinhaltiger Produkte kann Vergiftung erzeugen. Akute Vergiftung: Intensiver Kopfschmerz, Benommenheit, leichte Ohnmacht, Schwindel, Brennen im Hals und Magen, Übelkeit, Erbrechen, Kolik, Lähmungserscheinungen an Kopf und Augenmuskeln sowie an den unteren Gliedmaßen. Verlangsamung der Herztätigkeit und der Atmung. Dispnoe, Cyanose, Kälte der Glieder, Conjunctiven gerötet, Rötung des Gesichts.	Herstellung von Sprengmitteln bei Verwendung des Dynamits.

Bezeichnung	Verbindungen	Vergiftungserscheinungen	Vorkommen
		Beim Mengen und Sieben des Dynamits Hautaffektionen: Geschwüre der Fingerspitzen und Nägel, Ekzeme der Interdigitalfalten und Handflächen, Trockenheit und Rissigwerden der Haut.	
		Chronische Vergiftung: Verdauungsstörungen, Zittern, Neuralgie. Nach Explosion des Nitroglycerins bei Einatmung von wenig Gas Zittern, Blutandrang nach dem Kopf, Erbrechen, Kopfschmerzen. Bei Einatmung von viel Gas: Schwindel, Asphyxie, Regungs- und Bewußtlosigkeit, Aussetzen bis schnarchende Atmung, Kälte der Haut, kleiner Puls. Nach weichender Bewußtlosigkeit Mattigkeit, Übelkeit, Erbrechen, Kopfschmerz, intermittierender Puls, evtl. Tod.	
Tetranitromethan.		Reizung der oberflächlichen Schleimhäute mit Schnupfen und Bronchialkatarrh. Schon nach kurzdauernder Inhalation schwere Reizung des Lungengewebes mit Bronchopneumonie, Lungenödem, Kopfschmerzen, Schlafsucht, Anämie, Pulsverlangsamung.	Als Verunreinigung des Trinitrotoluols in der Munitionsindustrie.
Nitrose Gase, niedere Oxydationsstufen des Stickstoffs, die nebeneinander auftreten.	Stickoxyd; Stickstoffdioxyd; Stickstofftrioxyd; rote rauchende Salpetersäure HNO_3.	Blässe, Reizerscheinungen der Luftwege, die bei der Einatmung nicht stark zu sein brauchen, aber einige Stunden später unter zunehmender Atemnot durch Lungenödem zum Tode führen. Gefühl von Zusammen-	In Metallbeizereien und Brennereien, in Prägeanstalten, bei der Galvanotechnik, bei der Nitrierarbeit in chemischen und Sprengstoffabriken, in Celluloidfabriken, bei

		schnürung in der Kehle, krampfartiger Husten, Beklemmung auf der Brust, Atemnot, Angstgefühle, kalter Schweiß im Gesicht, hervorquellende Augen, schnappende Sprache, krampfartige Hustenanfälle, bläuliche Verfärbung des Gesichts, Kälte der Gliedmaßen, Bewußtsein anfangs klar, mit Erschwerung der Atmung getrübt, Schädigung der Zähne (nur bei chronischer Einwirkung). Harn spärlich, Blutfarbstoff und Eiweiß enthaltend, braun gefärbt. Tod durch Lungenödem. In ganz schweren Fällen wird Methämoglobin beobachtet.	der Schwefelsäurefabrikation, der Herstellung von Pikrinsäure, Anilinfarben, Nitrocellulose, Nitropapier, Nitrostärke, Dynamitspренggelatine, Nitromannit, Nitromelasse, Nitrogummi usw. Bei der Salzsäurefabrikation und Lagerung, als Bleichmittel in der Hutmacherei, in Kupferstechereien, bei Radierern (Ätzen der Platte), in Färbereien und Druckereien (Ätzen und Beizen).
Osmium, Os, kompakt bläulichweißer Metallglanz.	Osmiumtetraoxyd.	Osmiumsäure entwickelt Dämpfe, die die Augen und Nasenschleimhaut ätzen und schwärzen.	Draht für Glühlampen; Beize und Fixierungsmittel.
Oxalsäure, $H_2C_2O_4$, schwache, organische Säure, große wasserhelle Krystalle bildend, wird durch Erhitzen von Zucker od. anderen Kohlenhydraten — Sägespänen, Cellulose — mit HNO_3 in Form des Calciumoxalats gewonnen.		Opalescierende oder bläuliche Verfärbung und Brüchigwerden der Nägel, Ätzwirkung auf der Schleimhaut der Speiseröhre, des Magens und Darms, Herzschwäche, Zuckungen und Krämpfe.	In der Färberei in chemischen Waschanstalten (Rost und Tintenflecke), bei der Strohhutfabrikation u. der Strohhutflechterei.
Ozon, O_3, aktiver Sauerstoff; mittels der ultravioletten Strahlen einer Quecksilberlampe wird in der Luft Ozon erzeugt.		Reizung der Atmungsorgane und Augen, starke Müdigkeit.	In elektrischen Versuchslaboratorien und dort, wo viele elektrischeFunken auftreten.

Bezeichnung	Verbindungen	Vergiftungserscheinungen	Vorkommen
Paraphenylendiamin, $C_6H_4(NH_2)_2$ wird durch Reduktion von Paranitralin oder Amidoazobenzolerhalten (Ursol), ist ein Zwischenprodukt zur Teerfarbenherstellung.		Nervöse Störungen, Schlaflosigkeit, Mattigkeit, epileptiforme Anfälle, Lichtscheu, Asthma.	Haarfärbemittel, Pelzfärberei.
Phenylhydrazin, $C_6H_5NH \cdot NH_2$ gelbliche bis braune, ölige Flüssigkeit, scharf riechend.		Hartnäckiger bläschenförmiger Ausschlag auf der Haut, Jucken und Brennen, Diarrhoen, Appetitlosigkeit. Körnige Degeneration der Blutkörperchen, Methämoglobinbildung, allgemeines Krankheitsgefühl.	Zwischenprodukt bei der Darstellung des Antipyrins. Fabrikation organischer Verbindungen.
Phenol, C_6H_5OH, weiße, krystallinische Masse, bei der trockenen Destillation von Steinkohle gewonnen.	Kresole, Lysol und seine Derivate.	Ätzung der Haut, die bei größter Ausdehnung zu schweren inneren Schädigungen führen kann. Degenerationserscheinungen im Blut und an den inneren Organen. Nephritis, Gangrän, Ikterus, Kollaps.	In Färbereien, Zeugdruckereien, bei der Rußbereitung in Fabriken. Beim Imprägnieren von Holz und Teer und Teerölen, in der Verbandstoffindustrie.
Phosgen, $COCl_2$, entsteht unter Einwirkung von Sonnenlicht aus Chlor und Kohlenoxyd. Zerfällt mit Wasser in CO_2 + 2HCl, beim Einatmen stark reizend. Ist bei normaler Temperatur ein farbloses Gas von heftigem, erstickendem Geruch, sehr leicht komprimierbar.		Nur in akuter Form beobachtet. Die ersten Krankheitserscheinungen erst nach vielen Stunden. Durch die bei der Zersetzung des Gases in der Lunge entstehende Salzsäure Zerstörung des Lungengewebes, Erschwerung der Atmung, Lungenlähmung und Lungenödem. Häufig tödlicher Ausgang beobachtet.	Darstellung und Verwendung zur Herstellung organischer Verbindungen. Als Kriegsgift (Bomben unter altem Eisen) und Ausgangsmaterial in der Farbstofftechnik.
Phosphor, P, weißer Phosphor aus Knochen, die vorher geglüht destilliert werden. Roter Phosphor durch Erhitzen	Phosphorbronze (90 % Kupfer + 9 % Zinn + 0,75 % Phosphor); Superphosphat $Ca_3PO_4)_2$; Phosphorwasser-	(Siehe S. 64.)	(Siehe S. 65.)

von weißem Phosphor bei Luftabschluß auf 240—250°, unter Einfluß des Lichtes. Weißer Phosphor sehr giftig, roter ungiftig.	stoff PH_3; Thomasschlacke $4\,CaO(P_2O_5)$.		
Phosphorsesquisulfid, graugelbe geruch- und geschmacklose Masse.	Tetraphosphortrisulfid P_4S_3; Tetraphosphorheptasulfid P_4S_7; Phosphorpentasulfid.	Reizung der Schleimhäute, insbesondere Conjunctivitis durch Staub beim Mahlen und Sieben der Schmelze.	In chemischen Fabriken, Herstellung der ungiftigen Phosphorstreichhölzer.
Phosphorwasserstoff, PH_3, farbloses, widerlich riechendes Gas, sehr giftig. Kommt auch in fester (P_4H_2 oder $P_{12}H_6$) und flüssiger (P_2H_4) Form vor.		Druckgefühl in der Brust, in brennende, stechende Schmerzen ausartend. Eingenommensein des Kopfes, Schwindel, Ohrensausen, allgemeine Schwäche. Appetitlosigkeit und starkes Durstgefühl, Tod ohne Konvulsionen durch Einwirkung auf das Blut.	BeiderPhosphorgewinnung,der Herstellung von rotem Phosphor und Phosphorsesquisulfid. Bei der Zersetzung von phosphorhaltigem Ferrosilicium unter der Einwirkung von Feuchtigkeit. Bei der Herstellung von Acetylen und Calciumcarbid, das mit Phosphorcalcium verunreinigt ist.
Pikrinsäure, $C_6H_2OH(NO_2)_3$, in reinem Zustande blaßgelbe, bitter schmeckende Flüssigkeit, Metallblätter bildend.		Vergiftungen selten, Hautjucken, Hautentzündungen, bläschenförmiger Hautausschlag, Gelbfärbung der Hautdecke und der Augenbindehaut. Entzündungen der Mund, schleimhaut, bitterer Geschmack- Verdauungsstörungen und Schmerzen in der Magengrube, Brechneigung, Schwindel, Durchfall und Gelbsucht. Beim Eindringen von Staub in die Nase Niesen und Schnupfen.	In chemischen Fabriken, Färbereien, Sprengstoff und Pulverfabrikation, Füllwerkstätten.
Pyridin, C_6H_5N, farblose, intensiv und charakteristisch riechende Flüssigkeit, ist enthalten im Stein- und	Pyridinbasen.	Katarrhe der Schleimhäute, Heiserkeit und Kratzen und Würgen im Halse, Kopfweh und Schwindelgefühl. Erschlaffung und Zittern in	Verwendung in Werkstätten der Holzbearbeitung. Bei der Vergolderei, für Denaturierung des Spiritus.

Bezeichnung	Verbindungen	Vergiftungserscheinungen	Vorkommen
Braunkohlenteer und im Knochenöl.		den Gliedern, Erschwerung der Atmung. Konvulsivische Zuckungen, Ekzeme der Hände.	
Quecksilber, Hg, wird hergestellt, indem Zinnober im Ofen geröstet wird, silberglänzende, sehr schwere Flüssigkeit von großer Oberflächenspannung.	Mercurochlorür $HgCl$ = Kalomel; Quecksilberchlorid = Sublimat $HgCl_2$; Quecksilberjodür HgJ; Quecksilberoxydul Hg_2O; Mercuronitrat $HgNO_3$; Mercurosulfat Hg_2SO_4; Quecksilberjodid HgJ_2; rotes Quecksilberoxyd HgO; Mercurinitrat $Hg(NO_3)_2$; Mercurisulfat $HgSO_4$; Quecksilbersulfid HgS; Rhodanquecksilber $HgSlN$; Knallquecksilber.	(Siehe S. 65.)	(Siehe S. 66.)
Salpetersäure, HNO_3, hergestellt durch Oxydation von Ammoniak, starke Säure, die beim Stehen an der Luft Dämpfe entwickelt; energisches Oxydationsmittel.	Salpetersaures Baryt $Ba(NO_3)_2$; salpetersaures Ammoniak NH_4NO_3; salpetersaures Blei $Pb(NO_3)_2$; salpetersaures Eisen $Fe(NO_3)_2$; salpetersaures Quecksilber $HgNO_3$; salpetersaures Silber $AgNO_3$; Amylnitrit; Nitriersäure = konz. H_2SO_4 + HNO_3; Cellulosetrinitrat = Schießbaumwolle; salpetersaures Calcium $Ca(NO_3)_2$ = Norgesalpeter; Kollodiumbaumwolle; salpetersaures Natrium $NaNO_3$ = Chilesalpeter; salpetersaures Kalium KNO_3 = Indischer Salpeter.	Akute: gelbliche Verfärbung der Mundschleimhaut und des Erbrochenen, Harn- und Stuhlverhaltung, Verätzungen, Erkrankungen der Atmungsorgane (Glottis und Lungenödem), nach Amylnitrit Blutandrang zum Kopf, Herzbeschleunigung.	Bei Gürtlern, Gelbbrennern, Arbeitern der chemischen Industrie, in Sprengfabriken, Färbereien, Zündholzfabriken, Hutfabriken. Bei Arbeitern, die Horn färben, beim Ätzen und Amalgamieren von Metallen, in Bronze und Messingfabriken, in der organischen Industrie zum Nitrieren.

Salzsäure, HCl, Chlorwasserstoff, gewonnen durch Zersetzung von Chlornatrium mit konz. Schwefelsäure.	Chlorsaure Salze (keine Fabrikgifte).	Akute gewerbliche Vergiftungen selten. Auf der äußeren Haut keine Verschorfungen, im Rachen pseudodiphtherische Veränderungen, braungrünes Erbrechen, Aufsteigen weißer Nebel aus dem Munde, Bindehautkatarrh, Schnupfen, Kehlkopfkatarrh, Luftröhrenkatarrh, Stumpfwerden der Zähne, heftige Rötung und Sekretion aus allen sichtbaren Schleimhäuten mit nachfolgender Nekrose der Nase.	Bei den Sodafabriken, bei Transportarbeitern, in Emaillieranstalten, beim Löten in der chemischen Industrie, bei der Fabrikation künstlichen Düngers, in der Kattundruckerei, beim Karbonisieren der Stoffe, in der Kautschukindustrie, beim Metallbeizen mit konzentrierter Salzsäure.
Schwefel, S, kommt in mehreren Modifikationen vor, sehr verbreitet in der Natur in Verbindung mit Metallen.	Schwefelwasserstoff H_2S; schweflige Säure H_2SO_3; Schwefelsäure H_2SO_4; Schwefeldioxyd SO_2; Schwefeltrioxyd SO_3; Gips $CaSO_4 + 2H_2O$.	Reizwirkung auf die Augen, Tränenfluß, Lichtscheu.	Schießpulver und Zündholzfabriken, Pharmazeutische Industrie und chemische Industrie.
Schwefelsäure, H_2SO_4, Herstellung aus Schwefeldioxyd mittels des Kontakt- oder Bleikammerverfahrens.	Saure Sulfate; Neutralsulfate.	Ätzung bei Aufnahme per 05 Verschorfung der Mundschleimhaut, kaffeesatzartiges Erbrechen, Schmerzen, Krämpfe, Speichelfluß, kalter Schweiß, Auftreibung des Leibes, Peritonitis, Geschwüre im Magen und Zwölffingerdarm, Schadhaftwerden der Zähne, entzündliche Erkrankung der Atmungsorgane (akute und chronische Katarrhe), Lungenentzündung. Somnolenz und auch Tod.	Bei den Arbeitern der Superphosphat-, Ammoniumsulphat- und Tonerdesulphatindustrie. In den Farbstoffindustrie, in Brennstoffwerken, in der Petroleumraffinerie und zur Reinigung von Ölen, bei Metallbeizern, in der Zuckerfabrikation, in den Lagern von Sodarückständen, die Calcium enthalten.
Schwefelchlorür, S_2Cl_2, dickliche, bräunliche, erstickend riechende und an der Luft rauchende ölige Flüssigkeit.		Beim Einatmen der Dämpfe Erbrechen, Erstickungsgefahr.	Lösungsmittel für Fette, in der Kautschuk- u. Patentgummiindustrie.
Schwefelkohlenstoff, CS_2, entsteht durch Überleiten von		(Siehe S. 70.)	(Siehe S. 71.)

Bezeichnung	Verbindungen	Vergiftungserscheinungen	Vorkommen
Schwefeldämpfen über glühende Kohlen. Er ist ein widerlich riechendes Gas.			
Schwefelwasserstoff, H_2S, entsteht durch Einwirkung von Säuren auf Metallsulfide, ist ein farbloses, widerlich riechendes, sehr giftiges Gas.		Akute Vergiftung: häufig nur Conjunctivitis in weniger stürmischen Fällen, Magenbeschwerden, Übelsein, faulig riechendes Aufstoßen, Reizung und Entzündung der Augenbindehaut, selten Anätzung der Hornhaut. Bläschenbildung an den Lippen, Hustenreiz, Kopfschmerz und Schwindel, in schweren Fällen Verengerung der Pupillen, Verlangsamung des Pulses, Cheyne-Stokessche Atmung, Prismus und Tetanus. Bei sehr starkem Gehalt der Luft an Schwefelwasserstoff Bewußtlosigkeit und Tod ohne Krämpfe. (Apoplektische Form.) Chronische Vergiftung: Bindehautkatarrh, Druckgefühl im Kopf und auf der Brust, Kopfschmerzen, Abgeschlagenheit, Schwindel, Übelkeit, Verdauungsstörungen, fahles Aussehen, Abmagerung, Verlangsamung des Pulses, Neigung zur Furunkelbildung.	Chemische Industrie, Metallfabrikation, Zündholzfabriken, Salz- und Schwefelsäureindustrie, Gaswerke, Bergwerke, Gerbereien, Leimsiedereien, Zuckerfabrikation, Bierbrauereien, bei der Kanalarbeit und bei der Teerdestillation; Kunstseidefabrikation.
Schweflige Säure, H_2SO_3, wässerige Lösung von Schwefeloxyd, $SO_2 \cdot SO_2$, entsteht beim Rösten von Metallsulfiden an der Luft.	Saures Kaliumsulfit $KHSO_3$ und neutrales Kaliumsulfit K_2SO_3.	Erkrankungen der Atmungsorgane, Schädigung der Zähne, Augenentzündungen. Verätzungen der Haut und Schleimhäute, Bronchialkatarrh, blutiger Auswurf, Lungenentzündung, Verdauungsstörungen.	Bei Arbeitern in Bleikammern (Lötern und Monteuren) in Lebensmittelfabriken, in Zuckerfabriken, Alaunfabriken, Holzstoffabriken, bei Arbeitern in Sulfatfabriken, Petroleumfabriken, Konser-

			venfabriken, beim Bleichen von Wolle und Seide, von Strohhüten und Borsten, beim Schwefeln des Hopfens und der Fässer, bei Feuerungsanlagen.
Silber, Ag, aus den silberhaltigen Erzen durch Schmelzen mit Blei oder durch den Amalgamierungsprozeß oder durch die Bindung aus Erzen, die Silbersulfid enthalten; Nebenprodukt der Bleihütten.	Silberoxyd Ag_2O; Silberchlorid AgCl; Silberbromid AgBr; Silberjodid AgJ; Silbercyanid AgCN; Silbernitrat $AgNO_3$ (Argentum nitricum); Silbersulfid Ag_2S.	Akute Vergiftungen: durch argentum nitricum, weiße Schorfe im Munde, Schmerzen im Magen, Erbrechen heller Massen, die sich am Licht schwärzen. Lungenödem. Beim Einbringen von Silbersplittern in die Haut lokale Argyrie, von da aus gelegentlich Verschleppung von Silberalbuminat auf dem Lymphwege. Allgemeine Argyrie: Graue Verfärbung der Lippen, Augenbindehäute, Lider, dann des übrigen Gesichts, der Mundhöhle, des Nackens und des Halses, Stärke der Schwärzung der Haut ist proportional der Dünne der Haut und Intensität der Belichtung. Ausfallserscheinungen nicht sicher auf Silberwirkung zurückzuführen.	In Metallfabriken, Spiegelfabrikation, Sprengstoffindustrie, in der Photographie.
Teer, entsteht als Nebenprodukt bei der Leuchtgasbereitung, eine dunkle, schwerflüssige Masse.		Hauterkrankungen „Teerkrätze“, Carcinome, besonders am Scrotum; in seltenen Fällen bei Resorption Bewußtlosigkeit, epileptiforme Krämpfe, kleiner, schneller Puls. Bei Einwirkung auf größere Hautpartien Appetitlosigkeit, Brechneigung, Durchfälle, Kopfschmerz, Harnstörungen (Ischurie, Strangurie), auch Albuminurie (Ödeme).	In der Farbstoffindustrie und in photographischen Betrieben, Rohteer besonders bei Straßenarbeitern, Bauarbeitern, in Düngerfabriken, Holzimprägnierungsanstalten, Dachpappenfabrikation, in Anilin- und Tuchfärbereien, bei der Leuchtgasfabrikation.

Bezeichnung	Verbindungen	Vergiftungserscheinungen	Vorkommen
Terpentinöl, $C_{10}H_{16}$, wird durch Destillation des aus Nadelhölzern ausfließenden Harzes erhalten.		Augenreizungen, Kopfweh, Schwindel, Übelkeit, Pulsbeschleunigung, im Harn Blutcylinder, Eiweiß, Veilchengeruch, zuweilen Idiosynkrasie. Reizung der Nase und der oberen Luftwege. Luftröhrenkatarrh, starke Hautreizungen.	Bei Malern und in chemischen Fabriken, bei Wolldruck, als Reinigungsmittel in verschiedenen Betrieben, Lösungsmittel für Harze und Fette. Campherdarstellung.
Uran, U, ohne gewerbliche Schädigung.	Uranpecherz $(UO_6)(UPb_2)_3$.	Schädigung durch Radiumwirkung (??).	
Vanadium, V, metallisch unschädlich.	Vanadiumpentoxyd V_2O_5; Vanadiumchlorid VCl_2; Vanadiumtrioxyd V_2O_3.	Durch Staubeinatmung bei der Herstellung der Verbindungen entsteht Anämie, Lungenbluten, trockener Krampfhusten, Übelkeit, Appetitlosigkeit, Verstopfung abwechselnd mit Durchfall, Nephritis, nervöse Erscheinungen, Erblindung.	Die Verbindungen als Entwickler in der Photographie und als Ätzmittel in der Zeugdruckerei, in der Werkzeugstahlindustrie.
Zink, Zn, wird aus Roherzen hergestellt, oft arsenhaltig, ein silberglänzendes Metall.	1. Wasserunlösliche: Zinkoxyd (Zinkweiß), enthält oft Blei bis 2 %, ZnO; Gemenge aus Schwefelzink + Bariumsulfat = Lithopone. 2. Wasserlösliche: Zinksulfat $ZnSO_4$; Chlorzink $ZnCl_2$. 3. Säurelösliche: Zinkcarbonat $ZnCO_3$.	Akute Vergiftungen: Selten Verätzungen der Mundschleimhaut, Speichelfluß, Metallgeschmack, Erbrechen, Durchfall. Gießfieber durch Zinkoxyd (nach mehreren Stunden): Schüttelfrost, Reizung der Schleimhäute und Luftwege, Husten, Erbrechen, Kopfschmerzen, Schweißausbruch, Fieber bis 39⁰.	Gießfieber, bei Messinggießern, beim autogenen Schweißen von verzinkten Kesseln, bei Zinkhüttenarbeitern, meistens mit Bleistörungen kombiniert.
Zinn, Sn, durch Reduktion von Zinnstein mit Kohle.	Zinnsalze: Zinnchlorid $SnCl_2$; Zinnsulfid SnS.	Durch Zinnchlorid Verätzungen.	In Spielwarenfabriken, in der Farbenindustrie, in Färbereien, bei der Bronzeherstellung, Konservenindustrie.

3. Kapitel.
Der Schutz der Berufstätigen.

Bereits im frühen Mittelalter gab es in Deutschland — meist von den Zünften eingeführt — Vorschriften, die dem Schutze der Lehrlinge und Gesellen dienten. An vielen Orten wurde die Arbeitsdauer, die ja im Sommer meist um 5 Uhr morgens, im Winter eine Stunde später begann und bis 7 Uhr abends währte, begrenzt. Für die Krankheitskosten der Gehilfen hatte die Zunftkasse der Meister aufzukommen. Es entstanden schon sehr früh besondere Kranken- und Leichenkassen für Gesellen, z. B. in Frankfurt a. M. für das Bäckergewerbe bereits 1355. — Bei den modernen Maßnahmen, die zum Schutze der Berufstätigen getroffen worden sind, muß zwischen den privaten und den gesetzlichen Institutionen unterschieden werden.

a) Private Fürsorge für die Berufstätigen.

Zahlreiche einsichtsvolle Arbeitgeber haben auch bereits vor der Einführung der sozialen Versicherungsgesetze oder als Ergänzung derselben für die Arbeiter und Angestellten ihrer Betriebe Wohlfahrtseinrichtungen getroffen. Betriebe wie Krupp-Essen u. a. sind auf dem Gebiete der Arbeiterwohnungsfürsorge usw. bahnbrechend vorgegangen. Ebenso sind Alters- und Genesungsheime, Pensionskassen, Erziehungsheime für Arbeiterkinder, Bäder, Konsumvereine usw. gegründet worden. Wenn vielfach seitens der Arbeitnehmer diesen Bestrebungen mit einem gewissen Mißtrauen entgegengekommen wird, so beruht dies auf der Furcht, daß einzelne Arbeitgeber diese Fürsorgeeinrichtungen ausnützen könnten, um die Koalitionsfreiheit in gewisser Weise einzuschränken, bei Ausständen usw. darin eine Waffe hätten, um in wirtschaftlichen Kämpfen gegen ihre Arbeiterschaft vorzugehen, Bedenken, die durch die moderne Gesetzgebung in Deutschland allerdings zumeist beseitigt sind. Trotzdem soll der Nutzen der oft großzügigen privaten Fürsorgebestrebungen, der auch schon vorher zutage getreten ist, nicht unterschätzt werden.

b) Gesetzliche Maßnahmen zum Schutze der Berufstätigen.

Mit der wachsenden Kenntnis der Gefahren, denen die Berufstätigen und besonders die Lohnarbeiter bei der Ausübung ihrer beruflichen Tätigkeit ausgesetzt sind, machte sich auch die Notwendigkeit geltend, durch geeignete Maßnahmen auf die Einschränkung der gesundheitlichen Schädigungen hinzuwirken. Da weder die Bemühungen einsichtsvoller Arbeitgeber noch auch die Arbeiter es vermochten, ohne gesetzliche Maßnahmen etwas Ersprießliches zu leisten, sind in allen Kulturländern Gesetze eingeführt worden, welche die Berufstätigen gegen Ausbeutung ihrer Arbeitskraft und insbesondere gesundheitliche Gefahren schützen sollen. „Es wäre aber irrtümlich — heißt es bei HERKNER — wollte man annehmen, daß diese Gesetzgebung den Arbeiter vorzugsweise nur gegen den Unternehmer zu verteidigen habe, daß sie dem Arbeiter nur Vorteile oder „Wohltaten", dem Unternehmer nur Schaden brächte. Nicht weniger als den Arbeiter schützt sie auch den Unternehmer. Beide schützt sie gegen die üblen Folgen des freien Wettbewerbs. Sie verhindert den Arbeiter, im Konkurrenzkampf seinen Mitarbeiter zu unterbieten in bezug auf die Regelung der Arbeitszeit, die Entlohnungsweise und die allgemeinen Werkstättenverhältnisse, sie schützt den Arbeiter, der seine Kinder der Schule erhalten und selbst für sie sorgen will, vor demjenigen, der bereit wäre, sie der Fabrik anzubieten und deshalb mit geringerem Lohn sich begnügen würde. Und wie diese Gesetzgebung den unlauteren Wettbewerb unter den Arbeitern selbst bekämpft, so sucht sie ihn auch auf seiten der Unternehmer zu bekämpfen. Sie gestattet nicht, daß die rücksichtslose, unmenschliche Habgier der einen den guten Willen der anderen lahmlegt, wenn sie eine Verschlechterung der Arbeitsverhältnisse vermeiden oder eine Verbesserung durchführen wollen.

Andererseits können Einschränkungen der Kinder- und Frauenarbeit in der Übergangszeit nicht allein von dem Unternehmer, sondern auch von manchen Arbeiterfamilien, deren Verhältnisse sich nun einmal auf Grundlage des Kinder- und Frauendienstes entwickelt haben, empfindliche Opfer fordern. Man sollte sich deshalb hüten, den Arbeiterschutz — wie es so häufig geschieht — lediglich aus dem Gesichtswinkel einer Wohltat, welche dem Arbeiter erwiesen wird, zu beurteilen. Er ist vielmehr in wichtigen Beziehungen eine im Interesse der ganzen Nation unternommene Reform, deren Lasten allein nicht auf die Unternehmer, sondern unter Umständen in noch empfindlicherer Weise auf den Arbeiter selbst fallen."

1. **Aus der Geschichte des Arbeiterschutzes.** Die moderne Arbeiterschutzgesetzgebung hat ihren Ursprung in England, wo die moderne industrielle Entwicklung ihren ersten Aufschwung genommen hat. Bereits im Jahre 1802 wurde auf Veranlassung des älteren ROBERT PEEL ein Arbeiterschutzgesetz erlassen, nach dem die armen Kinder in den Familien nicht mehr länger als 12 Stunden und nicht nachts beschäftigt werden durften. Im Jahre 1819 veranlaßte ROBERT OWEN ein Gesetz, das die Beschäftigung von Kindern in Baumwollfabriken unter 9 Jahren ganz verbot und die Arbeitszeit für Kinder von 9 bis 16 Jahren auf 12 Stunden täglich festsetzte. 1833 wurde die Gewerbeaufsicht in England eingeführt und 1847 wurde die englische Arbeiterschutzgesetzgebung weiter ausgebaut. In Deutschland widmete bereits 1818 der preußische Kultusminister VON ALTENSTEIN dem Elend der Fabrikkinder in Westdeutschland seine Aufmerksamkeit, aber erst 1839 wurde durch ein Regulativ des Staatsministeriums die Arbeit für Kinder unter 9 Jahren verboten und für Jugendliche bis zu 16 Jahren eine 10stündige Höchstarbeitszeit, sowie das Verbot von Nacht- und Sonntagsarbeit festgesetzt. 1847 wurden „Lokalkommissionen" als Überwachungsinstanzen eingesetzt. Durch Gesetz vom 16. Mai 1853 wurden die ersten Gewerbeinspektoren eingeführt und für Düsseldorf, Arnsberg, Aachen ernannt; 1878 endlich wurde die obligatorische Fabrikinspektion eingeführt. Der Kinderschutz wurde in den fünfziger

Jahren in Preußen, Bayern, späterhin in Sachsen und Württemberg durch entsprechende Bestimmungen eingeführt, 1869 wurde die Gewerbeordnung des Norddeutschen Bundes erlassen, welche auch den Arbeitgeber verpflichtete, für die Arbeiterhygiene und die Sicherheit des Betriebes zu sorgen. Nach der Errichtung des Deutschen Reiches im Jahre 1871 galt diese Gewerbeordnung auch für das ganze Deutsche Reich und gewährte überall den Arbeitern die Koalitionsfreiheit. Auf BISMARCKS Veranlassung begann dann die Aera der sozialen Versicherungsgesetzgebung, die durch eine Botschaft WILHELMS I. angekündigt wurde. Es wurde 1883 das Krankenversicherungsgesetz, 1884 das Unfallversicherungsgesetz für die Industrie, 1889 das Gesetz betreffend die Invaliditäts- und Altersversicherung erlassen, Gesetze, die noch durch weitere Sondergesetze ergänzt wurden. Unter dem Ministerium von BERLEPSCH von 1890—1896 wurde 1891 die Novelle zur Reichsgewerbeordnung erlassen, welche die 24stündige Sonntagsruhe in der Industrie, den 11-Stundentag für weibliche erwachsene Arbeiter, den 10-Stundentag und das Nachtarbeitsverbot für jugendliche Arbeiter, das vollständige Beschäftigungsverbot für Kinder bis zum 14. Jahre und weitere Gesundheits- und Arbeiterschutzbestimmungen mehr brachte. In den darauf folgenden Dezennien bis zum Kriege erfolgte in mehr oder weniger großen Intervallen ein weiterer Ausbau des Arbeiterschutzes. Durch den Ausbruch des Krieges trat zunächst ein Rückschlag ein; die Arbeit der Frauen und Jugendlichen wurde von vielen der gesetzlichen Beschränkungen befreit und nahm ganz erheblich zu. Andererseits erfolgte 1915 das Nachtbackverbot, 1917 die Einführung des 7-Uhr-Ladenschlusses, ferner wurde die Wochenhilfe, die Arbeitslosenfürsorge usw. ausgebaut. Nach der Revolution im Jahre 1918 erfolgte dann eine weitere Ergänzung der Arbeiterschutzgesetzgebung, auf die im folgenden Kapitel noch ausführlich eingegangen wird.

In Deutschland beruht die Arbeiterschutzgesetzgebung hauptsächlich auf der *Reichsgewerbeordnung* mit Abänderungen vom 1. Juli 1891, 26. Juli 1900, 28. Dezember 1908 und 27. Dezember 1911.

2. **Arbeitsräume und Betriebseinrichtungen.** *Die wichtigsten Bestimmungen, die sich auf die Arbeitsräume beziehen, sind folgende:*

Die Gewerbeunternehmer sind verpflichtet, die *Arbeitsräume, Betriebsvorrichtungen, Maschinen und Gerätschaften* so einzurichten und zu unterhalten und den Betrieb so zu regeln, daß die Arbeiter gegen Gefahren für Leben und Gesundheit soweit geschützt sind, wie es die Natur des Betriebes gestattet.

Insbesondere ist für genügendes *Licht*, ausreichenden *Luftraum* und *Luftwechsel, Beseitigung* des bei dem Betriebe entstehenden *Staubes*, der dabei entwickelten *Dünste* und *Gase*, sowie der dabei entstehenden *Abfälle* Sorge zu tragen.

Ebenso sind diejenigen *Vorrichtungen* herzustellen, welche zum *Schutze der Arbeiter* gegen gefährliche Berührungen mit *Maschinen* oder *Maschinenteilen* oder gegen andere in der Natur der Betriebsstätte oder des Betriebes liegende Gefahren, namentlich auch gegen

7*

die Gefahren, welche aus Fabrikbränden erwachsen können, erforderlich sind.

Endlich sind diejenigen Vorschriften über die Ordnung des Betriebes und das Verhalten der Arbeiter zu erlassen, welche zur *Sicherung* eines *gefahrlosen Betriebes* erforderlich sind (§ 120a).

In Anlagen, deren Betrieb es mit sich bringt, daß die Arbeiter sich umkleiden und nach der Arbeit sich reinigen müssen, sollen ausreichende, nach Geschlechtern getrennte *Ankleide- und Waschräume* vorhanden sein.

Die *Bedürfnisanstalten* müssen so eingerichtet sein, daß sie für die Zahl der Arbeiter ausreichen, den Anforderungen der Gesundheitspflege entsprechen und daß ihre Benutzung ohne Verletzung von Sitte und Anstand erfolgen kann (§ 120b).

Gewerbeunternehmer, welche Arbeiter unter 18 Jahren beschäftigen, sind verpflichtet, bei der Einrichtung der Betriebsstätte und bei der Regelung des Betriebes diejenigen besonderen Rücksichten auf Gesundheit und Sittlichkeit zu nehmen, welche durch das Halten dieser Arbeiter geboten sind (§ 120c).

Die zuständigen Polizeibehörden sind befugt, im Wege der Verfügung für einzelne Anlagen die Ausführung derjenigen Maßnahmen anzuordnen, welche zur Durchführung der in den §§ 120a—120c enthaltenen Grundsätze erforderlich und nach der Beschaffenheit der Anlage ausführbar erscheinen. Sie können anordnen, daß den Arbeitern zur Einnahme von Mahlzeiten außerhalb der Arbeitsräume angemessene, in der kalten Jahreszeit geheizte Räume unentgeltlich zur Verfügung gestellt werden (§ 120d).

Durch Beschluß der Reichsregierung, deren Verordnung der Zustimmung des Reichsrats bedarf, können Vorschriften darüber erlassen werden, welchen Anforderungen in *bestimmten Arten von Anlagen* zur Durchführung der in den eben zitierten §§ 120a, 120c enthaltenen Grundsätze zu genügen ist.

Von dieser Befugnis hat der Bundesrat durch Erlaß von Verordnungen für gewisse Betriebe, z. B. Bleihütten usw., Gebrauch gemacht.

3. **Arbeitszeit.** Eine Reihe von weiteren Bestimmungen der Reichsgewerbeordnung betr. die *Arbeitszeit*.

Bereits vor dem Kriege gab der § 120e und f dem Bundesrat das Recht, für gesundheitsgefährdende Industrien die tägliche Arbeitsdauer und die Pausen vorzuschreiben und ermächtigte auch die Zentrallandessowie die Polizeibehörden, entsprechende Verfügungen zu erlassen. Es wurden aber Beschränkungen nur für bestimmte Verrichtungen in Bleihütten, Bleifarben- und Bleizuckerfabriken, Blei- und Zinkhütten, Akkumulatorenfabriken, Buchdruckereien und Schriftgießereien, Maler- und Anstreicherbetriebe, Thomasschlacken- und Getreidemühlen, Steinbrüche und Steinhauereibetriebe, Betriebe zum Vulkanisieren von Gummiwaren usw., Gast- und Schankwirtschaften, Zigarren- und Zichorienfabriken, Bäckereien und Konditoreien, ferner in der Großeisenindustrie eingeführt. Auch im Bergbaugesetz vom Jahre 1905 ist eine Beschränkung der Arbeitszeit auf 6 Stunden für Betriebspunkte mit mehr als 28° C vorgesehen.

Während nach der Revolution Ende 1918 die achtstündige Arbeitszeit für gewerbliche Arbeiter durchgeführt wurde, ließ die Verordnung der Reichsregierung vom 21. Dezember 1923 unter grundsätzlicher Anerkennung des Achtstundentages doch eine Verlängerung der Arbeitszeit durch Tarifvertrag und auf Grund behördlicher Genehmigung durch die Gewerbeaufsicht bis zu 10 Stunden zu und sah auch weitere Ausnahmen bei Notstandsarbeiten, Arbeitsbereitschaft usw. vor. Diese Verordnung, ebenso auch das Gesetz vom 14. April 1927 über die Arbeitszeit, sieht im § 7 vor, daß „eine Überschreitung der werktäglichen Arbeitszeit von 8 Stunden für Arbeiter, die unter besonderen Gefahren für Leben oder Gesundheit arbeiten, insbesondere für Arbeiter im Steinkohlenbergbau unter Tage sowie für Arbeiter, die in außergewöhnlichem Grade der Einwirkung von Hitze, giftigen Stoffen, Staub u. dgl. oder der Gefährdung durch Sprengstoffe ausgesetzt sind, nur zulässig ist, wenn die Überschreitung aus Gründen des Gemeinwohls dringend erforderlich ist oder wenn sie sich in langjähriger Übung als unbedenklich erwiesen hat und eine halbe Stunde nicht übersteigt". Es ist durch Verordnung des RAMin. für eine Reihe von Betrieben (Kokereien, Metall- und Glashütten, Schleifereien usw., auf die im speziellen Teil noch hingewiesen wird) diese Bestimmung bereits in Kraft getreten.

Zum Arbeiten an *Sonn- und Festtagen* können die Gewerbetreibenden den Arbeiter nicht verpflichten (§ 105a).

Die den Arbeitern zu gewährende Ruhe hat mindestens für jeden Sonn- und Festtag 24, für zwei aufeinanderfolgende Sonn- und Festtage 36, für das Weihnachts-, Oster- und Pfingstfest 44 Stunden zu dauern (§ 105b).

Im Betriebe von Bergwerken, Salinen, Aufbereitungsanstalten, Brüchen, Gruben, Hüttenwerken, Fabriken, Werkstätten, Zimmerplätzen, Werften, Ziegeleien, Bauten dürfen Arbeiter an Sonn- und Festtagen nicht beschäftigt werden.

Der § 105c—f GO. regelt die zulässigen Ausnahmen der Sonntagsarbeit; er gestattet die Arbeit in Notfällen oder im öffentlichen Interesse, bei gesetzlich vorgeschriebener Inventur, zur Bewachung, Reinigung und Instandhaltung von Betriebsanlagen, zur Verhütung des Verderbens von Rohstoffen usw., ferner enthält er Bestimmungen über Arbeit in Gasanstalten, Hüttenwerken usw. und über die Befugnis der Gewerbeaufsichtsämter, Ausnahmen zu gestatten.

Über *Arbeitspausen* für erwachsene männliche Arbeiter bestehen — abgesehen von einigen besonders gefährlichen Beschäftigungen — keine Vorschriften; für Arbeiterinnen und Jugendliche Arbeiter s. S. 103ff. Eine definitive Regelung der Arbeitszeit soll durch das in Vorbereitung befindliche Arbeitsschutzgesetz erfolgen.

Durch die „Verordnung über die Regelung der Arbeitszeit der *Angestellten* vom 18. März 1919" ist den Angestellten innerhalb der Arbeitszeit — falls diese mehr als 6 Stunden beträgt — eine mindestens halbstündige Pause zu gewähren. Fällt das Ende der Arbeitszeit in die Zeit nach 4 Uhr nachmittags, so muß die Pause für die Angestellten, die ihre

Hauptmahlzeit außerhalb des die Arbeitsstätte enthaltenden Gebäudes einnehmen, auf mindestens anderthalbe Stunde verlängert werden. Nach Beendigung der täglichen Arbeitszeit ist den Angestellten eine ununterbrochene Ruhezeit von mindestens 11 Stunden zu gewähren. — Der § 105 RGO. Abs. 2 und 3 (s. oben) gilt auch für alle Angestellten im Sinne der Verordnung, soweit er nicht durch die „Verordnung über Sonntagsruhe im Handelsgewerbe und in Apotheken vom 5. Febr. 1919" ersetzt ist. Statt des § 105b RGO. tritt folgende Bestimmung in Kraft: Im Handelsgewerbe dürfen Gehilfen, Lehrlinge und Arbeiter an Sonn- und Festtagen nicht beschäftigt werden. Die Polizeibehörde kann für 6 Sonn- und Festtage, die höhere Verwaltungsbehörde für weitere 4 Sonn- und Festtage im Jahre, an denen besondere Verhältnisse einen erweiterten Geschäftsverkehr erforderlich machen, für alle oder für einzelne Geschäftszweige eine Beschäftigung bis zu 8 Stunden, jedoch nicht über 6 Uhr abends hinaus, zulassen und die Beschäftigungsstunden unter Berücksichtigung der für den öffentlichen Gottesdienst bestimmten Zeit festsetzen. Für das Speditions- und das Schiffsmaklergewerbe sowie für andere Gewerbebetriebe, soweit es sich um Abfertigung und Expedition von Gütern handelt, kann die höhere Verwaltungsbehörde eine Beschäftigung bis zu 2 Stunden zulassen. —

4. Der Schutz der minderjährigen und weiblichen Arbeiter. a) Kinder. Für die gesetzliche Regelung kommt der § 135 I und II der Gewerbeordnung und das Gesetz, betr. Kinderarbeit in gewerblichen Betrieben vom 30. März 1903/31. Juli 1925 in Betracht. Nach dem Kinderschutzgesetz und der RGO. dürfen Kinder unter 13 Jahren in fabrikmäßigen Betrieben, d. h. Anlagen, die 10 Personen und mehr beschäftigen, ferner in Konfektionswerkstätten, Zigarrenfabriken, auf Bauten usw. nicht beschäftigt werden. Die nachstehende Tabelle (von BENDER zusammengestellt), gibt eine Übersicht über die gesetzliche Beschränkung der Kinderarbeit.

Das Gesetz von 1903/1925 unterscheidet zwischen „eigenen" und „fremden" Kindern. Als Kinder gelten Knaben und Mädchen unter 13 Jahren, ferner solche über 13 Jahre, die noch volksschulpflichtig sind. Als „eigene" Kinder gelten solche, die mit dem Beschäftigungsgeber bzw. dessen Ehefrau bis zum dritten Grade verwandt, an Kindesstatt angenommen oder bevormundet sind, oder die ihm in Fürsorgeerziehung überwiesen sind und seinem Hausstand angehören, alle anderen Kinder gelten als „fremde" Kinder. Durch Bundesratsbestimmungen ist die Beschäftigung von Kindern unter 14 Jahren in Glashütten (vor den Öfen), Schleifereien, Walz- und Hammerwerken verboten. Schulentlassene *Kinder unter 14 Jahren* dürfen nicht über 6 Stunden beschäftigt werden.

In Preußen wird durch die Ausführungsbestimmungen zum Gesetz von 1913/25 die Aufsicht durch Ortspolizei, Gewerbeaufsicht und Jugendamt ausgeübt.

Durch das geplante Arbeitsschutzgesetz soll auch die Kinderarbeit neu geregelt werden, besonders eine größere Mitwirkung der Jugendämter durchgeführt werden.

Tabelle 27.

Art der Beschäftigung	Fremde Kinder	Eigene Kinder
In Werkstätten, im Handelsgewerbe und Verkehrsgewerbe	**Verboten ist die Beschäftigung:** 1. von Kindern unter 12 Jahren; 2. länger als 3 Stunden (in Ferien 4 Stunden); 3. zwischen 8 Uhr abends und 8 Uhr morgens; 4. vor dem Vormittagsunterricht; 5. an Sonn- und Festtagen. **Geboten ist:** 6. Mittagspause von 2 Stunden; 7. nachmittags 1 Stunde Pause nach dem Unterricht.	1. von Kindern unter 10 Jahren in jedem Falle; 2. von Kindern unter 12 Jahren, sofern sie für Dritte arbeiten; 3. zwischen 8 Uhr abends und 8 Uhr morgens; 4. vor dem Vormittagsunterricht; 5. an Sonn- und Festtagen. **Geboten ist:** 6. Mittagspause von 2 Stunden; 7. nachmittags 1 Stunde Pause nach dem Unterricht.
Austragen von Waren; Botengänge	**Verboten ist die Beschäftigung:** 1. von Kindern unter 12 Jahren; 2. länger als 3 Stunden (in Ferien 4 Stunden); 3. zwischen 8 Uhr abends und 8 Uhr morgens; 4. vor dem Vormittagsunterricht. **Geboten ist:** 5. Mittagspause von 2 Stunden; 6. nachmittags 1 Stunde Pause nach dem Unterricht; 7. an Sonn- und Festtagen die Beschränkung der Beschäftigung auf 2 Stunden in der Zeit von 8 bis 1 Uhr. Während des Hauptgottesdienstes sowie $^1/_2$ Stunde vorher ist sie verboten.	1. Kinder unter 12 Jahren dürfen nicht für Dritte arbeiten; 2. für Kinder über 12 Jahren, die für Dritte arbeiten, gelten nebenstehende Vorschriften 2 bis 7; 3. im übrigen bei Beschäftigung für die Eltern in deren eigenem und selbständigen Gewerbebetriebe keine Beschränkung.
In Gast- u. Schankwirtschaften (einschließlich Abfüllen von Getränken, Bedienen der Gäste, Lampenputzen, Reinigungsarbeiten, Kegelaufsetzen usw.)	**Verboten ist die Beschäftigung:** 1. von Kindern unter 12 Jahren; 2. zwischen 8 Uhr abends und 8 Uhr morgens; 3. vor dem Vormittagsunterricht; 4. von Mädchen zum Bedienen der Gäste; 5. länger als 3 Stunden (in Ferien 4 Stunden); 6. an Sonn- und Festtagen. **Geboten ist:** 7. Mittagspause von 2 Stunden; 8. nachmittags 1 Stunde Pause nach dem Unterricht.	**Verboten ist die Beschäftigung:** 1. von Kindern unter 12 Jahren; 2. zwischen 8 Uhr abends und 8 Uhr morgens; 3. vor dem Vormittagsunterricht; 4. von Mädchen zum Bedienen der Gäste. **Geboten ist:** 5. Mittagspause von 2 Stunden; 6. nachmittags 1 Stunde Pause nach dem Unterricht.
Bei öffentlichen theatralischen Vorstellungen und Schaustellungen und öffentlichen und nichtöffentlichen Filmaufnahmen	**Verboten ist die Beschäftigung:** sofern nicht ein höheres Interesse der Kunst und Wissenschaft obwaltet. Für Ausnahmen ist in jedem Fall Genehmigung des Landrats bzw. der Polizeibehörde erforderlich.	

b) Jugendliche Arbeiter (14—16 Jahre). Junge Leute zwischen 14 und 16 Jahren dürfen in Fabriken nicht länger als 10 Stunden (normal 8 Stunden) beschäftigt werden (§ 135 RGO.). *Die Arbeitsstunden der jugendlichen Arbeiter* dürfen nicht vor 6 Uhr morgens beginnen und nicht über 8 Uhr abends dauern. Zwischen den Arbeitsstunden müssen an jedem Arbeitstage Pausen gewährt werden. Für jugendliche Arbeiter, welche nur 4—6 Stunden täglich beschäftigt werden, muß die Pause mindestens eine Viertelstunde betragen, bei

6—8 Stunden eine halbe oder zwei viertel Stunden, bei mehr als 8 Stunden eine einstündige Mittagspause und je eine halbstündige Pause am Vor- und Nachmittag, wenn die ununterbrochene Arbeitszeit 4 Stunden überschreiten würde.

Während der Pausen darf den jugendlichen Arbeitern eine Beschäftigung in dem Fabrikbetrieb überhaupt nicht und der Aufenthalt in den Arbeitsräumen nur dann gestattet werden, wenn in denselben diejenigen Teile des Betriebs, in welchem jugendliche Arbeiter beschäftigt sind, für die Zeit der Pause völlig eingestellt werden, oder wenn der Aufenthalt im Freien nicht tunlich ist oder andere geeignete Aufenthaltsräume ohne unverhältnismäßige Schwierigkeiten nicht beschafft werden können. An Sonn- und Feiertagen dürfen jugendliche Arbeiter nicht beschäftigt werden.

Die Pausen können nach den Ausführungsbestimmungen des RAM. vom 29. April 1927 durch Ausnahmebewilligung der Gewerbeaufsichtsbehörden verkürzt werden, wenn die Belange der Gesamtarbeiterschaft (große Entfernungen der Wohnungen usw.) es als besonders wünschenswert erscheinen lassen, wenn die Beschäftigung verhältnismäßig leicht und nicht gesundheitsgefährdend ist, wenn hygienisch einwandfreie Arbeitsräume und ein genügender — im Winter erwärmter — Aufenthaltsraum für die Mittagspause vorhanden ist. Ein Erlaß des preußischen Handelsministers vom 24. Mai 1924 enthält hierüber nähere Bestimmungen.

Nach Beendigung der Arbeitszeit ist eine ununterbrochene Ruhezeit von 11 Stunden zu gewähren.

Auch in einzelnen nicht fabrikmäßigen Betrieben findet eine Beschränkung der Arbeitszeit statt, so z. B. ist in Getreidemühlen und Bäckereien die Beschäftigung von abends $8^1/_2$ bis morgens $5^1/_2$ Uhr untersagt.

Die *Bestimmungen für Lehrlinge* enthalten die §§ 126ff. RGO. In denselben wird der Arbeitgeber verpflichtet, für geeignete Ausbildung, Besuch der Fortbildungs- und Fachschule zu sorgen; zu häuslichen Dienstleistungen dürfen Lehrlinge, welche im Hause der Lehrherren weder Kost noch Wohnung erhalten, nicht herangezogen werden.

Die Beschäftigung der jugendlichen Arbeiter ist in einzelnen gesundheitsgefährdenden Abteilungen bzw. überhaupt verboten in Akkumulatorenfabriken, Alkalichromat- und Bleifarben- und Bleiproduktenfabriken, Bleihütten, Buchdruckereien und Schriftgießereien, Glashütten, Hechelräumen, Rohzuckerfabriken und Zuckerraffinerien, Roßhaarspinnereien, Steinbrüchen und Steinhauereien, Zichorienfabriken, Ziegeleien und Zinnhütten.

c) **Junge Leute unter 18. Jahren.** Die Arbeit dieser Kategorie von Arbeitern regelt der § 120c (s. S. 100). Hiernach sind Arbeiten in gesundheitsschädlichen Temperaturen, Kälte, Staub, Rauch usw., Tragen schwerer Lasten usw. verboten. Bundesratsverfügungen verbieten die Beschäftigung junger Leute unter 16 bzw. 18 Jahren in bestimmten Abteilungen der Bleifarben- und Bleiproduktenfabriken (Arbeit in Oxydierkammern, Verpacken), Malerei-

und Anstreicherbetrieben (Anreiben von Bleifarben), Vulkanisieranstalten, und Fabriken zur Herstellung von Präservativs und Pessarien, Thomasschlackenmühlen (Klopfen der Säcke, in Packräumen). Zulässig ist die Beschäftigung in Glashütten und in Walz- und Hammerwerken nur auf genauer ärztlicher Untersuchung.

d) **Weibliche Arbeiter.** In Fabrikbetrieben, d. h. Betrieben mit mindestens 10 Arbeitern, ferner in Konfektionswerkstätten, Ziegeleien, Steinbrüchen, Bergwerken, Aufbereitungsanstalten, Zimmerplätzen, Werften, Tabakfabriken (auch wenn in den zuletzt aufgezählten 8 Betrieben weniger als 10 Arbeiter beschäftigt sind) dürfen *Arbeiterinnen* nicht zwischen 8 Uhr abends und 6 Uhr morgens, sowie am Sonnabend und Vortagen von Festtagen nicht nach 5 Uhr nachmittags beschäftigt werden. Die Dauer der Beschäftigung darf 10 Stunden (normal 8 Stunden), an den Vorabenden der Sonn- und Feiertage 8 Stunden nicht überschreiten. Nach der Verordnung über die Regelung der Arbeitszeit gewerblicher Arbeiter vom 23. November 1918/17. Dezember 1918 werden die Pausen für Arbeiterinnen so geregelt, daß Arbeiterinnen über 16 Jahre in zwei- und mehrschichtigen Betrieben bis 10 Uhr abends beschäftigt werden können, wenn ihnen nach Beendigung der Arbeitszeit eine ununterbrochene Ruhezeit von 16 Stunden gewährt wird. In diesen Fällen können an Stelle der einstündigen Mittagspause eine halbstündige oder zwei viertelstündige Pausen treten, die auf die Dauer der Arbeitszeit anzurechnen sind. Arbeiterinnen und jugendlichen Arbeitern, die höchstens 4 Stunden täglich beschäftigt werden, braucht keine Pause gewährt zu werden; bei einer Arbeitszeit von mehr als 4, aber weniger als 6 Stunden ist eine viertelstündige Pause, bei mehr als 6, aber weniger als 8 Stunden eine halbstündige bzw. zwei viertelstündige Pausen vorgesehen. Bei einer Arbeitszeit von mehr als 8 Stunden muß zwischen den Arbeitsstunden mindestens eine einstündige Mittagspause gewährt werden. Nach Beendigung der täglichen Arbeitszeit ist eine ununterbrochene Ruhezeit von mindestens 11 Stunden zu gewähren. Arbeiterinnen, welche ein Hauswesen zu besorgen haben, sind auf ihren Antrag ein halbe Stunde vor der Mittagspause zu entlassen, sofern diese nicht mindestens $1\frac{1}{2}$ Stunde beträgt. Arbeiterinnen dürfen nicht in Kokereien und nicht zum Transport von Materialien bei Bauten aller Arten verwendet werden (§ 137 RGO.). Ausnahmen werden leider nach dem obenerwähnten Erlaß des preußischen Handelsministers in weitem Umfange gewährt.

Dem Schutz der schwangeren Frauen dient neben den Bestimmungen der RVO. (s. S. 111) das Gesetz betreffend die Beschäftigung der Frauen vor und nach der Niederkunft vom 16. Juli 1927/29. Oktober 1927. Es gilt für die Beschäftigung von weiblichen Arbeitnehmern, die der Krankenversicherungspflicht unterliegen. Nicht unter das Gesetz fällt die Beschäftigung in Land- und Forstwirtschaft nebst Nebenbetrieben (in diesen nur insoweit, als weniger als 3 Arbeitnehmer beschäftigt werden) und Hauswirtschaft. Für diese besteht nur der Anspruch auf Wochenhilfe der RVO. (s. S. 112). Schwangere können die Arbeitsleistung verweigern, wenn sie durch ärztliches Attest nachweisen, daß sie voraussichtlich binnen 6 Wochen niederkommen. Verboten ist die Beschäftigung innerhalb von 6 Wochen nach der Niederkunft, auch noch weitere 6 Wochen auf Grund ärztlichen Zeugnisses. Stillpausen sind für stillende Mütter während 6 Monaten nach der Niederkunft bis zu zweimal täglich einer halben oder einmal einer Stunde zu gewähren. Ferner besteht ein Kündigungsverbot 6 Wochen vor und 6 Wochen nach der Niederkunft, abgesehen von einem wichtigen, mit der Schwangerschaft nicht zusammenhängendem Grunde.

Neben diesen allgemeinen Bestimmungen hat der Bundesrat die Beschäftigung von weiblichen Arbeitern (ebenso wie von Jugendlichen, s. d.) in verschiedenen Betrieben entweder vollständig oder nur in gewissen besonders gesundheitsschädlichen Abteilungen verboten: z. B. in Akkumulatoren-, Alkalichromatbleifarbenfabriken, Blei-, Zink-, Glashütten, Steinbrüchen und Steinhauereien, Thomasschlackenmühlen, Ziegeleien, Zucker- und Zichorienfabriken.

e) **Sonstige Schutzbestimmungen.** Die Schutzbestimmungen der RGO. beziehen sich ferner auch auf den *Arbeitslohn*, nicht etwa auf die Höhe oder auf Festsetzung von Mindestlöhnen, sondern vielmehr auf die Lohnzahlung, um den Berufstätigen gegen Übervorteilung zu schützen. Es ist den Arbeitgebern nach § 115 RGO. nicht gestattet, die Arbeiter durch Waren usw. zu entlohnen; für Lebensmittel, Wohnung, Heizung, Beleuchtung usw. dürfen die Gewerbetreibenden nur die Selbstkostenpreise bzw. im Höchstfall die ortsüblichen, vorher vereinbarten Preise berechnen.

Für die Heimarbeit ist der § 137a RGO. von Bedeutung; er verbietet die Zuweisung von Hausarbeit seitens der Unternehmer an gewerblich tätige Jugendliche oder weibliche Arbeiter, wenn diese bereits die gesetzlich zulässige Höchstzeit im Betrieb beschäftigt sind; ist dies nicht der Fall, so darf Hausarbeit nur insoweit übertragen werden, als dadurch das Höchstmaß der gesetzlich erlaubten Tätigkeit nicht überschritten wird.

Weitere Schutzbestimmungen enthält das *Hausarbeitgesetz* vom 27. Juni 1923. Es gilt für Werkstätten, in denen 1. jemand ausschließlich zu seiner Familie gehörige Personen beschäftigt, 2. eine oder mehrere Personen gewerbliche Arbeit verrichten, ohne von einem den Werkstattbetrieb leitenden Arbeitgeber beschäftigt zu sein. Werkstätten, in denen nur für den persönlichen Bedarf des Bestellers gearbeitet wird oder fremde Personen auf Grund eines Arbeitsvertrages beschäftigt werden, fallen nicht unter das Gesetz. Als Werkstätten gelten auch Schlaf-, Wohn- und Kochräume, wenn darin gewerbliche Arbeit verrichtet wird. In den Räumen, in denen Arbeit ausgegeben oder abgenommen wird, sind Lohnverzeichnisse auszulegen oder aufzuhängen; ferner sind den Hausarbeitern Lohnbücher oder Arbeitszettel auszuhändigen, in denen Art und Umfang der Arbeit und die dafür festgesetzten Entgelte enthalten sind. Der Schutz der Arbeiter wird im § 6 ähnlich wie im § 120a RGO. geregelt. Bezüglich der Herstellung von Nahrungs- und Genußmitteln kann die Polizeibehörde die erforderlichen Anordnungen treffen. So werden z. B. für die Heimarbeit in der Tabakindustrie durch Verordnung des Bundesrats vom 17. November 1913 10 cbm Luftraum pro Person angeordnet und Keller- und Schlafräume als Arbeitsräume verboten; eine Verordnung des RAM. vom 21. April 1924 verbietet Trennen, Schneiden und Sortieren von Lumpen; eine weitere vom 29. Juli 1926 die Heimarbeit in der Süß-, Back- und Teigwarenindustrie; eine andere vom 1. Februar 1921 Anfertigung und Verpackung von Präservativs u. a. m. Gewerbetreibende, die Heimarbeiter beschäftigen, müssen ein Verzeichnis über dieselben, sowie über die Zwischenmeister führen. Die Aufsicht wird von der Polizei und Gewerbeaufsicht ausgeübt. Der Reichsarbeitsminister kann nach Anhörung der Vertretungen der Arbeitnehmer und Arbeitgeber Fachausschüsse einsetzen, die den Abschluß von Tarifabkommen fördern, eventuell Mindestentgelte festsetzen und als Schlichtungsausschüsse wirken sollen.

Endlich ist noch die *obligatorische ärztliche Untersuchung der Arbeiter* als eine wirksame gesetzliche Schutzmaßnahme zu erwähnen. Für eine Reihe von Betrieben, in denen die Arbeiter besonderen Gesundheitsschädigungen ausgesetzt sind, ist vor Aufnahme der betreffenden Tätigkeit eine ärztliche Untersuchung *aller Arbeiter* vorgeschrieben, so z. B. in Bleifarben-, Akkumulatorenfabriken, Bleihütten, Alkalichromatfabriken, Quecksilberspiegelbeleganstalten, Thomasschlackenmühlen, Preßluft u. a. m.; für *jugendliche Arbeiter*: in Steinkohlen-, Zink-, Bleierzbergwerken, Walz- und Hammerwerken, Zink- und Glashütten usw. Neben der einmaligen Untersuchung vor der Einstellung ist auch eine *periodische ärztliche Untersuchung* der Arbeiter durch Bundesratsverfügungen auf Grund der §§ 120e und 139a RGO. in einer Reihe von Betrieben angeordnet, z. B. in Akkumulatoren-, Bleifarben-, Alkalichromatfabriken, Zink- und Bleihütten, Vulkanisieranstalten, Thomasschlackenmühlen, Preßluft usw. Das Ergebnis der Untersuchungen ist in Kontrollbüchern zu vermerken. Außer diesen gesetzlich vorgeschriebenen ärztlichen Untersuchungen, die meist durch von der oberen Verwaltungsbehörde dazu ermächtigte Ärzte, auszuführen sind, haben zahlreiche Werke, besonders in der chemischen Großindustrie, eine ärztliche Überwachung ihrer Arbeiter durch eigene Fabrikärzte eingeführt. Ein weiterer Ausbau der ärztlichen Überwachung erscheint besonders im Hinblick auf die Vorbeugung von Gewerbekrankheiten usw. dringend erforderlich, wie ja überhaupt die Mitarbeit von Ärzten, die auf dem Gebiete der Gewerbehygiene geschult sind, sich immer mehr als notwendig erwiesen hat.

Das *Betriebsrätegesetz* vom Jahre 1920 ordnet in seinen §§ 66 und 78 eine Mitwirkung der Betriebs- bzw. Arbeiter- und Angestelltenräte — abgesehen von wichtigen wirtschaftlichen Funktionen — auch in hygienischer Regelung an. Es heißt dort, daß der Betriebsrat usw. auf die Bekämpfung der Unfall- und Gesundheitsgefahren im Betriebe zu achten, die Gewerbeaufsichtsbeamten und die sonstigen in Betracht kommenden Stellen bei dieser Bekämpfung durch Anregungen, Beratung und Auskunft zu unterstützen sowie auf die Durchführung der gewerbepolizeilichen Bestimmungen und der Unfallverhütungsvorschriften hinzuwirken habe. Diese Paragraphen können eine hygienisch außerordentlich wertvolle Mitarbeit der Arbeiterschaft zur Folge haben, vorausgesetzt, daß durch eine entsprechende Vorbildung die Mitglieder der Betriebsräte in der Lage sind, ihre Aufgaben zu erfüllen.

c) Die praktische Durchführung der Schutzgesetze.

1. Staatliche Aufsicht. Die Überwachung der Durchführung der gesetzlichen Bestimmungen liegt in den Händen der ordentlichen Polizeibehörden und der staatlichen Aufsichtsbeamten (§ 139b RGO.). Die Aufgabe der Gewerbeaufsichtsbeamten besteht darin, über die Regelung der Arbeits- und Betriebsverhältnisse zu wachen, daß die Arbeiter ihren vollen gesetzlichen Schutz genießen und die Umgebung der gewerblichen Betriebe nicht gefährdet wird. Einer besonderen Aufmerksamkeit bedürfen dabei die Anlagen, deren Beaufsichtigung besondere technische Kenntnisse und Erfahrungen voraussetzen, ferner solche Anlagen, deren Betrieb mit besonderen Gefahren für Leben und Gesundheit der Arbeiter oder mit schädigenden und belästigenden Einwirkungen auf die Nachbarschaft verbunden ist. Die Aufsichtsbeamten haben ferner auch auf diejenigen Betriebe besonders zu achten, die eine besonders starke Beanspruchung der Arbeiter durch Nachtschichten, Überstunden usw. und so eine Gesundheitsgefährdung bedingen.

Bei Gesetzwidrigkeiten und Übelständen, die sich bei den Besichtigungen ergeben, haben die Aufsichtsbeamten zunächst durch gütliche Vorstellungen und geeignete Ratschläge Hilfe zu schaffen und — falls dies erfolglos ist — die entsprechende polizeiliche Verfügung zu treffen. Die Gewerbeaufsicht ist — wie sie heute besteht — völlig unzureichend. Zunächst sind zu wenig Beamte vorhanden, so daß ein Teil der Betriebe überhaupt nicht, der größte Teil nur einmal im Jahre besichtigt wird. So wurden im Jahre 1926 im Deutschen Reich 390 859 Besichtigungen ausgeführt, davon in der Nacht 2,5%, an Sonn- und Festtagen 2,4%. Von Betrieben mit 50 und mehr Arbeitern wurden 24 361 mit 5 168 916 Arbeitern und Angestellten (d. h. 76,9% der Betriebe mit 85,9% der Arbeiter) besichtigt; von Betrieben mit 5—49 Arbeitern 40,3% der Betriebe mit 46,3% der Arbeiter, von Betrieben mit 1—4 Arbeitern: 29,6% der Betriebe mit 31,3% der Arbeiter. Von 281 349 Anlagen wurden 243 584 einmal, 243 584 zweimal und 13 277 drei- und mehrmal besichtigt. Schon aus diesen Zahlen geht hervor, daß durch derartige Revisionen eine wirkliche Überwachung der Betriebe nicht erfolgen kann. 1926 waren bei den Landeszentralbehörden, den mittleren Verwaltungsbehörden und den Gewerbeaufsichtsämtern zusammen 705 Gewerbeaufsichtsbeamte tätig, davon waren 164 männliche und 84 weibliche mittlere Gewerbeaufsichtsbeamte tätig, abgesehen von der zu geringen Zahl fehlt es auch an der genügenden Mitarbeit gewerbehygienisch vorgebildeter Ärzte. Da ein Teil der Aufgaben der Gewerbeaufsichtsbeamten hygienischer Natur ist, kann dieser eben nicht völlig durch rein technisch vorgebildete Beamte erfüllt werden. In Bayern, Baden, Württemberg ist man daher schon vor Jahren zur Anstellung von Gewerbeärzten übergegangen, Sachsen hat ebenfalls 1919 einen Landesgewerbearzt, und endlich auch Preußen fünf Gewerbeärzte angestellt, die 1928 auf acht vermehrt worden sind. Eine wirklich durchgreifende Gewerbeaufsicht ist allerdings erst dann zu erwarten, wenn mehr technische und ärztliche Beamte tätig sind, so daß tatsächlich ein ständiger Konnex der Aufsichtsbeamten mit den ihnen unterstellten Betrieben eintritt. Unter den Aufsichtsbeamten befindet sich ein Teil aus dem Arbeiterstande hervorgegangener und weiblicher, die sich mit gutem Erfolge betätigen. Die Überwachung der Betriebe bezüglich der Unfallverhütung liegt neben den staatlichen Aufsichtsbeamten auch den von den Berufsgenossenschaften angestellten technischen Aufsichtsbeamten ob. 1925 waren bei den landwirtschaftlichen Berufsgenossenschaften 84, bei den gewerblichen Berufsgenossenschaften 394 technische Aufsichtsbeamte tätig. Um Widersprüche zwischen den Anordnungen der staatlichen und berufsgenossenschaftlichen Aufsichtsbeamten zu vermeiden, ist durch das Unfallversicherungsgesetz die Zusammenarbeit geregelt worden und vollzieht sich auch im allgemeinen reibungslos.

2. Internationale Vereinbarungen. Die Bemühungen, auf dem Gebiete des Arbeiterschutzes *internationale Vereinbarungen* zu treffen, haben vor dem Kriege bereits schöne Früchte getragen. 1900 wurde die „Internationale Vereinigung für gesetzlichen Arbeiterschutz" gegründet, welche das „Internationale Arbeitsamt" in Basel ins Leben rief, und der die meisten europäischen Staaten angehörten. Infolge einer internationalen Vereinbarung 1906 wurde auch das Verbot des weißen Phosphors in der Zündholzindustrie und das Verbot der gewerblichen Nachtarbeit der Frauen in den angeschlossenen Ländern durchgeführt (Berner Konventionen). Im Herbst 1919 trat die erste Internationale Arbeiterkonferenz in Washington zusammen, die von 40 Staaten (ohne Deutschland) beschickt wurde und Vertragsentwürfe über den Achtstundentag, Frauennachtarbeit, Schutz von Wöchnerinnen und Kindern usw. ausarbeiteten.

Durch den Versailler Friedensvertrag wurde nun im Jahre 1919 das Internationale Arbeitsamt in Genf eingerichtet, das unter Leitung des französischen sozialistischen Politikers Albert Thomas steht. Diese internationale Organisation der Arbeit umfaßt die Internationale Arbeitskonferenz, eine Beschlüsse fassende Konferenz, zu der alle Mitgliedsstaaten zwei Regierungs- und je einen Arbeitgeber- und Arbeitnehmer-Abgeordneten entsenden, ferner als ausführendes Organ das Internationale Arbeitsamt, dessen Verwaltungsrat aus 12 Mitgliedern der verschiedenen Regierungen und je 6 Vertretern der Arbeitgeber und Arbeitnehmer besteht. Die Hauptaufgabe der Konferenz ist es, Beschlüsse über Entwürfe von Übereinkommen und Vorschläge zu fassen, die der internationalen Vereinheitlichung bestimmter Maßnahmen des Arbeitsschutzes dienen. Diese Entschlüsse sollen dann von den einzelnen Mitgliedsstaaten ratifiziert werden, wobei jedoch seitens der internationalen Organisation keinerlei Eingriffe in das Hoheitsrecht der Staaten erfolgen kann. In einer wissenschaftlichen Abteilung ist die Forschungsarbeit über die Fragen der Gewerbehygiene, die Arbeiterschutzgesetzgebung, Arbeitswissenschaft, Sozialgesetzgebung, Unfallverhütung und Gewerbeaufsicht zusammengefaßt. Von großer praktischer Bedeutung sind die Publikationen des Internationalen Arbeitsamts, besonders die „Bibliographie der Gewerbehygiene" (s. S. 384).

d) Die Versicherungsgesetze.

Während die Reichsgewerbeordnung und die anderen eben erwähnten Gesetze den Zweck haben, den Berufstätigen gegen die Gefahren der Berufstätigkeit zu schützen, also vorbeugend wirken, sollen die sozialen Versicherungsgesetze die Versicherten gegen die wirtschaftlichen Folgen von Krankheit, Betriebsunfällen, Invalidität und Alter sicherstellen bzw. die Gesundheitsschädigungen soweit als möglich wieder gut machen. Am 17. November 1881 wurde durch eine kaiserliche Botschaft bekanntgegeben, daß an Stelle der früheren freiwilligen oder privatrechtlichen Leistungen ein öffentlich-rechtlicher, auf staatlicher Versicherung beruhender Anspruch der Arbeiter treten solle. Wenn auch die Motive zu den daraufhin ins Leben gerufenen Gesetzen (Kranken-, Unfall-, Invaliditäts- und Altersversicherungsgesetz) nicht sozialhygienischer Natur waren, vielmehr auf eine Bekämpfung der erstarkenden Sozialdemokratie hinzielten, so haben sie doch zu einer Schöpfung von eminent sozialhygienischer Bedeutung Veranlassung gegeben, deren günstige Wirkungen auf die Volksgesundheit sich mit dem weiteren Ausbau dieser Gesetze immer vergrößerten.

1. Die Krankenversicherung. Nach dem Krankenversicherungsgesetz vom 15. Juni 1883, das im Jahre 1911 durch die Reichsversicherungsordnung umgestaltet und in der Folge durch eine Reihe von nachträglichen Verordnungen ergänzt worden ist, unterliegen der Versicherungspflicht: 1. Arbeiter, Gehilfen, Hausgehilfen, Lehrlinge, 2. Betriebsbeamte, Werkmeister und Angestellte in ähnlicher gehobener Stellung, 3. Handlungsgehilfen und Lehrlinge, sowie Gehilfen une Lehrlinge in Apotheken, 4. Bühnen- und Orchestermitglieder, 5. Lehrer, Erzieher, 5a. Angestellte in Berufen der Erziehung, des Unterrichts, der Fürsorge, der Kranken- und Wohlfahrtspflege, 6. Hausgewerbetreibende, 7. Seeleute und die Besatzung von Fahrzeugen der Binnenschiffahrt; die unter 2 bis 5 und 7 genannten, wenn ihr Entgelt nicht mehr als 3600 $\mathscr{RM}$ im Jahr beträgt. Arbeiter, Gehilfen, Lehrlinge und Dienstboten bleiben ohne Beschränkung der Verdienstgrenze versicherungspflichtig. Die Grenze des jährlichen Gesamteinkommens, bis zu welcher der Beitritt zur freiwilligen Versicherung gestattet ist, wird für das Reichsgebiet auf 3600 $\mathscr{RM}$ festgesetzt. Wer die für seine Versicherungspflicht nach § 165 RVO. maßgebende Verdienstgrenze überschreitet, scheidet erst mit dem ersten Tage des vierten Monats nach Überschreitung der Verdienstgrenze aus der Versicherungspflicht aus. Das gleiche gilt sinngemäß für Hausgewerbetreibende bei Überschreiten der nach § 165 RVO. maßgebenden Einkommensgrenze. Die Versicherung der Hausgewerbetreibenden unterliegt der örtlichen Regelung durch Gemeindestatut nach vorheriger Befragung der Ortskrankenkassen. Die Versicherungsberechtigung ist dagegen bei späterer Fortführung der Versicherung durch frühere Pflichtmitglieder unbegrenzt. Die Träger der Versicherung sind die Krankenkassen (Orts-, Betriebs-, Land-, Innungskrankenkassen und Bezirksknappschaften). Die Arbeitnehmer aller knappschaftlichen Betriebe, in denen Mineralien und ähnliche Stoffe gewonnen werden, und der dazu gehörenden Nebenbetriebe gehören in die Knappschaftsversicherung (Reichsknappschaft). Durch Eintritt in Ersatzkassen (Versicherungsvereine auf Gegenseitigkeit) können Versicherungspflichtige von der Mitgliedschaft bei der zuständigen reichsgesetzlichen Kasse befreit werden. Die Leistungen bestehen in Krankenhilfe, Wochenhilfe, Sterbegeld und Familienhilfe. Die Krankenhilfe wird als Krankenpflege in Form der freien ärztlichen Behandlung, Arzneien und Brillen, Bruchbändern und kleineren Heilmitteln und als Krankengeld vom vierten Tage der Arbeitsunfähigkeit für die Dauer von 26 Wochen in Höhe des halben Grundlohnes gewährt. Das Sterbegeld beträgt mindestens das Zwanzigfache des Grundlohns. Durch die Satzungen können die Regelleistungen — was bei den meisten Krankenkassen auch der Fall ist — beträchtlich erhöht werden. Der Reichsarbeitsminister hat die Möglichkeit, im Falle eines Bedürfnisses die Krankenkassen zu ermächtigen, statt der Krankenpflege oder sonst erforderlicher ärztlicher Behandlung eine bare Leistung zu gewähren. Derartige Bestimmungen müssen dem Reichstag alsbald zur Kenntnis gebracht und auf sein Verlangen wieder aufgehoben werden (§ 370a RVO). Die Wochenhilfe wird durch den § 195a RVO. folgendermaßen geregelt: Weibliche Versicherte, die in den letzten zwei Jahren vor der Niederkunft mindestens zehn Monate hindurch, im letzten Jahre vor der Niederkunft aber mindestens sechs Monate hindurch auf Grund der Reichsversicherung oder bei einer knappschaftlichen Krankenkasse gegen Krankheit versichert gewesen sind, erhalten als Wochenhilfe:

1. Bei der Entbindung oder bei Schwangerschaftsbeschwerden Hebammenhilfe, Arznei oder kleinere Heilmittel sowie ärztliche Behandlung, falls solche bei der Entbindung oder bei Schwangerschaftsbeschwerden erforderlich wird,

2. einen einmaligen Beitrag zu den sonstigen Kosten der Entbindung und bei Schwangerschaftsbeschwerden in Höhe von 10 $\mathscr{RM}$; findet eine Entbindung nicht statt, so ist als Beitrag zu den Kosten bei Schwangerschaftsbeschwerden 6 $\mathscr{RM}$ zu zahlen,

3. ein Wochengeld in Höhe des Krankengeldes, jedoch mindestens 0,50 $\mathscr{RM}$ für vier Wochen vor und sechs zusammenhängende Wochen unmittelbar nach der Niederkunft,

4. solange sie ihre Neugeborenen stillen, ein Stillgeld in Höhe des halben Krankengeldes, jedoch mindestens 0,25 $\mathscr{RM}$ täglich, bis zum Ablauf der zwölften Woche nach der Niederkunft. Der Kassenvorstand kann einen Höchstbetrag für das tägliche Stillgeld festsetzen.

Die Dauer des Wochengeldbezuges vor der Entbindung erstreckt sich auf zwei weitere Wochen, wenn die Schwangere während dieser Zeit keine Beschäftigung gegen Entgelt ausübt und ärztlich festgestellt wird, daß die Entbindung voraussichtlich innerhalb sechs Wochen erfolgen wird. Diese Regelleistungen können durch die Satzungen erhöht werden (§ 195b RVO.), z. B. der einmalige Entbindungskostenbeitrag von 10 $\mathscr{RM}$ auf 25 $\mathscr{RM}$. An Stelle des Wochengeldes kann Kur und Verpflegung in einem Wöchnerinnenheim gewährt werden; ferner kann Hilfe und Wartung durch Hauspflegerinnen gewährt werden, dafür kann das Wochengeld bis zur Hälfte gekürzt werden (§ 196 RVO.). Familienwochenhilfe erhalten ferner die Ehefrauen und solche Töchter, Stief- und Pflegetöchter der Versicherten, welche mit diesen in häuslicher Gemeinschaft leben, falls ihnen ein Anspruch auf Kassenwochenhilfe nicht zusteht und die Versicherten in den letzten zwei Jahren vor der Niederkunft mindestens 10 Monate hindurch, im letzten Jahre vor der Niederkunft aber mindestens sechs Monate hindurch bei der Krankenkasse versichert gewesen waren. Als Wochenhilfe werden die im § 195a bezeichneten Leistungen gewährt (s. S. 111), dabei beträgt das Wochengeld 0,50 *RM* und das Stillgeld 0,25 *RM* täglich.

Hilfsbedürftige, Schwangere und Wöchnerinnen erhalten, sofern sie nicht auf Grund der RVO. Anspruch auf Wochen- oder Familienhilfe haben, *Wochenfürsorge*. Die Leistungen, die bei der Wochenfürsorge gewährt werden, entsprechen bis auf geringe Abweichungen den oben angeführten der Wochenhilfe (§ 195a RVO.) und richten sich nach den Landesbestimmungen. Die Wochenfürsorge ist eine Pflichtaufgabe der Bezirksfürsorgeverbände.

Die genannten Regelleistungen der Krankenkassen werden nun von den meisten weit überschritten. Nicht nur, daß die Unterstützungen erheblich höher sind, sei es durch Zahlung höherer Sätze von Kranken- und Sterbegeld, sei es durch Verlängerung der Unterstützungsdauer, auch durch Errichtung eigener Heilstätten, Krankenhäuser, Erholungsheime usw. wird eine erhöhte Fürsorge für die Kassenmitglieder bewirkt.

Die Satzung kann ferner gewähren: Krankenpflege an Familienangehörige (bei der Knappschaft und der Seekrankenkasse obligatorisch), die darauf nicht anderweit nach dem KVG. Anspruch haben, auch Sterbegeld beim Tode des Ehegatten oder eines Kindes eines Versicherten (bis zwei Drittel bzw. die Hälfte des Mitgliedersterbegeldes, § 205b).

Als Aufsichtsbehörden, denen auch in Streitfällen das Entscheidungsrecht zusteht, bestehen für jeden Kreis die Versicherungsämter, für mehrere Kreise die Oberversicherungsämter und als höchste Instanz das Reichsversicherungsamt (Landesversicherungsamt in Bayern). In allen drei Instanzen sitzen Vertreter der Arbeitgeber und Arbeitnehmer. Auch Frauen sind zu den Versicherungsbehörden wählbar. Die Beiträge für die Krankenkassen werden zu zwei Dritteln von den Arbeitnehmern und zu einem Drittel von den Arbeitgebern gezahlt; in diesem Verhältnis nehmen auch die betreffenden Vertreter an der Verwaltung der Kassen teil.

Die Bedeutung der Krankenversicherung für die Volksgesundheit ist unbestritten; daß für den größten Teil der erwerbstätigen Bevölkerung in den Tagen der Krankheit gesorgt ist, daß vor allem durch rechtzeitige Inanspruchnahme ärztlicher Hilfe die Verschlimmerung beginnender Krankheit verhindert werden kann, daß im Erkrankungsfalle nicht sofort Not und Elend den Erkrankten und seine Familie bedrohen, sind Momente, die von gewaltiger sozialhygienischer Bedeutung sind. Die Entwicklung der Krankenkassen in der Zeit von 1885 zeigt die immer wachsende Bedeutung für die Volksgesundheit. Es waren versichert:

	männl.	weibl.	zusammen:
1885	3 515 275	778 898	4 194 173
1926	12 219 000	6 936 000	19 165 000

Hierzu kommen noch im Jahre 1926 1103906 Personen, die bei Ersatzkassen versichert waren; darunter befanden sich 646970 Personen, die nach der RVO. versicherungspflichtig waren. Einschließlich der bei den Ersatzkassen versicherten Personen waren im Jahre 1926 von 100 Einwohnern rund 33% gegen Krankheit versichert, gegen 25% im Jahre 1914.

Schätzungsweise versorgte außerdem die Krankenversicherung im Jahre 1926 rund 15 Mill. Familienangehörige gegen rund 4 Mill. im Jahre 1914.

Bei den Bergleuten und Seeleuten ist die Familienkrankenhilfe obligatorisch.

Tabelle 28.

Krankheitsfälle, Krankheitstage, Wochenhilfs- und Sterbefälle der reichsgesetzlichen Krankenkassen im Jahre 1926.

Kassenarten	Krankheitsfälle in 1000	Auf wieviel Mitglied. kam 1 Krankheitsf.?	Krankheitstage in 1000	Auf 1 Krankheitsfall kamen Krankheitstage bei den Mitgliedern			Auf 1 Mitglied kamen Krankheitstage	Entschädigte Fälle von Wochenhilfe		Sterbefälle der Mitglieder	
				überhaupt	männlich	weiblich		insgesamt	überhaupt a. 100 Mitgl.	insgesamt	auf je 1000 Mitglieder
Ortskrankenkasse .	5598	2,3	146191	26,1	24,0	29,8	11,5	468945	3,7	77617	6,1
Landkrankenkassen	694	2,9	15610	22,5	20,6	24,5	7,6	99856	4,9	10562	5,2
Betriebs-krankenkassen .	1714	1,8	44748	26,1	25,6	28,0	14,2	156204	5,0	21306	6,8
Innungs-krankenkassen .	225	2,1	5373	23,9	22,8	27,4	11,6	12049	2,6	2457	5,3
Knappschaftliche Krankenkassen .	593	1,3	18567	31,3	31,3	23,9	24,6	68600	9,1	3802	5,0
Im ganzen 1926 .	8824	2,2	230489	26,1	24,8	28,8	12,0	805654	4,2	115744	6,0
Dagegen 1925 . . .	9978	1,9	245833	24,6	23,0	28,0	12,9	825440	4,3	117615	6,2
Dagegen 1924 . . .	8064	2,3	204250	25,3	24,0	28,2	11,2	756406	4,2	117855	6,5

Unter Berücksichtigung der Zusatzbeiträge für Familienhilfe und der Erträge aus Kapitalanlagen ergibt sich nachstehende Entwicklung der *gesamten Reineinnahmen*:

Jahre	Beiträge der Versicherten und Arbeitgeber	Zusatzbeiträge für Familienhilfe	Erträge aus Kapitalanlagen und sonstigen Einnahmen	Summe der Reineinnahmen [2]) (Sp. 2 + Sp. 3 + Sp. 4)
	in 1000 M. (RM.)			
1	2	3	4	5
1914[1]	568663	2327	74468	645458
1924	1023634	3425	21702	1048761
1925	1320892	4445	31875	1357212
1926	1417408	6083	25801	1449292

[1] Altes Reichsgebiet
[2] Ohne Vermögensveräußerungen bzw. Vermögensanlagen.

Seit dem Jahre 1911 ist durch die RVO. den Krankenkassen das Recht eingeräumt worden, Mittel für allgemeine Zwecke der Krankheitsverhütung aufzuwenden. Wenn auch einzelne Kassen bereits vor dieser Zeit unter stillschweigender Billigung der Aufsichtsbehörden sich der Prophylaxe zuwandten, so sind doch vielfach wichtige Bestrebungen, die darauf abzielten, gehindert worden; es sei nur auf die wertvollen Untersuchungen der Ortskrankenkasse der Kaufleute in Berlin über die Wohnungsverhältnisse hingewiesen, wobei der Widerstand der Aufsichtsbehörden nur durch langwierige Prozesse überwunden wurde. Die fürsorgerische Tätigkeit der Krankenkassen ist im Laufe der letzten Jahre vor dem Kriege und besonders nach dem Kriege ausgebaut worden, wobei die besondere Aufmerksamkeit der Bekämpfung der Tuberkulose, des Alkoholismus, der Geschlechtskrankheiten, ferner dem Mutterschutz, der Säuglings-, Kinder- und Jugendfürsorge und neuerdings auch der Gewerbehygiene zugewandt wurde. So steuerten zahlreiche Krankenkassen für die Unterhaltung entsprechender Fürsorgestellen bei, gaben die Kranken den Fürsorgestellen an, damit eine durchgreifende Arbeit der Fürsorgestellen einsetzen konnte und richteten durch die Feststellung des großstädtischen Wohnungselends die öffentliche Aufmerksamkeit auf die schlechten Wohnungsverhältnisse großer Volkskreise usw. In besonderem Maße widmeten die Krankenkassen sich der Aufklärungsarbeit. In zahllosen Vorträgen vor den Mitgliedern und ihren Angehörigen, durch Verbreitung von Merkblättern und Flugschriften usw. wurden und werden in den Kreisen der Kassenmitglieder — und dazu gehört ja heute der größte Teil des deutschen Volkes — hygienische Kenntnisse verbreitet und so unendlicher Nutzen gestiftet. Trotzdem bleiben den Krankenkassen noch viele Aufgaben zu lösen übrig. Vor allem fehlt es noch an einer einheitlichen und guten Krankheitsstatistik; was auch von zahlreichen Kassen hier durch mühevolle Arbeit geschaffen wurde, ist im allgemeinen kaum zu brauchen, da die verschiedenen Statistiken nicht nach einheitlichen Gesichtspunkten bearbeitet und so zu Vergleichen fast durchweg nicht zu benutzen sind. Notwendig ist dabei, daß die Erfassung und Verarbeitung genügend reichhaltig ist, um die Gesundheitsverhältnisse der in Frage kommenden Volkskreise beurteilen zu können, daß aber wiederum die Krankenkassen das statistische Material ohne allzu erhebliche finanzielle Aufwendungen gewinnen können. Die Spitzenverbände der rheinischen Krankenkassen haben nach den Vorschlägen des Düsseldorfer Landesgewerbearztes Dr. L. Teleky die Grundzüge einer einheitlichen Krankheitsstatistik nach Berufen ausgearbeitet. Eine größere Anzahl von Krankenkassen außerhalb des Rheinlandes haben ebenfalls das rheinische Schema übernommen; die Ergebnisse dieser Statistik werden in größeren Zwischenräumen veröffentlicht. Ferner ist ein noch engeres Zusammenarbeiten der Krankenkassen mit den Fürsorgestellen, mit der Gewerbeaufsicht usw. zu erstreben, um eine Ausschaltung vieler Gesundheitsschädigungen im Beruf und in der Familie zu erzielen. Weiter ist die Vornahme periodischer Untersuchungen sämtlicher Kassenmitglieder auf den

Gesundheitszustand zu fordern, weil hierdurch am besten die Krankheitsverhütung verwirklicht werden kann. Zu allen diesen Maßnahmen ist aber die Mitwirkung besonders vorgebildeter Ärzte notwendig, die die Kassen bei diesen Aufgaben zu beraten haben. Wenngleich auch einzelne große Krankenkassen bereits heute derartige Ärzte als Mitarbeiter gewonnen haben, so ist im allgemeinen doch diese Art der Krankheitsvorbeugung noch nicht in genügendem Grade anerkannt und eingeführt.

Tabelle 29.

1. Die verschiedenen Sozialversicherungsgesetze in jedem Lande mit dem Datum des Beginns und der hauptsächlichen Abänderungen.

Länder	Krankheitsversicherung	Betriebsunfälle	Alter	Tod, nicht einbegriffen die Begräbniskosten	Arbeitslosigkeit
Deutschland .	15. Juni 1883, RVO.	5. Mai 1886, RVO.	(Invalidität) 22. Juli 1889, RVO.	kein selbständiges Gesetz 2. Febr. 1927	1927
Österreich . .	1888—1928	1888	Für Arbeiter: 1. April 1927 (noch nicht in Kraft); für Angestellte: seit 1906		21. III. 1920, 22. II. 1927
Bulgarien . .	1918 bis 6. März 1924	6. März 1924	6. März 1924	nichts	1926
Chile	1924				
Dänemark . .	1892—1895 1921	1898—1916 bis 1920 (Invalidität 6. Mai 1921)	7. August 1922	nichts	1907—1921
Frankreich .	projektiert	9. April 1898 1905—1922	14. Juli 1905	projektiert	projektiert
Elsaß-Lothr. .	1883 bis 19. Juli 1911	1889 bis 1. Jan. 1914	1891—1914	nichts	nichts
Großbritannien .	1906—1926	1880	1908—1925	nichts	1920—1926
Griechenland	1922—1923				
Holland . . .	projektiert	1901	1919	nichts	1919
Ungarn . . .	1891				
Japan . . .	1922				
Litauen . . .	1925				
Lettland . .	1922	1922	nichts	nichts	projektiert
Luxemburg .	1901				
Norwegen . .	1911—1925	1896	nichts	nichts	nichts
Portugal . .	1919				
Rumänien . .	1912				
Tschechoslowakei . .	1919	1887—1897 9. Okt. 1924	1854—1892 11. Juli 1922	projektiert	nichts
Rußland . .	1912—1918 1922	1922	1922	projektiert	1922
Jugoslawien .	1910 und 1922				

Tabelle 30.
2. Pflichtversicherte und freiwillig Versicherte in der Krankheitsversicherung.

Länder	Aufnahmebedingungen für die	
	Pflichtversicherten	freiwillig Versicherten
Deutschland	Alle Lohnempfänger: Arbeiter, Angestellte, Dienstboten, Lehrlinge. Von Kopfarbeitern: Schullehrer u. Hauslehrer, die letzteren nur bis zu einem Jahresgehalt von 3600 M.	a) Frühere Pflichtversicherte, b) Kleingewerbetreibende bis zu einem Einkommen von 3600 M. und mit nicht mehr als zwei Angestellten, c) Familienmitglieder von b) mitarbeitend
Österreich	Alle Lohnempfänger ohne Lohngrenze	a) Frühere Pflichtversicherte, b) Kleingewerbetreibende
Bulgarien	Alle Arbeiter, Angestellte, Kleingewerbetreibende bis zu einem Einkommen von 2000 schw. Francs	a) Frühere Pflichtversicherte, b) Beamte, c) Handeltreibende, d) Freie Berufe bis zu 60000 Levas
Dänemark	Keine Pflichtversicherung (Einzelheiten weiter unten)	Alle Personen mit geringem Einkommen, ohne Unterschied der Beschäftigung
Estland	Alle Lohnempfänger ohne Lohngrenze, außer Dienstboten u. Heimarbeitern	Keine Angaben
Frankreich: Elsaß-Lothringen	Alle Lohnempfänger mit einem Jahresverdienst von weniger als 10000 Frs.	a) Frühere Pflichtversicherte, b) Jede Person mit einem Jahresverdienst oder Einkommen von weniger als 10000 franz. Francs
Großbritannien	a) Alle Handarbeiter über 16 Jahre b) Alle anderen Arbeiter bis zu einem Jahresverdienst von 250 Pfd.	a) Frühere Pflichtversicherte, wenn sie wenigstens 2 Jahre versichert waren, b) Mit Bewilligung des Gesundheitsministers, c) Freiwillige vor dem Gesetz von 1898, aber bis zu einem Jahreseinkommen von 160 Pfd.
Griechenland	Alle Arbeiter, Angestellten, Dienstboten	a) Frühere Pflichtversicherte, b) Heimarbeiter
Holland	In der Unfallversicherung alle Arbeiter	Nichts
Ungarn	Alle Lohnempfänger bis zu einem Verdienst von 24 Millionen Kronen	a) Frühere Pflichtversicherte, b) Selbständige Handwerker, c) Kleingewerbetreibende, alle bis zu einem Höchsteinkommen von 8400000 Kronen
Japan	Alle Lohnempfänger der Fabriken und der Bergwerke bis zu einem Verdienst von 1200 Yen	Frühere Pflichtversicherte
Litauen	Alle Lohnempfänger, außer den Landarbeitern und den Selbständigen bis zu einer Verdienstgrenze von 4800 Litas	a) Frühere Pflichtversicherte, b) Landarbeiter bis höchstens 6000 Litas
Luxemburg	Alle Lohnempfänger, außer Beamten und Heimarbeitern bis zur Höchstgrenze von 3600 schw. Francs	a) Frühere Pflichtversicherte, b) Kleingewerbetreibende, c) Heimarbeiter, d) Dienstboten Höchstgrenze 2500 schw. Francs
Norwegen	Alle Lohnempfänger, außer den Nicht-Handarbeitern, mit einem Jahresverdienst von 6000 Kronen	a) Frühere Pflichtversicherte, b) Alle anderen Personen, deren Verdienst oder Einkommen unter 1800 Kronen in den Städten und 1600 auf dem Lande ist
Polen	Alle Lohnempfänger ohne Höchstgrenze, sowie die Lehrlinge. Aber nicht die Landarbeiter, die Beamten (außer Posen) bis zu einem Einkommen von 7500 Zloty	a) Frühere Pflichtversicherte, b) Alle anderen Personen bis zu einem Höchsteinkommen von 7500 Zloty
Rumänien	Alle Lohnempfänger, Kleingewerbetreibende und Lehrlinge in der Industrie, aber weder die Landarbeiter noch die kaufmännischen Angestellten	Keine Angaben
Tschechoslowakei	Jede Person in regelmäßiger Arbeit mit Arbeitsvertrag	a) Frühere Pflichtversicherte
Rußland	Alle Lohnempfänger, ohne Lohngrenze, außer dem einzigen Landarbeiter eines kleinen Unternehmers und den Gelegenheitsarbeitern	Nichts
Jugoslawien	Alle Lohnempfänger ohne Lohngrenze, außer dem Landarbeiter und den kleinen Handwerkern, die zu Hause arbeiten	a) Frühere Pflichtversicherte, b) Beamte, c) Heimarbeiter

Notwendig ist aber die obligatorische Ausdehnung der Versicherung auf die Familienangehörigen, wenn eine wirksame Bekämpfung der Volkskrankheiten nicht nur durch rein medizinische, sondern auch durch sozialhygienische Maßnahmen erfolgen soll. Die von einer großen Reihe von Krankenkassen eingeführte fakultative Familienversicherung muß gesetzlich in eine obligatorische umgewandelt werden; es ist zu hoffen, daß dies auch in nicht allzu ferner Zeit in Deutschland geschehen wird.

Endlich sei noch auf das Gesetz vom 28. Juli 1925 hingewiesen:

„Die Reichsregierung kann nach Anhörung der Versicherungträger und der Ärzte oder ihrer Spitzenverbände mit Zustimmung des Reichsrats und eines 28gliedrigen Ausschusses des Reichstages Richtlinien erlassen, betr. das Heilverfahren in der Reichsversicherung und die allgemeinen Maßnahmen der Versicherungträger zur Verhütung des Eintritts vorzeitiger Berufsunfähigkeit oder Invalidität oder zur *Hebung der gesundheitlichen Verhältnisse der versicherten Bevölkerung.* Diese Richtlinien sollen ferner das Zusammenwirken der Träger der Reichsversicherung untereinander und mit den Trägern der Öffentlichen und freien Wohlfahrtspflege auf dem Gebiete des Heilverfahrens und der *sozialen Hygiene* regeln."

Die Zusammenarbeit der Krankenkassen mit den Berufsgenossenschaften und den Landesversicherungsanstalten ist zum Teil gesetzlich vorgeschrieben. Darüber hinaus aber haben sich zum Teil auf Grund von bestimmten Richtlinien für größere Gebiete (preußische Provinzen) „Arbeitsgemeinschaften der Reichsversicherungsträger" gebildet.

Nachstehende Zusammenstellung des Archivs der internationalen Ärztevereinigung und die Tabellen 29—33 (Ärztl. Vereinsblatt 1927) geben einen Vergleich der Ausgestaltung der Krankenversicherung in den verschiedenen europäischen Ländern.

3. Ausdehnung der Krankheitsversicherung auf die Familie.

Länder, wo die Familienbehandlung kein gesetzlicher Zwang ist.

Deutschland: Die Ausdehnung ist nicht gesetzlich eingeführt, aber eine Anzahl von Krankenkassen gewähren sie als *freiwillige Leistung,* die sie in ihre Satzungen aufgenommen haben. Obligatorisch ist sie nur in den *Knappschaftsvereinen* und der *Seekrankenkasse.* In Wirklichkeit sind neun Zehntel der Familienangehörigen der Versicherten Nutznießer der Krankheitsversicherung, doch ist die Lage nicht überall dieselbe: manche Kassen gewähren die volle ärztliche Behandlung und die Arzneien, andere nur die ärztliche Behandlung, andere nur einen Teil der ärztlichen Behandlung usw. . . .

Bulgarien: Ebenfalls *satzungsgemäß freiwillige* Leistung, aber bis jetzt in der Praxis nicht vorhanden, da die Mittel der Versicherung noch nicht ausreichen.

Frankreich (Elsaß-Lothringen): Satzungsgemäß *freiwillige* Leistung. Die Zahl der Kassen, die diese Ausdehnung gewähren, steigt mit jedem Tage: 1919 waren es 40% der Kassen, heute sind es fast 90%.

Großbritannien: Keine gesetzliche Ausdehnung, außer für die Entbindung der Ehefrau eines Versicherten. Manche Kassen gewähren die ärztliche Behandlung aus ihren Reserven (secondary or additional benefit), doch ist es selten und nirgends bei den „anerkannten Vereinen".

Luxemburg: Satzungsgemäße freiwillige Leistung. Sehr verschieden, je nach den Kassen, mit gar nichts anfangend, über die teilweise Unentgeltlichkeit hinaus bis zur völligen Gewährung der Behandlung für die ganze Familie.

II. Länder, wo die Ausdehnung gesetzlicher Zwang ist.

Österreich: Obligatorisch erst seit kurzem für die Familien von Angestellten nach dem Gesetz vom 29. Dezember 1926, für die Dauer von 78 Wochen bei derselben Krankheit, ohne Grenze bei der Behandlung in Ambulatorien. Für die Arbeiterfamilien fakultativ. Das Gesetz vom 1. April 1927 ist noch nicht in Kraft getreten.

Holland: Der gegenwärtige Gesetzentwurf über die Krankheitsversicherung schlägt die Ausdehnung auf die ganze Familie vor.

Ungarn: Obligatorisch für die Familie seit 1907 für die Dauer von 20 Wochen, seit 1919 für die Dauer von einem Jahr.

Lettland: Die Familie hat denselben Anspruch auf Behandlung wie die Versicherten, aber sie bezahlen in diesem Fall einen Teil der Kosten, da die Kassen dafür nicht mehr als ein Drittel des Betrags der eingenommenen Beiträge ausgeben können.

Litauen: Dasselbe wie in Lettland.

Norwegen: Die Familie hat denselben Anspruch auf Behandlung wie die Versicherten, außer der Krankenhausbehandlung, deren Bezahlung durch die Krankenkasse freiwillig ist. Doch hat diese Einschränkung in der Praxis nicht viel zu bedeuten.

Polen: Die Ausdehnung ist obligatorisch bis höchstens 13 Wochen an Stelle von 26. Abgesehen von dieser Einschränkung hat die Familie denselben Anspruch auf Behandlung wie die Versicherten (Arzt, Arznei, Krankenhausbehandlung, zahnärztliche Behandlung, Heilstätten usw.).

Portugal: Obligatorische Ausdehnung auf die Familie, mit einer Wartezeit von drei Monaten vom Eintritt in die Kasse ab (wie bei den Versicherten selbst).

Rumänien: Obligatorische Ausdehnung für die ganze Behandlung. Die Arzneien werden unentgeltlich gewährt in dem Ardéal und der Bukowina, aber nicht oder nur zu ermäßigten Sätzen in Altrumänien und Bessarabien.

Tschechoslowakei: Die Familie hat dieselben Ansprüche wie die Versicherten, bis zur Höchstdauer von einem Jahr.

Rußland: Die Familie des Versicherten hat genau dieselben Rechte wie er selbst.

Jugoslawien: Ausdehnung der·Behandlung auf die Familie, obligatorisch bis höchstens 26 Wochen für dieselbe Krankheit. Dieselben Rechte wie die Versicherten in bezug auf Behandlung, Arzneien usw.

Tabelle 31. 4. Prozentsatz der Versicherten.

Länder	Gesamt-Bevölkerung	Pflicht-versicherte	%	Ausdehnung auf die Familie	%	Freiwillig Versicherte
Deutschland . .	62 500 000	18 300 000	29,2	40 000 000	64,0	1 600 000
Bulgarien . . .	5 500 000	180 000	3,3	keine Aus-dehnung	—	1 000
Dänemark . . .	3 267 000	nichts	—	nicht ange-geben, nur Prozentsatz	62,0	1 417 000
Frankreich (El-saß-Lothringen)	1 800 000	386 000	21,4	900 000	50,0	53 000
Großbritannien .	44 000 000	15 600 000	37,0	keine Aus-dehnung	—	angegeben „sehr wenig"
Holland(Projekt)	7 500 000	1 700 000 schät-zungsw.	22,6	6 800 000	90,6	un-bekannt
Ungarn	8 000 000	750 000	9,3	keine Angabe	—	keine Angabe
Japan	58 500 000	1 900 000	3,2	keine Angabe	—	keine Angabe
Lettland	1 857 000	145 000	7,8	240 000	12,9	nichts
Norwegen . . .	2 600 000	600 000	23,8	1 820 000	70,0	15 000
Polen	28 500 000	1 650 000	5,8	2 550 000	9,0	2 000
Tschechoslow. .	14 000 000	2 600 000	19,0	10 000 000	73,5	56 000
Rußland	144 000 000	8 000 000	5,5	keine Angabe	—	nichts
Jugoslawien . .	13 000 000	500 000	3,8	keine Angabe	—	3 000

2. Die Unfallversicherung. Das Unfallversicherungsgesetz vom 6. Juli 1884, das durch verschiedene Novellen ergänzt und durch die Reichsversicherungsordnung 1911 ersetzt wurde, umfaßt bestimmte Gewerbe, Werkstätten und Fabriken, Binnenschiffahrt, Landwirtschaft, Seeschiffahrt, die Betriebe der Post, Telegraphen, Eisenbahnen, Heeres- und Marineverwaltungen und erstreckt sich auch auf häusliche und sonstige Dienste, zu denen die Versicherten von ihren Arbeitgebern oder deren Beauftragten neben ihrer Beschäftigung im Betrieb herangezogen werden. Versicherungspflichtig sind alle Arbeiter, Gehilfen, Gesellen, Lehrlinge und die Betriebsbeamten einschließlich der Werkmeister und Techniker. In der Seeunfallversicherung ist die Schiffsbesatzung, ferner sind die in inländischen Betrieben Beschäftigten, die mit Seeschifffahrt zusammenhängen, versicherungspflichtig. Eine Erweiterung der Unfallversicherung ist für die Betriebe der Feuerwehren und zur Hilfeleistung bei Unglücksfällen, für die Krankenanstalten und Einrichtungen und Tätigkeiten in der öffentlichen und freien Wohlfahrtspflege, für medizinische u. a. Laboratorien, für Schauspielunternehmungen, Lichtspiel- und Rundfunkbetriebe, ferner für Wach- und Schließgesellschaften im Dezember 1928 erfolgt. Die Versicherungspflicht kann auch auf Betriebsunternehmer und Hausgewerbetreibende ausgedehnt werden (§ 548 RVO.). Die Versicherung erstreckt sich auf den Jahresarbeitsverdienst bis höchstens 8400 $\mathcal{RM}$. Die Satzung kann die Versicherung auch darüber hinaus erstrecken (§ 571c). Bei der Rentenberechnung wird nur der Jahresverdienst bis 8400 $\mathcal{RM}$ angesetzt.

Tabelle 32. 5. Welche Kosten trägt die Krankheitsversicherung?

Länder	Allgemeine und fachärztliche Behandlung	Apotheke	Apparate	Krankenhaus-Behandlung	Heilstätten und Genesungsheime	Operationen	Entbindungen
Deutschland	ja	ja	kleine, Behelfe	nicht gesetzlich, praktisch ja	nein	ja	ja
Österreich	ja	ja	ja	praktisch meistens	manchmal	ja	ja
Bulgarien	ja	ja	ja	ja	ja	ja, Krankenhaus	ja
Chile	ja	ja	?	ja	?	ja	ja
Dänemark	ja	³/₄	kleine, Behelfe	ja	ja	ja	ja
Frankreich (Elsaß-Lothringen)	ja	ja	kleine, Behelfe	ja	ja	ja	ja
Großbritannien	ja, außer d. fachärztl.	ja	kleine, Behelfe	wenn der Verein reich ist	ja, wie für alle Bürger	kl. Chirurgie, dann Krankenhaus	ja
Holland (Projekt)	ja	ja	kleine, Behelfe	nein	nein	nein	ja
Ungarn	ja	ja	kleine, Behelfe	ja	?	?	ja
Lettland	ja	ja	ja	ja	ja	ja	ja
Litauen	ja	ja	ja	ja	ja	ja	ja
Luxemburg	ja	ja	kleine, Behelfe	ja	ja	ja	ja
Norwegen	ja	nein	kleine, Behelfe	ja	ja	ja	ja
Polen	ja	ja	kleine, Behelfe	ja	?	ja	ja
Portugal	ja	ja	?	ja	?	ja	ja
Rumänien	ja	ja	?	ja	ja	ja	ja
Schweiz	ja	ja	kleine, Behelfe	ja	ja	ja	ja
Tschechoslow.	ja	ja	kleine, Behelfe	ja	ja	ja	ja
Rußland	ja	ja	ja	ja	ja	ja	ja
Jugoslawien	ja	ja	kleine, Behelfe	gesetzlich nein, praktisch ja	nein	ja	ja

Als Betriebsunfall gilt nur ein plötzliches Ereignis im Betriebe, das eine Gesundheitsschädigung des Versicherten zur Folge hat, wobei als weiteste Zeitgrenze der Einwirkung eine Arbeitsschicht angenommen wird.

Schon seit Jahren wird von gewerbehygienisch interessierten Kreisen die Entschädigung der Berufserkrankungen, insbesondere der gewerblichen Vergiftungen, in gleicher Weise wie die der Betriebsunfälle angestrebt. Während in anderen Ländern, z. B. in den Niederlanden, der Schweiz, Frankreich, Ungarn usw., eine derartige Gleichstellung für

Tabelle 33. 6. Die Altersgrenze in der Pflichtversicherung.

Länder	Altersgrenze	Verschiedene Systeme des Übergangs in andere Versicherungen
Deutschland . .	keine Grenze	Die Krankheitsversicherung tritt in Kraft ohne Rücksicht auf das Alter und auch bei einer dauernden teilweisen Invalidität, solange der Versicherte $^1/_3$ des Tagelohns der Personen seines Berufs verdienen kann. Eine *Altersrente* (andere Versicherung) wird von 65 Jahren ab gezahlt. Da aber die verschiedenen Versicherungen selbständig sind, besteht kein direkter Übergang von der Krankheitsversicherung zur Altersversicherung oder zur Invaliditätsversicherung
Bulgarien . .	60 Jahre	Der gesetzliche Übergang zu einer Altersversicherung ist noch nicht eingerichtet. Doch bestimmt das Gesetz, daß man mit 60 Jahren eine Rente bekommen kann, wenn Mittellosigkeit besteht und die Arbeitsfähigkeit um $^1/_3$ herabgesetzt ist. Aber der Anspruch auf Behandlung bleibt nicht erhalten
Dänemark . . .	keine Grenze	
Frankreich (Elsaß-Lothringen)	keine Grenze	
Großbritannien .	70 Jahre, vom 1. Januar 1928 ab 65 Jahre	Direkter Übergang in die Altersversicherung mit Rente und Bewahrung des Anspruchs auf ärztliche Behandlung bis zum Tode Eintrittsgrenze: 16 Jahre
Holland (Projekt)	noch nicht bestimmt	Der Übergang zur Altersversicherung soll direkt sein, aber ohne Wahrung des Anspruchs auf Behandlung, wenigstens von seiten der Krankenversicherung
Lettland	keine Grenze	Es gibt keine Altersversicherung
Norwegen . . .	keine Grenze	Eintrittsgrenze: 15 Jahre
Tschechoslow. .	keine Grenze	Mit 65 Jahren (und im Bergbau mit 55 Jahren) hat der Pflichtversicherte eine Rente, verschieden nach dem Alter und den Beiträgen
Rußland	keine Grenze	Vorläufig besteht noch keine Altersversicherung aber die alten Leute haben Anspruch auf unentgeltliche Behandlung

bestimmte Gewerbeerkrankungen bereits besteht, war dies in Deutschland bisher nicht der Fall. Von dem § 547 RVO., nach dem durch die Reichsregierung die Unfallversicherung auf bestimmte gewerbliche Berufskrankheiten ausgedehnt werden kann, ist bisher nicht Gebrauch gemacht worden. Die Bekanntmachung des Bundesrats über die Gewährung von Sterbegeld und Hinterbliebenenrenten bei Gesundheitsschädigung durch aromatische Nitroverbindungen vom 12. Oktober 1917 und die Verordnung vom Rat der Volksbeauftragten über die Gewährung von Sterbegeld und Hinterbliebenenrenten bei Gesundheitsschädigung durch Gaskampfstoffe und Nitromethan vom 9. Dezember 1918 sind nicht auf Grund des § 547 ergangen. Zum ersten Male stützt sich die *Verordnung des Reichsarbeitsministers über die Ausdehnung der Unfallversicherung auf gewerbliche Berufskrankheiten* (vom 12. Mai 1925) auf diesen Paragraphen.

Es werden hier eine Reihe von Berufskrankheiten — durchaus nicht etwa alle, die auch nach dem heutigen Stande der Wissenschaft zweifelsfrei als solche zu charakterisieren sind — in die Unfallversicherung einbezogen, und zwar Erkrankungen: 1. durch Blei und seine Verbindungen; 2. durch Phosphor; 3. durch Quecksilber und seine Verbindungen; 4. durch Arsen und seine Verbindungen; 5. durch Benzol oder seine Homologen, durch Nitro- und Amidoverbindungen der aromatischen Reihe; 6. durch Schwefelkohlenstoff; 7. Erkrankungen an Hautkrebs durch Ruß, Paraffin, Teer, Anthracen, Pech und verwandte Stoffe; 8. Grauer Star bei Glasmachern; 9. Erkrankungen durch Röntgenstrahlen und andere strahlende Energie; 10. Wurmkrankheit der Bergleute; 11. Schneeberger Lungenkrankheit.

Der Unfallversicherung sollen ferner neu unterstellt werden folgende Berufskrankheiten:

Erkrankungen durch Verbindungen des Mangans, Erkrankungen durch Schwefelwasserstoff, Erkrankungen durch Kohlenoxyd, Hauterkrankungen durch Galvanisierungsarbeiten, Hauterkrankungen durch ausländische Holzarten, Erkrankungen der Muskeln, Knochen und Gelenke durch Arbeiten mit Preßluftwerkzeugen, Erkrankungen der Atmungsorgane durch Thomasschlackenmehl, Staublungenerkrankungen (Silikose) in Betrieben der Sandsteingewinnung und -verarbeitung, in Metallschleifereien, in Prozellanbetrieben und in Betrieben des Bergbaues, durch Lärm verursachte Taubheit oder an Taubheit grenzende Schwerhörigkeit in Betrieben der Metallbe- und -verarbeitung, Tropenkrankheiten, Malaria, Flecktyphus, Skorbut der Seeleute, Starerkrankungen in Eisenhütten und Metallschmelzereien.

Wichtig ist ferner, daß nur bestimmte Betriebe der Versicherung gegen eine gewerbliche Berufskrankheit unterliegen; z. B. bei Ziff. 1—7 nur solche, in denen Versicherte regelmäßig der Einwirkung der bezeichneten Stoffe ausgesetzt sind.

Die Träger der Unfallversicherung sind die Berufsgenossenschaften, welche von den Arbeitgebern verwaltet werden, die auch die gesamten Kosten entsprechend der Lohnsumme der Versicherten und den Betriebsgefahren tragen. Die Entschädigungspflicht der Berufsgenossenschaften tritt in der Regel nach Ablauf der achten Woche nach dem Unfall ein, bis dahin besteht eine Entschädigungspflicht der Krankenkasse; von der fünften Woche der Erwerbsunfähigkeit an wird das Krankengeld auf zwei Drittel des Grundlohnes erhöht. Die Berufsgenossenschaft kann jedoch auf Wunsch sofort die Fürsorge für den Unfallverletzten übernehmen. Die Leistungen umfassen 1. Krankenbehandlung, 2. Berufsfürsorge, 3. Rente oder Krankengeld (Tagegeld, Familiengeld) für die Dauer der Erwerbsunfähigkeit (§ 558).

1. Die Krankenbehandlung umfaßt: ärztliche Behandlung, Arznei, Heilmittel, künstliche Glieder und Gewährung von Pflege (§ 588 b). Die Pflege wird gewährt, solange der Verletzte infolge des Unfalls so hilflos ist, daß er nicht ohne fremde Wartung bestehen kann, durch Stellung von Krankenpflegern usw. oder Hauspflege oder in der Zahlung eines Pflegegeldes von 20—75 $\mathscr{R}\mathscr{M}$ monatlich, falls Angehörige die Pflege übernehmen (§ 588 c).

2. Die Berufsfürsorge umfaßt die berufliche Ausbildung zur Wiedergewinnung oder Erhöhung der Berufsfähigkeit im alten Beruf oder nötigenfalls Ausbildung für einen neuen Beruf (§ 558 f).

3. Gewährung einer Rente, wenn die Erwerbsunfähigkeit über 13 Wochen hinausgeht. Die Vollrente = $^2/_3$ des Jahresarbeitsverdienstes muß gewährt werden, solange völlige Erwerbsunfähigkeit besteht. Bei geringeren Graden der Erwerbsunfähigkeit tritt eine entsprechende Teilrente ein. Es wird ferner gewährt ein Sterbegeld in Höhe des 15. Teils des Jahresverdienstes, mindestens 50 $\mathscr{RM}$, für Seeleute $^2/_3$ des monatlichen Durchschnittseinkommens, ferner Gewährung einer Rente an die Hinterbliebenen, und zwar an die Witwe bis zum Tode bzw. Wiederverheiratung und für jedes Kind bis zum 15. Lebensjahr von je 20 % des Jahresverdienstes. Eltern und Großeltern, für die der Verletzte gesorgt hat, erhalten 20 % des Jahresverdienstes als Rente. Die Renten der Hinterbliebenen dürfen zusammen $^4/_5$ des Jahresverdienstes nicht überschreiten. Die Rente wird von der Berufsgenossenschaft festgesetzt, die Rente kann bei Eintritt einer wesentlichen Änderung im Zustand des Verletzten geändert werden. Gegen die Festsetzung bzw. Änderung der Rente steht dem Versicherten der Einspruch bei dem Versicherungsamt, Berufung bei dem Oberversicherungsamt zu. Bei den letzteren beiden Instanzen sind Arbeitgeber und Arbeitnehmer vertreten.

Zur Durchführung der Unfallversicherung bestanden im Jahre 1926 66 gewerbliche Berufsgenossenschaften, 14 Zweiganstalten, 45 landwirtschaftliche Berufsgenossenschaften, 497 staatliche Provinzial- und gemeindliche Ausführungsbehörden. Im ganzen unterlagen der Unfallversicherung

Tabelle 34.

	1913[1]	1926
1. Versicherte überhaupt[2] (in 1000)	29 104[3]	24 862[4]
in Prozenten der Bevölkerung des Deutschen Reichs	43,5	38,9
und zwar bei den		
a) gewerblichen Berufsgenossenschaften	10 630[5]	9 918[6]
b) landwirtschaftlichen Berufsgenossenschaften . . .	17 403[7]	14 068[8]
c) Ausführungsbehörden überhaupt	1 071	876
davon Reichsbetriebe	650	531
2. Zahl der Versicherungsträger	678	602
und zwar		
a) gewerbliche Berufsgenossenschaften	68	66
b) land- und forstwirtschaftliche Berufsgenossenschaften	49	39
c) Ausführungsbehörden	561	497
α) Reichs- und Staatsbetriebe	192	162
β) Provinzial- und Kommunalbetriebe	369	335

[1] Altes Reichsgebiet.

[2] Ohne die bei den 14 Zweiganstalten der Baugewerks-Berufsgenossenschaften, der Tiefbau- und der See-Berufsgenossenschaft Versicherten.

[3] Einschließlich etwa 3,3 Mill. Personen, die *gleichzeitig* in gewerblichen und landwirtschaftlichen Betrieben beschäftigt und versichert gewesen sind.

[4] Einschließlich etwa 3,5 Mill. Personen, die *gleichzeitig* in gewerblichen und landwirtschaftlichen Betrieben beschäftigt und versichert gewesen sind.

[5] Oder 9 476 233 Vollarbeiter.   [6] Oder 8 717 103 Vollarbeiter.

[7] Zum Teil bei der landwirtschaftlichen Betriebszählung vom Jahre 1907 ermittelte Zahlen.

[8] Unter Verwertung der Ergebnisse der Berufszählung vom 16. Juni 1925 gewonnene Zahlen.

In den Jahren 1885—1915 wurden 2902270 Unfälle entschädigt, wobei die Summe der Entschädigungsleistungen 2839189800 Mark betrug. Nachstehende Tabelle zeigt die Unfälle

Tabelle 35.

	1913[1]	1924	1925	1926[2]
Gemeldete Unfälle in 1000:				
Gewerbliche Berufsgenossenschaften	581,2	495,0	652,9	749,8
Landwirtschaftliche Berufsgenossenschaften . .	139,5	92,9	122,5	178,8
Zweiganstalten.	2,5	2,5	2,3	4,1
Ausführungsbehörden.	66,2	55,6	85,8	78,4
zusammen	789,4	646,0	863,5	1011,1
Erstmalig entschädigte Unfälle in 1000:				
Gewerbliche Berufsgenossenschaften	75,0	40,1	56,1	59,7
Landwirtschaftliche Berufsgenossenschaften . .	58,2	36,7	46,1	60,0
Zweiganstalten.	0,9	0,4	0,6	0,8
Ausführungsbehörden.	5,5	3,6	4,7	5,9
zusammen	139,6	80,8	107,5	126,4

Für Renten und sonstige Entschädigungen wurden von den Trägern der Unfallversicherung im Jahre 1926 268,8 Mill. *ℛℳ* verausgabt. Im Jahr 1925 waren es 178,9 Mill. *ℛℳ* und im Jahre 1913 auf dem größeren Reichsgebiet 176,7 Mill. *ℛℳ*. Das Jahr 1924 kann nicht zum Vergleich mitherangezogen werden, da die erhöhten Leistungen nach dem Umrechnungsgesetz vom 14. Juli 1925 erst mit dem 1. Juli 1925 einsetzten und die Umrechnung der alten Renten am Schluß des Jahres 1925 noch nicht abgeschlossen war. An *Verletzten- und Hinterbliebenenrenten* wurden im Jahre 1926 226,5 Mill. *ℛℳ* und im Jahre 1925 150,9 Mill. *ℛℳ* gegenüber 155,9 Mill. *ℛℳ* im Jahre 1913 ausgezahlt. Die *durchschnittliche Höhe der Verletztenrenten* ist seit dem Jahre 1900 in Auswirkung der aufsteigenden Tendenz im Nominaleinkommen der Versicherten ständig gestiegen. Sie betrug in Mark (*ℛℳ*):

Tabelle 36.

Versicherungsträger	1900	1905	1910	1913	1925	1926
Gewerbliche Berufsgenossenschaften.	157,04	168,38	175,48	184,29	209,71	324,94
Landwirtschaftliche Berufsgenossenschaften	68,46	68,76	66,92	68,60	102,00	122,66

Zur Beseitigung der Unfallfolgen und zur Wiederherstellung der Erwerbsfähigkeit der Verletzten — „Krankenbehandlung" — haben die Berufsgenossenschaften im Jahre 1926 26,4 Mill. *ℛℳ* aufgewendet. Die Durchführung der Unfallverhütung hat einen Aufwand von 5,3 Mill. *ℛℳ* verursacht. An Verwaltungskosten wurden 31,8 Mill. *ℛℳ* veraus-

---

[1] Auf dem früheren größeren Reichsgebiet.
[2] Ohne Berufskrankheiten.

gabt. Der *gesamte Versicherungsaufwand* einschließlich der Ausgaben für Unfalluntersuchung, Unfallverhütung, Rechtsgang und Verwaltung belief sich im Jahre 1926 auf 321,6 Mill. $\mathscr{RM}$, wovon 231,7 Mill. $\mathscr{RM}$ auf die gewerblichen Berufsgenossenschaften (einschließlich Zweiganstalten) 64,3 Mill. $\mathscr{RM}$ auf die landwirtschaftlichen Berufsgenossenschaften und 25,6 Mill. $\mathscr{RM}$ auf die Ausführungsbehörden entfielen.

3. Die Invaliditäts- und Altersversicherung. Um den Berufstätigen gegen die Folgen der Invalidität und des Alters bezüglich des Verlustes der Erwerbsfähigkeit zu schützen, bestimmt das Gesetz vom 22. Juni 1889 und später die RVO., daß jeder Versicherte, der nicht imstande ist, den dritten Teil dessen zu erwerben, was körperlich und geistig gesunde Personen derselben Art mit ähnlicher Ausbildung in derselben Gegend zu erwerben pflegen, eine Rente erhält. Ebenso sollen auch Versicherte, die das 65. Lebensjahr überschritten haben, ohne Rücksicht auf das Maß der Erwerbsfähigkeit eine Rente beziehen. Die Kosten werden dadurch aufgebracht, daß Arbeitgeber und Arbeitnehmer zu gleichen Teilen Beiträge bezahlen (in Form von Versicherungsmarken, die in Quittungskarten eingeklebt werden und nach sieben Lohnklassen, für die der tatsächliche Jahresarbeitsverdienst maßgebend ist, gestaffelt sind), während das Reich zu jeder Invaliden-, Witwen-, und Witwerrente im Jahre 72 $\mathscr{RM}$, zu jeder Waisenrente 36 $\mathscr{RM}$ beiträgt. Dazu kommt der für alle Klassen gleiche Grundbetrag von 168 $\mathscr{RM}$ und der Steigerungsbetrag — je nach Höhe der gezahlten Beiträge und Länge der Beitragszeit.

Versicherungspflichtig sind: 1. Arbeiter, Gesellen, Hausgehilfen, 2. Hausgewerbetreibende, 3. die Schiffsbesatzungen deutscher See- und Binnenfahrzeuge, soweit sie sich nicht in gehobener Stellung befinden und dann nach dem Angestelltenversicherungsgesetz versicherungspflichtig sind, 4. Gehilfen und Lehrlinge, für die das gleiche zutrifft. Freiwillige Weiterversicherung ist statthaft, es sind dann mindestens 20 Wochenmarken innerhalb zweier Jahre zu kleben. Ebenso ist die freiwillige Selbstversicherung für Personen unter 40 Jahren angängig, und zwar für Gewerbetreibende und andere Betriebsunternehmer, die in ihren Betrieben regelmäßig eine oder höchstens zwei Versicherungspflichtige beschäftigen, ferner für Personen, die bei versicherungspflichtiger Beschäftigung nur freien Unterhalt als Entgelt erhalten, oder die wegen vorübergehender Dienstleistung versicherungsfrei sind.

Das Recht auf eine *Invalidenrente* wird erworben, wenn mindestens 200 Beitragswochen bezahlt sind — wobei die Zeiten der Erwerbsunfähigkeit und militärischen Leistungen, sofern sie auf der Karte bescheinigt sind, als Beitragswochen angerechnet werden —, wenn mindestens 100 Wochenbeiträge auf Grund der Versicherungspflicht geleistet worden sind. Die Höhe der Rente richtet sich nach der Zahl und Höhe der Beitragswochen.

Ferner werden neben der Invalidenrente auch Ansprüche erworben auf *Witwen-* bzw. *Witwerrente* und *Witwenkrankenrente*. Die Witwenrente wird an Witwen gezahlt, die im Sinne der vorher erwähnten Bestimmungen invalid sind, und beträgt $^4/_{10}$ der Invalidenrente des verstorbenen Ehemannes — ohne den Reichszuschuß von 72 Mark. — Für die Waisen beträgt die Rente $^4/_{20}$ der väterlichen Rente für jedes Kind. Von großer sozialhygienischer Bedeutung ist ferner das „vorbeugende" Heilverfahren, das in zahlreichen Fällen als freiwillige Leistung von den Versicherungsanstalten eingeleitet und übernommen wird, ebenso wie das „wiederherstellende".

Die Festsetzung der Renten geschieht durch die Versicherungsanstalten, gegen deren Entscheidung eine Berufung bei dem Oberversicherungsamt bzw. eine Revision beim Reichsversicherungsamt möglich ist.

Die Träger der Invaliden- und Altersversicherung sind 29 Versicherungsanstalten und 6 Sonderanstalten (Knappschafts- und Eisenbahnpensionskassen usw.), ihr Vermögen betrug 1925 ca. 431 Mill. *RM.*

In den Jahren von 1891—1914 sind einschließlich der Leistungen der 1912 in Kraft getretenen Hinterbliebenenversicherung aufgewandt worden: für Krankenfürsorge 307 186 300 M., Invalidenhauspflege 9 757 000 M., Waisenhauspflege 283 100 M., Invalidenrente 2 164 725 000 M., Krankenrente 48 048 100 M., Altersrente 507 221 200 M., Witwen-(Witwer-) Rente 4 707 900 M., Witwenkrankenrente 135 500 M., Waisenrente 19 126 500 M., Zusatzrente 4000 M., Witwengeld 4 378 700 M., Waisenaussteuer 62 700 M., Beitragserstattungen (seit 1912 fortgefallen) 117 083 600 M.. Die Gesamtleistungen der Invaliditäts- und Altersversicherung betrugen von 1891—1915 über 3182 Mill. M.

Die nachstehende Tabelle zeigt vergleichsweise die Ausdehnung der Invaliditätsversicherung in den Jahren 1913 und 1927:

Tabelle 37.

Invalidenversicherung (einschließlich der im Bergbau beschäftigten Personen)	1913	Mitte 1927
1. Versicherte überhaupt (in 1000)	18 100	18 000
in Prozenten der Bevölkerung des Deutschen Reichs	27,0	28,3
versicherungspflichtig	27,0	16 380
versicherungsberechtigt	27,0	1 620
2. Zahl der Versicherungsträger	41	35
und zwar:		
a) Landesversicherungsanstalten	31	29
b) Sonderanstalten	10	6

Die Einnahmen aus Beiträgen beliefen sich im Jahre 1926 auf 659,6 Mill. *RM* gegenüber 548,9 Mill. *RM* im Jahre 1925. Jm Jahre 1924 betrugen sie 362,5 Mill. *RM* und im Jahre 1913 auf dem größeren Reichsgebiet 289,9 Mill. Mark.

Ende des Jahres 1924 bezogen 1 387 300 Personen Invalidenrente, Ende 1925 waren es bereits 1 529 100, Ende 1926 1 660 700 und Ende 1927 1 766 900. Auch die Zahl der Witwenrenten ist im Jahre 1927 weiter gewachsen. Am 1. Januar 1928 bezogen etwa 334 300 Personen Witwenrente gegenüber 277 600 am 1. Januar 1927 und 233 400 am 1. Januar 1926.

Alles in allem liefen somit in der Invalidenversicherung am 1. Januar 1928 etwa 3 Millionen Renten. Etwa auf jeden zwanzigsten Deutschen entfällt also eine Rente der Invalidenversicherung, und unter den Personen des erwerbsfähigen Alters bezieht jede fünfzehnte eine solche Rente. Gegenüber der Vorkriegszeit — Ende 1913 liefen 1197000 Renten — hat sich somit die Zahl der Rentenempfänger fast verdreifacht.

Für die Renten wurden verausgabt im Jahre 1913 188,2 Mill. M., 1924 347,8 Mill. *RM*, 1926 709,1 Mill. *RM*, 1927 (vorl. Zahlen) 811,9 Mill. *RM*.

Neben der Rentenversorgung der Versicherten und deren Hinterbliebenen gewinnt die *Gesundheitsfürsorge in der Invalidenversicherung*, d. h. das Heilverfahren einschließlich der Invaliden- und Waisenhauspflege sowie aller sonstigen allgemeinen Maßnahmen gemäß § 1274 RVO. mehr und mehr an Bedeutung. Für freiwillige Leistungen überhaupt wurden im Jahre 1926 50,5 Mill. *RM* verausgabt gegenüber 41,3 Mill. *RM* im Jahre 1925, 23,3 Mill. *RM* im Jahre 1924 und 29,9 Mill. M. im Jahre 1913. Auf das Heilverfahren entfielen hiervon allein 47,5 bzw. 38,8 und 21,7 Mill. *RM* bzw. 26,5 Mill. M. Zur Durchführung dieser Maßnahmen haben die Versicherungsanstalten zahlreiche eigene Lungenheilstätten, Genesungsheime, Sanatorien und Krankenhäuser erworben oder in Verwaltung genommen. Ende des Jahres 1926 besaßen sie 58 Lungenheilstätten mit 7858 Betten und 50 Heilanstalten mit 5988 Betten. In diesen Heilstätten wurden im Jahre 1926 insgesamt 91879 Personen (einschließlich Kinder) verpflegt. Die Betriebskosten dieser Heilstätten beliefen sich im Jahr 1926 auf rund 26,8 Mill. *RM*. Außerdem haben die Versicherungsanstalten bei der starken Inanspruchnahme des Heilverfahrens von seiten der Versicherten noch etwa 970 andere fremde Heilstätten benutzt und in diesen rund 5300 Personen untergebracht.

Für sonstige allgemeine Maßnahmen zur Verhütung des Eintritts vorzeitiger Invalidität unter den Versicherten oder zur Hebung der gesundheitlichen Verhältnisse der versicherungspflichtigen Bevölkerung gemäß § 1274 RVO. wurden von den Versicherungsanstalten namhafte Beiträge aufgewendet. Die für diese Maßnahmen aufgewendeten Mittel sind in den letzten Jahren auf das Mehrfache der Vorkriegsbeträge angestiegen. Sie betrugen im Jahre 1913 rund 1,4 Mill. M im Jahre 1925 bereits über 7 Mill. *RM* und im Jahre 1926 9,2 Mill. *RM*. Dabei standen die Tuberkulose und ihre Bekämpfung, die Kinderfürsorge sowie die Beratungstätigkeit für Geschlechtskranke im Vordergrunde.

So bilden die Landesversicherungsanstalten zusammen mit den Krankenkassen einen in sozialhygienischer Beziehung außerordentlich wichtigen Faktor. Durch die Neuordnung der Angestelltenversicherung ist die früher möglich gewesene Versicherung der Angestellten bis zu einer bestimmten Gehaltsgrenze in beiden Versicherungszweigen (Doppelversicherung) fortgefallen. Es ist natürlich auch künftig möglich, daß Versicherte zu einer anderen Beschäftigung übergehen und dann nicht mehr in der Angestellten-, sondern in der Invalidenversicherung Beiträge zu entrichten haben. Solche Versicherte, die zu beiden Versicherungszweigen Beiträge geleistet haben, heißen „Wanderversicherte". Für diese ist eine Berücksichtigung der in einem Versicherungszweige geleisteten Beiträge für den anderen vorgesehen.

4. Die Angestelltenversicherung. Um auch demjenigen Teil der Berufstätigen, welche nicht unter die Invaliditätsversicherung fallen, eine ähnliche Fürsorge zu gewähren, wurde 1911 ein Gesetz erlassen und durch spätere Novellen ergänzt, nach dem alle Angestellten, deren Jahresverdienst 8400 $\mathscr{RM}$ nicht übersteigt, in ähnlicher Weise wie in der Invalidenversicherung nur bei erheblich höheren Beiträgen und entsprechend größeren Leistungen versichert sind. Die Beiträge zahlen Arbeitgeber und -nehmer zur Hälfte; für Versicherte mit einem monatlichen Entgelt von weniger als 50 $\mathscr{RM}$ und für Lehrlinge zahlt der Arbeitgeber den vollen Betrag. Es gibt 8 Beitragsklassen für Pflichtversicherte mit Monatsbeiträgen in Höhe von 2—30 $\mathscr{RM}$ und 2 Klassen für freiwillig bzw. höher Versicherte von 40 und 50 $\mathscr{RM}$ monatlich.

Versicherungspflichtig sind: Angestellte in leitender Stellung, Betriebsbeamte, Werkmeister und andere Angestellte in gehobener Stellung, Handelsangestellte, Bureauangestellte einschließlich der Bureaulehrlinge und Werkstattschreiber, Gehilfen und Lehrlinge in Apotheken, Bühnenmitglieder und Musiker, Angestellte in Berufen der Erziehung, des Unterrichts, der Fürsorge, der Kranken- und Wohlfahrtspflege, selbständige Lehrer und Erzieher, endlich die Mitglieder in gehobener Stellung der Schiffsbesatzung der Seefahrzeuge (Schiffsführer, Offiziere und Angestellte). Eine untere Altersgrenze besteht nicht mehr, dagegen ist für den Beginn der Versicherungspflicht die obere Altersgrenze von 60 Jahren festgesetzt. Die freiwillige Fortsetzung der Pflichtversicherung ist gestattet, wenn der Versicherte 4 Monate versichert war, freiwilliger Beitritt ist bis zum vollendeten 40. Lebensjahre allen Personen möglich, die für eigene Rechnung eine der versicherungspflichtigen ähnliche Tätigkeit ausüben oder die nur gegen freien Unterhalt oder vorübergehend beschäftigt sind. Die Versicherung erfolgt in 8 Lohnklassen. Die Leistungen der Angestelltenversicherung sind: Ruhegeld nach Vollendung des 65. Lebensjahres bzw. Rente im Falle der dauernden Berufsunfähigkeit nach einer Wartezeit von 120 Beitragsmonaten für männliche und 60 Beitragsmonaten für weibliche Versicherte für das Ruhegeld und von 120 für die Hinterbliebenenrente; für alle Selbstversicherten beträgt die Wartezeit 180 Beitragsmonate. Ruhegeld erhält auch der Versicherte, der nicht dauernd berufsunfähig ist, aber während 26 Wochen ununterbrochen berufsunfähig gewesen ist, für die weitere Dauer der Berufsunfähigkeit. Das Ruhegeld besteht aus einem festen und einheitlichen Grundbetrag von 480 $\mathscr{RM}$ und einem Steigerungsbeitrag von 15 % der nach dem 1. Januar 1924 entrichteten Beiträge. Ein Reichszuschuß wird nicht gewährt. Für Kinder unter 18 Jahren erhöht sich das Ruhegeld um

90 $\mathscr{RM}$ pro Kind. Die Witwen- bzw. Witwerrente beträgt sechs Zehntel des Ruhegeldes ohne Kinderzuschuß, Waisen erhalten je fünf Zehntel des Ruhegeldes ohne Kinderzuschuß. Ebenso ist eine Hinterbliebenenrente — auch für die erwerbsfähige Ehefrau — vorgesehen bzw. für den Ehemann einer versicherten Ehefrau, falls er erwerbsunfähig und bedürftig ist. Waisenrente wird für die ehelichen Kinder nach dem Tode des Versicherten bis zum vollendeten 18. Lebensjahre, für die unehelichen vaterlosen Kinder auch nach dem Tode einer Versicherten gezahlt. Träger der Versicherung ist die Reichsversicherungsanstalt für Angestellte, die von einem Direktorium geleitet wird, dem ein Verwaltungsrat und Vertrauensmänner beigegeben sind. Spruchbehörden sind die Versicherungsämter, Oberversicherungsämter und das Reichsversicherungsamt, bei denen besondere Ausschüsse, Kammern und Senate für die Angestelltenversicherung eingerichtet sind. In allen Instanzen sind wie bei den anderen Versicherungszweigen Vertreter der Arbeitnehmer und Arbeitgeber beteiligt.

Für die in knappschaftlichen Betrieben beschäftigten Angestellten ist die *Reichsknappschaft* Träger der Versicherung. Sie gewährt diesen mindestens die Leistungen der reichsgesetzlichen Angestelltenversicherung. Außerdem sind zur Zeit noch 11 Ersatzkassen zugelassen.

Versichert waren am 1. Januar 1926 2 475 554 Personen (davon 1 529 322 männliche) gegen 1,5 Millionen im Jahre 1913.

An Rentenempfängern wurden im Jahre 1927 gezählt: Ruhegeld 62 302, Witwenrente 39 767, Waisenrente 27 564.

An Einnahmen verzeichnete die Reichsversicherungsanstalt

für Angestellte im Jahre 1924: 142,4 Mill. $\mathscr{RM}$
,,   ,,   ,,   ,, 1925: 210,9 ,,   ,,
,,   ,,   ,,   ,, 1926: 287,3 ,,   ,,
,,   ,,   ,,   ,, 1927: 340,6 ,,   ,,

Diesen Einnahmen standen an Ausgaben gegenüber in Millionen Reichsmark:

Tabelle 38.

Ausgaben	1924	1925	1926	1927
Ruhegeld mit Kinderzuschüssen . .	8,136	26,349	32,903	47,865
Witwen- und Waisenrenten	7,927	17,448	20,322	25,595
Andere Leistungen (Erstattungen, Abfindungen usw.)	0,414	1,046	2,088	37,963[1]
Heilverfahren.	6,447	11,843	16,040	17,137
Verwaltungs- und sonstige Unkosten	6,135	7,930	8,459	9,629
Sonstige Ausgaben	0,195	1,879	0,099	2,827
zusammen	29,254	66,495	79,911	141,016

Auch in der Angestelltenversicherung tritt die *Gesundheitsfürsorge* mehr und mehr in den Vordergrund. Zur Bewältigung der von Jahr

---

[1] Einschließlich der einmaligen Zahlung der Reichsversicherungsanstalt zur endgültigen Abgeltung für Rentenaufwendungen an Angestellte aus der Invalidenversicherung.

zu Jahr steigenden Zahl an Anträgen auf Heilverfahren hat die Reichsversicherungsanstalt bereits 7 eigene Heilstätten erworben. Außerdem stehen ihr noch weitere 106 Heilanstalten und Badeorte zur Verfügung. Die wesentlichsten, beim Heilverfahren in Betracht kommendenKrankheiten sind bei den Männern die Tuberkulose und Neurasthenie und bei den Frauen außerdem die Blutarmut.

So segensreich auch die sozialen Versicherungsgesetze in Deutschland gewirkt haben, so ist doch eine gründliche Reform derselben dringend erforderlich. Diese muß vor allem eine Vereinheitlichung sämtlicher Versicherungszweige erzielen und auch besonders in der Krankenversicherung statt der Abgrenzung nach Berufen und Betrieben das territoriale Prinzip in den Vordergrund stellen. Durch die Vereinheitlichung der Verwaltung würden auch nicht unerhebliche Mittel erspart werden, die besser dem Ausbau der Versicherung zu einer Volksversicherung im wahren Sinne des Wortes zugute kommen würden. Derartige Absichten bestehen ja bereits an den maßgebenden Stellen, so daß die Verwirklichung dieses Wunsches wohl in absehbarer Zeit erfolgen dürfte. Hierbei ist aber der bisherige Fehler, der bei der Ausarbeitung der sozialen Versicherungsgesetze gemacht worden ist, zu vermeiden: das Übergehen der Ärzteschaft. Nur durch gemeinschaftliche Arbeit der Versicherungsträger und der Ärzteschaft ist es möglich, den bisherigen Interessengegensatz dieser beiden Faktoren zu beseitigen und statt der Gegnerschaft, unter der beide Teile und vor allem die Volksgesundheit leiden mußten, ein verständnisvolles Miteinanderarbeiten zu erzielen. Daß dabei die Frage der Berufsfreiheit der Ärzte aufgeworfen werden und diese in irgendeiner Form geändert werden mag, darf den Ausbau der sozialen Versicherung und die darauf beruhende Hebung der Volksgesundheit nicht verhindern.

Reichsknappschaftsgesetz. Nach dem Gesetz von 1923, neue Fassung vom 1. Juli 1926 bzw. 8. April 1927, ist die Reichsknappschaft der Versicherungsträger; sie hat 16 Bezirksknappschaften und vereinzelte Krankenkassen als Verwaltungsstellen, für die Unfallversicherung auch die zuständigen Berufsgenossenschaften. Die Beiträge für die Kranken- und Pensionsversicherung werden von dem Arbeitgeber zu zwei Fünfteln, von dem Arbeitnehmer zu drei Fünfteln getragen, für die Invalidenversicherung zur Hälfte, ebenso für die Arbeitslosenversicherung. — Die Organe der Reichsknappschaft bestehen zu zwei Fünfteln aus Arbeitgeber-, zu drei Fünfteln aus Arbeitnehmervertretern. Zu den Leistungen der Knappschaftsversicherung gehören: 1. Die Krankenversicherung. Diese entspricht der bereits geschilderten sonstigen Krankenversicherung; es werden jedoch bei Krankengeldzahlung für die Ehefrau und jedes Kind 10 % Zuschlag gezahlt; ferner wird für die nichtversicherte Ehefrau und die Kinder freie ärztliche Behandlung, Krankenhauspflege sowie die Hälfte der Arzneikosten gezahlt. 2. Invalidenpension. Diese entspricht im allgemeinen der Alters- und Invaliditätsversicherung, nur kann für Bergleute, welche keine gleichwertige Lohnarbeit mehr verrichten, bereits nach Vollendung des 50. Lebensjahrs auf Antrag Alterspension gezahlt werden.

5. Die Arbeitslosenversicherung. *Die Gefahr der Arbeitslosigkeit und die Maßnahmen, die zur Bekämpfung derselben ergriffen werden,* sind von enormer Bedeutung für die wirtschaftlichen und hygienischen Verhältnisse der Berufstätigen. Die Statistiken der Krankenkassen zeigen deutlich, wie sehr die Arbeitslosigkeit die Volksgesundheit beeinträchtigt:

zur Zeit von Wirtschaftskrisen, von toter Saison usw. schwillt die Zahl
der Krankenmeldungen an, und wenn es auch zuzugeben ist, daß ein
Teil der Kassenmitglieder vielleicht mehr oder weniger unberechtigt
die Hilfe der Krankenkassen in Anspruch nimmt und gewissermaßen
die Krankenkasse als Arbeitslosenversicherung betrachtet, oder auch
viele Kassenmitglieder erst im Falle des Mangels an Arbeit wegen schon
seit längerer Zeit bestehender Leiden ihre Ansprüche an die Krankenkassen geltend machen, so bleiben doch genügend Fälle übrig, in denen
eben die Arbeitslosigkeit und die damit verbundene Notlage die Ursache
für Erkrankungen bzw. Verschlimmerung alter Leiden bildet. Für die
gewerkschaftlich organisierten Arbeiter hat die Arbeitslosenunterstützung
seitens der Berufsorganisation große Bedeutung erlangt, so haben z. B.
die freien Gewerkschaften im Jahre 1912 bei ungefähr $2^1/_2$ Mill. Mitgliedern 7,7 Mill. Mark Arbeitslosenunterstützung ausgezahlt, in den
Jahren 1903—1912 im ganzen ca. 58 Mill. Die Arbeitslosenunterstützung
ist denn auch das festeste Bindemittel für die Mitglieder der Organisationen
geworden, zumal bisher die Gewerkschaften stets dieser Verpflichtung,
die nicht einmal auf rechtlichen Anspruch begründet ist, nachgekommen
sind. Es liegt ja auch in ihrem eigenen Interesse, um eine Lohndrückerei
durch Arbeitslose zu verhindern. Eine wichtige Ergänzung dieser Einrichtung bildet das von LOUIS VARLEZ in Gent eingeführte sog. „Genter
System“. Sein Wesen besteht darin, daß behördliche Zuschüsse — meist
von kommunaler Seite — den Gewerkschaften zur Unterstützung arbeits-
loser Mitglieder, gewöhnlich in begrenzter Höhe, gewährt werden, wobei
gewisse Bedingungen in bezug auf Arbeitszuweisung, Wohnort usw.
erfüllt werden müssen. Um aber nun den nichtorganisierten Arbeitslosen auch die Unterstützung zuteil werden zu lassen, hat man versucht,
auch für die Inhaber freiwilliger zu diesem Zwecke angelegter Spargut-
haben, ebenso durch Einrichtung von freiwilligen Versicherungskassen
für Nichtorganisierte neben den Zuschüssen an die Gewerkschaften für
die Unorganisierten zu sorgen. Vollkommen haben sich diese Einrichtungen nicht immer bewährt, so daß die Einführung einer obligatorischen
Arbeitslosenversicherung, sei es auf lokaler oder Landes- bzw. Reichs-
grundlage immer wieder, besonders seitens der Arbeitnehmerorganisationen angestrebt wurde. Unter dem Druck der wesentlich durch die
Demobilmachung und die wirtschaftliche Lage bei Beendigung des
Krieges verursachten Arbeitslosigkeit wurde 1918 im Deutschen Reich
eine Fürsorge für Arbeitslose eingerichtet. Diese berücksichtigte die
Bedürftigkeit, gab aber in keinem Falle einen rechtlichen Anspruch auf
Unterstützung. Durch das Gesetz über Arbeitslosenvermittlung und
Arbeitslosenversicherung vom 16. Juli 1927, das am 1. Oktober 1927 in
Kraft getreten ist, ist dieses System der Fürsorge im Falle der Arbeits-
losigkeit beseitigt worden. An seine Stelle ist die Arbeitslosenversicherung getreten, die jedem Versicherten, soweit er die gesetzlich vorgeschriebenen Bedingungen erfüllt, einen festen Rechtsanspruch auf Arbeitslosenunterstützung gibt.

Eine grundsätzliche *Versicherungspflicht* schreibt das Gesetz für alle
auf Grund der Reichsversicherungsordnung oder des Reichsknappschafts-

gesetzes für den Fall der Krankheit Pflichtversicherten, ferner für alle auf Grund der Angestelltenversicherung Pflichtversicherten, die der Krankenversicherungspflicht nur deshalb nicht unterliegen, weil sie die Verdienstgrenze der Krankenversicherung (d. i. Jahresverdienst von 3600 $\mathcal{RM}$) überschreiten, und für die Angehörigen der Besatzung von Seeschiffen vor.

Bei einigen bestimmten Arten des Arbeitsverhältnisses in der Land- und Forstwirtschaft und in der Seeschifffahrt und bei bestimmten Lehrverträgen besteht Versicherungsfreiheit. Auf Antrag kann unter gewissen Voraussetzungen eine Befreiung von der Versicherungspflicht gewährt werden, soweit anderweit ein rechtlich begründeter Anspruch auf Leistungen für den Fall der Arbeitslosigkeit besteht und bei im Nebenberuf unständig Beschäftigten. Ein Recht zur *freiwilligen Weiterversicherung* ist den Angestellten gegeben, die wegen Überschreitung der Angestelltenversicherungsgrenze (z. Zt. 8400 $\mathcal{RM}$, S. 128) aus der Versicherungspflicht ausscheiden.

Die *Versicherungsleistungen* bestehen aus der Arbeitslosenunterstützung, den Beiträgen zur Fortsetzung oder Aufrechterhaltung der Krankenversicherung und den Beiträgen zur Aufrechterhaltung der Anwartschaften bei der Invaliden-, Angestellten- und knappschaftlichen Pensionsversicherung. Kurzarbeitern kann eine *Kurzarbeiterunterstützung* gewährt werden. Die *Arbeitslosenunterstützung* besteht aus der Hauptunterstützung und den Familienzuschlägen. Ihre Höhe richtet sich nach der Höhe des Arbeitsentgelts während der letzten drei der Arbeitslosigkeit vorangehenden Monate. Das Gesetz unterscheidet 11 Lohnklassen, für jede dieser Lohnklassen ist ein Einheitslohn festgesetzt. Die Hauptunterstützung schwankt zwischen 75 und 35 %, die Höchstunterstützung, unter Hinzurechnung der Familienzuschläge (5 % für jeden zuschlagsberechtigten Angehörigen), zwischen 80 und 60 % des Einheitslohnes, der für die unterste Lohnklasse 8 $\mathcal{RM}$, für die oberste Lohnklasse 63 $\mathcal{RM}$ wöchentlich beträgt. Die Prozentsätze sind degressiv gestaffelt, und zwar so, daß die höchsten Prozentsätze auf die niedrigste Lohnklasse, die niedrigsten Prozentsätze auf die höchste Lohnklasse entfallen.

Anspruch auf die Versicherungsleistungen haben unfreiwillig Arbeitslose, die arbeitsfähig und arbeitswillig sind und die Anwartschaftszeit erfüllt, ihren Anspruch auf Unterstützung aber noch nicht erschöpft haben. Die Anwartschaftszeit ist erfüllt, wenn der Arbeitslose in den dem Eintritt der Arbeitslosigkeit unmittelbar vorausgehenden zwölf Monaten während 26 Wochen in einer versicherungspflichtigen Beschäftigung gestanden hat oder freiwillig weiter versichert gewesen ist. Der Anspruch auf die Unterstützung ist erschöpft, wenn die Unterstützung für insgesamt 26 Wochen gewährt worden ist. Erkrankt der Arbeitslose während der Zeit, in dem sein Anspruch auf Arbeitslosigkeit besteht, so tritt, da seine Krankenversicherung fortgeführt worden ist, an Stelle der Arbeitslosenunterstützung Krankengeld, und zwar in gleicher Höhe wie die Arbeitslosenunterstützung. In Zeiten besonders ungünstiger Arbeitsmarktlage kann der Reichsarbeitsminister evtl. unter Beschränkung auf bestimmte Berufe oder Bezirke, die Gewährung einer *Krisen-*

unterstützung zulassen. Für die Krisenunterstützung genügt eine 13wöchige versicherungspflichtige Beschäftigung oder freiwillige Weiterversicherung während der letzten 12 Monate vor Eintritt der Arbeitslosigkeit. Diese Unterstützung kann auch länger als 26 Wochen gewährt werden.

Die *Aufbringung der Mittel* für die Arbeitslosenversicherung erfolgt je zur Hälfte durch Beiträge der Arbeitgeber und Arbeitnehmer; für die Krisenunterstützung zahlt vier Fünftel das Reich und ein Fünftel die Gemeinden.

Träger der Arbeitslosenversicherung ist die Reichsanstalt für Arbeitsvermittlung und Arbeitslosenversicherung, die eine Körperschaft des öffentlichen Rechtes ist. Sie gliedert sich in die Hauptstelle, die ihren Sitz in Berlin hat, die Landesarbeitsämter — ihre Zahl ist auf 13 festgesetzt worden —, deren Wirkungsgebiet nach größeren einheitlichen Wirtschaftsbezirken abgegrenzt ist, und die Arbeitsämter, die eine oder mehrere Gemeinden oder Gemeindeverbände umfassen. Die Arbeitsämter nehmen die Anträge der Arbeitslosen auf Arbeitslosenunterstützung entgegen.

Die *Organe* der Reichsanstalt, das sind der Vorstand und der Verwaltungsrat der Hauptstelle und die Verwaltungsausschüsse der Landesarbeits- und Arbeitsämter, bestehen aus den beamteten Vorsitzenden der einzelnen Ämter — bei der Hauptstelle dem Präsidenten der Reichsanstalt — oder einem seiner Stellvertreter, sowie je zu gleichen Teilen aus Vertretern der Arbeitgeber, der Arbeitnehmer und Vertretern der öffentlichen Körperschaften. Soweit die Organe der Reichsanstalt auf dem Gebiet der Arbeitslosenversicherung tätig sind, wirken allerdings die Vertreter der öffentlichen Körperschaften nicht mit. Ihre Mitwirkung beschränkt sich auf die anderen Tätigkeits- und Aufgabengebiete der Reichsanstalt.

Diese andere Tätigkeit der Reichsanstalt erstreckt sich, wie aus dem Namen des Gesetzes hervorgeht, auf das Gebiet der *Arbeitsvermittlung* und im Zusammenhang damit auf das Gebiet der *Berufsberatung*, Berufsausbildung und Berufsumschulung. Durch die Tätigkeit auf diesen Gebieten soll der Arbeitslosigkeit nach Möglichkeit vorgebeugt, bestehende Arbeitslosigkeit möglichst verkürzt werden. Wichtig sind bei dieser Tätigkeit auf der einen Seite die Beobachtung und Berücksichtigung der allgemeinen und besonderen Verhältnisse, Bedürfnisse, Entwicklungstendenzen und Entwicklungsaussichten der Wirtschaft und damit auch des Arbeitsmarktes (Arbeitsmarktstatistik), auf der anderen Seite die Berücksichtigung der besonderen Berufsfähigkeiten und Eignungen des zu Vermittelnden oder zu Beratenden, sowie der sonstigen persönlichen Verhältnisse, soweit sie für die Ausübung oder die Wahl eines Berufes oder einer bestimmten Arbeit von Bedeutung sind. Die Berücksichtigung dieser persönlichen Verhältnisse ist gerade auch vom Gesichtspunkt der sozialen Hygiene von großer Wichtigkeit.

Die Geltungsdauer des Gesetzes ist noch zu kurz, um schon ein Urteil über seine Auswirkungen zuzulassen. Die Tätigkeit der Organe der Reichsanstalt wird um so erfolgreicher sein, je mehr es ihr gelingt, durch weitgehenden Ausbau der Arbeitsvermittlung und der Berufsberatung die Arbeitslosigkeit auf ein Mindestmaß herabzudrücken. Ein gewisses Maß von Arbeitslosigkeit wird, solange es nicht gelingt, die saison- und konjunkturmäßigen Schwankungen in der Wirtschaft zu beseitigen oder mindestens erheblich zu beschränken, nicht zu vermeiden sein.

6. Fürsorge für Schwerbeschädigte. Durch das *„Gesetz über die Beschäftigung Schwerbeschädigter"* vom 6. April 1920 in der Fassung vom 12. Januar 1923 wird für geeignete Maßnahmen zur Ausnutzung der noch bestehenden Arbeitskraft Schwerbeschädigter und für deren erforderlichen gesetzlichen Schutz Sorge getragen. „Schwerbeschädigte" sind Empfänger von Militär- und Unfallrenten, deren Erwerbsbeschränkung wenigstens 50% beträgt, und die Anspruch auf Pension oder eine der Minderung ihrer Erwerbsfähigkeit entsprechende Rente haben. Durch die Hauptfürsorgestellen können den Schwerbeschädigten gleichgestellt werden: Personen, die um wenigstens 50% in ihrer Erwerbsfähigkeit beschränkt sind, und die nicht bereits kraft Gesetzes als Schwerbeschädigte geschützt sind, Kriegs- und Unfallbeschädigte mit weniger als 50 und wenigstens 30% Erwerbsbeschränkung (Minderbeschädigte), ferner Kriegsbeschädigte, deren Rente noch nicht rechtskräftig festgesetzt ist, wenn bei ihnen eine Erwerbsbeschränkung von mindestens 50% angenommen werden dürfte. Der Schutz des Gesetzes sieht vor: 1. einen Einstellungszwang, dessen zahlenmäßige Festsetzung der Reichsarbeitsminister zu treffen hat (gegenwärtig auf die ersten 20—50 Arbeitnehmer 1 Schwerbeschädigter, desgleichen auf alle weiteren 50), 2. eine besondere Vertretung im Betriebe (auf wenigstens 5 beschäftigte Schwerbeschädigte 1 Vertrauensmann), 3. einen besonderen Schutz bei Kündigungen und endlich ein Recht auf Wiedereinstellung nach Arbeitsstreitigkeiten, z. B. nach Beendigungen von Streiks und Aussperrungen. Für die Durchführung des Gesetzes haben die Hauptfürsorgestellen der Kriegsbeschädigten- und Kriegshinterbliebenenfürsorge zu sorgen, wozu bei jeder Hauptfürsorgestelle ein besonderer „Schwerbeschädigtenausschuß" gebildet werden muß, der aus dem Vorsitzenden und acht Mitgliedern besteht, und dem als Mitglieder auch zwei schwerkriegsbeschädigte Arbeitnehmer und ein Unfallbeschädigter oder anderer Erwerbsbeschränkter angehören muß. Über den Schwerbeschädigtenausschüssen der Fürsorgestellen steht der bei der Reichsarbeitsverwaltung, der aus dem Vorsitzenden und zehn Mitgliedern, darunter je zwei Vertretern der Arbeitgeber und der schwerkriegsbeschädigten Arbeitnehmer besteht. Die Aufgaben der Ausschüsse liegen besonders auf dem Gebiete des Beschwerdeverfahrens.

Spezielle Berufskunde und Berufshygiene.

4. Kapitel.
Der Beruf der Bergarbeiter.

a) Berufstätigkeit.

Der Bergbau gehört in Deutschland zu denjenigen Berufsgruppen, welche durch die Zahl der dabei Beschäftigten von großer Bedeutung in sozialer und hygienischer Beziehung sind. Die nachstehende Tabelle zeigt die Ausdehnung der verschiedenen bergbaulichen Betriebe in Deutschland nach Zahl der Betriebe, Zahl der beschäftigten Arbeiter und Angestellten, sowie die Menge und den Wert der im Jahre 1926 geförderten Produktion.

Tabelle 39. Der deutsche Bergbau 1926.

Art der Betriebe	Zahl der Betriebe	Arbeiter (Vollarbeiter)	Angestellte	Arbeitnehmer insgesamt	Produktion Menge in 1000 t	Produktion Wert i. Million. Mark
1. Gewinnung von Steinkohlen, Steinkohlenbriketts und Koks	376	469619	28592	498211	145279	2038,3
2. Gewinnung von Braunkohlen und Braunkohlenbriketts . . .	397	95495	8374	103869	139151	387,8
3. Gewinnung von Erzen	292	36727	2380	39107	7701	117,0
4. Salzbergbau	139	16507	1974	18481	10374	15,7
5. Salinenwesen	48	3409	340	3749	480	20,7
6. Gewinnung von Erdöl	49	1867	276	2143	95	10,2
7. Gewinnung von Graphit, Asphalt u. bituminösen Gesteinen	37	1548	130	1678	75	

Auf Grund der Berichte der Knappschaftsberufsgenossenschaft läßt sich folgendes Bild der Entwicklung geben:

Tabelle 40.

Jahr	Anzahl der Betriebe	Anzahl der Arbeiter	Gezahlte Löhne in Mark im ganzen	Gezahlte Löhne in Mark je Arbeiter
1886	1658	343709	250802479	729,69
1896	1822	446342	416636549	933,45
1906	2186	689248	891222054	1293,04
1913	1978	918805	1458620230	1587,52
1926	1397	748590	1566811707	2093,02

Von sämtlichen in Industrie und Handwerk Erwerbstätigen entfallen auf den Bergbau allein 6,4 %.

Durch den Bergbau werden die nutzbaren Mineralien gewonnen, welche entweder an der Oberfläche liegen oder in Spalten und Höhlen oder schichtförmig in der Tiefe der Erde gelagert sind. Man unterscheidet demnach die oberflächliche Gewinnung (Tagebau) von der unterirdischen. Um aus der Tiefe Kohlen und Erze zu gewinnen, werden *Stollen* und *Schächte* angelegt. Die Stollen werden heute fast nur bei dem Erzbergbau benutzt und gehen in den gebirgigen Gegenden von der Talsohle wagerecht in den Berg. Gewöhnlich werden Schächte angelegt, welche in die Tiefe führen, und von denen wieder horizontale Gänge (Querschläge) ins Gestein geführt werden. Während in früheren Zeiten der Abstieg und Aufstieg mittels eiserner Leitern erfolgte, vollzieht er sich heute durch Förderkörbe (Fahrstühle). Hierbei ist besonders auf die Sicherheit der Drahtseile zu achten, da durch das Reißen derselben schon oft Massenunfälle hervorgerufen sind. — Vereinzelt sind gesonderte Förderkörbe für die Belegschaft und das geförderte Material vorhanden. Die Querschläge liegen in verschiedener Zahl etagenförmig übereinander und teilen die Lagerstätten der Kohle usw. in Hauptabschnitte (Sohlen). Bei dem Abbau (Hereingewinnung) der Kohle usw. entstehen Hohlräume, welche entweder durch Gestein usw. ausgefüllt werden (Abbau mit Bergversatz) oder unausgefüllt allmählich zusammenfallen (Abbau ohne Bergversatz). Ist das Mineral locker, so genügt zur Hereingewinnung das Abschlagen mit spitzen Keilhauen und Abbauhämmern, bei festerem Mineral ist die Lockerung durch Preßluftwerkzeuge bzw. durch Sprengungen erforderlich. Es werden zur Sprengung Bohrlöcher gebohrt, in welche die Sprengladung kommt und vor welche ein Verschluß „Besatz" aus Latten, feuchter Erde und Moos usw. vorgelegt wird, der das Heraustreiben der Sprenggase aus dem Bohrloch verhindern soll. Das gewonnene Material (Kohle, Erz usw.) wird auf kleine Wagen von $^1/_2$—1 cbm Inhalt, die auf Schienen laufen, verladen und durch Pferde oder Maschinen zum Schacht gebracht, von wo es durch die Fördermaschine nach oben befördert wird. Das gewonnene Rohmaterial wird über Tage dann weiterverarbeitet (aufbereitet). Die Kohlen werden von Beimengungen von Gestein befreit, nach der Größe sortiert usw.; die Erze werden voneinander durch Ausklauben, Hämmern auf trockenem Wege, oder aber durch Waschen in Schlemmkästen usw. auf nassem Wege voneinander getrennt.

In der Tiefe der Bergwerke müssen die Schächte usw. ausgebaut werden, um ein Zusammenstürzen durch die Verschiebung des Gesteins usw. zu verhüten. Der Ausbau geschieht durch Holz, Eisen oder Mauerwerk. Ferner werden in der Umgebung der Schächte, Querschläge usw. bestimmte Strecken nicht abgebaut, die als „Sicherungspfeiler" dienen. Um die Wassermengen, die sich in der Tiefe des Bergwerks in wechselndem Maße ansammeln, zu entfernen, werden sie in Kanälen (Wassersaigen) nach tiefer gelegenen Stellen geleitet und von dort durch Pumpwerke herausbefördert. Für genügende Lufterneuerung im Bergwerk wird durch Ventilationseinrichtungen gesorgt. Mitunter genügt die natürliche Lüftung, wenn im Gebirge die Luftschächte in verschiedener Höhe münden, wodurch eine genügende Luftzirkulation zustande gebracht wird. Meist wird jedoch durch künstliche Ventilatoren die Luft aus dem Bergbau abgesaugt und durch Einpressen von frischer Luft für die Erneuerung der Luft (Wetter) gesorgt. Die Luftzuführung soll nach den preußischen gesetzlichen Bestimmungen in Schlagwettergruben durchschnittlich 2 cbm in der Minute auf den Kopf der Belegschaft und 8—10 cbm pro Pferd betragen.

Ähnlich wie im Bergbau liegen die Verhältnisse beim *Tunnelbau*. Es werden ebenfalls Stollen hergestellt, die dann zum Tunnel erweitert werden. Die Tunnelwände werden zunächst provisorisch mit Holz oder Eisen ausgebaut und dann definitiv durch Mauerwerk hergestellt. Die Wassermengen, die besonders in wasserreichem Gebirge recht bedeutend sind, fließen entweder durch Gräben ab, wenn die Tunnelmündung tiefer liegt, oder werden andernfalls durch Pumpwerke wie beim Bergbau entfernt. Ähnlich wie beim Bergbau ist auch die Luftzuführung. Beim modernen Tunnelbau werden fast nur Bohrmaschinen oder Sprengungen zur Lockerung des Gesteins benutzt. Die Abbeförderung des abgebauten Materials geschieht in Wagen und wird von den „Schüttern“ — die an den Bohrmaschinen beschäftigten Arbeiter sind die „Bohrer“ — besorgt. Die Wagen werden durch Pferde oder Dampf- bzw. elektrische Lokomotiven gezogen.

b) Die Betriebsgefahren des Bergbaus.

1. Unfälle. Der Bergbau gehört zu denjenigen Beschäftigungen, bei denen die Unfallgefahr recht groß ist. Die Knappschaftsberufsgenossenschaft gibt in nebenstehender Tabelle eine Zusammenstellung der Unfallzahlen aus den Jahren 1886—1926.

Die Zahl der Verletzten ist natürlich erheblich höher als die der Entschädigten, während diese z. B. 1925 10562 betrugen, wurden 127501 Unfallsanzeigen für Verletzte erstattet. Während bei sämtlichen deutschen gewerblichen Berufsgenossenschaften im Jahre 1925 auf 1000 Versicherte 5,16 entschädigungspflichtige Unfälle mit 0,49 Todesfällen, 1924 4,02 mit 0,45 gemeldet wurden, betrugen die Zahlen für die Bergarbeiter, wie Tabelle 41 zeigt:

1924:   9,35 entschädigungspflichtige Unfälle mit 1,72 Todesfällen.
1925: 13,00   „   „   „ 2,07   „

Daß die Unfälle so häufig sind, hat eine Reihe von Ursachen: zunächst die Arbeit unter Tage, die durch den Mangel an Tageslicht, durch die Gefahr von Sprengungen, giftiger Gase und Explosionen und durch die erschwerte Verbindung mit der Außenwelt eine besondere Gefährdung bedingt. Und wenn auch die Vorschrift besteht, daß jedes Bergwerk zwei getrennte fahrbare Ausgänge besitzt, die über Tage nicht in demselben Gebäude münden dürfen, so ist trotzdem die Herausbeförderung bei Massenunfällen usw. recht schwierig.

Welche inneren Ursachen der entschädigungspflichtigen Unfälle vorliegen, zeigt die Zusammenstellung der Knappschaftsberufsgenossenschaft in Tabelle 42.

Tabelle 41.

Zusammenstellung der Unfallzahlen aus den Jahren 1886—1926.

Jahr	Zahl der durchschnittlich angelegten Personen	Zahl der entschädigungspflichtigen Unfälle		Von den entschädigungspflichtigen Unfällen waren tödlich	
		überhaupt	auf 1000 Versicherte	überhaupt	auf 1000 Versicherte
1886	343709	2265	6,59	733	2,13
1887	346146	2623	7,58	849	2,45
1888	357582	2773	7,75	746	2,09
1889	375410	3176	8,46	816	2,17
1890	398380	3403	8,54	824	2,07
1891	421137	4005	9,51	977	2,32
1892	424440	4182	9,85	830	1,96
1893	421124	4464	10,60	920	2,19
1894	426555	4779	11,20	786	1,84
1895	430820	4906	11,39	912	2,12
1896	446342	5406	12,11	971	2,18
1897	468953	5671	12,09	961	2,05
1898	495086	6323	12,77	1254	2,53
1899	521352	6307	12,10	1060	2,03
1900	565060	6890	12,19	1145	2,02
1901	607367	7933	13,06	1289	2,12
1902	601132	8143	13,55	1080	1,80
1903	619798	9281	14,97	1159	1,87
1904	642526	9950	15,59	1178	1,83
1905	647458	10066	15,55	1235	1,91
1906	689248	10827	15,71	1211	1,76
1907	732584	11382	15,54	1743	2,38
1908	798378	12799	16,03	2051	2,57
1909	818989	12621	15,41	1748	2,13
1910	825777	12155	14,72	1571	1,90
1911	838274	12213	14,57	1689	2,01
1912	866462	13397	15,46	2028	2,34
1913	918805	13763	14,98	2121	2,31
1914	841118	12672	15,07	1952	2,32
1915	664812	10374	15,60	1852	2,79
1916	703614	11639	16,54	2156	3,06
1917	777510	13734	17,66	2874	3,70
1918	800349	14198	17,74	2618	3,27
1919	967962	14117	14,58	2472	2,55
1920	1084501	11829	10,91	2180	2,01
1921	1212572	11825	9,75	2216	1,83
1922	1073754	8736	8,14	1778	1,66
1923	885461	7724	8,72	1689	1,91
1924	866968	8104	9,35	1490	1,72
1925	812526	10562	13,00	1681	2,07
1926	748590	10371	13,85	1470	1,96

Tabelle 42.

Die inneren Ursachen der entschädigungspflichtigen Unfälle des
Jahres 1925 und 1926.

Jahr	Entschädigungspflichtige Unfälle	Davon entfielen auf:									
		Gefährlichkeit des Betriebes		Mängel des Betriebes		Schuld der Mitarbeiter		Schuld der Verletzten		Sonstiges	
		Fälle	%	Fälle	%	Fälle	%	Fälle	%	Fälle	%
1	2	3		4		5		6		7	
1925	10562	7776	73,62	106	1,00	261	2,47	2414	22,86	5	0,05
1926	10371	6971	67,22	102	0,98	329	3,17	2899	27,95	70	0,68

Welche Bedeutung den verschiedenen Betriebseinrichtungen und
Vorgängen bei der Arbeit für die Entstehung der Betriebsunfälle beizumessen ist, geht aus der nachstehenden Tabelle, die auf den Zahlen
der Knappschaftsberufsgenossenschaft beruht, hervor.

Tabelle 43.

Betriebseinrichtungen und Vorgänge, bei denen sich in den
Jahren 1925 und 1926 Betriebsunfälle ereigneten:

Von 1000 Betriebsunfällen ereigneten sich bei	1925	1926
Motoren, Transmissionen und Arbeitsmaschinen	4,53	3,88
Hebemaschinen (Fahrstühle, Aufzüge, Flaschenzüge, Winden, Krane usw.)	8,29	8,60
Dampfkessel, Dampfkochapparate, Dampfleitungen (Explosion usw.)	0,26	0,26
Sprengstoffe (Explosion von Pulver, Dynamit usw.)	2,35	1,74
Feuergefährliche, heiße und ätzende Stoffe usw. (glühendes Metall, Gase, Dämpfe usw.)	2,89	1,51
Zusammenbruch, Einsturz, Herab- oder Umfallen von Gegenständen	36,72	36,90
Fall von Leitern, Treppen usw., aus Luken usw., in Vertiefungen auf ebener Erde	7,77	8,74
Auf- und Abladen von Hand, Heben, Tragen usw.	7,22	7,90
Fuhrwerk (Überfahren, Absturz usw. von Wagen und Karren aller Art)	2,30	3,03
Eisenbahnbetrieb (Überfahren usw.)	18,87	19,00
Tiere (Stoß, Schlag, Biß usw.) einschließlich aller Unfälle beim Reiten	0,05	0,11
Handwerkszeug und einfache Geräte (Hämmer, Meißel, Äxte, Hacken, Spaten usw.)	2,82	2,79
Elektrischer Strom	0,76	0,67
Abspringende Splitter. Sonstige	5,11	4,88

Die Unfallgefahren sind in den einzelnen Zweigen des Bergbaues
verschieden groß; die tödlichen Unfälle betrugen nach den Zahlen der
Knappschaftsberufsgenossenschaft in den zwei Dezennien von 1891 bis
1910 auf 1000 Versicherte:

im Steinkohlenbergbau 2,3
im Braunkohlenbergbau 2,0
im Erzbergbau 1,2
im sonstigen Bergbau 1,5

Nach diesen Zahlen ist also der Steinkohlenbergbau am gefährlichsten; er verursacht bei einem Anteil von 72% der Gesamtbelegschaft ca. 79% der tödlichen Unfälle.

2. Sonstige Betriebsgefahren. a) unter Tage. Die Unfallsgefahr ist natürlich nur ein Teil der Gefahren, welche die den Bergbauberuf ausübenden Erwerbstätigen bedrohen.

Schon die *Einfahrt* in die Grube, *der Weg zur Arbeitsstelle* und die *Ausfahrt* über Tage bringt eine Reihe von Gefährdungen mit sich. Die Abfahrt geschieht ja in den meisten Bergwerken nicht mehr durch Leitern, die alle 8—10 m eine Ruhebühne haben und auf denen rückwärts abgestiegen wird, sondern durch gedeckte Fahrstühle (Förderkörbe), welche durch Maschinenkraft bewegt werden. Wo die Einfahrt und Ausfahrt noch mittels Leitern erfolgt, kommt bei größerer Tiefe eine Überanstrengung des Herzens, die sich in Beschleunigung der Herztätigkeit und Atmung äußert, zustande. Die Unfallsgefahren durch die Seilfahrt (d. h. Fahrstühle) werden nach Möglichkeit durch gesetzliche Vorsichtsmaßregeln zu verhüten gesucht. Von dem Schacht, zu dem die Förderkörbe führen, bis zur Arbeitsstelle haben die Arbeiter jedoch oft noch einen Weg bis zu einer Stunde Dauer; kommen sie erhitzt von der Arbeit zurück, um auszufahren, so sind sie beim Warten an den zugigen Schächten Erkältungen ausgesetzt. Bei der Arbeit bedingt die gebückte Haltung oder liegende Arbeitsstellung in den niedrigen Flözen allerlei Gesundheitsschädigungen. Gegen Kopfverletzungen durch Stoßen verleihen feste Kopfbedeckungen im allgemeinen genügenden Schutz. Bei sehr hohen Flözen, wie sie in den schlesischen Kohlengruben häufig sind, müssen die Bergleute auf oft 8—10 m hohen Leitern stehend arbeiten und sich unter Erhöhung der körperlichen Anstrengung im Gleichgewicht halten. Ähnlich verhält es sich bei den Zimmerern und den mit Reparaturen in Schächten usw. Beschäftigten.

Eine weitere Gefahrenquelle bildet die *Sprengarbeit.*

Zu den Sprengungen werden heute fast ausnahmslos Dynamit und ähnliche Substanzen wie Nitroglycerin, Nitrocellulose, Sprenggelatine (eine Auflösung von Schießbaumwolle in Nitroglycerin), ferner die Chloratsprengstoffe benutzt. Zum Entzünden des Dynamits usw. wird noch Knallquecksilber für die Zündkapseln verwendet. Die Sprengung erfolgt, nachdem Bohrlöcher — meist durch Preßluftwerkzeuge — in das Gestein gebohrt sind und die dort eingelegte Sprengladung durch Lehm u. ä. abgedichtet ist (Besatz). Die Zündung geschieht — was früher die Regel war — durch allmählich verbrennende Zündschnüre oder in modernen Betrieben auf elektrischem Wege. Durch Spätschüsse oder Versager mit nachherigen Explosionen werden jedoch vielfach Verletzungen der nach der Sprengstelle zurückkehrenden Bergleute verursacht. Durch Kohlenoxyd, nitrose Gase, Nitroglycerin und andere Giftgase, die bei der Sprengung, besonders bei unvollständigen, entstehen, können Vergiftungen der Arbeiter bedingt werden.

Die *Förderung* des hereingewonnenen Materials bedingt viel Unfälle, zumal da bei Pferdebespannung der Arbeiter vor dem Wagenzug geht und beim Straucheln der Gefahr des Überfahrens ausgesetzt ist. Im allgemeinen ist die Förderarbeit bei den maschinellen Einrichtungen in den großen modernen Bergwerken nicht allzu beschwerlich. Eine eigentümliche, sehr anstrengende Förderungsmethode berichtet MEISSNER von den Mansfelder Kupferschiefergruben: Die niedrigen Räume gestatten dort kein Abschleppen auf Schienen. Das Fortschaffen der mit etwa 3 Ztr. Schiefer beladenen, sehr niedrigen Wagen geschieht durch Knaben, welche sich liegend mit Unterstützung eines Bein- und Achselbrettes fortbewegen und die Wagen mittels eines Seilzeuges am rechten Fuße nach sich ziehen; allerdings betragen die Förderlängen nur etwa 25—30 m.

Die Luft in den Gruben. Von besonderer Bedeutung ist die Luftbeschaffenheit im Bergwerk unter Tage, wo oft giftige Gase von hoher Explosibilität vorkommen, und auch an sich ungiftige Gase durch ihre Menge die Atmungsluft verschlechtern. Der Bergmann spricht von „guten" und „schlechten" Wettern (Luft). Ist die Luft sauerstoffarm, so sind die Wetter „matt". Dies wird an dem schlechteren Brennen bzw. Erlöschen der Lichtflammen erkannt. Enthält die Luft nur 15 % Sauerstoff, so ist die Atmung gefährdet; es treten dann Atemnot, Mattigkeit, Schweißausbruch, fauliger Geschmack usw. auf und später tritt unter Krämpfen der Tod ein.

Die *schädlichen Gase*, welche die Luft im Bergwerk verschlechtern, sind besonders Kohlensäure, Kohlenoxyd, Schwefelwasserstoff und Grubengas.

Die *Kohlensäure* (s. S. 55), die manchmal im Gestein in Hohlräumen vorkommt, bildet sich beim Atmungsprozeß, beim Brennen des Lichtes, durch Fäulnis und Zersetzung in alten Bauten, bei Sprengungen, Grubenbränden, Explosionen von Schlagwettern und Kohlenstaub usw.; sie lagert infolge ihres hohen spezifischen Gewichts von 1,524 in Vertiefungen, auf der Sohle und wirkt zu 2—3 % bereits schädlich, zu 5—6 % tödlich.

Kohlenoxyd (s. S. 56) ist das Produkt einer unvollkommenen Verbrennung und bildet sich bei Explosionen, Bränden usw.; als früher noch Schießpulver zu Sprengungen benutzt wurde, kam die Kohlenoxydvergiftung als „Minenkrankheit" bedeutend häufiger vor. Die Anzeichen der Kohlenoxydvergiftung sind Schwindel, Kopfschmerzen, Ohrensausen, bei stärkerer Vergiftung Aufregungszustände, Krämpfe und Tod. Da das geruchlose Kohlenoxyd leichter als die Luft ist — sein spezifisches Gewicht ist 0,972 — steigt es in die höheren Luftschichten; es wirkt bereits zu 0,2—0,4 % in der Luft giftig und bei 1 % tödlich.

Schwefelwasserstoff (s. S. 94) bildet sich in allen Kohlengruben usw. durch Zersetzung von Schwefelkies, durch Wasser und Wärme; er entzündet sich bereits in einem Prozentgehalt von 0,1 in der Luft an der Flamme unter Explosion und wirkt bereits in dieser Konzentration in der Atemluft giftig.

Das Grubengas. Die größte Bedeutung von den schädlichen Gasen im Bergbau ist dem Grubengas beizumessen. Es entsteht bei dem langsamen Verkohlungsprozeß, den die Steinkohle durchmacht, bis sie sich dem Anthrazit nähert, und ist ein Methylwasserstoff (Methan $= CH_4$)

mit geringen Beimengungen von Stickstoff, Kohlensäure und Azetylen. Das Grubengas findet sich häufig in großen Hohlräumen im Gestein, aus denen es beim Anschlagen derselben unter hohem Druck — mitunter bis zu 2 Atm. — und Zischen als „Bläser" entweicht. In geringen Mengen ist es unschädlich, in großen Mengen kann es durch Verdrängung des Sauerstoffs zur Erstickung führen. Es besitzt nur ein geringes spezifisches Gewicht (0,552) und steigt deshalb in die Höhe. Die Hauptgefahr des Grubengases besteht jedoch in der Mischung mit atmosphärischer Luft, d. h. in der Bildung „schlagender Wetter". Je nach dem Gehalt an Grubengas ist das Luftgemisch explosibel; bei 5 Volumenprozent beginnt die Explodierbarkeit, erreicht ihren Höhepunkt bei 7—10 %, um dann bei einem Gehalt von über 14—15 % sich nur noch in unmittelbarer Nähe der Flamme bläulich brennend zu entzünden, ohne die Entzündung weiter fortzupflanzen. Die Entzündung der „schlagenden Wetter" kommt gewöhnlich durch einen Sprengschuß oder die Lampe eines Grubenarbeiters zustande. Meist ist mit der Explosion schlagender Wetter eine Kohlenstaubexplosion verbunden. Der in jedem Bergwerk reichlich vorhandene Kohlenstaub wird aufgewirbelt, erhitzt und gibt dabei Kohlenwasserstoff ab, der wieder die Explosion der schlagenden Wetter verstärkt (s. S. 39). Bei der Verbrennung der schlagenden Wetter und Kohlenstaub entwickeln sich reichliche Mengen von Kohlenoxyd, „Nachschwaden", die besonders gefährlich bei den Bergungsarbeiten sind. Neben der gesetzlich vorgeschriebenen Ventilation ist das beste Verhütungsmittel gegen Schlagwetterexplosionen die „*Sicherheitslampe*". Diese 1845 von DAVY angegebene Lampe enthält einen die Flamme umschließenden dichten Drahtzylinder, der die sich an den Flammen entzündenden Gase soweit abkühlt, daß außerhalb des Zylinders keine Entzündung mehr eintreten kann. Verbesserungen der Lampe haben es zuwege gebracht, daß bereits $^1/_4$ % Grubengas kenntlich gemacht wird. Neuerdings sind die DAVYschen Lampen trotz aller Verbesserungen durch die elektrischen Grubenlampen verdrängt worden. Gegen die mit Schlagwettern verbundenen Kohlenstaubexplosionen wird mittels Besprengung vorzubeugen gesucht oder durch Einstaubung mittels Gesteinstaubs, die durch die Hand oder durch Preßluft erfolgt.

Die Staubgefahr in den Kohlenbergwerken ist auch in sonstiger Hinsicht, insbesondere als ursächliches Moment für Lungenleiden, nicht zu unterschätzen, wenn auch der Kohlenstaub zu den weniger gefährlichen Staubarten gehört. Sowohl klinische Beobachtungen, als auch experimentelle Untersuchungen, wie die neuesten von JÖTTEN und ARNOLDI u. a. Autoren haben bewiesen, daß von einer Unschädlichkeit des Kohlenstaubes gar keine Rede sein kann, und daß demnach eine Anwendung von Kohlenstaubinhalationen zu therapeutischen Zwecken unzulässig ist. In Braunkohlenbergwerken ist die Staubbildung trotz Befeuchtung und andere Maßnahmen im allgemeinen stärker als im Steinkohlenbergwerken.

Grubenklima. Da die Temperatur nach der Tiefe hin um jede 35 m ungefähr um 1° C ansteigt, beträgt sie in ca. 500 m Tiefe 30° C, in

1000 m 40⁰ C. Durch das preußische Bergbaugesetz von 1905, ebenso in Sachsen, ist für Betriebspunkte mit einer Temperatur von mehr als 28⁰ C die 6stündige Arbeitszeit vorgesehen. Verkürzte Arbeitszeit besteht auch zumeist in „nassen“ Gruben, in denen viel Grubenwasser vorhanden ist, sie ist jedoch nicht gesetzlich vorgeschrieben. Durch die Hitze und Nässe sind die Arbeiter Erkältungen in hohem Maße ausgesetzt, zumal bei der Ausfahrt. Wasserdurchbrüche bilden neben den Grubenbränden und Explosionen die größten Gefahren im Bergbau.

b) **Betriebsgefahren über Tage.** Von den erwachsenen Arbeitern sind in den Kohlenbergwerken ungefähr zwei Drittel unter Tage beschäftigt, ein Drittel über Tage. Im Braunkohlenbergbau beträgt die Zahl der über Tage beschäftigten Arbeiter ca. 60 % — in großen Gebieten, z. B. im Rheinland, besteht nur Tagbau — im Erzbergbau ca. 35 %. Es kommen hierbei die Arbeiten bei der Verladung, in Maschinen, Kesselhäusern, Schmieden usw. in Betracht, die nichts dem Bergbau Eigentümliches besitzen. Die Unfälle sind auch geringer als unter Tage und zeigen im allgemeinen nicht dieselben schweren Folgen.

c) Berufskrankheiten der Bergleute.

Bei den Statistiken über die Erkrankungen und Sterblichkeit der Bergleute darf man nicht übersehen, daß zum Bergbau nur Personen zugelassen werden, die vorher ärztlich untersucht worden sind, d. h. es handelt sich immerhin um ein in gesundheitlicher Beziehung gesiebtes Menschenmaterial. Die *Sterblichkeit* der Bergleute in Preußen ist im Durchschnitt höher als die der Gesamtbevölkerung in den zum Vergleich herangezogenen Provinzen. Während bei der Volkszählung im Jahre 1919 32,5 % aller Arbeiter über 50 Jahre alt waren, wurde im Jahre 1920 statistisch festgestellt, daß von bergbautätigen Arbeitern und solchen, die aus dem Bergbau hervorgegangen waren, nur 15—18 % das 50. Lebensjahr überschritten hatten. Im Allgemeinen Knappschaftsverein beträgt das *durchschnittliche Alter beim Beginn der Invalidität ca. 43 Jahre* (LINDEMANN, HEYMANN und FREUDENBERG), doch ist dabei zu bedenken, daß Bergarbeiter meist schon invalidisiert werden, wenn ihre Erwerbsfähigkeit um 50 % vermindert ist, während bei den meisten anderen Berufen die Invalidisierung erst bei erheblich höherer Einbuße der Erwerbsfähigkeit erfolgt (s. S. 125).

Die Morbiditätsziffern sind nach den Zusammenstellungen von LINDEMANN in den verschiedenen Bergwerksbezirken sehr verschieden; sie bewegten sich im Jahre 1909 in den west- und mitteldeutschen Knappschaftsvereinen zwischen 60 und 63,7 %, beim oberschlesischen Knappschaftsverein dagegen nur 32 %. Diese niedrige Zahl beweist aber nichts bezüglich eines tatsächlich besseren Gesundheitszustandes, sondern wird durch Furcht vor Krankenhausüberweisung und andere, auf wirtschaftlichen und sozialen Momenten beruhende Umstände bedingt. Daß diese Unterschiede jedoch nicht den wirklichen Verhältnissen entsprechen, zeigen z. B. die schlesischen Zahlen (Tarnowitz) in

der nachstehenden Tabelle, die den westdeutschen ziemlich genau entsprechen. Die Morbidität und Mortalität im Durchschnitt der Jahre
1912—1920 zeigt folgende Tabelle.

Tabelle 44.

Bezirk	Versicherte Mitglieder	Zahl der Kranken auf 100 Mitglieder	Zahl der Unfälle auf 100 Mitglieder	Zahl der Todesfälle auf		Zahl der Unfälle auf 100 Mitglieder
				100 Kranke	100 Mitglieder	
Bochum	444873	57,41	12,15	1,23	0,73	0,20
Saarbrücken. . . .	55557	53,20	14,60	0,85	0,47	0,11
Tarnowitz	177399	52,50	10,90	0,90	0,50	0,15

Die Häufigkeit der verschiedenen Erkrankungen bei den Bergleuten zeigt nachstehende

Tabelle 45.

Nach den Zahlen des Allgemeinen Knappschaftsvereins entfielen auf
1000 Mitglieder

	1912	1913	1922	1923
Erkrankungen der Atmungsorgane	77,20	75,15	67,45	39,28
Lungentuberkulose	0,70	0,57	2,95	3,65
Lungenentzündung	4,38	4,03	4,45	2,76
Emphysem, Asthma.	1,90	1,55	3,77	3,34
Erkrankungen der Verdauungsorgane	88,76	91,06	57,83	37,64
Akuter Gelenkrheumatismus	11,53	11,60	5,03	3,58
Chronischer Gelenkrheumatismus	1,00	1,40	0,95	0,59
Muskelrheumatismus	77,94	77,49	32,93	17,41
Neuralgie (Ischias)	9,79	9,66	6,71	4,30
Herzfehler	1,30	1,04	1,23	1,02
Augenzittern	4,76	2,01	0,05	0,08

Wie aus dieser Tabelle hervorgeht, stehen die sog. *Erkältungskrankheiten* an erster Stelle. Die hohen Temperaturen an der Arbeitsstelle, die
Temperaturunterschiede bei Ein- und Ausfahrt, die dabei herrschende
Zugluft, die gleichzeitig einwirkende Nässe sind die Momente, die für
das Entstehen der Erkältungskrankheiten als Ursache anzusehen sind.
Unter den Erkältungskrankheiten selbst spielen die *rheumatischen Erkrankungen* — sowohl Muskel- als auch Gelenkrheumatismus, ferner Lumbago
und Ischias — eine Hauptrolle. Daneben kommen *Entzündungen der
Blase und der Nieren* und die *Erkrankungen der Atmungsorgane*, wie
Bronchialkatarrhe, Lungenentzündungen, Grippe usw., ebenfalls als
Erkältungsfolgen in Frage. Auch von den häufig vorkommenden Erkrankungen der Verdauungsorgane ist ein nicht unerheblicher Teil
auf die gleichen Ursachen zurückzuführen.

Die *Erkrankungen der Verdauungsorgane* stehen überhaupt — wie
sich aus der Tabelle 45 ergibt — an zweiter Stelle bezüglich der Krank-
heitshäufigkeit. Gerade die katarrhalischen Magen- und Darmerkrankungen werden bei den Bergarbeitern häufig beobachtet und sind wohl
auf die erwähnten klimatischen Einflüsse zurückzuführen. Es kommen

aber noch weitere Ursachen für die Häufigkeit der Erkrankungen der Verdauungsorgane in Frage: Einwirkung schädlicher Gase wie Kohlensäure, Schwefelwasserstoff u. a. m., Blutstauungen der Unterleibsorgane, die zum Teil auf der dauernden gebückten Haltung bei der Arbeit beruhen, besonders bei langer Arbeitszeit, ferner die großen, die Verdauungsorgane belastenden Flüssigkeitszufuhren, die durch die hohen Temperaturen bedingt sind, und oft unzweckmäßige Ernährung. Der *Alkoholismus* ist unter den Bergarbeitern nicht häufiger als unter der sonstigen Bevölkerung. Die Zahlen, die HEYMANN und FREUDENBERG für das Ruhrgebiet angeben, sind keineswegs zuverlässig; so wurden 1913 37 Erkrankungen und 7 Todesfälle an Alkoholismus bei der gesamten Belegschaft registriert, 1922 30 Erkrankungsfälle mit 7 Todesfällen. Es laufen dabei zweifellos eine Reihe von Erkrankungs- und Todesfällen unter anderen Krankheitsbezeichnungen! — Nach einer englischen Statistik für die Jahre 1910—1912 war die Verbreitung des Alkoholismus und der dadurch bedingten Lebererkrankungen unter den Bergarbeitern nur halb so groß wie unter dem Durchschnitt der Gesamtbevölkerung.

Unter den *Erkrankungen der Atmungsorgane* spielen wie bereits erwähnt, diejenigen Erkrankungen, die hauptsächlich durch Erkältungen verursacht sind, wie Katarrhe der oberen Luftwege, Lungenentzündungen, Halsentzündungen, Grippe u. ä. m. eine erhebliche Rolle. Nach den Erhebungen von HEYMANN und FREUDENBERG tritt besonders die Lungenentzündung in den ersten Berufsjahren häufiger bei den Bergleuten als bei der Gesamtbevölkerung auf und steigt mit zunehmendem Alter noch stärker als bei dieser. — Unter den Ursachen der Lungenerkrankung der Bergleute spielt der *Kohlenstaub* auch eine wichtige Rolle. Wenn dieser auch zu den relativ am wenigsten gefährlichen Staubarten gehört, so bedingt er doch bei jahrelanger Einwirkung eine starke Pigmentierung der Lunge, Verhärtung des Lungengewebes und Lungenerweiterung (Anthrakose); es bilden sich allmählich chronische Bronchialkatarrhe und Lymphgefäßentzündungen. Bedeutend gefährlicher ist die Wirkung des Gesteinsstaubes, wenn er einen größeren Prozentgehalt von krystallinischer Kieselsäure hat. Es bilden sich dann in der Lunge nicht nur Ablagerungen von Kohlenstaub mit den eben erwähnten Folgen, sondern auch solche von Kieselsäure (Chalikose), die der Steinhauerlunge entsprechen, viel gefährlicher als die Kohlenablagerungen sind und besonders die Entstehung der Tuberkulose begünstigen. BÖHME konnte durch systematische Untersuchungen nachweisen, daß über 40 % aller Bergleute, die mehr als zwanzig Jahre unter Tage gearbeitet hatten, an Staublungenerkrankungen litten. Nach den Untersuchungen von WATKINS PITCHFORD waren im Jahre 1923—1924 von 12159 untersuchten Bergleuten 3716 an einfacher Silikose erkrankt, 164 an Tuberkulose mit Silikose und 90 an einfacher Tuberkulose. — Wenn HEYMANN und FREUDENBERG im Ruhrgebiet eine unter dem Durchschnitt der Bevölkerung liegende Tuberkulosesterblichkeit fanden, so schieben sie diese günstige Ausnahmestellung der Bergarbeiter auf die Fernhaltung körperlich Minderwertiger vom Bergbau (Auslese), die frühere Invalidisierung im Bergbau und die geringere Infektionsmöglichkeit unter Tage, neben der bereits erwähnten geringeren Schädlichkeit des Kohlenstaubes.

Die verhältnismäßig große Zahl der *Erkrankungen des Herzens und der Zirkulationsorgane* sind zum Teil auf die Folgen der Lungenleiden (Anthrakose, Chalikose, Emphysem), zum Teil auf die Kombination von großer körperlicher Überanstrengung und Tätigkeit in hohen Temperaturen zurückzuführen, besonders bei der Arbeit in niedrigen Flözen, wie es z. B. im westlichen Kohlenrevier zumeist der Fall ist. Auch die rheumatischen Erkrankungen (Gelenkrheumatismus), Nierenentzündungen, Grippen usw. führen oft zu Erkrankungen der Herzklappen und des Herzmuskels. Bei der *Arterienverkalkung* — soweit sie als Besonderheit bei Bergleuten betrachtet werden kann — handelt es sich meist um lokale Sklerosen der Armarterien — wohl eine Folge von Abnutzung durch dauernde Überanstrengung.

Wenn früher die *Blutarmut der Bergleute* als spezifische Berufskrankheit angesehen wurde, so haben doch neuere Untersuchungen gezeigt, daß die Blutarmut nur durch andere Ursachen, wie chronische Vergiftungen durch Gase, Lungen-, Herz- und Nervenleiden bedingt wird. Am Anfang diesse Jahrhunderts war die *Wurmkrankheit* (Ankylostomiasis) außerordentlich stark verbreitet. Die zahlreichen Würmer siedeln sich im Darm an und verursachen schwere Blutarmut. Die im Kot ausgeschiedenen Eier entwickeln sich in der für sie sehr günstigen hohen Bergwerkstemperatur zu Larven, die sich einkapseln und durch den Mund mit der Nahrung, bisweilen auch durch die Haut in den Darm gelangen. Seitdem aber durch energische Maßnahmen, Kuren, Untersuchungen der gesamten Belegschaften usw. eine gründliche Bekämpfung der Wurmkrankheit veranlaßt wurde, ist diese Erkrankung seit 1910 so gut wie vollkommen geschwunden.

Nach der Verordnung des Reichsarbeitsministers vom 12. Mai 1925 gehört ja die Wurmkrankheit der Bergleute zu den gewerblichen Berufskrankheiten, die gleich den Betriebsunfällen zu entschädigen sind.

Verhältnismäßig häufig sind die *Augenerkrankungen* der Bergleute. Durch die Staubeinwirkung erkranken die Bindehäute, auch Augenverletzungen durch Fremdkörper usw. sind häufig. Als besondere Berufskrankheit der Bergarbeiter kann das Augenzittern (Nystagmus) angesprochen werden, das auf Überanstrengung der Augenmuskeln — besonders bei liegender Arbeit — mit nach oben gerichtetem Blick zurückgeführt wird. Die Richtung des Zitterns ist verschieden: senkrecht, wagrecht oder rotierend. Ob die Ermüdung der Augenmuskeln oder ein mit der Lichteinwirkung zusammenhängender Reiz der Augenmuskeln dabei die Ursache bildet, ist noch nicht festgestellt. Jedenfalls kann durch gute Wetterführung in den Gruben und helle Beleuchtung die Entstehung des Nystagmus bekämpft werden, und tatsächlich ist seit der Einführung der helleren elektrischen Grubenlampen seine Häufigkeit erheblich geringer geworden.

Von äußeren Erkrankungen kommen Ekzeme durch Staub, Nässe usw., Schleimbeutelentzündungen — besonders an Ellbogen und Knien — Zellgewebsentzündungen und Furunkulose in Frage. Gerade bei diesen

Erkrankungen muß durch Sauberkeit und gute Hautpflege auf die Vorbeugung Wert gelegt werden.

An dieser Stelle sei auf die *Caisson- oder Preßluftarbeit* hingewiesen. Der Luftkasten (Caisson) bildet nach Art der Taucherglocke das Fundament für Brückenpfeiler, Schächte usw. Er wird unter Wasser gelassen und dann durch Preßluft entleert. In dem nunmehr wasserfreien Raum werden dann die Fundamentierungsarbeiten verrichtet. Durch eine über Wasser gelegene Kammer, „Schleuse", wird der allmähliche Übergang vom normalen Luftdruck zum Überdruck im Caisson und umgekehrt vermittelt. Durch die Vermehrung der Gase im Blut entsteht Kopfschmerz, Ohrensausen, Beschleunigung und später Verlangsamung der Atmung, Blutarmut und eventuell auch allgemeine Schwäche. Neben dem hohen Luftdruck soll auch die Anreichung der Luft durch Kohlensäure in den engen Räumen als Ursache für die Störungen gelten. Besondere Vorsicht erfordert der Übergang in und aus den mit der komprimierten Luft gefüllten Räumen. Es muß dem Körper eben die Möglichkeit gegeben werden, die vom Blut aufgenommenen Gase vollständig durch die Atmung zu entleeren. — Die Dauer der Arbeitszeit im Caisson ist natürlich beschränkt; sie beträgt 4—8 Stunden. Durch eine Verordnung des RAM. vom 28. Juni 1920 sind Vorschriften für die Betriebseinrichtungen, für die ärztliche Auswahl der Arbeiter und Überwachung des Ausschleusens usw. erlassen.

d) Arbeiterschutz im Bergbau.

Durch das Berggesetz von 1865 mit den Novellen von 1892 und 1905 ist die Regelung des Grubenbetriebes sichergestellt. Beauftragte der Berufsgenossenschaften, Revierbeamte der Aufsichtsbehörden (Oberbergämter), Grubenbeamte und Vertreter der Arbeiter wirken bei der Aufsicht über die Durchführung der gesetzlichen Vorschriften mit. Für die Beschäftigung der Arbeiter sind im allgemeinen die Bestimmungen der RGO. maßgebend. Durch das Berggesetz von 1905 wird auch für die erwachsenen männlichen Arbeiter bei Betriebsstellen mit Temperaturen von 28° C eine Maximalarbeitszeit von 6 Stunden festgesetzt. Die Arbeitszeit beträgt im allgemeinen in Deutschland einschließlich Ein- und Ausfahrt 8 Stunden im Steinkohlen-, 9 Stunden im Braunkohlenbergbau. Durch die Verordnung des RAM. vom 14. April 1927 über die Arbeitszeit wird für die Arbeiten im Steinkohlenbergbau die Möglichkeit der Verlängerung der Arbeitszeit beschränkt (§ 7). Über Beschäftigungsart und -zeit der Arbeiterinnen gibt die „Bekanntmachung des Reichkanzlers, betreffend die Beschäftigung von Arbeiterinnen von Steinkohlenbergwerken, Zink- und Bleibergwerken und von Kokereien im Regierungsbezirk Oppeln" (vom Jahre 1892, 1902, 1911) die Vorschrift, daß Arbeiterinnen über 18 Jahre, die mit Arbeiten, die die Kohlenförderung betreffen, beschäftigt sind, höchstens eine zehnstündige Arbeitszeit, einschließlich einer Ruhepause von einer Stunde, haben sollen, für Arbeiterinnen über 16 Jahre darf die höchstens achtstündige Schicht nicht vor 5 Uhr morgens beginnen und muß zwischen 2—6 Stunden $^1/_2$ Stunde Pause haben. Durch die Novelle für die RGO.

von 1902 ist die Beschäftigung der Arbeiterinnen bei Förderung, Transport und Verladung auch über Tage verboten. Kinder dürfen in preußischen Bergwerken nicht beschäftigt werden, jugendliche Arbeiter über 14 Jahren dürfen laut Bekanntmachung des Reichskanzlers, betreffend die Beschäftigung jugendlicher männlicher Arbeiter auf Steinkohlenbergwerken in Preußen, Bayern, Sachsen vom 7. März 1913 und 24. März 1925 in höchstens sechsstündigen Schichten mit ihren Kräften angemessenen Arbeiten über Tage beschäftigt werden: die Arbeit kann bereits vor 5 Uhr morgens und am Tage vor Sonn- und Feiertagen bereits von 4 Uhr morgens beginnen. Vor der Einstellung solcher Arbeiter ist aber seitens eines dazu ermächtigten Arztes die Ausfertigung eines Zeugnisses über seine körperliche Eignung notwendig. Im übrigen gelten die Bestimmungen der RGO.

Während in Deutschland nur die Wurmkrankheit meldepflichtig ist, unterliegen in anderen Ländern weitere Berufserkrankungen der Meldepflicht: in Großbritannien z. B. die Wurmkrankheit, der Nystagmus, die Staublunge, Tuberkulose der Bergleute und die Schleimbeutelentzündungen usw.

5. Kapitel.
Der Beruf der Hüttenarbeiter.
Berufstätigkeit.

Die Hüttenindustrie spielt ebenfalls für das Berufsleben in Deutschland eine erhebliche Rolle. Nach der Berufszählung von 1925 waren in den Hüttenbetrieben 292251 Arbeiter beschäftigt. Der Hauptanteil fällt auf Eisenhütten, während der Anteil der anderen Hütten nur verhältnismäßig klein ist. Es waren nämlich beschäftigt:

Tabelle 46.

	1913	1925
in Blei-, Silber-, Kupferhütten usw.	9446	11381 Personen
in Zinkhütten	13093	2846 „
in Zinnhütten	674	151 „
in Nickel-, Wismut- usw. Betrieben	101	3009 „
	24314	17387 Personen

Im Hüttenbetrieb wird aus den durch Bergbau gewonnenen Roherzen das Metall, Eisen, Blei, Zink, Kupfer usw. gewonnen und verarbeitet, bis es in Blechen, Drähten, Rohren usw. in den Handel kommt. Auf einem Teil der Hütten werden auch fertige Eisenkonstruktionen (Brücken u. a.) in angeschlossenen Werkstätten hergestellt.

A. Die Eisengewinnung.

Die Roheisenerzeugung stellte sich im Jahre 1925 auf rund 10 Millionen Tonnen. Die Betriebe der Großeisenindustrie — Puddelwerke, Hochöfen, Eisengießereien, Stahlwerke, Hammer-, Preß- und Walzwerke —

finden sich hauptsächlich in Westdeutschland, und zwar im Saargebiet, Westfalen, am Niederrhein, im Siegerland, in Nassau und noch in Schlesien.

1. Der Hochofenprozeß. Die Roheisenerze, Brauneisenstein, Minette oder Rasenerz, Rot-, Kohlen-, Magnet-, Ton-, Spateisenstein werden in kreisrunden, mit einem Plateau versehenen Schachtöfen zum Schmelzen gebracht. In den Öfen werden einzelne Schichten (Gichte) von Koks und von Erz und Kalkzusatz (Möller) von der Öffnung des Ofens (Gicht) hineingeschüttet. Die Arbeiter, welche die Erzmischung und Kalkzusatz verladen, heißen ,,Möllerarbeiter'', diejenigen, welche die Gichtaufzüge, die das Material zur Öffnung befördern, bedienen, heißen ,,Gichter''. In den Ofen wird der durch Gebläsemaschinen erzeugte, in Winderhitzungsapparaten auf 800° und höher erhitzte Verbrennungswind durch die Formen hineingeleitet. Das Eisenerz wird im Hochofen zu Eisen reduziert und sammelt sich in flüssigem Zustande in den tieferen Schichten des Ofens an, die leichtere Schlacke dagegen befindet sich in den höheren Teilen und fließt ständig durch eine Öffnung ab. Das flüssige Eisen wird in zwei- bis sechsstündigen Zwischenräumen aus einer gewöhnlich mit Ton oder Steinpfropfen verschlossenen und beim Abstich durch Brechstangen geöffneten Abstichöffnung herausgelassen. Es fließt dann entweder durch den ,,Masselgraben'' in die Gießhalle, wo es in Formen aus Sand oder Eisen zu ,,Masseln'' erstarrt, oder es wird in Roheisenwagen sofort zu den Stahlwerken gefahren.

Die abfließende Schlacke wird in Kübel- oder Kastenwagen in flüssigem oder erstarrtem Zustande zur Halle gefahren oder nach dem Einfließen in fließendes Wasser in granulierter Form (gekörnte Schlacke) auf die Halde geschafft.

Außer dem Roheisen und der Schlacke entstehen beim Hochofenprozeß die Gichtgase, welche neben Wasserdampf, Kohlensäure, Kohlenoxyd (über 25 %), schweflige Säure, Cyanverbindungen, Stickstoff usw. enthalten. Während früher die Gichtgase unausgenutzt ins Freie abgelassen wurden, werden heute die Gase für die Maschinen des Eisenwerks, zur Elektrizitätserzeugung usw. ausgenutzt und in Rohrleitungen an den Verwendungsort geleitet. Die Arbeit des Abstechens, des Gießens und die Beaufsichtigung der Hochöfen verrichten die ,,Schmelzer''.

2. Der Puddelprozeß. Das im Hochofen gewonnene Roheisen enthält neben Phosphor, Mangan, Silicium usw. noch über 2,3 % Kohle und muß, um schmiedbar zu werden, auf einen geringeren Kohlengehalt, auf 1,6 % und weniger gebracht werden. Dies geschah früher auf ,,Herdfrischen'' am offenen Herde. Dieses Verfahren wurde durch den Puddelprozeß verdrängt, bei dem in offenen Öfen die Arbeiter mit langen Stangen das flüssige Eisen umrühren und der Kohlenstoffgehalt auf das erforderliche Maß herabgesetzt wird. Wenn auch die Puddel- (Schweißeisen-) Werke sich alljährlich an Zahl und Produktion vermindern, so bestanden 1913 noch 31 Betriebe, die 247900 t Roheisen und Zuschläge verarbeiteten, 1925 dagegen nur 13 Betriebe mit Verarbeitung von 82700 t. Das beim Puddelprozeß entstehende Produkt heißt *Schweißeisen* bzw. *Schweißstahl*.

3. Bessemer-, Thomas-, Martin-Siemens-Verfahren. Bei dem Bessemerverfahren wird durch ein Gebläse Sauerstoff bzw. Luft durch das flüssige Eisen hindurchgeblasen und so eine Verbrennung des Kohlenstoffs hervorgebracht. Es eignet sich aber nur für phosphorfreies Roheisen und ergab kein hochwertiges Eisen. Bei dem von THOMAS und GILCHRIST 1878 eingeführten Verfahren wurde das kieselsaure Futter der Bessemerbirne durch „basisches Futter" (Dolomit) ersetzt, dann verbindet sich beim Verbrennen des Kohlenstoffs der Phosphor mit dem zugesetzten Ätzkalk und bildet die „Thomasschlacke", die vermahlen wird und ein sehr wertvolles Düngemittel bildet. Das Roheisen wird vom Hochofen entweder direkt zum Stahlwerk geschafft oder das erkaltete Eisen, die Masseln, wird in *Kupolöfen* eingeschmolzen. Die Kupolöfen liegen gewöhnlich in einer Reihe nebeneinander, die Abstichöffnung mündet in die Gußhalle, die Chargier- (Füll-) Öffnungen liegen außerhalb und erheblich höher. Die Beschickung erfolgt durch Aufzüge und in modernen Betrieben durch Seilbahnen usw. Das eingeschmolzene flüssige Roheisen wird in Rinnen nach dem Konverter geleitet. Die birnenförmigen Konverter stehen nebeneinander und sind um zwei Zapfen drehbar. Der Inhalt der je 15—25 t fassenden Konverter wird in erhitzte Pfannen, die auf Gleiswagen stehen und in die Gießanstalten gefahren werden, gegossen. Die „Konverterarbeiter" bedienen die Birnen, überwachen den Prozeß, reinigen die Konvertermündungen usw., die Leitung des Konverters hat der Steuer- oder erste Konvertermann.

Das Siemens-Martin-Verfahren erfordert sehr hohe Temperaturen, welche durch die von Siemens erfundene Regenerativfeuerung erzeugt werden. Bei dieser wird die Kohle usw. in schachtartigen Öfen (Generatoren) unter Hinzutritt von Luft und Wasserdampf durch unvollkommene Verbrennung in Gase (besonders Kohlenoxyd) verwandelt und erst dann verbrannt, wobei erheblich höhere Temperaturen als bei der direkten Kohlenverbrennung erzeugt werden (bis 2000°). Bei diesem Verfahren werden neben flüssigem Eisen, das direkt vom Hochofen kommt, meist Mischungen von Schmiedeeisenabfällen und Altmaterial aus Roheisen verarbeitet. Während des Schmelzprozesses werden von den „Schmelzern" mit eisernen Löffeln Proben entnommen und in Formen gegossen, um zu sehen, ob zu der Mischung im Ofen noch Kalk, Erz usw. hinzugetan werden muß.

Das durch Bessemer-, Thomas- oder Martin-Verfahren gewonnene Produkt ist Flußeisen bzw. -stahl. Als *Schmiedeeisen* bezeichnet man Schweiß- und Flußeisen; es hat eine Schmelztemperatur von 1600° C und ist nicht härtbar und im allgemeinen kohlenstoffärmer als Stahl. Stahl schmilzt bereits bei 1400° und kann durch plötzliche Abkühlung gehärtet werden. Durch „Tempern" — Glühen in Roteisensteinpulver in gemauerten Kammern — werden kleine Gußstücke in weiches Schmiedeeisen verwandelt, durch Glühen in Holzkohlenpulver weiches Schmiedeeisen gehärtet (Zementstahl). *Raffinierstahl* ist durch Erhitzen im Schweißflammenofen und dann durch Hämmern und Walzen bearbeiteter Schweißstahl. *Tiegelgußstahl* wird durch Umschmelzen von Gußstahl in Tiegeln aus feuerfestem Ton usw. gewonnen und zeichnet sich durch große Gleichmäßigkeit aus. Beim Raffinieren des Stahls wird in neuerer Zeit Elektrizität als Wärmequelle benutzt (*Elektrostahl*), wobei Eisen mit Zusätzen von Ferrosilicium usw. im elektrischen Lichtbogen geschmolzen wird.

4. Das Gießen. Das flüssige Roheisen usw. wird vielfach in Formen gegossen. Die Formen bestehen aus Sand, Ton, Lehm und werden feucht auf Modellen geformt. Die Kerne für die Hohlräume der Gußstücke bestehen aus Sand mit einem Zusatz von Harz, Öl, das Ekzeme verursacht, Stroh u. ä. und werden vorher in Trockenkammern oder durch Hitze, die durch Kokskörbe erzeugt wird, getrocknet, wobei die Kohlenoxydeinwirkung als gesundheitsschädigende Ursache in Frage kommt. Vor dem Guß werden die Formen mit Kohlenstaub oder Graphit bestreut. Nach vollendetem Guß werden die Formen zerschlagen und die erstarrten Gußstücke mit Hammer und Meißel, durch Preßluftwerkzeuge, Stahlbürsten, Schleifscheiben oder durch Sandstrahlgebläse bearbeitet, um den noch anhaftenden Rest des Formmaterials zu entfernen. Wenn diese Prozedur nicht auf maschinellem Wege in abgeschlossenem Raume erfolgt, wobei der Arbeiter sich außerhalb des Raumes befindet und durch entsprechende Fenster den Arbeitsprozeß beobachtet, so wirkt der Putzstaub, der Quarz, Schmirgel, Eisenteilchen, Kohle, Graphit usw. enthält, schädigend ein.

Eine weitere Verarbeitung des Eisens und Stahls findet dann durch *Walz-, Hammer- und Preßwerke* statt; es werden dann Bleche, Stabeisen, Röhren, Draht, Panzerplatten usw. erzeugt. Die Walzwerke sind je nach den Erzeugnissen, die produziert werden, verschieden gebaut. Der Abstand der Walzen ist je nach dem Fortgang der Arbeit verschieden. Die Einführung der Blöcke geschieht jetzt meist durch Rollgänge, ebenso die Beförderung von dem unteren Walzenpaar auf mechanischem Wege. Beim Walzen wird das glühende Metall zwischen zwei sich in entgegengesetzter Richtung drehenden Walzen gestreckt, die bei der Blecherzeugung glatt sind, sonst aber z. B. bei der Schienenfabrikation verschieden geformte Ausschnitte (,,Gesenke, Kaliber") haben. Bei der *Blecherzeugung* wird das glühende Metall von Arbeitern mit Zangen auf die Walzen gebracht und wieder empfangen. Dieser Vorgang wiederholt sich schnell, um eine zu frühzeitige Abkühlung zu vermeiden. Die Arbeit an Feinblechwalzwerken ist besonders anstrengend. Die Bleche werden dann zerschnitten; Eisenbleche werden mit Schwefelsäure gebeizt, geglüht und nochmals blank gewalzt (Weißblech). Kesselbleche sind stärker und werden unter dem Dampfhammer zusammengeschweißt. Die fertigen Bleche werden an den Rändern beschnitten oder bei Panzerplatten durch Stoß- und Hobelmaschinen geglättet.

Bei all diesen Prozessen besteht eine erhebliche Unfallgefahr durch das umherspritzende flüssige Metall, durch das glühende Eisen auf den Walzen usw. Daneben wirken Staub, Rauch, Dämpfe von Öl, Säuren usw. ein. Bei der *Drahterzeugung* wird Stabeisen durch Walzen bis 3 mm Durchmesser verfeinert; die Drähte werden dann gebeizt, gewaschen und mit Kalkmilch neutralisiert. Feine Drähte werden durch die ,,Drahtleier", eine Stahlplatte mit einer Anzahl von Löchern ab-

nehmenden Querschnitts gezogen, wobei der Draht eingefettet und
öfters durch Ausglühen erweicht werden muß. Das Reißen der Drähte
gibt öfters zu Verletzugen Anlaß.

a) Betriebsgefahren der Eisenhüttenarbeiter.

1. Unfallgefahren. Die Unfallgefahren sind im Hüttenbetriebe ziemlich erheblich. Bei der Hütten- und Walzwerkberufsgenossenschaft entfielen im Jahre 1925 auf 1000 Vollarbeiter 6,40 Verletzungen und
0,42 Todesfälle. Die Tabelle Nr. 47 zeigt, daß die Unfälle bei den Hütten-
leuten relativ zahlreich sind.

Tabelle 47.   Unfälle in den Jahren 1925—1927.

Jahr	Zahl der Betriebe	Zahl der Versicherten	Angezeigte Unfälle	Verletzte, für die erstmalig Entschädigungen festgesetzt wurden	Folgen der Verletzung		
					Tod	Erwerbsunfähigkeit	
						völlige	teilweise
1925	220	221 428	28 733	1699	173	20	1506
1926	214	175 466	23 968	1559	156	13	1390
1927	210	207 454	34 201	1669	184	18	1467

Auch hier wirkt wie im Bergbau als Ursache die Unerfahrenheit der
zahlreichen nicht eingearbeiteten Arbeiter ein. In den Jahren 1906
bis 1910 betrug z. B. nach den Angaben von SYRUP der Arbeiterwechsel
44,4%, die Zahl der Verletzten im ersten Jahre der Beschäftigung im
Werke 39,1%, die Zahl der Verletzten im ersten Jahre der Beschäftigungen mit der Unfall bringenden Arbeit 45,9%. In modern eingerichteten Betrieben, in denen der Handbetrieb durch mechanische Vorrichtungen zum großen Teil verdrängt wird, ist die Zahl der Unfälle verhältnismäßig gering.

2. Sonstige Betriebsgefahren. Schwere der Arbeit. Die körperliche
Anstrengung beim Auf- und Entladen, beim Transport der Hütten-
produkte bedingt vielfach Schädigungen der betreffenden Arbeiter-
kategorie, wie z. B. der Erzauflader, Möllerarbeiter usw. In modernen
Betrieben werden diese Schädigungen durch die Einrichtungen von
Aufzügen, Seilbahnen zum Transport der Ofenchargen usw. sehr verringert. Beim Puddelprozeß ist das Durchrühren des Bades äußerst
anstrengend, zumal noch der Einfluß der hohen Temperatur hinzukommt.
Beim Gießen strengt das Auseinanderschlagen der Masseln sehr an;
diese Arbeit wird nicht von den Gießern, sondern von Hilfsarbeitern
verrichtet. Wenn auch vielfach die Überanstrengung nicht dauernd ist
und durch häufige Pausen unterbrochen wird, so summieren sich doch
auf die Dauer die Schädigungen. Die im Hüttenbetrieb notwendige
Nachtarbeit trägt auch dazu bei, den Einfluß der schweren körperlichen
Arbeit zu vergrößern.

Schädigungen durch Feuer, Luft und Licht. Wenn auch die
Betriebsformen im Hüttenbetrieb erhebliche Änderungen durchgemacht
haben, so sind doch die Hüttenarbeiter von jeher den schädigenden Ein-

wirkungen von Feuer und Hitze, Temperaturwechsel und strahlendem Licht ausgesetzt gewesen.

Eine erhebliche Zahl der Betriebsunfälle wird im Hüttenbetrieb durch Verbrennungen hervorgerufen; die Schlackenfahrer, Schmelzer, die Walzwerk- und Gießarbeiter, die Puddelarbeiter usw., sind Verbrennungen durch Funken, glühende Metalle, heiße Schlacke usw. und Hitzeschädigungen sehr häufig ausgesetzt. Da in den meisten Abteilungen von Eisenhütten durch den Arbeitsprozeß eine sehr hohe Temperatur hervorgerufen wird, sind außer den Verbrennungen natürlich noch andere Schädigungen durch Hitze bedingt: starke Schweißabsonderung, die um so leichter Erkältungen bedingt, als in den Hütten teilweise sehr zugige Räume sind, z. B. offene Gießhallen, oder wo die Arbeit z. B. in alten Öfenanlagen von den Gichtern im Freien vorgenommen wird.

Das grelle Licht, wie es z. B. durch das glühende Metall beim Abstich oder durch die Flammen oder beim Elektroverfahren durch die Lichtbogenöfen hervorgebracht wird, wirkt neben der Hitze schädigend ein.

Schädigungen durch Verunreinigung der Luft. Die Verunreinigung der Luft durch *Staub* ist im Hüttenbetrieb außerordentlich groß. Durch den großen Verbrauch von Koks, Kohle usw., weniger durch die Erze, werden große Staubmengen hervorgebracht und schädigen die Grubenarbeiter in der bekannten Weise. Besonders beim Verladen und Transport des Materials, beim Schüren der Öfen, beim Reinigen der Öfen und Maschinen usw. entwickelt sich viel Staub. Beim Herstellen und Zerschlagen der Gießformen wird die Luft durch Sandstaub, beim Mischen der Gichte durch Kalkstaub verunreinigt. Beim Putzen der Gußstücke entsteht ebenfalls viel Staub ferner beim Vermahlen der Thomasschlacken (s. S. 156). Neben der mechanischen Staubwirkung kommt im Hüttenbetrieb die chemische in erheblichem Maße in Betracht. *Die Dämpfe und Gase* bilden zusammen mit dem Staub eine Hauptgefahr für die Hüttenarbeiter. Vor allem sind es die Gichtgase (s. S. 149), die durch ihre Giftigkeit, besonders bei älteren Betrieben mit Handbeschickung, schädigend wirken. Daneben kommt die Schädigung durch Säure-, Beize-, Öldämpfe usw. in Frage.

b) Berufskrankheiten.

Während nach den älteren Statistiken von PRINZING die Erkrankungsziffern bei den Hüttenarbeitern erheblich höher als bei den Bergarbeitern waren und je nach den verschiedenen Bezirken 47—60 % betrugen, ist nach den neueren Zusammenstellungen von BEINTKER die Morbidität bei den Eisenhüttenarbeitern in westlichen Industrierevieren in den Jahren 1920—1922 mit rund 45—46 % angegeben, eine Zahl, die ein geringes unter dem Durchschnitt der OKK. Dortmund liegt und weit unter der der Knappschaft Bochum (63,3).

1. Krankheiten der Atmungsorgane. Der Einfluß von Staub, Hitze, Rauch und Dämpfen, vor allem die Temperaturunterschiede bedingen das Vorkommen von zahlreichen Erkrankungen der Atmungsorgane. Sowohl nach älteren Zahlen als auch nach den neueren, die von BEINTKER zusammengestellt sind, erkrankten ca. 6,3 % aller Hüttenarbeiter an Erkrankungen der Atmungsorgane, wobei die Tuberkulose bei 2,8 % vorkam. Auch die Häufigkeit der Grippe, die ja in gewissem Maße auch den Erkrankungen der Atmungsorgane zugerechnet werden kann, betrug über 8,1 %. Die *Erkältungskrankheiten*, zu denen ja auch die Erkrankungen der Atmungsorgane in ziemlichem Umfange gehören, umfassen auch die verschiedenen Arten von Rheumatismus, Ischias, Hexenschuß, Neuralgien. Ungefähr 6—10 % aller Hüttenarbeiter sind mit *Rheumatismus* behaftet. Auch die

2. Erkrankungen der Verdauungsorgane sind zum großen Teil auf Erkältungsursachen, Temperaturdifferenzen und den Genuß kalter Getränke, der ja durch die Arbeit in der großen Hitze bedingt ist, hervorgerufen. Hier kommt auch die Einwirkung der verschiedenen Giftgase als Ursache in Frage. Rund 3 % aller Hüttenarbeiter leiden an Erkrankungen der Verdauungsorgane. Von sonstigen Krankheiten sind besonders

3. Augenkrankheiten häufig, die wiederum durch Unfälle, Einwirkungen von Hitze, Staub, Beizdämpfe u. a. m. bedingt werden. Gerade die Augenverletzungen sind relativ häufig.

c) Arbeiterschutzmaßnahmen.

Die Fortschritte auf technischem Gebiete haben einen besseren Schutz der Arbeiter im Hüttenbetrieb mit sich gebracht. Statt der in älteren Werken üblich gewesenen Handarbeit beim Verladen und Transport des Materials, beim Füllen der Öfen, beim Abtransport usw. sind heute meist mechanische Vorrichtungen, Aufzüge, Seilbahnen, elektrische Kräne usw. vorhanden. Die große Gefahr der Schädigungen durch Gichtgase ist durch die modernen doppelten Gichtverschlüsse vermindert oder fast vollkommen beseitigt, ebenso sind die Gießmaschinen vervollkommnet worden, beim Gießen werden durch entsprechende Einrichtungen Unfälle verhütet. Auch in den Walzwerken wird die Handarbeit durch Maschinenkraft immer mehr verdrängt. Hohe Räume, gute Ventilation vermindern die Schädigungen durch Hitze und Staub; farbige Drahtglasbrillen schützen die Augen usw. Diese technischen Fortschritte vermindern zwar die Gefahren in der Hüttenarbeit, sind aber nicht imstande, die Hauptschädigungen im Hütten- und Walzwerkbetrieb auszuschalten, die auf die lange Arbeitszeit zurückzuführen sind. Überstunden und Nachtarbeit sind Momente, welche nachteilig einwirken. Auf Grund der Verordnung des RAM. über die Arbeitszeit vom 21. Dezember 1923 bzw. 14. April 1927 wird die Möglichkeit zur Verlängerung der Arbeitszeit im § 7 für die eigentlichen Kokerei- und Hochofenarbeiter beschränkt (Verordnung des RAM. vom 20. Januar 1925), ferner für Metallhütten (Zink-, Blei-, Kupfer-, Aluminium- und Legierungshütten), Verordnung des RAM. vom 9. Februar 1927, ferner für Stahlwerke, Walzwerke usw. vom 16. Juli 1927.

Zum Schutz der Arbeiter in der Großeisenindustrie sind daher für die Hochöfenwerke, Hochofen- und Röhrengießereien, Stahl-, Puddel-, Hammer-, Preß- und Walzwerke gesetzliche Bestimmungen erlassen (Bekanntmachung des Reichskanzlers, betreffend den Betrieb der Anlagen der Gußeisenindustrie vom 19. Dezember 1908 bzw. 4. Mai 1914 und 29. Oktober 1915). Nach diesen Bestimmungen müssen über alle Arbeiter, die über ihre regelmäßige Arbeitszeit hinaus beschäftigt werden, Listen geführt und nach Schluß jedes Monats dem Gewerbeaufsichtsbeamten eingereicht werden. In allen über 8 Stunden dauernden Schichten müssen Pausen von mindestens 2 Stunden Gesamtdauer gewährt werden; Unterbrechungen der Arbeit von weniger als einer Viertelstunde kommen auf diese Pausen nicht in Anrechnung; die Mittags- oder Mitternachtspause muß zwischen Ende der fünften und Anfang der zehnten Arbeitsstunde liegen und mindestens eine Stunde betragen. Jedem Arbeiter, dessen regelmäßige Schicht länger als 8 Stunden dauert, ist dann eine Ruhezeit von mindestens 10 Stunden zu gewähren. Abgesehen von den regelmäßigen Wechselschichten darf die Arbeitszeit, die zwischen zwei solchen Ruhezeiten liegt, auch durch Überarbeit nicht über 16 Stunden einschließlich der Pausen ausgedehnt werden. Vor einer 24stündigen Wechselschicht müssen je 12 Stunden vorher und nachher arbeitsfrei sein. Ausnahmen sind dem Gewerbeaufsichtsbeamten mit Begründung anzuzeigen.

Ferner sind zum *Schutz von Arbeiterinnen und jugendlichen Arbeitern* in Walz- und Hammerwerken in der Bekanntmachung des Reichskanzlers vom 20. Mai 1912, verlängert am 28. Mai 1925 mit der Maßgabe, daß sich die Dauer der Arbeitszeit und der Pausen nach den Vorschriften der Verordnung über die Arbeitszeit vom 21. Dezember 1923 richtet, weitere Bestimmungen getroffen:

1. Arbeiterinnen dürfen bei dem unmittelbaren Betrieb der Werke nicht beschäftigt werden. 2. Kinder unter 14 Jahren dürfen in den Werken überhaupt nicht beschäftigt werden. Für die Übergangszeit bis zum 30. September 1917 und auch später — dann mit Genehmigung der höheren Verwaltungsbehörde — dürfen in Walz- und Hammerwerken, welche Eisen oder Stahl mit ununterbrochenem Feuer bearbeiten, junge Leute männlichen Geschlechts bei den unmittelbar mit dem Ofenbetrieb im Zusammenhang stehenden Arbeiten unter folgenden Bedingungen beschäftigt werden: a) Wenn sie ärztlich auf ihre Eignung untersucht werden; b) die Arbeitsschicht darf ohne Pausen nicht mehr als 10, mit Pausen nicht über 12 Stunden betragen; c) bei jeder Schicht unter 8 Stunden müssen die Pausen mindestens 1 Stunde, bei über 8 Stunden mindestens 2 Stunden betragen; d) die Gesamtdauer der Beschäftigung darf in einer Woche — ohne Pausen — nicht 60 Stunden überschreiten; e) bei Tag- und Nachtbetrieb muß wöchentlich Schichtwechsel eintreten; bei Betrieben mit täglich 2 Schichten darf die Zahl der Nachtschichten für junge Leute nicht mehr als 2 betragen; zwischen 2 Arbeitsschichten muß eine Pause von mindestens 12 Stunden liegen; f) an Sonn- und Festtagen darf die Beschäftigung nicht in die Zeit von 6 Uhr morgens bis 6 Uhr abends fallen. In die Stunden vor oder nach dieser Zeit darf an Sonntagen die Beschäftigung nur dann fallen, wenn vor Beginn oder nach Abschluß der Arbeitsschicht den jungen Leuten eine ununterbrochene Ruhezeit von mindestens 24 Stunden gesichert bleibt. Während der Pause für Erwachsene dürfen junge Leute nicht beschäftigt werden.

Neben diesen Bestimmungen gelten noch weitere Vorschriften der Landesregierungen und Landeszentralbehörden sowie der zuständigen Polizeibehörden.

B. Thomasschlackenverarbeitung.

Bei dem früher beschriebenen Thomasverfahren wird bei der Entphosphorung des Eisens als Nebenprodukt die Thomasschlacke gewonnen, welche vermahlen und als sehr wertvoller Kunstdünger gebraucht wird. Die Thomasschlacke enthält fast zur Hälfte Kalk, daneben Phosphorsäure (15—20%), Eisenoxydul und -oxyd, Kieselsäure usw. Die Schlacke wird zumeist in Kugelmühlen gemahlen und dann in Säcke durch Fülltrichter gefüllt.

Die Hauptgefahr bei der Thomasschlackenverarbeitung bildet der äußerst gefährliche scharfkantige Staub, der neben dem mechanischen auch einen heftigen chemischen Reiz auf die Schleimhaut der Atmungsorgane ausübt, wobei wohl in erster Linie der Ätzkalk, ferner Schwefel und Phosphorcalcium reizend wirkt. Jedenfalls werden bei Arbeitern in Thomasschlackenmühlen außerordentlich viele Erkrankungen der Atmungsorgane, besonders Lungenentzündungen, gefunden. Ferner werden viele Hautkrankheiten beobachtet. Durch technische Maßnahmen, Ummantelung der Mühlen, Exhaustoren, besonders auch beim Füllen der Säcke durch die Fülltrichter, Respiratorengebrauch, lassen sich die Gefahren erheblich verringern.

In Anbetracht der Gefährlichkeit dieser Betriebe sind durch die Bekanntmachung des Reichskanzlers, betreffend die Einrichtung und den Betrieb gewerblicher Anlagen, in denen Thomasschlacke gemahlen oder Thomasschlackenmehl gelagert wird, vom 3. Juli 1909 und 23. Dezember 1911 genaue Vorschriften in bezug auf die Arbeitsräume, Zerkleinerung, Beschaffenheit der Mühlen, Abfüllen des Schlackenmehls und Lagerung getroffen. Zum Schutz der Arbeiter muß ferner die Gelegenheit zum Waschen und zu täglichen warmen Bädern gegeben sein. Arbeiterinnen und männliche Arbeiter unter 18 Jahren dürfen sich nicht in Räumen, in welche Thomasschlacke bzw. -mehl lose eingebracht wird, aufhalten. Die Arbeitsdauer darf höchstens 10 Stunden bei Pausen von 2 Stunden betragen. Ferner ist die Einstellung von Arbeitern nur nach ärztlicher Untersuchung auf ihre Eignung gestattet; ebenso ist eine dauernde ärztliche Kontrolle der Arbeiter angeordnet.

Ähnlich liegen die Verhältnisse bei der Verarbeitung der Martinschlacke, die bei den Martinstahlwerken gewonnen wird.

C. Die Bleigewinnung.

Die Bleiproduktion in Deutschland ist trotz des Gebietsverlustes nach dem Kriege noch recht erheblich und nimmt in Europa die zweite Stelle hinter Spanien ein. Es wurden in Bleihütten produziert:

Tabelle 48.

	in 1000 t	
	1913	1925
Weichblei	175,4	62,3
Hartblei	12,6	7,1
Werkblei (zum Absatz)	17,4	17,8
Bleigelb, Bleiglätte (zum Absatz).	3,2	0,0
zusammen	208,6	87,2

Über ein Drittel der Produktion wird zur Herstellung von Bleifarben verwandt.

a) Betriebsverfahren.

Bei der Verhüttung des Bleis wird vor allem Bleiglanz (Schwefelblei) und in geringem Maße Weißbleierz (kohlensaures Blei) benutzt. Die Methoden, welche heute angewandt werden, sind die Niederschlags-, die Röstreduktions- und die Röstreaktionsmethode. Bei dem *Niederschlagsverfahren* müssen die Erze möglichst frei von fremden Schwefelmetallen sein. In Schachtöfen wird Bleiglanz in Eisenabfällen unter hoher Temperatur geschmolzen, hierbei verbindet sich das Eisen mit

Schwefel, wobei das Blei frei wird. Bei genügendem Eisenzusatz ist die Gefahr der Bildung schwefliger Säure nicht erheblich, ebenso sind die Gichtgase bei guter Gichtabfuhr nicht zu fürchten. Bei dem Schmelzprozeß bildet sich das Werkblei, Bleistein (= Schwefeleisen und Schwefelblei) und Schlacke. Werkblei und Bleistein werden abgelassen (abgestochen) und der Bleistein nach dem Erstarren in Haufen oder in Schachtöfen geröstet, um den Schwefel zu entfernen, der in die Umgebung der Hütten als oft recht störende schweflige Säure entweicht. Erheblich verbreiteter als diese Methode ist jedoch das *Röstreduktionsverfahren*, da es für alle Bleierze geeignet ist. Die geschwefelten Bleierze wurden früher in Haufen oder Stadeln (offen) und werden jetzt in Schacht- oder Flammöfen (geschlossen) abgeröstet, um den Schwefel als schweflige Säure zu entfernen und das Blei sowie die anderen Metalle möglichst weit zu oxydieren. Dann werden die so entstandenen Blei- und anderen Metalloxyde in Schachtöfen (Gebläsehochöfen) einer reduzierenden Schmelzung unterworfen, wobei ein großer Teil der anderen Metalloxyde in die Schlacke übergeht. Das so gewonnene „Werkblei" wird nun in Flammöfen unter Luftzuführung durch Gebläse erhitzt und gereinigt (raffiniert), wobei es die Beimengungen von Arsen und Antimon verliert. Endlich kommt für die Bleigewinnung aus möglichst reichen und reinen Erzen noch die *Röstreaktionsmethode* (Röstschmelzverfahren) in Betracht. Bleiglanz wird dabei erhitzt (geröstet), wobei Bleioxyd- und -sulfat entsteht; bei weiterer Erhitzung unter Luftabschluß verwandelt sich der Schwefel in schweflige Säure, die sich beim Abfließen der Bleimasse verflüchtigt. Silberhaltiges Blei (Reichblei) wird in Treiböfen erhitzt; dabei wird das Blei oxydiert und so vom Silber getrennt, das oxydierte Blei (Bleiglätte) fließt aus dem Treibofen in einen davor errichteten Herdofen ab. Der Schmelzprozeß wird durch eine im Ofen angebrachte Glasscheibe (Glasauge) beobachtet (cf. Silbergewinnung S. 158). Bevor die Bleiglätte in den Handel kommt, wird sie gemahlen und gesiebt.

b) Die Betriebsgefahren der Bleihüttenarbeiter.

Neben den Gefahren, die der Hüttenbetrieb — wie bereits bei der Eisenhüttenindustrie beschrieben — mit sich bringt, ist es besonders die Bleivergiftung, die als Hauptschädigung der Bleihüttenarbeiter zu bezeichnen ist. Sowohl im Staub, der beim Auffüllen der Erze, bei der Entfernung der Bleiasche, bei der Ofenarbeit, beim Reinigen der Anlagen, beim Vermahlen und Verpacken der Bleiglätte usw. entsteht, als auch in den Gichtgasen, ist reichlich Blei enthalten. Daneben sind in den Ofengasen schweflige und Schwefelsäure, Kohlensäure, Kohlenoxyd, Cyan- und Arsenverbindungen vorhanden, welche vor allem die Atmungsorgane schädigen. Besonders in den älteren Hütten machen sich diese Schädigungen bemerkbar, während in modernen Betrieben bei Ersatz der Handarbeit durch Maschinenarbeit, z. B. beim Auffüllen der Bleierze usw. durch Ventilatoren und Exhaustoren usw., eine erhebliche Verminderung der Schädigungen eingetreten ist.

c) Berufskrankheiten der Bleihüttenarbeiter.

Bleivergiftung, hohe Temperaturen und schwere körperliche Anstrengungen bedingen denn auch, daß die Erkrankungsziffern der Bleihüttenarbeiter, besonders der Röst- und Schmelzarbeiter, recht hoch sind. Bei der Friedrichshütte in Tarnowitz (Oberschlesien) erkrankten 1887 41,7% der Arbeiter an Bleikrankheit, 1912 nur noch ca. 4%. Im übrigen unterscheiden sich die Berufskrankheiten der Bleihüttenarbeiter nicht wesentlich von denen der Eisenhüttenarbeiter.

d) Arbeiterschutzmaßnahmen.

Neben den bereits erwähnten Maßnahmen, die durch die Besserung der Betriebsverhältnisse bessere hygienische Bedingungen für die Arbeiter in Bleihütten bedingen, ist vor allem durch die Bekanntmachung des Reichskanzlers, betreffend die Einrichtung und den Betrieb der Bleihütten, vom 16. Juni 1905, eine wesentliche Besserung der Verhältnisse eingetreten. Durch besondere Vorschriften wird im allgemeinen die Beschaffenheit der Arbeitsräume, die Lüftung, Bereitstellung von Trinkwasser, Staubverhütung, Verpackung des gewonnenen Materials usw. geregelt. Daneben werden Beschränkungen für die Beschäftigung jugendlicher und weiblicher Arbeiter festgelegt, ferner wird die Arbeitszeit der an den Schachtöfen tätigen Arbeiter auf höchstens 8 Stunden festgesetzt, beim Ausräumen der Flugstaubkammern usw. sogar auf nur 4 Stunden täglich beschränkt. Genaue Bestimmungen regeln ferner die Anwendung von Respiratoren, Arbeitsanzügen, Bereitstellung von Wasch- und Ankleideräumen und die ständige ärztliche Überwachung des Gesundheitszustandes.

D. Die Silbergewinnung.

Vom gewerbehygienischen Standpunkt aus besteht zwischen Blei- und Silbergewinnung im Hüttenbetrieb kein großer Unterschied, da die Silbergewinnung ja zumeist aus dem Werkblei der Bleihütte erfolgt. Das Werkblei wird entweder auf dem Treibherde unter Luftzufuhr (Gebläsewind) oxydiert, bis alle geschmolzenen Metalle mit Ausnahme von Gold und Silber abgeflossen sind; das zurückbleibende Silber (Blicksilber) wird dann abgekühlt, oder beim Pattinsonieren wird das silberarme Werkblei geschmolzen und abgekühlt, wobei die silberfreien Bleikrystalle entfernt werden. Endlich aber wird die Entsilberung des Werkbleis durch Schmelzen mit Zink nach dem Parkesschen Verfahren unter Umrühren bewerkstelligt, wobei sich eine Zinksilberlegierung an der Oberfläche bildet, aus der das Zink durch Erhitzen auf 400° durch Destillation entfernt wird. Eine andere Methode der Silbergewinnung ist das Amalgamverfahren; hierbei wird durch Rösten der silberhaltigen Erze usw. mit Kochsalz Chlorsilber gebildet, das durch Quecksilber amalgamiert und dann durch Destillation abgesondert wird.

Die Berufsgefahren sind dieselben wie bei der Bleiverhüttung; bei der Amalgammethode kommen Schädigungen durch Quecksilber vor.

Die *Goldgewinnung* auf hüttentechnischem Wege kommt in Deutschland kaum praktisch in Betracht. Die goldhaltigen Lagerungen werden ebenfalls amalgamiert und durch Destillation vom Quecksilber getrennt. Durch Erhitzen mit Schwefelsäure usw. wird das Gold vom Kupfer und Silber geschieden.

E. Die Kupfergewinnung.

Im Kupferhüttenbetrieb wird aus schwefelhaltigen (Kupferkies, -glanz usw.) und antimon- oder arsenhaltigen Erzen meist auf trockenem Wege das Kupfer gewonnen. In Schacht- oder Flammöfen werden die Erze mit Kohle und Kieselsäurezusatz geschmolzen, wobei Schwarzkupfer entsteht. Dieses wird wieder geschmolzen (raffiniert), bis es von fremden Metallen befreit ist (Garkupfer). Auf nassem Wege wird unter Einwirkung von Salz- oder Schwefelsäure das Kupfer dargestellt.

Die Gefahren im Kupferhüttenbetrieb sind ähnlich wie bei den Eisen- und Bleihütten: anstrengende Arbeit, Hitze, Gase (Bleirauch, Gichtgase, Kohlenoxyd, Arsenverbindungen usw.), Einwirkung von Säuredämpfen bringen mannigfache Schädigungen hervor. Immerhin ist in Betracht zu ziehen, daß der Kupferhüttenbetrieb im Vergleich zum gesamten Hüttenbetrieb in Deutschland nur einen kleinen Bruchteil ausmacht. Das Vorkommen der chronischen Kupfervergiftung wird von vielen Autoren überhaupt bestritten.

F. Die Zinkgewinnung.

Während noch im Jahre 1913 Deutschland das größte Zinkproduktionsland der Welt war, ist durch die Abtretung von deutschen Gebieten nach dem Weltkriege die Zinkproduktion erheblich zurückgegangen, betrug aber im Jahre 1925 immer noch rund 100000 t Zinkprodukte, die in 14 Zinkhütten mit 2846 beschäftigten Personen erzeugt wurden.

Als Roherz kommt Galmei (kohlensaures Zinkoxyd) in Betracht; da sich jedoch die Galmeilager allmählich erschöpfen, wird die Zinkblende, welche Schwefeleisen, Schwefelantimon und Bleiglanz enthält, immer mehr zur Verhüttung ausgenutzt. Um aus der Zinkblende die Schwefelbestandteile zu entfernen, wird sie vor der Verhüttung in Röstöfen einem Röstprozeß unterworfen, wobei sich schweflige Säure entwickelt, welche zu Schwefelsäure verarbeitet wird. Nach der Abkühlung wird dann das Röstgut mit Kohle oder Koks gemengt, in Muffeln (horizontalen Retorten aus feuerfestem Ton) auf 1300—1600° Celsius erhitzt, wobei das Zink in Dampfform in die „Vorlagen", d. h. Tonröhren, übergeht und sich dort verflüssigt. In das vordere Ende der Vorlage wird eine eiserne „Tube" mit Lehmdichtung fest eingespannt. Durch ihren Kanal streichen die in der Vorlage noch nicht kondensierten Zink- und sonstigen Metalldämpfe (Blei, Cadmium, Arsen und Antimon) und Kohlenoxyd. Die Verstopfungen des Kanals durch Metallniederschläge werden durch die „Spurer" mit einem langen Eisendraht beseitigt. An der Tube werden Eisenballons befestigt, in denen sich die Dämpfe in Staubform als „Poussière" (Zink, Zinkoxyd, Cadmium und Blei enthaltend) absetzen. Im Jahre 1913 wurden als Nebenprodukt in Zinkhütten rund 39000 kg Cadmium gewonnen.

Bei der Zinkverhüttung aus Galmei wird diesem in Schacht- oder Flammöfen (Calcinieröfen) Kohlensäure und Wasser entzogen.

a) Betriebsgefahren der Zinkhüttenarbeiter.

Die Arbeit der Zinkhüttenarbeiter ist äußerst anstrengend. Die Röstarbeiter haben die Erze durch die Öfen mit dem bis 20 kg schweren „Gezähe" fortzuschaufeln, heute sind meist mechanische Röstöfen in Gebrauch — wobei sie der Hitze, Rauch und Dämpfen — besonders schwefliger Säure — ausgesetzt sind. Am Zinkofen haben die Schmelzer, Heizer, Spurer ihre Arbeit zu verrichten; ferner muß die Asche abgefahren, der Zinkstaub (Poussière) gesiebt werden, wobei die Arbeiter, besonders die Calcinierer, Röstarbeiter und Schmelzer unter dem bleihaltigen Staub und Bleirauch zu leiden haben.

b) Berufskrankheiten.

Unter den Berufskrankheiten der Zinkhüttenarbeiter ist die Bleivergiftung recht häufig. In oberschlesischen Hütten wurden 1909 bei 20,5 % der Arbeiter Zeichen von Bleikrankheit beobachtet; in einer Hütte im Duisburger Bezirk waren sogar 25 % der Arbeiter bleikrank. Durch die Verbesserung der technischen und hygienischen Einrichtungen sank die Zahl der Bleikranken allmählich auf rund 2 % herab. Im Jahre 1910 waren von 5169 eigentlichen Zinkhüttenarbeitern 13 % an Rheumatismus, 3,8 an Magen- und Darmkatarrh erkrankt. Durch Rauch, Dämpfe und Staub werden ferner häufig Reizungen der Atmungsorgane, Augenbindehautentzündungen und Hautkrankheiten bedingt. Die Ofenarbeiter leiden infolge der Lichtwirkung der weißglühenden Erze häufig an Sehstörungen. Erkältungskrankheiten (Rheumatismus, Katarrhe) sind die Folgen der hohen Temperaturen und der dadurch bedingten Zugluft in den Hütten. Durch die verbesserten Einrichtungen in den Zinkhütten ist auch eine Besserung des Gesundheitszustandes der Zinkhüttenarbeiter eingetreten. Während in den oberschlesischen Zinkhütten 1901 16,6 % der Arbeiter über 40 Jahre alt waren und nur 2,9 % über 50 Jahre, betrugen die Zahlen im Jahre 1910 26,3 und 6,4 %.

c) Schutzmaßnahmen.

Zum Schutze der Arbeiter ist durch die Bekanntmachung des Reichskanzlers vom 13. Dezember 1912 und vom 21. Februar 1923 die Einrichtung und der Betrieb der Zink- und Zinkrösthütten geregelt worden. Es sind dort genaue Vorschriften über die Räume und die Arbeit in den Zinkhütten gegeben worden. Ferner sind Beschränkungen über die Beschäftigung jugendlicher und weiblicher Arbeiter in den besonders gefährdeten Betriebsabteilungen und ärztliche Untersuchung vor Einstellung und Überwachung durch mindestens monatliche Untersuchungen aller Arbeiter verfügt worden.

Durch die Verordnung über die Arbeitszeit vom 21. Dezember 1923 bzw. 4. April 1927 sowie durch die Verordnung des RAM. über die Arbeitszeit in Zink-, Blei-, Kupferhütten sowie Aluminiumhütten und Legierungshütten ist die Möglichkeit der Verlängerung der achtstündigen Arbeitszeit beschränkt, hierzu Verordnung des RAM. vom 9. Februar 1927.

G. Zinngewinnung.

Ähnlich wie die Zinkgewinnung geschieht die Zinngewinnung aus dem Zinnstein durch Schmelzen in Schachtöfen unter Zusatz von Kohle. Das verunreinigte Werkzinn fließt dann durch eine Lage glühender Kohlen hindurch, wird in Tiegeln aufgefangen und in Formen gegossen (Blockzinn) oder auf Kupferplatten gelassen, wo es in dünnen Blättern erstarrt (Rollenzinn). Dämpfe und Hitzeinwirkung bilden auch bei der Zinngewinnung die hauptsächlichsten Schädigungen der Arbeiter.

H. Die Arsengewinnung.

erfolgt aus dem Scheibenkobalt und arsenhaltigen Nickel-, Kobalt-, Silber-, Zinnerzen usw. in Muffeln oder Flammenöfen. Die sehr giftige arsenige Säure wird in Zickzackkanälen oder in Giftgängen aus Ziegeln und Bleiblech kondensiert und in eisernen Kesseln gereinigt; es entsteht dann „Arsenmehl" oder bei höheren Temperaturen „weißes Arsenglas"; durch Schwefelzusatz bildet sich dann „Gelbglas" (Auripigment).

Auf die Hüttenbetriebe, in denen *Nickel, Wismut, Wolfram, Kobalt, Molybdän* und deren Verbindungen hergestellt werden, soll nicht näher eingegangen werden, zumal sie in Deutschland im Jahre 1913 einschließlich der Arsenhüttenbetriebe in 13 Betrieben nur 3000 Arbeiter beschäftigten und somit nur geringere allgemeine Bedeutung besitzen. Ebenso kommen auch die Quecksilberhütten kaum in Betracht; soweit in Deutschland Quecksilber, wie in Rheinland und Westfalen, in geringen Mengen dargestellt wird, wird es durch Rösten von zinnoberhaltigem Erz oder aus Rückständen gewonnen, wobei die Arbeiter durch die chronische Quecksilbervergiftung gefährdet sind.

In versicherungsrechtlicher Beziehung ist die Schneeberger Lungenkrankheit, es handelt sich um bösartige Geschwulstbildungen (Krebs), die durch Einwirkung von staubförmigen Kobalterzen — nach Cohnheim auch unter gleichzeitiger Mitwirkung von Schimmelpilzen — entstehen, von Bedeutung (s. S. 122).

J. Antimongewinnung.

Das Antimon besitzt wegen seiner vielfachen Verwendung zu Letternmetall, Britanniametall und ähnlichen Legierungen usw. eine größere praktische Bedeutung. Reines Antimon und Schwefelantimon wird in Hütten aus Grauspießglanz gewonnen. Unter Luftzutritt wird Antimon leicht zu weißem Rauch, Antimonoxyd und -säure verflüchtigen sich. Durch Einatmen dieses Rauches entsteht dann eine *Antimonvergiftung*, die sich in Bruststechen, Husten, Atemnot, Verdauungsbeschwerden, Abmagerung und Geschwürbildungen äußert. Bei Antimonarbeiten findet man vielfach Hautentzündungen, welche mit übermäßiger Verhornung verbunden sind.

K. Aluminiumgewinnung.

Bauxit — ein Gemenge von Aluminiumhydroxyd und Eisenoxyd — wird mit Soda calciniert; beim Mahlen muß die Staubentwicklung verhindert werden, ferner reizt die Schmelze die Haut, so daß zur Vermeidung von Ekzemen usw. Schutzhandschuhe getragen werden müssen. Nach einem anderen Verfahren wird das Bauxit geröstet und unter Druck mit Natronlauge erhitzt; das abgepreßte und filtrierte Tonerdehydrat wird dann bei Rotglut calciniert. — Bei der Herstellung von Aluminium aus dem so gewonnenen Aluminiumoxyd wird dieses in Mischung mit Kryolith in eisernen Öfen von ca. 1,5 bis 2 m Durchmesser bei einer Temperatur von 900^0 geschmolzen, wobei ein elektrischer Strom von der aus Kohle bestehenden Bodenplatte des Ofens (Anode) zur Kathode geht. Am Boden sammelt sich das flüssige Aluminium an. Durch Verbrennung der Anode entwickelt sich CO und Tetrafluorkohlenstoff, der sich unter Hinzutritt von Wasser zu Fluorwasserstoff verbindet. Durch Einatmung der genannten Gase, die besonders für den Ofenarbeiter in Frage kommt, sowie durch die große Hitze entstehen oft Katarrhe der Atmungsorgane und Vergiftungen; auch die Verbrennungen sind nicht selten. Die Staubgefahr ist ebenfalls recht erheblich. Die Aluminiumgewinnung in Deutschland steht mit 31250 t an erster Stelle aller europäischen Staaten im Jahre 1927 und wird nur von der Produktion in den Vereinigten Staaten von Amerika mit 71425 t übertroffen.

6. Kapitel.

Der Beruf der Metallarbeiter.

Berufstätigkeit und Berufsverhältnisse.

Die Metallverarbeitung und Maschinenindustrie bilden in Deutschland eine sehr wichtige Berufsgruppe, welche, wie die Berufszählungen von 1882, 1895, 1907 und 1925 ergeben, ständig an Umfang gewonnen hat.

Bei der letzten Berufszählung vom Jahre 1925 wurden gezählt:

Tabelle 49.

	Erwerbstätige		Berufszugehörige: d. h. Ehefrauen und Angehörige ohne Haupterwerb + Erwerbstätige
	insgesamt	davon weibliche	
bei der Herstellung von Eisen- und Metallwaren	1000833	150081	1797881
beim Maschinen-, Apparate- und Fahrzeugbau	1315535	82614	2601690
in der elektrotechnischen Industrie, Feinmechanik und Optik	571422	127483	979291

Der Anteil der weiblichen Berufstätigen ist in diesen Industrien recht erheblich, so daß auch aus diesem Grunde diese Berufszweige eine erhebliche sozialhygienische Bedeutung besitzen.

Die Arbeit in der metallverarbeitenden Industrie, im Maschinen- und Apparatebau zerfällt in eine Reihe von bestimmten Tätigkeiten, die regelmäßig wiederkehren, gleichviel um welchen Betrieb dieser Kategorie es sich handelt. Neben diesen einzelnen Verrichtungen spielt das verarbeitete Material eine Rolle für die Beurteilung der hygienischen Verhältnisse, unter denen die Berufsarbeit der Metallarbeiter stattfindet. Man kann hierbei unterscheiden:

1. Die Verarbeitung von Eisen und Stahl.
2. Die Verarbeitung der übrigen Metalle.
3. Die Verarbeitung von Edelmetallen (Silber und Gold).

A. Die Verarbeitung von Eisen und Stahl.

Gießerei, Walzwerkarbeit, Drahterzeugung sind bereits früher (Kapitel V) besprochen worden.

1. Die Schmiedearbeit. Das Eisen wird in glühendem Zustande durch Schmiedehämmer in die gewünschte Form gebracht. Das Schmieden mit der Hand findet nur in kleinen Betrieben statt, in größeren kommen maschinell betriebene Fallhämmer zur Verwendung, wobei der Schmied („Vorarbeiter") nur die Arbeit des Hammers reguliert. In Handschmieden wird das Kohlenfeuer durch Treten des Blasebalgs, das meist durch Lehrlinge ausgeführt wird und bei diesen öfters zu Überanstrengungen führt, besorgt. Die Arbeit der Schmiede ist äußerst anstrengend und bedingt eine Reihe von Schädigungen. Die Feuergase werden durch Rauchhauben und Absaugung nach oben oder in modernen Betrieben durch unterirdische Rauchabführung beseitigt. Geschieht dies — wie es besonders in kleinen Werkstätten der Fall ist — nicht ordentlich, so verunreinigen sie durch Ruß, Kohlenoxyd, Rauch usw. die Luft und schädigen die Lungen. Die starke Hitze des Feuers und glühenden Metalls macht Erkältungskrankheiten, die mit dem Temperaturwechsel und der Zugluft in den Werkstätten zusammenhängen, häufig. Verletzungen durch Eisensplitter, besonders an Unterarmen, Händen und Augen und Verbrennungen bedingen eine weitere Gefahr der Berufstätigkeit. Das dauernde Stehen führt oft zu Krampfader- und Plattfußbildung und Verkrümmung der Wirbelsäule. Der Lärm bei der Arbeit, besonders in Kesselschmieden, bedingt Schädigungen des Gehörs. Endlich ist mit der anstrengenden Tätigkeit in der Hitze die Gefahr der Schädigung durch kalte Getränke (Magen-, Darmerkrankungen) und durch Alkoholismus verbunden.

2. Die Schlosserarbeit. Der Schlosser hat bei weitem nicht die anstrengende Arbeit wie der Schmied. Im Großbetrieb sind die einzelnen Verrichtungen getrennt, es besteht eine oft bis ins kleinste gehende Arbeitsteilung; in kleinen Betrieben müssen jedoch die Schlosser alle verschiedenen Arbeiten verrichten. Das Metallstück wird im Schraubstock, der gewöhnlich Bleibacken besitzt, um das Arbeitsstück zu schonen, eingespannt und durch *Feilen* zurechtgearbeitet. Die Feilen sind 8—70 cm lang. Bei dieser Tätigkeit entsteht reichlich Staub, der aber infolge seiner Größe und Schwere die Atmungsorgane nicht sonderlich belästigt. Beim Feilen entstehen Schädigungen durch die vorgebeugte Haltung am Schraubstock, es kommt dabei infolge des Stehens mit erhobener rechter Schulter zu rechtsseitigem Buckel und X-Beinbildung, besonders bei jugendlichen Arbeitern. In der Hohlhand bilden sich Schwielen und Einrisse. Im Großbetriebe werden die Metallstücke statt durch Feilen durch rotierende Schmirgelstücke bearbeitet, wobei viel Staub, der Metall- und Schmirgelteile enthält, entwickelt wird. Vielfach werden die Metallstücke durch Drehen bearbeitet. Der Dreher steht an der Drehbank und setzt das zu bearbeitende Stück selten durch Fuß-, meist durch Motorenkraft in rotierende Bewegung, wobei er ein stählernes Instrument andrückt, um Gewinde usw. einzuschneiden. Die Gesundheitsschädigungen bei der Dreharbeit sind ähnlich wie beim Feilen. Anstrengende Arbeit, Körperhaltung, Metallstaub, Verletzungen und Überanstrengung der Augen durch Splitter und genaues Beobachten des sich schnell drehenden Arbeitsstückes, was sich in Kopfschmerzen und Schwindel bemerkbar macht. Beim Bohren mit der Hand wird durch die anstrengende Handhabung des Bohrers die Arm- und Brustmuskulatur angestrengt, wobei noch der Druck des Bohrers gegen die Brust schädigend wirkt. Wird der Bohrer durch Fußbetrieb in Bewegung gesetzt, so sind die Verhältnisse ähnlich wie beim Drehen. Bei der Anwendung von Bohrmaschinen ist die Unfallgefahr erheblich. *Fräsen* und *Hobeln* geschieht ebenfalls durch Maschinen, wobei das Metallstück gegen die schnell rotierende, scharfe Fräse bzw. den Hobel bewegt wird. Auch hierbei kommen viele Verletzungen der Arbeiter vor. Beim *Drücken* mit dem von der Hand gehaltenen Druckstahl wird der Brustkorb eingeengt und erschüttert. Das Aneinanderfügen zweier Metallstücke erfolgt durch *Nieten, Schweißen* und *Löten*. Beim *Nieten* wird der glühende Niet in die Löcher der Metallstücke eingeführt, die Nietköpfe werden dann gehämmert; neben der großen Anstrengung kommen Verletzungen durch Zurückprallen des Hammers häufig als Berufsschädigungen vor; durch die Anwendung von Preßhämmern werden diese Gefahren vermieden. Größere Nietungen z. B. an Schiffskörpern werden durch zangenartige Nietmaschinen, die mit Druckwasser betrieben und an Hebezeugen aufgehängt werden, vorgenommen. Nieter sind ebenso wie Kesselschmiede, Schiffbauer u. ä. m. Gehörsschädigungen, die besonders das Innenohr betreffen, ausgesetzt. Beim *Löten* werden die Metallstücke, gewöhnlich Bleche, durch Lötzinn oder Hartlot vereinigt. Das Lötzinn besteht aus zwei Teilen Blei und einem Teil Zinn. Nach Bestreichen der Blechstücke mit in verdünnter Salzsäure gelöster Zinnlösung (Lötwasser) wird das Lötzinn durch den erhitzten Lötkolben angedrückt und so eine Vereinigung der Blechstücke erzielt. Statt des durch Kohlen- oder Koksfeuer erhitzten Lötkolbens wird jetzt häufig der Gaslötkolben benutzt, bei dem die Erhitzung durch eine Gasstichflamme oder durch ein Knallgasgebläse erzeugt wird. Neben Bleidämpfen wirken Salzsäure- und Zinndämpfe, sowie bei Gaslötkolben mitunter das Gas schädigend. Dieselben Schädigungen bedingen neben den Verletzungen und den Erkältungskrankheiten auch die *Hauptberufungsgefahren der Klempner*. Bei Verwendung von Hartlot, das aus Zink und Messing besteht, entwickeln sich Zinkdämpfe, welche die Atmungsorgane reizen, während das Flußmittel Borax keine Reizung verursacht. Endlich werden Metallstücke durch *Schweißen* vereinigt, wobei sie in glühendem Zustande durch Hämmern und Walzen verbunden werden. In neuerer Zeit geschieht die Erhitzung durch den Lichtbogen eines hochgespannten elektrischen Stromes oder durch Azetylengasgebläse. Die große Licht- und Wärmeentwicklung kann zu Schädigungen der Arbeiter in Form von Augenentzündungen, Verbrennungen usw. führen, denen durch Anlegen von farbigen Schutzbrillen, Masken, Helmen, Handschuhen usw. begegnet wird.

Die fertig bearbeiteten Stücke werden dann zusammengesetzt (montiert). Die Monteure — besonders bei Maschinen, Brücken, Bauten usw. — sind zahlreichen Unfällen ausgesetzt.

3. Schleifen und Polieren. Bei der Metallverarbeitung spielt das Schleifen und Polieren des Materials eine große Rolle. An Schleifsteine, welche durch Fuß- oder Motorenbetrieb in schnelle Drehung versetzt werden, werden Messer, Scheren usw. angedrückt und so geschliffen; bei diesem Vorgang geht ein Teil des Metalls und des mineralischen Schleifsteins in Staubform über; statt des Schleifsteins kommen auch Schmirgelscheiben zur Verwendung. Bei der deutschen Schleifmethode sitzt der Schleifer auf einem schräggestellten Holzgerüst vor dem Stein und drückt mit den Knien, welche durch strohgepolsterte Holzkisten geschützt sind, den auf einem Schleifholz befestigten Gegenstand, z. B. das Messer, gegen den Stein, wobei er das Schleifholz mit den Händen regiert. Beim Polieren kleiner Stücke sitzt der Schleifer stark vorgebeugt auf einem Schemel, stützt den Ellbogen auf die Knie und drückt mit der vorgestreckten Hand den Gegenstand gegen die auf ihn zu rotierende Scheibe. Abgesehen von der schädigenden Körperhaltung, bei der der Brustkorb zusammengepreßt wird, steigt dem Schleifer dabei der Staub reichlich ins Gesicht.

Bei der englischen Schleifmethode steht der Schleifer leicht über den Stein gebeugt und hält den zu schleifenden Gegenstand gegen den von ihm fortrotierenden Stein; bei der französischen Methode liegen die Schleifer auf einem Holzgestell auf dem Bauche ausgestreckt über dem rotierenden Stein und halten den Gegenstand mit ausgestreckten Armen gegen denselben.

Die Hauptschädigung bei der Schleiferei bildet der Staub, welcher metallische und mineralische Bestandteile enthält. Von der Menge des entstehenden Staubes kann man sich einen Begriff machen, wenn man bedenkt, daß ein Stein von 2 m Durchmesser und 30 cm Breite in 5—6 Monaten um die Hälfte reduziert wird und die zu schleifenden Metallwaren 10—15 % des Gewichts verlieren. Beim Trockenschleifen eines Dutzend Rasiermesser, die der Messerschmied zu 566 g liefert, gehen 83 g verloren, wobei ein 18,3 cm im Durchmesser haltender Schleifstein 2,6 cm an seinem Umfang verliert.

Wenn „naß" geschliffen wird, so wird durch die ständig in Flüssigkeit getauchte Scheibe ebenfalls reichlich Staub entwickelt, der, da sich Absaugevorrichtungen kaum anbringen lassen, an die Atemluft gelangt; auch sind die Schleifer durch die umherspritzende Flüssigkeit dauernden Durchfeuchtungen und Erkältungen ausgesetzt. Einen hygienischen Fortschritt bedeuten die Schleifsteine aus künstlichem Corund oder Siliciumcarbid, die quantitativ viel weniger und minder gefährlichen Staub abgeben als die Schleifsteine aus natürlichem Sandstein. Das *Polieren* der Metallgegenstände geschieht durch rotierende, mit Leder überzogene Scheiben, die mit Schmirgel, Wiener Kalk usw. versehen sind, wobei eine starke Verstäubung des Poliermetalls und Funkenbildung erfolgt. Werden statt der Schmirgelscheiben Lappen- oder Schwabbelscheiben benutzt, welche aus zahlreichen Wollstoff- oder Filzlagen bestehen, so reizen die Wollfasern die Atmungsorgane, wenn nicht durch gute Absaugevorrichtungen die Verbreitung des Staubes an die Luft des Arbeitsraumes verhütet wird.

4. Feilenanfertigung. Die Feilenhauer sind durch ihre Tätigkeit besonders gefährdet; allerdings bilden sie nur einen ganz geringen Teil der berufstätigen deutschen Bevölkerung. Bei der Berufszählung vom Jahre 1907 wurden nur 9694 Feilenhauer gezählt und im Jahre 1925 war die Zahl weiter auf 5132 zurückgegangen. Zur Herstellung der Feilen wird bester Stahl (Tiegelguß-, Elektro- oder Martinstahl) geschmiedet oder gewalzt, dann geglüht und durch Befeilen und Schleifen ausgearbeitet und durch entsprechend geformte Meißel gehauen. Hierbei wird die Feile auf einen Bleiblock als Unterlage — jetzt meist zur Vermeidung des Bleistaubes auf einen Zinnblock — und auf einen Amboß, der gegen das Rutschen der Unterlage mit Sand bestreut wird, durch Riemen befestigt. Die Riemen werden durch die Füße festgestellt. Der Feilenhauer steht nun dicht über den Amboß gebeugt, wobei der Brustkorb eingedrückt wird, und schlägt mit einem schweren Hammer schnell hintereinander auf den gegen die Feile aufgesetzten Meißel. Wenn man bedenkt, daß der Hammer bis zu 10 kg wiegt, und ein guter Arbeiter 70—90 Schläge in der Minute bei groben Feilen, über doppelt so viel bei feinen Feilen ausführt, so kann man die Arbeitsmenge leicht ermessen, die tagsüber geleistet wird. Nach dem Behauen werden die Feilen in einen Brei von Kochsalzlösung, Bierhefe, Roggenmehl, Ton, Kohle, Salmiak und u. U. Cyankalium (Gefahr durch Cyankalidämpfeschädigung) usw. getaucht, getrocknet und rotglühend gemacht, sodann durch Eintauchen in Regenwasser oder Kochsalzlösung gehärtet. Die Feilen werden hierauf mit Sand und Bürste und verdünnter Schwefelsäure gereinigt und auf heißen Eisenplatten getrocknet. Stumpfe Feilen werden bis zur Rotglut geglüht, geschliffen und dann wieder trocken behauen. Die gebeugte Körperhaltung, die schwere Arbeit, die Staubeinatmung, wobei Bleistaub bei Bleiunterlagen vielfach Bleivergiftungen (1901—1905 bei 0,43% aller Feilenhauer) verursacht, bedingen erhebliche Gesundheitsschädigungen. Ferner sind Lähmungen und Atrophie der Daumenmuskulatur als spezifische Berufskrankheit beschrieben worden. Ein Feilenhauer, der mit 15 Jahren seine Lehre antrat, wurde im Durchschnitt mit 30 Jahren arbeitsunfähig, so daß ein Arbeitswechsel das einzige Mittel zur Rettung der Gesundheit war.

Mit der fortschreitenden Verbreitung der Maschinenarbeit bei der Feilenhauerei — die beschriebene Handarbeit wird meist nur noch als Heimarbeit ausgeführt — bessern sich natürlich die Gesundheitsverhältnisse der dabei tätigen Arbeiter. Ähnliche Umwälzungen der Fabrikationsarbeit sind in der *Stahlfeder-* und *Nähnadelfabrikation* u. a. m. zu verzeichnen. Die spezifischen Schädigungen dieser Berufstätigkeiten, die beim Handbetrieb besonders durch Staubentwicklung hervorgerufen wurden, sind deshalb ganz in den Hintergrund getreten.

B. Die Verarbeitung anderer Metalle.

Die Bearbeitung von Kupfer und seinen Legierungen (Messing, Bronze, Rotguß usw.), von Zinkguß u. a. wird von den *Gürtlern* ausgeübt; alle möglichen Arten von Metallarbeiten werden von diesen angefertigt, wie z. B. Schnallen, Schlösser, Lampen, Galanteriewaren usw. Die Tätigkeit selbst ist ähnlich der der Schlosser. Die Bearbeitung der Metalle geschieht durch Gießen, Pressen, Drücken, Stanzen, Drehen, Treiben mit dem Hammer, Feilen, Schmirgeln, Polieren, Brennen usw. Die Schädigungen durch Hitze, Körperhaltung, Verletzungen sind die gleichen wie bei den Klempnern und Schlossern. Hinzu kommt aber noch eine erhöhte Vergiftungsgefahr. Die verarbeiteten Metalle, welche Blei, Zink u. a. enthalten, erzeugen beim Erhitzen vielfach giftige Dämpfe und bei der Bearbeitung giftigen Staub (Bleistaub), wodurch bisweilen Vergiftungen hervorgerufen werden. Bleivergiftung ist bei Gürtlern selten. Beim *Beizen* werden meist Eisengegenstände durch Schwefel- und Salzsäure gebeizt, meist als Vorbereitung für das Verzinken, Verzinnen und Vernickeln. Das *Gelbbrennen* kommt besonders für Messing- und Kupfergegenstände in Betracht und geschieht durch Einwirkung von Schwefel- und Salpetersäure. (Gefahr der Schädigung durch nitrose Gase s. S. 88.) Beim *Brennen* erhalten die Metallgegenstände eine glatte oxydfreie Oberfläche. Sie kommen zu diesem Zwecke in ein Salpetersäurebad, wobei die Dämpfe der verschiedenen Salpetersäuren entstehen, welche — wenn sie nicht vollständig abziehen — zu schweren Schädigungen der Atmungsorgane führen. Beim *Ätzen* muß zunächst die Oberfläche durch Bürsten mit Kreide, Asche usw. gereinigt werden (Staubentwicklung!), worauf dann der Ätzgrund aufgetragen wird, der an den zu ätzenden Stellen, um die Einwirkung des nachfolgenden Salpetersäurebades zu ermöglichen, entfernt wird. Beim *Lackieren* kommt die Einwirkung von Äther, Aceton, Lacken auf die Schleimhäute der Atmungsorgane und die Haut in Frage. Daneben spielen die mannigfachen Verletzungen eine große Rolle. Im allgemeinen ist aber die Erkrankungsziffer und Sterblichkeit der Gürtler günstiger als bei anderen Kategorien von Metallarbeitern.

Beim *Gießen* der Metalle sind die *Gießer, Schmelzer, Former, Auskerner, Kernmacher, Bestoßer* und *Putzer* tätig. Der Guß vollzieht sich
im Grunde ähnlich — natürlich nur in kleineren Verhältnissen — wie im
Eisenhüttenbetrieb (s. S. 151). Die Metallegierungen werden u. U. in Gieß-
pfannen (wie z. B. Blei und Zinn) auf offenem Feuer geschmolzen.
Kupfer, Zink- und Gelbguß werden in Graphittiegeln in Windöfen verflüssigt und dann von den Gießern in die Formkästen gegossen. Die
Schmelzer haben die Ofenarbeit zu besorgen. Die Former fertigen die
Form aus Sand, Kohlenpulver, Ruß usw. an, die Kernmacher und Auskerner formen den Kern der Form, um den das Metall gegossen wird.
Nach dem Erkalten wird das gegossene Metallstück durch die Bestoßer
und Putzer mit Hammer, Meißel und Feile bearbeitet, um die überschüssigen Metallteile, den „Grat", zu entfernen.

Beim Gießen wirkt neben der Arbeit in der Hitze und der Gefahr der
Erkältung die Entwicklung von Rauch, Gasen und Dämpfen schädigend
auf die Arbeiter ein. Das Gießfieber ist ja ein typisches Beispiel (s. S. 96).
Die Krankheitsgefahr ist infolge der zahlreichen Verbrennungen recht
groß. Die Former haben unter der Staubentwicklung zu leiden und sind
besonders durch die Arbeit in den Trockenräumen, in welchen die Formen
zum Trocknen aufgestellt werden, der Erkältungsgefahr ausgesetzt.

Eine weitere Gruppe von Metallarbeitern hat zwar nicht unter den
Einwirkungen des Arbeitsmaterials und der anstrengenden Arbeit zu
leiden, ist aber doch einer Reihe von Schädigungen ausgesetzt, die man
als besondere Berufskrankheiten bezeichnen kann. Da der Beruf der
*Uhrmacher, Graveure, Ziseleure, Form- und Kupferstecher, Feinmecha-
niker* usw. als leicht gilt, strömen ihm zahlreiche schwächliche Individuen
zu, deren Gesundheitszustand an sich minderwertig ist und die durch die
gebückte sitzende Haltung, die Überanstrengung der Augen, die zu
einem hohen Prozentsatz von Kurzsichtigen führt, die oft recht schlechten Werkstättenverhältnisse hohe Erkrankungsziffern, besonders der
Tuberkulose, zeigen.

1. Uhrmacher. Bei der Uhrmacherarbeit sind die handwerksmäßigen
von den Fabrikbetrieben zu unterscheiden. Im Fabrikgebäude findet
eine weitgehende Arbeitsteilung statt. Die einzelnen Uhrbestandteile
werden dort hergestellt und erst dann von dem eigentlichen Uhrmacher
zusammengestellt. Der Fabrikbetrieb unterscheidet sich demnach kaum
von einem anderen Betriebe der Feinmechanik. Die meisten Uhrmacher
arbeiten jedoch in Kleinbetrieben. Bei der Berufszählung 1925 wurden
rund 14 300 selbständige Uhrmacher, 590 hausgewerbetreibende und
rund 13 600 Arbeiter gezählt; diese Zahlen bestätigen die Tatsache, daß
es sich hauptsächlich um Kleinbetriebe handelt.

2. Die Graveure arbeiten mit Meißel, Stichel und Feile Zeichnungen
oder Schriftzüge in Metallgegenstände ein. Die Arbeit erfolgt an einem
Tische, der einen halbkreisförmigen Ausschnitt besitzt, um das Andrücken des Brustkorbes zu vermeiden.

3. Der Ziseleur stellt auf Metallgegenständen erhabene Zeichnungen
usw. dar, wobei diese zunächst durch Hämmern getrieben und durch
den Stichel ausgearbeitet werden.

Bei all diesen Berufen findet sich ein relativ hoher Grad von Kurzsichtigen. Wenngleich auch nach neueren Anschauungen mehr die Erblichkeit als Ursache für die sich entwickelnde Kurzsichtigkeit angesehen wird, so ist es erwiesen, daß die Naharbeit doch ein sehr wichtiger Faktor für die Entstehung der Myopie ist. Es muß daher für gute Beleuchtung, für Korrekturen bereits vorhandener Kurzsichtigkeit, für geeignete augenärztliche Beobachtung gesorgt werden.

4. Die Zinnarbeiter verfertigen als **Zinngießer** Gebrauchsgegenstände aus Zinn. Das Zinn wird mit 10 und mehr Hundertteilen Blei auf dem Feuer geschmolzen und in Formen gegossen, dann gedreht, gefeilt und poliert. Beim *Verzinnen* werden Metallgegenstände, besonders Eisenblech bei der Weißblechfabrikation usw. in einem Säurebad gebeizt und in Gefäßen, in denen Zinn unter Bleizusatz über einem Feuer geschmolzen ist, durch Eintauchen mit einem Zinnüberzug versehen. Die Hauptgefahr besteht in der Bleivergiftung, zumal die Zinngießerei vielfach noch in der Hausindustrie in Wohnräumen betrieben wird, wobei die Schädigungen der Heimarbeit (s. S. 11) noch hinzukommen, ferner in der Verätzung durch Säuren. Ähnlich wie das Verzinnen wird das *Verzinken* ausgeführt. Auch hier findet zuerst eine Reinigung der zu verzinkenden Eisengegenstände durch Säure, Salmiak usw. statt, dann erfolgt das Eintauchen in das geschmolzene Zink. Neuerdings wird auch Zink, das im Wasserstoff-Sauerstoffgebläse bei ca. 1500° geschmolzen wird, auf den vorher gründlich durch Sandstrahlgebläse gereinigten Gegenstand aufgespritzt.

5. Fabrikation von Blattmetall und Bronzepulver. Die *Metallschläger* bringen durch wiederholtes Glühen und Hämmern aus Kupfer und Zinn gegossene Bleche zu solcher Verdünnung, daß 500 Blatt 1 kg Gewicht haben. Durch weiteres Hämmern mit einem etwa 12 kg schweren Hammer, der von einer Hand in die andere geworfen wird, werden die Blättchen zwischen Pergamentpapier und Goldschlägerhäutchen (der äußeren Haut vom Rinderblinddarm) noch um das Dreifache verdünnt. Die Arbeit der Metallschläger ist äußerst anstrengend, da sie etwa 100 Hammerschläge in der Minute, d. h. am Tage mehr als 30000 tun. Durch Einlegerinnen wird das Blattmetall aus dem Goldschlägerhäutchen herausgenommen und verpackt. Bei der Herstellung von Bronzepulver wird das dünne Blattmetall in Pochwerken weiter zerstampft bzw. vermahlen oder mittels Kratzbürsten durch feinste Eisendrahtsiebe geschickt. In Reibemaschinen wird das Pulver dann mit Öl, Gummi arabicum usw. verrieben.

Die Tätigkeit der Blattmetall- und Bronzepulverarbeiter ist sehr gesundheitsschädlich. Die Staubgefahr bedingt viele Lungenkrankheiten, besonders Tuberkulose. Demgemäß ist auch die Durchschnittssterblichkeit sehr hoch, selten werden diese Arbeiter über 50 Jahre alt. Die Art der Arbeit bedingt viele Verletzungen. Endlich kommt noch hinzu, daß die Werkstätten vielfach sehr mangelhaft sind, zumal viel Hausarbeit für diese Tätigkeit in Betracht kommt.

6. Vergolder und Versilberer. Die eben beschriebenen Blattmetalle, Bronzepulver usw. dienen vielfach dazu, Holz-, Gips-, Metallgußsachen u. a. m. mit einem entsprechenden Überzug zu versehen. Die Waren werden gereinigt, mit Leim getränkt, grundiert, d. h. mit einem Gemisch aus Leim und Kreide mittels Borstenpinsels bestrichen und mit Bimstein und Wasser abgeschliffen. Dann wird das entsprechende Blattmetall aufgetragen. Bei der Glanzvergoldung erhalten die Gegenstände zuerst einen Überzug von Poliment, das ist fein geschlemmte Tonerde mit Fett, Seife oder Eiweiß, werden dann mit einer Mischung aus denaturiertem Spiritus „angesetzt", mit Goldblättchen belegt und mit Achatsteinen poliert. Die echte Mattvergoldung wird hergestellt, indem zunächst auf einem Überzug von Schellack, der nach dem Trocknen angerauht und mit Anlegeöl bestrichen ist, das Blattgold aufgetragen und nach dem Trocknen nochmals mit Schellack überzogen wird. In ähnlicher Weise werden Silber- und andere Farben aufgetragen.

Die Gefahren, welche die Berufstätigkeit der Vergolder usw. mit sich bringt, sind recht mannigfach: vor allem spielt die Staubentwicklung eine große Rolle, da tüchtige Vergolder täglich mehrere tausend Blättchen Metall verarbeiten. Die Ventilation der Werkstätten ist sehr mangelhaft, um Zugluft und dadurch bedingtes Fortblasen des Blattmetalles zu vermeiden. Die verschiedenen Dämpfe von Leim, Spiritus, Terpentin, Schellack usw. verschlechtern noch weiter die Luft . Endlich sind die Arbeitszeiten der Vergolder recht lang, zumal vielfach Heimarbeit hierbei in Frage kommt.

Dementsprechend sind auch die Erkrankungsziffern und die Sterblichkeit der Vergolder recht hoch. Nach SOMMERFELD wurden in Berlin in den Jahren 1857—1893 von den Todesfällen der Mitglieder der Ortskrankenkasse der Vergolder 62,1 % durch Lungentuberkulose, 10,2 % durch Erkrankungen der Zirkulationsorgane, 8,07 % durch Erkrankungen des Nervensystems usw. verursacht. Zwischen dem 15. und 25. Jahre starben zehnmal soviel Vergolder, als der Durchschnitt der gleichaltrigen Berliner Bevölkerung betrug, und die Tuberkulosesterblichkeit betrug achtmal soviel als bei der sonstigen Bevölkerung. Das durchschnittliche Lebensalter der Verstorbenen betrug nur 32,3 Jahre, nur 17 % wurden über 40 Jahre alt. Ein Hauptgrund für diese hohen Sterblichkeitsziffern ist wohl der Umstand, daß der Vergolderberuf als leicht gilt und ihn, wie es bei manchen anderen Berufen (s. oben Uhrmacher, Graveure usw.) der Fall ist, viele gesundheitlich minderwertige Individuen ergreifen.

7. Galvanotechnik und. Galvanoplastik. Viele Metallwaren werden durch Galvanisieren mit einem Überzug von Gold, Silber, Messing, Nickel, Kupfer usw. auf elektrischem Wege versehen. Vorher erfolgt das Schleifen, Polieren und Entfetten. Besonders bei letzterem kommen die fettverseifenden Stoffe, die Fettlösungsmittel (Benzin, Benzol, Petroleum, chlorierte Kohlenwasserstoffe, ferner Ätznatron und Ätzkali usw.) als schädigende Faktoren in Betracht. In einem Troge, welcher das „Bad" enthält, sind zwei Metallstäbe enthalten, die mit dem positiven und negativen Pol einer Batterie, Dynamomaschine usw. verbunden sind. Die Gegenstände, welche galvanisiert werden sollen, werden durch Drähte, die mit dem negativen Pol verbunden sind, im Bade aufgehängt. Beim Vergolden enthält das Bad Gold in Cyankalilösung evtl. unter Zusatz von Silber, beim Versilbern Silber in Cyankalilösung, beim Vernickeln eine konzentrierte Lösung von schwefelsaurem Nickel und schwefelsaurem Ammonium, beim Verkupfern Kupfervitriollösung usw. Wird der Stromkreis nun geschlossen, so scheiden sich die Metalle an den mit dem negativen Pole verbundenen Gegenständen ab. Bei der *Galvanoplastik* wird auf einer Bronzeform weiches Guttapercha gepreßt, das nach dem Erstarren mit Graphit eingerieben und im entsprechenden Bade galvanisch versilbert usw. wird.

Bei der galvanischen Arbeit sind die Arbeiter vor allem durch die ätzende Einwirkung der Säurebäder Hautschädigungen ausgesetzt, es bilden sich — besonders wenn noch die Gegenstände vor dem Galvanisieren mit Kalkbrei abgerieben werden — durch Kalk- und Säureeinwirkung Hautausschläge (Ekzeme), Schrunden, Risse und Geschwüre, die wie mit dem Locheisen geschlagen aussehen. Die Säuren reizen bisweilen die Schleimhaut der Atmungsorgane. Zum Schutze der Hände tragen die Galvaniseure am besten Gummihandschuhe, welche aber nicht lange unbeschädigt bleiben. Oft sind die Hautentzündungen usw. so stark und hartnäckig, daß der Beruf gewechselt werden muß. Gegen die Säuredämpfe — auch Blausäuredämpfe — welche auch die Zähne angreifen, ist neben guter Zahn- und Mundpflege für Absaugen der Dämpfe durch Dampffänger und gute Ventilation zu sorgen.

C. Die Verarbeitung der Edelmetalle.

1. Gold- und Silberarbeiter. Der Beruf der Gold- und Silberarbeiter gehört zu den „leichten" Berufen und erfordert im allgemeinen keine große Muskeltätigkeit. Abgesehen von dem *Drücken* der Edelmetallbleche, die in einem Holzfutter befestigt durch den Druckstahl in die gewünschte Form gepreßt werden, wobei der Stahl gegen die Brust gepreßt oder durch einen vom Fuß gehobenen Fallhammer gegen das Blech gedrückt wird, erfordert das Hämmern, Meißeln, Gießen, Stanzen, Löten usw. keine Kraftanstrengung. Es ergreifen daher viele schwächliche Personen diesen Beruf, der infolgedessen eine nicht geringe Erkrankungsziffer zeigt. Beim Mattieren der Silberwaren werden diese durch einen starken Wasserstrahl, der Kieselsand enthält, oder durch ein Sandstrahlgebläse bearbeitet. Bei guter technischer Einrichtung erwachsen den Arbeitern dadurch keine nennenswerten Nachteile. Das Oxydieren der Silbersachen wird durch Bürsten derselben mit Schwefelleber bewirkt. Beim Löten entwickelt sich Kohlenoxyd. Vor dem Schleifen, Polieren usw. werden die Gegenstände durch Ätzkalilösungen, Saponinlösungen, Benzin, Trichloräthylen u. a. m. gereinigt. Oxalsäure, Salpetersäure, Cyankali u. a. Chemikalien bedingen ebenfalls Hautschädigungen. Schwerere Schädigungen werden eigentlich nur durch das *Feuervergolden* und das *Goldfärben* bedingt. Bei der *Feuervergoldung*, welche fast nur noch in der Schwertindustrie zur Verwendung kommt, wird Gold entweder rein oder mit Zusatz von Kupfer und Silber in einem Tiegel erhitzt und mit Quecksilber im Verhältnis von 1 : 8 verrieben. Dieses Goldamalgam wird

dann mit einer Messingbürste auf den Gegenstand verrieben, der an
den zu vergoldenden Stellen mit „Quickwasser" (salpetersaurem Quecksilberoxydul) bestrichen ist. Durch Erhitzen im Holzkohlenfeuer verdampft dann das Quecksilber, wobei die Quecksilber- und Säuredämpfe
leicht zu Vergiftungen und Reizungen der Atmungsorgane führen. Beim
Goldfärben werden die Goldwaren gebeizt und in Lösungen von Salz,
Salzsäure und Salpeter gekocht; hierdurch bleibt eine dünne Lösung
von Feingold an der Oberfläche zurück. Für einen guten Abzug der
entstehenden Säure- und Chlordämpfe muß gesorgt werden, da sonst
starke Reizungen der Atmungsorgane hervorgerufen werden.

Die *Juweliere* sind — außer den Augenschädigungen durch
Naharbeit — keinen besonderen Berufsschädigungen ausgesetzt. Die
Gold- und Silberarbeiter zeigen ebenso wie die Uhrmacher, Graveure
usw., trotz des Fehlens erheblicher eigentlicher Berufsschädigungen
doch eine dem Durchschnitt der Arbeiter entsprechende Erkrankungsziffer. So erkrankten z. B. bei der Genossenschaftskrankenkasse der
Juweliere in Wien im Jahre 1926 von 100 Mitgliedern 32,4, während bei sämtlichen Genossenschaftskrankenkassen im Durchschnitt 35,9
erkrankten. Nach den Zusammenstellungen von SOMMERFELD, welche
auf der Statistik der Ortskrankenkasse der Goldschmiede in Berlin
(1886—1893) beruhen, kamen auf 100 Todesfälle 42,45 durch Krankheiten der Atmungsorgane und 40,29 durch Lungenschwindsucht zustande; das durchschnittliche Lebensalter der Gestorbenen betrug
42,2 Jahre. Neben den Erkrankungen der Atmungsorgane waren
die der Verdauungsorgane häufig; beides beruht wohl hauptsächlich auf der sitzenden Lebensweise und der gebückten Haltung bei
der Arbeit.

Was die Berufstätigkeit und die Gesundheitsgefahren in der elektrotechnischen Industrie anbetrifft, so besteht da kein erheblicher
Unterschied zwischen dieser und der sonstigen Metall verarbeitenden
Industrie. — Andere Verhältnisse bestehen dagegen bei den Arbeitern
an elektrischen Maschinen, bei der Erzeugung und Verteilung des
elektrischen Stromes usw. (s. S. 287).

D. Berufsschädigungen der Metallarbeiter.

Wie bereits bei der Beschreibung der Berufstätigkeit erwähnt,
wirken eine Reihe von Gesundheitsschädigungen auf die Metallarbeiter
ein. Die Gesundheitsschädlichkeit der einzelnen Metalle geht aus folgender Tabelle (von WESTERGARD) hervor, die sich auf die englische
Statistik stützt:

Tabelle 50.

Es kamen auf 100 erwartete Todesfälle:

in der Kupferindustrie	137
in der Zinnindustrie	97
in der Zinkindustrie	118
in der Bleiindustrie	180
in der Messing- und Bronzeindustrie	108

Eine große Rolle spielen dabei die *Vergiftungen*, besonders durch Blei (S. 58), Quecksilber (S. 65), Zink (S. 96). Daneben kommt der Einfluß der Säuren, wie Schwefel-, Salz-, Salpetersäure in Betracht. Die Schädlichkeit des Metallstaubes ist bereits früher (S. 40) besprochen worden.

Der Unterschied von *Groß- und Kleinbetrieb* ist ebenfalls deutlich bemerkbar. Die Verhältnisse in Großbetrieben sind erheblich günstiger, die Werkstätten hygienischer eingerichtet. EPSTEIN-München fand bei seinen Erhebungen, daß in Münchener Klein- und Mittelbetrieben nur 42 % der Werkstätten den hygienischen Mindestforderungen bezüglich des Luftraumes von 20 cbm pro Arbeiter bei gewöhnlicher Arbeit, von 35 cbm bei der Arbeit in Dämpfen, Gasen usw. entsprachen. In Übereinstimmung damit fand auch SOMMERFELD bei den Arbeitern kleiner Betriebe eine Sterblichkeit von 16,37 %, bei den Arbeitern großer Fabrikbetriebe dagegen nur von 11,4 %.

1. Die Unfallgefahren der Metallarbeiter. Die Unfallgefahren der Metallarbeiter bleiben unter dem Durchschnitt der gesamten Berufsgenossenschaften zurück und sind erheblich geringer als die der Eisen- und Stahlarbeiter, wie Tabelle 23 (S. 45) zeigt.

Im Jahre 1925 wurden bei den Metallverarbeitungsberufsgenossenschaften gezählt:

Tabelle 51.

Berufsgenossenschaft	Versicherte	neu hinzugekommene Verletzte	Getötete
Feinmechanik und Elektrotechnik	584117	$2390 = 4,1\,^0/_{00}$	$223 = 0,4\,^0/_{00}$
Maschinenbau und Kleineisenindustrie	340313	$2105 = 6,2\,^0/_{00}$	$148 = 0,4\,^0/_{00}$
Süddeutsche Edel- und Unedelmetalle	104858	$449 = 4,2\,^0/_{00}$	$11 = 0,1\,^0/_{00}$
Norddeutsche Metall	166785	$1182 = 7,0\,^0/_{00}$	$38 = 0,2\,^0/_{00}$
68 gewerbl. Berufsgenossenschaften	10854083	$56054 = 5,2\,^0/_{00}$	$5285 = 0,5\,^0/_{00}$

Im allgemeinen überwiegen die leichteren Unfälle: Quetschungen, Hieb- und Stichverletzungen, auch Augenverletzungen durch Splitter usw. und Verbrennungen sind am häufigsten.

2. Die Berufskrankheiten der Metallarbeiter. Bei der Besprechung der Berufstätigkeit ist bereits darauf hingewiesen worden, daß die einzelnen Kategorien verschiedenen Schädigungen unterliegen, dementsprechend sind auch die Erkrankungsziffern verschieden. Nach den Zahlen der Allgemeinen Ortskrankenkasse in Nürnberg entfielen im Jahre 1927 auf je 100 Mitglieder der Berufsgruppe

Metallverarbeitung . . . . 57,98 Arbeitsunfähigkeitsfälle
Blechspielwaren 66,82   ,,
Maschinenindustrie und Apparate 83,29   ,,

Nach der Statistik der Krankenkasse zu *Frankfurt a. M.* erkrankten im Jahre 1896 von 100 männlichen Mitgliedern:

Tabelle 52.

Berufe	überhaupt	erwerbs-fähig	erwerbs-unfähig
Schlosser und Schmiede	73,9	47,4	42,4
Mechaniker und Uhrmacher	71,3	51,1	33,2
Graveure, Ziseleure	67,5	55,3	24,4
Spengler (Klempner).	63,3	41,3	35,8
Installateure	58,1	33,6	38,8
dagegen:			
Fabrikarbeiter	66,2	35,6	42,1
Alle Berufe	64,7	41,2	35,0

Nach der Leipziger Krankenkassenstatistik erkrankten:
Schlosser im Alter von 15—54 Jahren im Durchschnitt 61 %,
Schmiede 53,5 %, Klempner und Installateure 38,8 %, Uhrmacher,
Optiker, Installateure 31,5 %.

Bei den *Wiener* Verbandskrankenkassen betrug die Gesamt-
morbidität 1892—1902:

Tabelle 53.

zwischen 25 —27,5 % bei Optikern, Vergoldern
zwischen 27,5—30 % bei Graveuren, Blasinstrumentenmachern
zwischen 32,5—35 % bei Gürtlern, Hufschmieden, Juwelieren und Spenglern
zwischen 35 —40 % bei Mechanikern, Uhrmachern
zwischen 40 —45 % bei Feinzeugschmieden, Schlossern
zwischen 45 —50 % bei Gießern, Kupferschmieden

Die *Sterblichkeitsziffer* betrug dagegen:

unter   0,75 % bei den Hufschmieden
zwischen 0,75—1,0 % bei den Schlossern
zwischen 1,0 —1,25 % bei den Mechanikern, Spenglern, Juwelieren, Gürtlern
zwischen 1,25—1,5 % bei den Gießern, Graveuren, Vergoldern, Blasinstru-
                    mentenmachern
zwischen 1,5 —1,75 % bei den Feinzeugschmieden

Die *Feilenhauer* zeigen eine sehr hohe Erkrankungsziffer; nach
der Leipziger Statistik erkrankten im Alter von 15—34 Jahren 45,4 %
von 35—54 Jahren 61,5 % (Durchschnitt aller Berufe: 36,6 bzw. 44,4 %).
Auch die Metallschleifer zeigen besonders ungünstige Gesundheitsverhältnisse. Im Solinger Industriebezirk starben 1885—1889: 20,62 $^0/_{00}$,
1923—27 dagegen nur 10,9 Schleifer jährlich. Es starben von den
Metallschleifern an Tuberkulose 1923—27 29 $^0/_{000}$ in Solingen gegen
14,7 $^0/_{000}$ der erwachsenen männlichen Bevölkerung. Diese erhebliche
Besserung ist auf die günstigeren Arbeitsverhältnisse, bessere Werk-
stättenhygiene usw. zurückzuführen.

Von den einzelnen Berufskrankheiten sind folgende von Bedeutung:
Äußere Erkrankungen: Hautentzündungen, Ekzeme, Geschwürbil-
dungen bei Schmieden, Feilern, Galvaniseuren; *Mißbildungen der Kno-
chen*, wie Plattfuß, X-Bein, Anschwellung der Kniee, Deformitäten des
Brustkorbes bei Schmieden, Schlossern, Kesselschmieden, Schleifern,
Feilern; *Augenschädigungen* durch Hitze, Verletzungen, Lichteinwirkung
bei den meisten Metallarbeitern, besonders aber bei den elektrischen
Schweißern. *Schädigungen des Gehörs* durch Lärm, besonders bei Kessel-

schmieden, Schlossern, Schmieden usw. *Die Erkrankungen der Atmungs-organe* werden durch die Staubentwicklung, Einwirkung von Säure-dämpfen und Gasen, Erkältungen infolge von Hitze und Temperatur-wechsel, sitzender Lebensweise u. a. m. begünstigt; besonders bei Feilern, Feilenhauern, Schleifern, Polierern besteht eine hohe Tuberkulosemorbi-dität und -mortalität. Auch die *Erkrankungen des Gefäßsystems* sind häufig; besonders bei Schmieden, wo die Hitze und anstrengende Arbeit und der darauf zurückzuführende Alkoholmißbrauch zusammen schädi-gend einwirken.

3. Schutzmaßnahmen. Die Besserung der Gesundheitsverhältnisse in einzelnen Berufen, z. B. bei den Schleifern usw., ist bereits erwähnt worden und beruht hauptsächlich auf den verbesserten technischen Ein-richtungen. Die Maßnahmen zur Absaugung von Staub, Dämpfen, Gasen usw., die Schutzvorrichtungen an den Maschinen, die persönlichen Schutzmaßnahmen, wie Respiratoren, Schutzkleidung usw., die besseren Werkstättenverhältnisse haben dabei ihren Nutzen erwiesen. Die Be-rufsgenossenschaften ebenso wie die staatlichen Aufsichtsbeamten haben eine Reihe von behördlichen Bestimmungen veranlaßt, die teils von den einzelnen Bundesstaaten, teils von den örtlichen Aufsichtsbehörden erlassen sind und sich als sehr zweckmäßig erwiesen haben.

E. Elektrizitätsarbeiter.

In der elektrotechnischen Industrie waren im Jahre 1925 in 21 972 gewerblichen Niederlassungen 439 940 Personen beschäftigt. Arbeiter wurden 302 476 gezählt, davon waren in charakteristischen Berufen 178 324 (einschl. 10 975 weibliche) tätig. Die Konzentration der Betriebe hat seit der Berufszählung von 1907 erhebliche Fortschritte gemacht. In den großen, meist modern eingerichteten Betrieben sind die hygieni-schen Verhältnisse günstig.

Man muß bei der Beurteilung der Berufstätigkeit zwischen den Arbeitern in der elektrotechnischen Industrie und denen der Elektri-zitätswerke unterscheiden. In den Betrieben der ersten Gruppe werden die elektrischen Maschinen und Apparate, Kabel, Lampen, Akkumula-toren, Meßinstrumente usw., ferner die elektrischen Kohlen, das Installa-tionsmaterial usw. hergestellt. Die hier in Frage kommenden Arbeiter-gruppen sind Schlosser, Mechaniker, Schmiede, Fräser, Dreher usw. und unterscheiden sich in ihrer Berufstätigkeit in keiner Weise von diesen bei der Metallbearbeitung beschriebenen Berufen. Es kommen dann noch die anderen Berufstätigen wie Tischler, Glasbläser u. a. m. hinzu, die bei der Fabrikation der Apparate usw. mitwirken. Auch diese Berufsgruppen unterscheiden sich in keiner Weise von diesen in anderen Industrien tätigen Arbeitern. Eine Schädigung kommt bei der Aus-probierung und Installation der Apparate und Maschinen in Betracht, nämlich die Einwirkung des elektrischen Stromes, insbesondere des Starkstroms (s. S. 35). Die Berufstätigkeit der Arbeiter in den zur Erzeugung des elektrischen Stromes dienenden Werken wird an anderer Stelle beschrieben (s. S. 287).

Kabel- und Akkumulatorenindustrie s. S. 181.

1. Glühlampenfabrikation. Bei der Glühlampenfabrikation wird zunächst der Glühfaden jetzt meist aus Metall, früher aus Kohle, hergestellt, an dem Glassteg befestigt und in die Birne eingeschmolzen, und dann wird die Birne luftleer gemacht. Die Metallfäden werden aus pulverisiertem Metall (meist Wolfram von 2800^0 Schmelzpunkt) und einem Bindemittel hergestellt, indem die daraus gemischte Paste durch Diamantdüsen hindurchgepreßt wird und die Bindemasse durch Erhitzen auf 1000^0 herausgeglüht wird; dann wird durch Durchleiten des elektrischen Stromes in Wasserstoff- oder Ammoniakatmosphäre der Faden „formiert". Nach einer anderen Methode werden die Fäden aus kolloidalen Metallösungen gepreßt. Das Luftleerpumpen der Glasbirnen geschieht durch Quecksilberluftpumpen, die bei nicht genügender Vorsicht zerbrechen und zu Quecksilbervergiftungen Veranlassung geben können.

Die früher gebräuchlichen Kohlenfäden wurden aus Bambusfasern, oder in Kupferoxydammonium gelösten Baumwollfasern u. ä., die in hohen Temperaturen unter Luftabschluß verkohlt wurden, hergestellt.

Schädigungen. Die Fäden werden fast ausschließlich von weiblichen Arbeitern im Akkordlohn hergestellt, nur das Pressen und Glühen wird von Männern besorgt. Durch Amylacetatpasten, die zum Binden des Metallpulvers dienen, entwickeln sich Dämpfe, die, bevor eine Gewöhnung eintritt, zu Reizungen der Atmungsorgane und Kopfschmerzen führen. Ebenso wirken die Dämpfe von Ammoniak, Salz- und Salpetersäure reizend auf Schleim, Hände und Haut ein, ebenso Ätznatron usw. Durch die hohen Temperaturen in den Glühräumen, beim Einschmelzen der Glasstege usw. wird das Entstehen von Erkältungen begünstigt. *Augenschädigungen* sind bei Glühlampenarbeitern ebenfalls recht häufig; nicht nur beim Spannen der feinen, nur 0,01—0,08 mm starken Wolframfäden, auch beim Löten der feinen 0,15—1,15 mm dicken Platindrähte treten Akkommodationsstörungen durch Überanstrengungen der Augen auf; auch durch das intensive Licht beim Probebrennen der Birnen entstehen Reizungen der Bindehäute und der Netzhäute, die sich in Augentränen, Kopfschmerzen, Rotsehen usw. äußern.

Als *Schutzmaßnahmen* gegen die Augenschädigungen werden Schutzbrillen aus dunkelgefärbtem Glas empfohlen. Gute Ventilation der Arbeitsräume ist das beste Mittel gegen die hohen Temperaturen.

2. Elektrische Kohlenfabrikation. In der Fabrikation von elektrischen Kohlen für Bogenlampen, Strombürsten, Elemente usw. steht Deutschland an der Spitze aller Länder; es sind ungefähr 5000 Personen in diesem Industriezweige beschäftigt. Graphit, Ruß und Teeröl wird gemischt, zuerst hydraulisch und dann in Kapseln gepreßt. Als Schädigung kommt die Staubentwicklung — es handelt sich allerdings um den wenig schädlichen Kohlenstaub — neben der Entwicklung reizender Teeröl- und Ammoniakgase in Betracht. Ruß wird dadurch gewonnen, daß Naphthalin oder Teeröl unvollständig verbrannt wird, wobei die entstehenden Rauchgase in Rußkammern abgekühlt und abgesetzt werden. Durch Arbeitskleidung, Respiratoren, Schutzbrillen müssen sich die Arbeiter bei der Entleerung der Rußkammern schützen.

3. Röntgenröhrenfabrikation. Der zunehmende Gebrauch an Röntgenröhren hat zu bestimmten Berufsschädigungen der mit der Herstellung der Röhren beschäftigten Arbeiter wie auch der mit den Röhren umgehenden Personen (Röntgentechniker, Ärzte) geführt. Bei der Herstellung der Röhren, die aus Glas geblasen werden (s. Glasbläser S. 236), verursacht das Auspumpen der Luft durch Quecksilberluftpumpen ähnlich wie bei der Glühbirnenfabrikation bisweilen Quecksilbervergiftungen. Die Einwirkung der Röntgenstrahlen beim Ausprobieren der Röhren ruft neben akuten Hautentzündungen auch chronische Hautveränderungen, die bisweilen zu krebsartigen Geschwürsbildungen und Schädigungen der Augen und der Geschlechtsorgane führen, hervor. Durch entsprechende Vorsicht, Schutz durch strahlensichere Umkleidung, Beobachtung durch genügend dickes Bleiglas, durch Schutzkleidung, wie Bleigummihandschuhe und -schürzen, Bleiglasbrillen können diese Nachteile vermieden werden. Die Schädigung durch Röntgenstrahlen fällt unter die gleich den Betriebsunfällen zu entschädigenden Berufskrankheiten nach Verordnung des RAM. vom 12. Mai 1925 (s. S. 57).

7. Kapitel.

Bleifarben- und Bleizuckerfabrikation und verwandte Berufe.

Berufstätigkeit.

Die Bleifarben- und Bleizuckerfabrikation bildet in Deutschland einen wichtigen Fabrikationszweig. Die wichtigsten Bleifarben sind *Bleiglätte* (Bleioxyd, Massicot), *Mennige* (Minium), *Bleiweiß* (Kohlensaures Bleioxyd) und die *essigsauren und chromsauren Bleisalze*.

A. Die Bleifarben- und Bleizuckergewinnung.

Die Bleiglätte (s. S. 58, 77) wird durch Schmelzen von Blei in Flammenöfen gewonnen; bei dem langsamen Oxydieren des Bleis bildet sich auf der Oberfläche eine Schicht von Bleioxyd, welche von einem Arbeiter mit einer eisernen Krücke in den kälteren Teil des Ofens abgezogen wird, dort erkaltet und in kaltes Wasser geworfen wird. Statt der Handarbeit werden auch mechanische Rührwerke verwendet, die den Arbeiter nicht mehr den schädlichen Einwirkungen des Bleistäubs aussetzen. Zum Schutz gegen die Bleistaubeinatmung sollen die Arbeiter Respiratoren tragen. Die Bleiglätte wird dann meist in nassem Zustande vermahlen, in abgeschlossenen Eisenbehältern getrocknet, gebeutelt und geschlemmt, wobei noch Exhaustoren zur Staubbeseitigung zur Verwendung kommen. Auch beim Gewinnen des Silbers (s. S. 158) wird Bleiglätte durch Abtreiben auf dem Triebherd gewonnen.

Die Bleimennige. Blei wird geschmolzen und durch Luft oxydiert. Das Bleioxyd wird mittels Schnecken automatisch in Öfen geführt und in 18—20 Stunden zu Mennige gebrannt. Vom Ofen wird die gebrannte Mennige wiederum durch Schnecken in die Mühle transportiert, wo Mahlen und mechanisches Packen erfolgt. Ofenraum wie Mühle und Packraum sind nicht vollständig staubfrei. Deshalb sollen die Wände monatlich frisch gestrichen und zwischendurch nach Bedarf mit Wasser abgespritzt werden.

Bei der *Bleiweißfabrikation* werden Bleibarren geschmolzen, in Platten umgegossen und diese Platten auf bestimmte Längen geschnitten. Die so vorgerichteten Bleiplatten werden von Arbeitern mit der Hand in Kammern, dei bis zu 40000 kg Blei fassen können, an Holzgestellen aufgehängt, nachdem die Kammer zuvor mit Wasser vollständig ausgespült worden ist. Nach der Füllung wird die Kammer luftdicht verschlossen. Dann wird Kohlensäure und Essigsäure eingeleitet und im späteren Verlauf Wasserdampf. In einigen Wochen ist die Kammer „reif“, d. h. der Oxydationsprozeß ist vollendet. Das Bleicarbonat (kohlensaures Blei) fällt zum Teil als weißes Pulver zu Boden. Nunmehr werden die Kammern zum Entleeren geöffnet und ein Teil des Bleiweißes von den Holzgestellen durch einen Wasserstrahl abgespritzt. Der durchnäßte Bleiweißschlamm wird mit Schubkarren ausgefahren, dabei wird das übriggebliebene, nicht oxydierte Blei ausgelesen und erneut dem Schmelzkessel zugeführt. Der so gewonnene Bleischlamm wird gemahlen und geht von da in Bassins zum Absetzen. Das feuchte Bleiweiß wird dann mit Öl angerieben und ist versandfertig. Soll Trockenbleiweiß hergestellt werden, kommt das so vorgerichtete Bleiweiß in Absitzbecken, wo ihm das Wasser entzogen wird. Es wird dann in Öfen vollständig getrocknet. Die entstehenden Bleiweißkuchen werden durch ein Becherwerk in Brecher transportiert und gebrochen. Das gebrochene Material kommt zur Mühle und von dort, nachdem es Siebe passiert hat, aus in den Vorratsraum, von wo aus es automatisch durch Abfüllöcher der Abfüllmaschine zugeführt und in Fässer abgefüllt wird.

Jedenfalls ist das Tragen von Respiratoren, gut schützender Arbeitskleidung, die häufig zu reinigen ist, u. a. erforderlich.

Beim — heute kaum mehr in Anwendung stehenden — „holländischen“ Verfahren werden die Bleiplatten in Töpfe mit Essig eingelegt, welche dann schichtweise in Haufen von Pferdemist bzw. Mischungen von Gerberlohe und Pferdemist gebracht werden. Auch hier bildet die Entfernung des gebildeten Bleiweißes aus dem gegorenen Beet die gefährliche Prozedur. Statt des früher geübten Entfernens des Bleiweißes mit den Händen, durch Bürsten oder Klopfen, geschieht dies jetzt auf maschinellem Wege.

Nach der „*französischen*“ Methode wird die Bleiplatte in verdünnter Essigsäure gelöst und durch Einleiten von Kohlensäure zersetzt.

Bei dem „*englischen*“ Verfahren wird trockene Bleiglätte mit 1proz. Lösung von essigsaurem Blei gemischt und hierzu in geschlossenen Gefäßen Kohlensäure geleitet. Um das noch vorhandene metallische Blei abzusondern, wird das gewonnene Bleiweiß in Tonnen geschlemmt, wobei sich die Arbeiter durch Handschuhe und Einreiben der Arme mit Fett gegen das Eindringen des Bleiweißstaubes in die Haut schützen. Dann wird das Bleiweiß in gut verschlossenen Mühlen *gemahlen*, wobei das Naßmahlen den Vorzug verdient, oder durch *Desintegratoren* (mehrere ineinanderlaufende Trommeln, die in Kästen gut abgeschlossen sind) pulverisiert. Zum Trocknen wird das Bleiweiß in Töpfe gefüllt und kommt dann in Trockenräume.

Das *Einfüllen* und *Packen* in Fässer ist trotz der verbesserten maschinellen Einrichtungen infolge der Staubentwicklung gesundheitsschädigend. Nach den Angaben von TELEKY dürften auch heute noch kaum mehr als 25 % des produzierten Bleiweißes direkt zu Ölbleiweiß verarbeitet werden.

Bleizucker (Bleiacetat) wird auf nassem Wege durch Auflösen von Bleiglätte in Essigsäure gewonnen und bedingt nur bei unvorsichtigem Vorgehen mit dem fertigen Produkt Gefahren. Bleizucker wird in der Färberei, Zeugdruckerei, zu pharmazeutischen Präparaten usw. vielfach verwendet. Das Bleiweiß wird als Deckfarbe, zum Färben von Spitzen, Handschuhen, in der pharmazeutischen Praxis viel gebraucht, ebenso dient das Bleioxyd (Bleiglätte) zur Glasfabrikation, Glas- und Porzellanmalerei, Kitt- und Firnisherstellung usw. Bleichromate werden vielfach zum Färben von — besonders gelben — Geweben, Papier, Spielsachen, Majolikawaren usw. benutzt.

1. Gesundheitsgefahren bei der Bleiweiß- und Bleizuckerfabrikation. Die Hauptgefahr für die Bleiweißfarbenarbeiter bildet die chronische Bleivergiftung (s. S. 60). Die Untersuchungen von KAUP, LEHMANN u. a. ergaben in Bleifarbenfabriken einen hohen Gehalt der Luft der Arbeitsräume an Bleistaub. Nach österreichischen Statistiken entfiel in den Jahren 1901—1913 auf 2,9 Arbeiter der Bleiweiß-, Minium- und Bleiglättefabriken ein Fall von Bleivergiftung. In österreichischen Bleifarbenfabriken ist die Zahl der Erkrankungen fünfmal so hoch wie der Durchschnitt sämtlicher Kassenmitglieder; in einzelnen deutschen Fabriken erkrankten über 90 % der Arbeiter jährlich.

TELEKY gibt nachstehende Zahlen für zwei deutsche Fabriken an, wobei er hervorhebt, daß der eine Betrieb relativ gute Verhältnisse zeigt, der andere aber infolge verordnungswidrigen Arbeitens trotz guter Einrichtungen besonders schlechte.

Tabelle 54.

	Bleiweiß und Mennige				Bleiweiß			
	1923		1924		1923		1924	
	Fälle	Tage	Fälle	Tage	Fälle	Tage	Fälle	Tage
Zahl der überhaupt Beschäftigten	33	—	45	—	30	—	48	—
Zahl der durchschnittlich Beschäftigten	24	—	24	—	7	—	15	—
Bleivergiftung	4	58	8	179	3	54	10	385
Magen-, Darmleiden	4	112	2	25	4	121	3	64
Erkrankungen insgesamt	17	333	16	389	12	237	18	477

Für England gibt LEGGE die Zahlen der Bleivergiftungen bei dauernd Beschäftigten auf 6 %, bei vorübergehend Beschäftigten auf 35 % an.

Wenngleich auch die Verhältnisse in modern eingerichteten Betrieben bezüglich der Häufigkeit der Bleivergiftung erheblich günstiger geworden sind, so sind doch die Schwierigkeiten der Assanierung der nassen, und noch mehr der trockenen Fabrikation sehr groß.

12*

2. Schutzmaßnahmen. Die Gesundheitsschädigungen in den Bleifabriken sind mit der Verbesserung und Mechanisierung der technischen Betriebseinrichtungen, die in nasser Durchführung des Verfahrens, im luftdichten Abschluß der Mühlen, Sieb- und Packvorrichtungen, guter Ventilation und Staubabsaugung usw., ferner in den persönlichen Schutzmaßnahmen, wie Respiratoren u. a. m., bestehen, erheblich verringert worden. Die Krankheitsstatistiken moderner Fabriken zeigen dementsprechend auch viel günstigere Verhältnisse als die der älteren.

Die Verkürzung der Arbeitszeit, der Arbeitswechsel, dergestalt, daß die besonders bleigefährdeten Arbeiter beim Entleeren der Kammern nur verkürzt beschäftigt werden, wie sie im Bleibetriebe tätig sind, hat ebenfalls eine Besserung der hygienischen Verhältnisse erzielt.

Die Verordnung des RAM. vom 27. Januar 1920 über die Einrichtung und den Betrieb von Anlagen zur Herstellung von Bleifarben und anderen Bleiverbindungen gibt genaue Vorschriften über Einrichtung, Lagerung und Transport der Materialien, Anordnung der mechanischen Verpackung von Mennige, Glätte und trockenem Bleiweiß, Einrichtung von Speise-, Wasch- und Ankleideräumen. Arbeiterinnen dürfen nur beim Reinigen der Aufenthalts-, Speise-, Umkleide-, Wasch- und Baderäume sowie beim Waschen und Ausbessern der Arbeitskleidung beschäftigt werden. Räume, in denen bleihaltige Stoffe hergestellt, gemischt, verpackt, gelagert oder befördert werden, dürfen sie nicht betreten. — Arbeiter unter 18 Jahren dürfen sich in den Anlagen, in denen Bleifarben oder andere Bleiverbindungen hergestellt werden, überhaupt nicht aufhalten. Die Arbeiter, die die Oxydierkammern beschicken oder entleeren, dürfen höchstens 6 Stunden täglich beschäftigt werden, nach je 2 Stunden Arbeitszeit ist ihnen eine mindestens einstündige Pause zu gewähren. Die Arbeiter dürfen an den Tagen, an denen sie trockene Bleifarben usw. verpacken, höchstens 6 Stunden beschäftigt werden, auch wenn sie während eines Teiles dieser Zeit andere Arbeiten verrichten.

Ferner ist eine ärztliche Untersuchung der Arbeiter vor der Einstellung sowie eine ständige Überwachung und Führung eines Krankenbuches angeordnet.

Bei der *mechanischen Verarbeitung des Bleis*, bei welcher Schmelzen, Stanzen, Walzen, Löten usw. in Frage kommt, entstehen eine Reihe von Schädigungen, die neben der bereits besprochenen einzelnen Tätigkeit noch auf die Bleieinwirkung zurückzuführen sind. Auch *Installateure, Rohrleger und Bleilöter* sind vielfach der Bleivergiftung ausgesetzt.

B. Schrotfabrikation.

Bei der *Schrotfabrikation* fällt das eingefüllte geschmolzene Blei aus einem Kessel mit siebartig durchlöchertem Boden, der auf einem über 30 m hohen Turme steht, in ein mit Wasser gefülltes Gefäß. Dann werden die Schrotkörner sortiert und poliert. Nach einem anderen Verfahren wird das geschmolzene Blei durch eine Trommel mit durchlöcherten Seitenwänden hindurchgeschleudert. Die Gefahr der Vergiftung durch Blei ist ebenso wie die durch Arsen — durch Zusatz von Schwefelarsen bei der Hartschrotfabrikation — unbedeutend.

C. Kabelfabrikation.

Gesundheitliche Schädigungen sind mit der *Kabelfabrikation* verbunden. Die Kupferdrähte für Schwach- und Starkstrom erhalten nach der Isolierung durch Guttapercha usw. mittels Hindurchziehens durch eine hydraulische Presse, in die dauernd geschmolzenes Blei fließt, einen gegen Nässe schützenden Bleimantel. In manchen Kabelfabriken wird das Blei in Blockform in die Presse gebracht und erst kurz vor dem Pressen um das Kabel durch Dampf erwärmt. Nicht nur die Kabelfabrikarbeiter, sondern auch alle Arbeiter, die mit dem Legen der Kabel beschäftigt sind, sind der Bleivergiftung ausgesetzt, so daß sich die Reichspostverwaltung veranlaßt sah, in einem Erlaß vom 24. Dezember 1902, betreffend die Gefahr der Bleivergiftung bei Telegraphenarbeitern die Reinlichkeitspflege sowie die persönliche Hygiene dieser Arbeitergruppen besonders hervorzuheben. Bei Gebrauch von bleihaltigem Kitt, der Bleiglätte, Mennige und Öl enthält, kommen ebenfalls Bleischädigungen vor.

D. Akkumulatorenfabrikation.

Die *Akkumulatorenfabrikation* hat in Deutschland einen großen Aufschwung genommen. In einem Akkumulator befinden sich in Gefäßen aus Glas oder Hartgummi die Bleiplatten (die positive Polplatte besteht aus Blei und ist mit Bleisuperoxyd überzogen, die negative aus lockerer Bleimasse) und die als Elektrolyt dienende verdünnte Schwefelsäure. Zur Herstellung der Platten wird Blei in offenen Pfannen geschmolzen, in eiserne Formen gegossen und mit Schere und Meißel usw. geputzt und poliert. Dann wird in die negativen Platten eine aus vorher gesiebter Bleiglätte oder Mennige und Alkohol, Benzin oder verdünnter Schwefelsäure hergestellte Paste eingestrichen (Schmieren). Das Mischen der Masse und Schmieren geschieht vielfach noch mit der Hand bzw. mit Spatel, zum Teil auch auf maschinellem Wege. Die positiven Platten werden durch elektrische Oxydation im Schwefelsäurebad mit der „aktiven" Schicht bedeckt (Formieren). Beim Formieren wird durch die Entwicklung von Wasserstoffgas Schwefelsäure ausgetrieben, die in die Luft entweicht und von BECK bis zu 45 mg im Kubikmeter nachgewiesen wurde. Beim Einbauen der Platten — präparierten und getrockneten Platten — in Glasgefäße oder verbleite Holzzellen sind die Löter und Klempner, besonders beim Anlöten der Drähte, ebenfalls Bleischädigungen ausgesetzt.

Beim Abbauen gebrauchter Akkumulatoren kommt als Gefahr der Verbreitung bleihaltiger Staub (Bleisulfat und Bleisuperoxyd) in Betracht.

1. Gesundheitsschädigungen. Die Gießer sind beim Guß der Bleiplatten Bleidämpfen ausgesetzt, die Putzer beim Zurichten, Feilen usw. dem Bleistaub, ganz besonders auch die Arbeiter beim Sieben, Mischen, Kneten und Schmieren der Bleimasse. Beim Formieren wirkt die Schwefelsäure, die bisweilen durch Arsenwasserstoff verunreinigt ist, schädigend ein, wenngleich die Reizungen der Atemwege durch die verdünnte Schwefelsäure nur geringfügig sind. Bei den *Micanitarbeitern*, die

Glimmerisolierungen verfertigen, wobei Glimmer und denaturierter Spiritus gemischt wird, werden an den unbedeckten Hautstellen (Händen, Stirn usw.) Hautentzündungen beobachtet.

Die Akkumulatorenarbeiter stellen ein sehr großes Kontingent der chronischen Bleierkrankten.

2. Schutzmaßnahmen. Die persönlichen Vorsichtsmaßnahmen, gute Reinigung und Körperpflege, Anwendung von Respiratoren, vermögen neben luftigen Werkstätten mit guter Ventilation und guter Entstaubung die Gesundheitsschädigungen erheblich zu vermindern. Während in der Akkumulatorenfabrik in Hagen 1897 21,11 % der Bleiarbeiter an Bleivergiftung erkrankten, sank die Zahl 1908 angeblich auf 1,17 %.

Auf den § 120e der Gewerbeordnung stützt sich die Bekanntmachung des Reichskanzlers — betreffend die Einrichtung und den Betrieb von Anlagen zur Herstellung elektrischer Akkumulatoren aus Blei- oder Bleiverbindungen — vom 6. Mai 1908. Hierin werden genaue Vorschriften über die Beschaffenheit der Arbeitsräume, Beseitigung von Staub und Dämpfen, Bereitstellung von Arbeitsanzügen, Wasch-, Ankleide- und Speiseräumen, ärztliche Untersuchung vor der Einstellung von Arbeitern und dauernde ärztliche Überwachung gegeben. Arbeiterinnen und jugendliche Arbeiter dürfen mit Bleiarbeiten nicht beschäftigt werden. Die Arbeitsdauer für die Arbeiter beim Mischen und Einstreichen der Füllmasse wird auf 8 Stunden pro Tag mit mindestens $1^1/_2$ Stunden Pause oder 6 Stunden ohne Pause beschränkt.

E. Die Emailarbeiter.

Beim Emaillieren wird auf Blechgeschirre, Schilder usw. eine schützende Schicht von Email aufgetragen. Die Emailmasse, bestehend aus Quarzsand, Tonerde, Feldspat bzw. Glas und Salpeter, Soda, Borax, Blei- und Zinnoxyd, wird zusammengeschmolzen und dann fein pulverisiert. Beim Emaillieren wird die mit Wasser zu einem Brei verriebene Masse mit Pinseln oder im Spritzverfahren aufgetragen, dann werden die Gefäße usw. in Öfen allmählich bis auf 1000° erhitzt. Mitunter kömmt dann noch eine Wiederholung des Prozesses in Betracht. Zum Härten des Emails werden Metalloxyde der Masse hinzugesetzt. Beim Aufstreuen des trockenen Emailpulvers, wie es in der Schilderfabrikation auf die mit Gummi arabicum und Wasser bestrichenen Metallplatten geschieht, entwickelt sich vielfach Staub, ebenso beim Abkratzen der überschüssigen Emailmasse und fast immer bleihaltigen Farbe.

Gesundheitsgefahren. Neben der Gefahr durch bleihaltigen Staub werden die Arbeiter durch die Hitze der Brennöfen, zumal wenn sie im Arbeitsraum stehen, belästigt. Auch Hautgeschwüre an den Händen kommen durch das Eintauchen der Finger in die flüssige Emailmasse zustande. Die Bleivergiftungsgefahr ist im allgemeinen nicht sehr groß, da die Emailmasse für Eßgeschirre usw. nicht mehr als 1 % Blei enthalten darf, immerhin sind Bleivergiftungen bei Emaillierarbeitern nicht selten; ebenso werden solche bei den Arbeitern von *Patentflaschenverschlüssen* beobachtet. Hier wird die Bleivergiftung durch Verstäubung von stark bleihaltigem Pulver, in das die Verschlüsse getaucht werden, hervorgerufen.

Durch das Reichsgesetz vom 26. Juni 1887 — betreffend den Verkehr mit blei- und zinkhaltigen Gegenständen — wird zwar der Bleigehalt für Eß-, Trink-

und Kochgeschirre, sowie für die Emaillierung, Lötung und Verzinnung beschränkt, für die Herstellung dieser Waren bestehen jedoch keine Schutzbestimmungen.

F. Maler, Anstreicher, Lackierer.

1. Berufstätigkeit. Bei der Berufszählung von 1925 wurden 269 681 Maler und Lackierer, davon 203 885 in abhängiger Stellung (196 111 männliche und 7774 weibliche) gezählt. Die meisten Betriebe sind Kleinbetriebe, denn in 65 349 Betrieben war rund die Hälfte der Berufstätigen in Kleinbetrieben tätig. Während die Anstreicher meist ungelernte Arbeiter sind, müssen die Maler und Lackierer eine längere Lehrzeit durchmachen. Neuerdings werden — besonders in der Metalllackiererei — viel weibliche Arbeitskräfte beschäftigt. Vor dem Anstrich müssen die zu streichenden Flächen vorbereitet werden; sie werden mit Kratzmesser und Kratzeisen geglättet soweit es sich um eiserne Gegenstände handelt; die Vertiefungen durch Kitt, der aus Leinölfirnis und Kreide geknetet und mit dem Spachtel aufgetragen wird, ausgefüllt. Frühere Farbanstriche werden durch Abbrennen, Abkratzen und Abschleifen beseitigt, wobei sich Staub entwickelt, der je nach der früheren Farbe Blei, Chromate und andere schädliche Substanzen enthält; besonders das trockene Abschleifen mit Bimstein, Schmirgel-, Sand- oder Glaspapier bedingt noch die Beimengung von scharfkantigen Bestandteilen usw. zum anderen Staub; besser ist das nasse Schleifen durch Bimstein. Beim Abbrennen kommt eine Benzinlampe zur Verwendung. Zum Ablaugen wird Salmiakgeist, Seifenlauge usw. gebraucht.

Von besonderer Wichtigkeit sind die *Farben und ihre Mischung*. In vielen Farben sind, wie das nachstehende Verzeichnis (von FLECK) zeigt, giftige Substanzen enthalten, die zu Vergiftungen, Hautschädigungen usw. Veranlassung geben können.

1. Schwarze Farben: Meist aus Kohle bestehend, Kienruß, Lampenschwarz (aus Terpentinöl bereitet), Frankfurter Schwarz (aus verkohlten Weinrebenabfällen), Rebenschwarz, Elfenbeinschwarz (aus verkohlten Elfenbeinabfällen), Beinschwarz (aus Knochen), Graphit (mehr dunkelgrau), Eisenschwarz (Antimon — zum Bronzieren).

2. Braune Farben: Kasseler Braun (Braunkohle), Umbra (aus Kieselsäure, Eisen und Mangan).

3. Weiße Farben: Kreide ($CaCO_3$), gebrannter (ungelöschter Kalk CaO), Bleiweiß (basisches Bleicarbonat — auch Pattisonsches Weiß, Cremser-Weiß, letzteres in Tuben, das feinste Bleiweiß), Zinkweiß (ZO), Lithoponweiß (aus 30 % Zinksulfid und 70 % Schwerspat d. i. $BaSO_4$), Titanweiß (Titandioxyd).

4. Rote Farben: Zinnober (HgS), Mennige (Minium Pb_3O_4), Englisch Rot (gelber Ocker erhitzt, wird rot) — auch Indisch, Italiener-, Kaiser-, Berliner-, Pariser-, Nürnberger-, Preußisch-, Mahagoni-, Samtrot — (alles Eisenoxyd), Caput mortuum (auch Eisenoxyd), Krapplack (aus der Färberröte, Rubia tinctoria), Carmin (aus der mittelamerikanischen Schildlaus Coceus Cacti, Cochenille bereitet — auch Carminlack, Pariser-, Wiener-, Florentiner-Lack), Cochenillerot (mit Arsenik versetzte Cochenille), Chromrot (basisches chromsaures Bleioxyd — auch „Chrom“, Chromzinnober, imitierter Zinnober, österreichischer Zinnober, Van-Dyk-Rot), Ultramarinrot (wenig gebraucht).

5. Orange Farben: Chromorange (basisches Bleichromat). Ockerfarben (Eisenoxyd).

6. Gelbe Farben: Gelber Ocker (bergmännisch gewonnenes Eisenoxydhydrat durch Tongehalt heller gelb, durch Erhitzen in rotes Eisenoxyd (s. oben) verwandelt), Terra di Siena (Italiener-Ocker), Schüttgelb (durch Aufgießen gelber Pflanzenfarbstoffabkochungen — Gelbholz, Curcuma usw. — auf Kreide, Kalk oder Ton), Chromgelb (basisches Bleichromat — auch Neu-, Königs-, Citronen-, Kölner-, Leipziger-, Pariser-, Neapel-, Kasseler-, Englisch-Gelb), Gummi Gutti (getrockneter Milchsaft von Garcinia Morella wird in Wasser gelöst zur Transparentmalerei verwendet).

7. Grüne Farben: Schweinfurter-Grün (Doppelsalz von arsenik- und essigsaurem Kupferoxyd — ist verboten, wird aber doch vereinzelt verwendet — auch Kaiser-, Papagei-, Wiener-, Englisch-, Neuwieder-, Kasseler-, Leipziger-, Kirchberger-Grün), Grünspan (Gemisch von Kupferacetaten—wenig gebraucht), Bremer-Grün (Kupfer-Oxydhydrat ist gleich Bremer-Blau, das als Wasserfarbe blau, als Ölfarbe grün ist), Chromgrün (aus chromsaurem und schwefelsaurem Bleioxyd — in der Lackiererei gebraucht), Chromoxyd, Chromhydroxyd (Porzellan- und Glasfarben), Grüner Zinnober (Kobaltoxyd und Zinkoxyd, aber auch Mischung von Chromgelb und Berliner-Blau — zur Dekoration gebraucht), Zinkgrün, Kobaltgrün—enthält Zink, Kobalt (eventuell statt dessen Nickel) und Natrium — guter Ersatz für Schweinfurter-Grün, Veroneser-Grün (Eisen- und Kieselsäure — wenig gebraucht), Kalkgrün (Permanentgrün, Viktoriagrün — besteht aus Kupfer oder Arsen und Kalk), Ultramaringrün (Vorstufen des Ultramarinblau).

8. Blaue Farben: Berliner-Blau (aus gelbem Blutlaugensalz mit Eisenoxydsalzen oder aus rotem Blutlaugensalz mit Eisenoxydulsalzen — auch Pariser-Blau, Turnbulls Blau, verunreinigt Mineralblau), Ultramarinblau (Azurblau, aus dem Lapis Lazuli bereitet, der aus Kieselerde, Tonerde, Natrium, Schwefel und Eisen besteht, aber auch künstlich hergestellt), Kobaltblau, Kobaltultramarin (Kobaltoxydul an Tonerde gebunden), Bremer-Blau (Kasseler-Blau, Kupferoxydhydrat).

Bei der *Fabrikation von Ultramarin* werden Mischungen von Ton, Glaubersalz, Schwefel und Kohlen geglüht, am besten in Retortenöfen. Je nach dem Grade der Oxydation entwickelt sich grünes oder blaues Ultramarin. Schädigungen der Arbeiter entstehen durch Staubentwicklung beim Mahlen, Mischen, Sieben und Verpacken (Ultramarinlunge!) und durch die Entwicklung von schwefliger Säure (Reizungen der Schleimhäute, bes. der Atemwege).

9. Violette Farben: Violettes Caput mortuum (Eisenoxydhydrat), Ultramarinviolett, Anilin (violettes, in der Malerei nicht brauchbar).

Aniline (Teerfarben) sind auf farblose Füllstoffe gefällte, aus dem Steinkohlenteer gewonnene körperlose Anilinfarbstoffe, die heute schon in großer Anzahl mit gutem Erfolg im Malerberuf Verwendung finden. Vielfach dienen sie auch zum „Schönen" anderer natürlicher Farbstoffe, werden aber in der Hauptsache in der Textilindustrie verwendet.

Die Farben werden aus den trockenen, fein gemahlenen Farbpulvern gemischt, kommen jedoch heute meist schon gebrauchsfähig aus den Fabriken, wo sie auf maschinellem Wege hergestellt werden, zur Verwendung. Wo aber die Farbe im Kleinbetrieb noch bereitet wird, wird die Farbe auf der Reibmaschine durchgerieben. Je nach dem Lösungsmittel unterscheidet man:

Wasserfarben, gemischt mit Leim, Gummi arabicum, Stärke, Tempera (Eigelbpräparation) usw.

Ölfarben, gemischt mit Leinöl, Terpentinöl.

Lackfarben, gemischt aus dem Farbstoff und Lacken.

Emulsionsfarben, gemischt mit einer Verbindung aus Ölen und Leimen oder Wachs.

Zum Herstellen eines glänzenden Überzugs, zum Schutz gegen Licht und Feuchtigkeit dienen die

Firnisse und Lacke. *Firnisse* sind fette Öle, besonders Leinöl, welche kochend mit Substanzen gemischt werden, die schnelleres Trocknen der Mischung bewirken sollen. Als solche „Sikkative" dienen hauptsächlich Bleiglätte (Bleioxyd), Mennige, borsaures oder harzsaures Manganoxydul, Braunstein. Zusatz von Firnissen zu Farbstoffen dient zum Binden der Farbstcffe.

Lacke sind Auflösungen von Harzen in geeigneten, leichtverdunstenden Lösungsmitteln (Alkohol, Terpentinöl, dem unangenehm steckend riechenden, aber schneller trocknenden chinesischen Holzöl). Sie werden, ebenso wie die Firnisse, heute meist fertig bezogen.

In Alkohol löst man: *Schellack* (Produkt der ostindischen Lackschildlaus); *Sandarack, Elemi* (Baumharze). Meist erfolgt dann noch Zusatz von Terpentinöl oder *Kienöl* (russisches Terpentin). Diese Lacke dienen zu Tischlerpolituren, für optische Instrumente usw.

In heißem *Terpentinöl* werden gelöst: *Kolophonium, Damarharz, Asphalt* (Eisen- und Blechlacke).

Lackfirnisse sind Zwischenstufen. Heiß gewonnene Lösungen von *Kopal* (Cäsalpinenharz) oder *Bernstein* in Terpentinöl und Leinölfirnis (Wagen-, Blech-, Fußboden- und Türenlacke).

Celluloidlacke (zu unterscheiden von Nitrocelluloselacken) sind farblose Lösungen von Pyroxylin mit Campher oder Celluloid in Aceton, Amylacetat, Äther, Alkohol. Sie hinterlassen beim Trocknen ein äußerst dünnes Häutchen von Celluloid und können bei Holz, Leder, Leinwand usw., besonders aber bei Metallen angewendet werden. Man kennt sie unter den Namen Brassoline, Krystalline, Viktorialack, Zaponlack. Auch Galvanolack (mit Metallpulver gemischt) gibt es. Besonders gebraucht wird der *Zaponlack.* Er ist eine eigentümlich stark riechende Auflösung von Celluloid oder auch von Collodiumwolle in Amylacetat. Die Metall-gegenstände (Bronze- und Bijouteriewaren, Fahrrad- und Nähmaschinenteile) werden in den Lack eingetaucht und dann im Ofen bei ca. 50° getrocknet. Seltener erfolgt Auftragen mit dem Pinsel. *Bronzefarben* sind gepulverte Metallabfälle in geeignetem Bindemittel (z. B. Gummi arabicum) suspendiert, auch mit der Bronze-tinktur zurechtgemacht. Zu ihnen kommen zur Verwendung: Gold, Silber, Kupfer, Zink, Platin, Aluminium, Chrcm, Kobalt, Wolfram, Antimon, eventuell auch Graphit als Zusatz.

Verdünnungsmittel sind Terpentinöl und seine Ersatze. *Terpentinöl* ist ein Gemisch von verschiedenen Kohlenwasserstoffen. Das spezifische Gewicht ist 0,865—0,886. Es ist wasserhell und von balsamischem Geruch. *Terpentinölersatze* gibt es zur Zeit mehr als 35; alle sind Destillationsprodukte entweder aus Petroleum oder Steinkohlenteer. In manchen Gegenden nimmt man auch Kienöl als Verdünnungsmittel. Als besondere Gefahr sind die immer häufiger zur Verwendung kom-menden Lcsungsmittel der schnell trocknenden Lacke anzusehen: Benzol — früher auch Tetrachloräthan — und andere Mischungen.

Blattmetalle werden auf klebende Unterschicht aufgeklebt, und zwar: Gold, Silber, Aluminium, Kupfer, Zinn, Kupferzink usw.

Das *Reinigen der Gefäße* für Farben, Lacke usw. geschieht durch scharfe Lösungsmittel wie Ätznatron, Benzol usw. durch Abkochen und ist durch die Einwirkung von Dämpfen und Staub sehr schädlich.

Bei der *Malerarbeit* selbst kommt auf Neubauten die Schädigung durch Kohlenoxyd (s. S. 56) in Betracht, das besonders im Winter den zum schnelleren Trocknen aufgestellten Koksöfen entströmt.

Der Anstrich mit Leimfarben erfolgt auf Neubauten nach dem Seifen der Wände auf die abgetrockneten Flächen; bei Erneuerungen von Leimfarbenanstrich muß erst die alte Farbe abgestoßen werden. Auch beim Ölfarbenanstrich müssen die zu streichenden Flächen trocken sein, es wird zunächst durch Aufstreichen von stark mit Leinöl oder Ölfirnis verdünnter Farbe „grundiert", dann wird die Fläche geglättet.

werden Vertiefungen durch Kitt ausgefüllt (s. oben), dann wird „verkittet“ und „gespachtelt“, endlich erfolgt ein Aufstrich mit einer Masse von Firnis und Terpentin unter Zusatz von Deckweiß oder einer Farbe. Holz wird gewöhnlich dreimal, Putz viermal gestrichen, wobei der Pinsel mit ziemlicher Kraft aufgedrückt wird. Vor dem Streichen werden die Flächen bisweilen noch trocken abgeschliffen, um einen recht glatten Untergrund und gleichmäßige Farbenverteilung zu erzielen.

Beim *Tünchen und Weißen* wird Kreide oder auch Fettkalk benutzt, der als Bodensatz in der Kalkmilch (= Ätzkalk und Wasser) enthalten ist.

Beim *Lackieren* wird der Lack ein- oder mehrmals aufgetragen; bei wiederholtem Anstrich wird nach dem Trocknen des Lacks abgeschliffen und dann abermals lackiert. In der Metallackiererei wird vielfach eine Farbmasse, die Salmiak, Kupfervitriol, Weingeist und Farbstoffe enthält, aufgetragen, über der Flamme getrocknet und verrieben.

Bei der *Wachstuchverarbeitung* werden die in heißem Leinöl gelösten und mit Gerbstoffzusatz versehenen Gaze auf Leinwand usw. aufgetragen, ähnlich ist die Arbeit des Leder-, Leinwand- und Filzlackierens.

Die *Porzellanmaler* verwenden vielfach Bleifarben; die Farben werden entweder über oder unter der Glasur aufgetragen und im Ofen eingebrannt.

Die *Glasmaler* tragen die Farben gegen das Licht hin auf die Scheiben auf, worauf dann im Brennofen die Malerei gebrannt wird.

Lackierereibetriebe sind zum Teil Kleinbetriebe, überwiegend aber Teilbetriebe der verschiedensten Industrien (Wagen, Auto, Waggon, Maschinen, Fahrräder, optische und chirurgische Instrumente usw.). Neben gelernten Kräften wurden nach der Statistik des Verbandes der Maler, Lackierer usw. Deutschlands, Hamburg, 1928 40,5 % Ungelernte und 6,7 % Frauen in Lackiererei betrieben beschäftigt. Bei den Verkehrsfahrzeugen wird die alte Lackierung abgebrannt oder abgebeizt, eventuell abgeschliffen. Dann wird grundiert, gespachtelt und mit Bimstein und Wasser geschliffen oder mit Ölsandpapier. Die neuen Farbanstriche werden trocken mit Sand- oder Glaspapier abgerieben, wobei sich Staub entwickelt. Nach dem Farbanstrich wird mit Lasuren vorlackiert und mit reinem Lack überzogen. Lackschleifen erfolgt mit pulverisiertem Bimsstein und Wasser unter Benutzung von Tuch- oder Filzflicken. Überzogen wird in geschlossenen Räumen, deren Ventilation während der Arbeit nicht in Tätigkeit ist, da sonst die Lackierung darunter leiden würde. Zum Abbeizen alter Lackierungen werden Salmiakgeist, Natronlaugen und Benzolbeizen verwendet. Letztere sind sehr gefährlich.

Bei neueren Lackiermethoden, vornehmlich im Autobau, werden *Nitrocelluloselacke* verwendet, die mittels eines Preßluft-Spritzapparates aufgetragen werden. Man spritzt aber auch andere Farben und Lacke. Besonders in den Herstellungsbetrieben der Fahr- und Motorräder, der Blechwaren, kleinerer Maschinen aller Art, der elektrischen Apparate, optischen Instrumente usw. Spritzkabinen und Absaugevorrichtungen zur Beseitigung des entstehenden Farbnebels sind dabei unerläßlich.

Nitrocelluloselacke enthalten als Rohstoffe Di- und Trinitrocellulose, Collodium, Celluloid oder deren Abfälle und Harze. Als Weichmachungsmittel Campher, Rhizinusöl und Phthalsäureverbindungen. Als Lösungsmittel kommen in Frage Amylacetat, Butylacetat, Essigäther, Benzin, Benzol, Toluol oder Spiritus.

Acetylcelluloselacke, besonders in Aceton gelöst, werden als Zellonlacke bezeichnet und sind weniger feuergefährlich als Nitrocelluloselacke.

Schwarzlacke für Fahrräder, Motorräder, Nähmaschinen, Schreibmaschinen usw., Lacke, die im Ofen bei 180—250⁰ eingebrannt werden, sind Teerderivate in Benzol oder Benzin gelöst und finden Verwendung als Tauch-, Spritz- und Lackierlacke.

2. Berufsschädigungen. *Unfälle und Verletzungen* sind bei der Malerei usw. ziemlich häufig; nach der Leipziger Statistik kämen auf 1000 Arbeiter 60,2 Verletzungen mit 0,59 Todesfällen; bei der Breslauer Krankenkasse der Maler und Lackierer (1889—1891) betrug die Zahl der Verletzungen bei den Malern 8,14 %, bei den Lackierern 4,03 %, entspricht also im Durchschnitt genau den Leipziger Zahlen. Als Ursachen kommen die Art der Arbeit auf Leitern, Gerüsten usw. und die damit verbundene Unfallgefahr, das Kochen der Firnisse usw., das Berühren elektrischer Starkstromleitungen usw. in Betracht.

Über die *Berufskrankheiten der Maler* und verwandter Berufe liegen zahlreiche Statistiken vor. Bei der Ortskrankenkasse der Maler in Berlin kamen in den Jahren 1890—1905 auf 100 Mitglieder 47,5 Erkrankungen mit Erwerbsunfähigkeit und 1,4 Todesfälle; in Leipzig 43,1 mit 0,7 Todesfällen.

Die Malerkrankenkasse in Berlin wies auf Krankheitsfälle auf 100 Mitglieder in den Jahren 1904—1913 (im Jahresdurchschnitt) durch

Lungenleiden aller Art einschließlich Influenza	10,2
Bleivergiftung	7,1
Rheumatismus	7,0
Nervenerkrankungen	4,6
Magenleiden	2,6
Herz- und Nierenleiden	1,7
Gesamterkrankungsfälle	46,0

Die durchschnittliche Lebensdauer der verstorbenen Kassenmitglieder stellte sich in Berlin (SOMMERFELD, 1889—1893) auf 38,8 Jahre bei Malern, auf 43,3 Jahre bei Lackierern. FLECK gibt sie für 1900—1906 auf 43,1 Jahre an. Mit an erster Stelle der Erkrankungen stehen die *Vergiftungen*, besonders die Bleivergiftung. Auf 1000 Maler usw. der Leipziger Krankenkasse kamen 60,4; in Wien 90, in Frankfurt a. M. 1903 116, in Berlin 1900—1909 81,1 Bleivergiftungen. Leider handelt es sich bei den angeführten statistischen Angaben um älteres, heute nicht mehr absolut beweiskräftiges Material; und neuere Zahlen stehen nicht zur Verfügung. Wenn die Bleivergiftungen gerade bei den Malern im Kriege und in den ersten Nachkriegsjahren weniger zahlreich geworden sind, so trug daran die geringere Verwendung von Bleiweiß zu Innenanstrichen schuld, die in anderen Ländern (z. B. Österreich) gesetzlich verboten wurde, in Deutschland auch teilweise durchgeführt war. Verwendet wird Bleiweiß vorwiegend zu Außenanstrichen, deren Zahl nach Kriegsende sehr gering war. Bei der Zunahme der Außenanstriche in den dann folgenden Jahren setzte auch wieder eine Zunahme der Bleischädigungen ein.

Die *Überanstrengung* bei der Arbeit gibt zu zahlreichen Gesundheitsstörungen Veranlassung, zumal gerade im Malerberuf viel Saisonarbeit geleistet wird. Die *Körperhaltung* bedingt durch andauerndes Stehen Plattfuß- und Krampfaderbildung, durch Knien Schleimbeutelentzündung an den Knien, bei sitzender Arbeit aber Hämorrhoiden, Verdauungsstörungen usw. Auf Neubauten und bei Fassadenanstrichen kommt der *Einfluß der Witterung und der Temperaturwechsel* in Betracht. Ferner werden durch *Staub*, der vielfach giftig ist, Blei, Zink, Chrom, Arsen usw. enthält, durch *Dampfentwicklung* beim Abbrennen, Lack- und Firnisbereiten, durch Kohlenoxyd usw. Schädigungen bedingt. Die Einwirkung von Farbmischungen, Terpentinöl und dessen Ersatzstoffen schädigt die Haut, ebenso der Druck des Pinsels und der Palette. Die Hauterkrankungen spielen denn auch bei den Malern, Lackierern usw. eine erhebliche Rolle. Wenn diese Hauterkrankungen an sich auch nicht gefährlich sind, so bewirken sie doch durch das immer sich wiederholende Neuauftreten und die damit bedingte Erwerbsunfähigkeit eine bedenkliche wirtschaftliche Schädigung, die in gar nicht so seltenen Fällen den Maler oder Lackierer zum Berufswechsel zwingt. — Durch die Verwendung der Terpentinersatzmittel, besonders bei der an sich gefährlicheren Spritztechnik findet man besonders viel Gewerbekzeme und Hautleiden.

In den Wagen- und Autolackierereien sind ungefähr zwei Drittel aller Arbeiten Schleifarbeiten, die mit Wasser verrichtet werden. Rheumatische Leiden sind also sehr verbreitet. Schleifarbeiten sind körperlich sehr anstrengend.

In Betrieben mit Spritztechnik, die immer mehr an Bedeutung gewinnt, verbreiten sich — wenn nicht das Spritzen von besonderen Absaugevorrichtungen geschieht, was nur bei kleineren Gegenständen möglich ist — die Farbnebel in den Arbeitsraum und rufen Hauterkrankungen, Vergiftungen und Erkrankungen der Atmungsorgane hervor. Verdauungsstörungen, Appetitlosigkeit, Übelsein, Benommenheit treten bei Anwendung der Spritztechnik auch insbesondere noch dadurch auf, daß für diese Technik schnell trocknende, bisweilen giftige Lösungsmittel verwendet werden. Auch in Ofenlackierereien, in denen die Trockenöfen im Arbeitsraume stehen und die den Öfen entströmenden Verbrennungsdünste von den Arbeitern eingeatmet werden, treten Gesundheitsstörungen auf.

3. Schutzmaßnahmen. Neben der Vermeidung des Alkoholismus, des Ersatzes gewisser schädlicher Berufstätigkeiten, wie z. B. des Trockenschleifens durch Naßschleifen usw., spielen die Verwendung von Zinkweiß und anderer ungiftiger Farben statt des Bleiweiß (s. S. 58 Bleivergiftung), die Nichtverwendung giftiger Lösungsmittel und Farben im

Spritzverfahren und die peinlichen Vorsichtsmaßregeln eine Hauptrolle. Vom Reichsgesundheitsamt ist z. B. als Anleitung ein „Bleimerkblatt" herausgegeben: „Wie schützen sich Maler, Anstreicher, Tüncher, Weiß- binder, Lackierer und sonst mit Anstreicharbeiten beschäftigte Personen vor Bleivergiftung?"

Ferner sind durch die Bekanntmachung des Reichskanzlers — betreffend Betriebe, in denen Maler-, Anstreicher-, Tüncher-, Weißbinder- oder Lackierer- arbeiten ausgeführt werden — vom 27. Juni 1905, genaue Vorschriften über die Maler- usw. Betriebe, Ausführung der Maler- usw. Arbeiten enthalten, ferner über Körperreinigung, Arbeitskleidung, Verbot des Branntweingenusses sowie des Rauchens an der Arbeitsstätte usw. Bleifarben dürfen nicht mit der Hand an- gerieben werden, doch ist das Anreiben von Mengen von 1 kg Mennige bzw. 100 g anderer Bleifarben männlichen Arbeitern über 18 Jahre erlaubt.

Wenngleich diese Vorschriften eine gewisse Verringerung der Blei- vergiftungsfälle bei Malern usw. zur Folge haben, so ist ihr Wert doch noch ziemlich illusorisch, da sie häufig übertreten werden. Der einzige wirksame Weg ist das gesetzliche Verbot der Verwendung von Bleiweiß.

Die 3. Internationale Arbeitskonferenz von 1921 in Genf hat ein Übereinkommen zum Schutze der Arbeiter des Malergewerbes ver- einbart, das ein Verbot der Verwendung von Bleiweiß, Bleisulfat und aller Farben, die mehr als 2% Blei enthalten, für Innenanstrich von Gebäuden und für Arbeiter und Arbeiterinnen unter 18 Jahren, mit Ausnahme von Lehrlingen, enthält. Ausnahmen sollen zulässig sein, wenn die Behörden, Arbeitnehmer- und Arbeitgeberorganisationen diese für notwendig erachten. Bleifarben sollen nur in angeriebener Form verwendet werden dürfen. Für Zerstäubungsarbeiten, Trockenschleifen, Abkratzen sollen besondere Vorsichtsmaßnahmen getroffen werden. Deutschland ist bisher dieser Vereinbarung nicht beigetreten.

8. Kapitel.

Vervielfältigungsgewerbe.

Das Vervielfältigungsgewerbe beschäftigte nach der Berufszählung von 1925 in 10067 Betrieben 170496 Personen, und zwar verteilten sich diese auf Schriftgießereien (205 Betriebe mit 5856 Personen), galvanographi- sche Anstalten (364 Betriebe mit 4774 Personen), reine Buchdruckereien (7091 Betriebe mit 94320 Personen), reine Steindruckereien usw. (1837 Betriebe mit 36343 Personen), Buch- und sonstige Druckereien (570 Betriebe mit 29203 Personen).

A. Buchdrucker.

Die Berufstätigkeit im Buchdruckgewerbe hat trotz der in einzelnen Branchen eingetretenen Mechanisierung des Arbeitsprozesses in der Nachkriegszeit eine ständige Vermehrung erfahren. Nach dem Berichte der Deutschen Buchdrucker-Berufsgenossenschaft vom Jahre 1926 gab es im Buchdruckgewerbe 8935 Betriebe. Diese Betriebe beschäftigten insgesamt 209792 Personen. Mit dem Buchdruckgewerbe in engster Beziehung steht das Schriftgießereigewerbe.

Im deutschen Buchdruckgewerbe ist die Zahl der Kleinbetriebe überwiegend; nicht weniger als 84,3% aller Betriebe sind solche, die bis 25 Personen beschäftigen. Die früher in den kleinen Betrieben übliche Erledigung des Setz- und Druckprozesses durch einen Arbeiter, sog. Schweizerdegen, kommt immer mehr in Wegfall, für jedes Arbeitsgebiet ist ein dazu ausgebildeter Arbeiter tätig. Im Buchdruckgewerbe bestehen folgende Sparten: Handsetzer, Maschinensetzer, Flachdrucker, Rotationsdrucker, Korrektoren, Stereotypeure, Galvanoplastiker und die Schriftgießer; letztere weisen infolge der mannigfaltigen Arbeitsprozesse eine ganze Reihe von Arbeitergruppen (Gießer, Justierer, Graveure, Schriftschneider usw.) auf.

Die Arbeit des *Handsetzers* besteht im Zusammensetzen von einzelnen Lettern, die in Holzkästen geordnet sind; die Buchstaben werden in einem sog. Winkelhaken, der in der linken Hand gehalten wird, zu Zeilen zusammengesetzt, woraus dann ganze Satzspalten erstehen. Die Arbeit des Schriftsetzens wird von dem Arbeiter im Stehen verrichtet, wobei die Last des Körpers in der Hauptsache auf dem linken Bein ruht. Bei den Handsetzern unterscheidet man Tabellen-, Inseraten-, Zeitungs-, Akzidenzsetzer usw.

Die *Maschinensetzer* verrichten ihre Arbeit an der Linotype und am Monotype-Tastapparat im Sitzen, an der Typograph-Maschine und an der Monotype-Gießmaschine im Stehen. Die Setzer reihen unter Zuhilfenahme des Mechanismus Messingmatrizen zu Zeilen; die Matrizenzeilen werden dann von der Maschine gegossen und nach dem Guß wieder selbsttätig an ihren Ausgangspunkt zum Zwecke neuer Verwendung befördert.

Die *Flachdrucker* erledigen den Druck der vom Setzer fertiggestellten Satzformen auf den Buchdruckschnellpressen, von denen es eine ganze Anzahl von Typen gibt, von den einfachen Schnellpressen bis zu den Zweitouren- und Illustrationsmaschinen, die in der Regel mit einem selbsttätigen Bogenanlegeapparat versehen sind. In den mittleren und größeren Betrieben sind Setzer- und Druckersaal räumlich voneinander getrennt.

Den *Rotationsdruckern* obliegt die Bedienung der Rotationsmaschinen, die mit endlosen Papierrollen versehen sind, auf die der Druck von gebogenen Schriftplatten erfolgt. Diese Rotationsmaschinen dienen besonders für den Druck von Zeitungen, wo in kurzer Zeit riesige Auflagen hergestellt werden müssen.

Die für den Rotationsdruck wie u.U. für den Flachdruck erforderlichen Druckplatten werden von den *Stereotypeuren* hergestellt. Zu diesem Zweck wird auf die vom Hand- oder Maschinensetzer fertiggemachte Schriftseite eine Pappe gelegt und durch Druck eine Mater erzeugt. Früher wurden die Matern mit der Bürste von Hand geschlagen, später traten sog. Kalander an die Stelle; in neuerer Zeit werden starke Matrizenprägemaschinen benutzt. Die Mater wird dann in eine rundliche Form gelegt und mit Blei ausgegossen. In den Großbetrieben sind dazu besondere Plattengießmaschinen vorhanden. Im allgemeinen wird aber der Handguß noch sehr viel geübt. Sägen, Hobel, Justierapparate u. a. m. werden in den Stereotypieräumen benötigt. — Die *Galvanoplastik* ist eine Ergänzung der Stereotypie; die Bleiplatten werden durch Überziehen mit Kupfer oder Nickel widerstandsfähiger gemacht. Die Druckstöcke zu Illustrationen, für Mehrfarbendrucke werden durch Benutzung der Galvanoplastik hergestellt.

Die *Schriftgießer* stellen die für den Bedarf des Buchdruckers notwendigen Lettern her. Der frühere Guß mit der Hand ist ganz in Fortfall gekommen, an seine Stelle trat die mit der Hand betriebene Gießmaschine, in der das geschmolzene Metall in Hohlräume gepreßt wird. Für die Massenproduktion der am meisten gebrauchten Schriften (für Zeitungen, Werke) sind die Komplettgießmaschinen tätig. Nach dem Guß der Lettern gehen diese bei den Handmaschinen noch durch mehrere Hände, ehe sie für den Druckereigebrauch verwendungsfähig werden.

Den *Korrektoren* obliegt die Durchsicht der Arbeiten der Setzer auf Fehler u. dgl., die Kontrolle der Druckbogen vor dem endgültigen Beginn des Druckes.

Alle in den hier genannten Branchen des Buchdruckgewerbes Beschäftigte haben eine vierjährige Lehrzeit zu absolvieren; Korrektoren und Maschinensetzer kommen aus dem Schriftsetzerstande, die Rotationsdrucker aus den Reihen der Flachdrucker.

In den Buchdruckereien arbeiten noch *Hilfsarbeiter und Hilfsarbeiterinnen*, die in den Druckersälen Beschäftigung haben; erstere besorgen das Reinigen der Druckformen, der Farbwalzen, Heranschaffen des Papiers usw., für das Anlegen der Druckbogen werden die weiblichen Hilfsarbeiter verwendet, deren Tätigkeit durch die Verwendung von automatischen Selbstanlegern schon eingeschränkt worden ist.

1. Berufsschädigungen. Die Schädigungen, denen die Angehörigen des Buchdruckgewerbes ausgesetzt sind, beruhen zum Teil auch auf der mangelhaften Beschaffenheit der Arbeitsräume. Vor allem in Kleinbetrieben und in den älteren Druckereien sind die Arbeitsräume klein, nicht luftig genug und oft nicht genügend erleuchtet. Bei den Setzern entwickeln sich durch das andauernde Stehen Krampfadern und Plattfüße, auch entstehen Verkrümmungen der Wirbelsäule; der bei der Arbeit angepreßte linke Arm behindert die freie Atmung. Eine weitere Schädigung bildet die Entwicklung von Staub, besonders von Bleistaub, der sich in den Letternkästen und auf den Satzbrettern absetzt; die ständige Berührung der Bleilettern und Einatmung des Staubes kann zur Bleivergiftung Veranlassung geben.

Die in den Druckersälen Beschäftigten werden durch chemische Schädigungen belästigt, die aus der Verwendung der Druckfarben, der Waschmittel (Terpentin und seine Ersatzmittel [s. S. 185], Lauge u. dgl.) entstehen und vielfach zu Hauterkrankungen (Ekzemen) führen. Bei den häufigen Rückfällen ist öfters ein Berufswechsel erforderlich.

Schriftgießer verarbeiten zur Herstellung von Lettern eine Legierung von 65—75% Blei, 18—25% Antimon, 3—10% Zinn; an den Setzmaschinen wird für die Zeilenherstellung eine Legierung von 84% Blei, 10—12% Antimon und 6—8% Zinn benötigt; für Stereotypieplatten 78—83% Blei, 15—18% Antimon, 2—4% Zinn, etwas Kupfer. Diese

Arbeiterkategorien haben infolgedessen unter den hohen Temperaturen ihrer Arbeitsräume zu leiden; selbst in gut ventilierten Räumen beträgt die Temperatur oft ca. 30⁰ Celsius, in den Sommermonaten werden sogar 40⁰ erreicht. Erkältungskrankheiten sind darum auch bei diesen Arbeitern recht häufig. Durch die Beheizung der Schmelzkessel mit Gas herrscht in den Arbeitsräumen vielfach sehr schlechte Luft, da die Gasflammen den Sauerstoff zum Teil für sich verzehren; die unverbrannten Gase der Heizung verbreiten sich in den Räumen. Noch schädlicher ist die Verwendung von Petroleum, Benzin und anderen Heizmitteln. Bei unreinem Metall, in dem das Antimon von Arsen durchsetzt ist, können die sich leicht verflüchtigenden und giftigen arsenhaltigen Dämpfe entstehen. Gesundheitsschädliche Folgen zeigen sich auch, sobald nicht neues bzw. gereinigtes Schriftmetall zum Füllen der Schmelzkessel verwendet wird. Dabei entstehen durch das den Lettern bzw. Zeilen anhaftende Fett, Druckerschwärze, Schmutz infolge Fettzersetzung Akroleindämpfe, die sehr schädlich sind. Erkrankungen der Atmungsorgane in großer Zahl sind daher bei den Buchdruckern zu verzeichnen. Die vorhandenen Lüftungsvorrichtungen reichen oft nicht aus, wirksame Hilfe zu schaffen. Infolge der oft ungünstigen Stellung der Setzmaschinen im Arbeitsraum müssen die Arbeiter auch am Tag mit künstlichem Licht arbeiten, was Schädigungen des Augenlichts zur Folge hat. Der starke Lärm, den die Monotype-Gießmaschinen beim Guß der Lettern verursachen, führt zur Beeinträchtigung der Gehörorgane; das gleiche ist der Fall bei den Arbeitern an den Rotationsmaschinen, die ihr Arbeitspensum in dem Getöse dieser gigantischen Maschinen vollbringen müssen.

In den Flachdruckereien wird des öfteren Bronze für die Ausstattung der Drucksachen verwendet. Entweder wird die Bronzefarbe gleich auf das Papier gedruckt oder es wird erst die Grundfarbe vorgedruckt und dann Bronzepulver darauf gebracht. Da die Bronze neben Kupfer, Zinn und Zink auch Blei (bis $^1/_2^0/_0$) enthält, kommt neben der erheblichen Staubschädigung, die die Arbeiterinnen schon von weitem kenntlich macht, noch die Gefahr der Bleivergiftung hinzu.

2. Berufskrankheiten. Über die Erkrankungszahlen gibt die Krankenstatistik des Verbandes der Deutschen Buchdrucker für das Jahr 1927 folgende Auskunft: Neue Krankheitsfälle wurden 30629 gemeldet und insgesamt waren die Betroffenen 1016585 Arbeitstage arbeitsunfähig krank. Die Haupterkrankungen beziehen sich auf: Krankheiten der Atmungsorgane 3724, Krankheiten des Nervensystems 3251, Krankheiten der Kreislauforgane 1585, Krankheiten der Verdauungsorgane 2999. Gegen das Vorjahr 1926 hat sich bei den genannten Krankheitsgruppen eine Steigerung ergeben; kennzeichnend für die heutige Arbeitsmethode in Buchdruckereien ist der große Prozentsatz der Nervenkranken in den Großdruckstädten Berlin und Leipzig. Die Zahl der Bleierkrankungen betrug 421, wobei zu bemerken ist, daß sicher ein großer Teil der Magenleiden, Gicht usw. mit Bleiintoxikationen im Zusammenhang stehen. Der Jahresbericht der Ortskrankenkasse für das Buchdruckgewerbe zu Berlin für das Jahr 1922 erstreckt sich auf 10781 Buchdrucker, von denen im Berichtsjahre 4045 mit 106425 Tagen arbeitsunfähig krank waren. Auf die Erkrankungen der Atmungsorgane entfielen dabei 722 Buchdrucker mit 21100 Krankheitstagen, auf Erkrankungen des Magens, Darms und anderer Verdauungsorgane 350 Buchdrucker mit 9317 Krankheitstagen. Nach den Zusammenstellungen von SEITZ erkrankten 1922/23: Setzer 21,4%, Drucker 25,1%, Gießer 16,2%, Stereotypeure und Schmelzer 34,1% und Maschinensetzer 38,4%. Bei der Genossenschaftskrankenkasse der Buchdrucker in Wien entfielen auf 100 Mitglieder beiderlei Geschlechts 41,9 Erkrankungsfälle (Durchschnitt sämtlicher Kassen betrug 35,9), auf die weiblichen Mitglieder dagegen 60,1 (Durchschnitt 45,3).

Die *Bleivergiftung* bildete ebenfalls — besonders nach den älteren Statistiken — eine, heute wohl nicht mehr sehr große, Berufsgefahr, wenn man von den Stereotypeuren und Gießern absieht. Bei der Ortskrankenkasse Leipzig kamen auf 100 männliche Mitglieder des Buchdruckgewerbes bei durchschnittlich 37,6 Erkrankungsfällen 2,6 Bleivergiftungen, in Wien (1890—1902) bei Setzern 2,55%, bei Druckern und Maschinensetzern 1,46% und bei Schriftgießern 7,68%, bei Hilfsarbeiterinnen 22,28%. Bei den erwerbsfähigen Mitgliedern lassen sich die Zahlen der Bleikranken natürlich nicht feststellen. In Verbindung mit der Bleivergiftung ist die Zahl der an Gicht erkrankten Buchdrucker sehr hoch und betrug nach Leipziger Statistik im Durchschnitt das 7—8fache des Durchschnitts aller Berufe bei den Schriftgießern und das Doppelte bei den Schriftsetzern. Durch die Bleivergiftung werden bei den weiblichen Mitgliedern zahlreiche *Fehlgeburten* (*Aborte*) hervorgerufen; während bei der Allgemeinen Ortskrankenkasse der Stadt Berlin 1904/05 im Durchschnitt 1,4% der weiblichen Mitglieder an Abort litten, betrug diese Zahl bei der Buchdruckerkrankenkasse 2,25%; TELEKY, SCHÖNFELD, SCHMIDT bestreiten jedoch die Häufigkeit der Aborte bei den Hilfsarbeiterinnen infolge Bleieinwirkung, weil diese kaum der Bleigefahr ausgesetzt sind.

Auch die *Nervenkrankheiten* kommen bei den Buchdruckern im Verhältnis häufiger als bei anderen Berufen vor (Berlin 1903/05 7,73% der Mitglieder). Neben dem Bleieinfluß kommt die anstrengende Arbeit und die Berufsauslese — besonders Nacht- und Maschinenarbeit — als Ursache in Frage. Von den *Erkältungskrankheiten* spielt der *Rheumatismus* (Berlin 1903/05 8,94%) eine große Rolle.

In der Ortskrankenkasse für das Buchdruckgewerbe zu Berlin waren nach dem Jahresbericht für 1927 36938 Personen versichert, und zwar: Schriftsetzer, Maschinensetzer, Drucker, Flach- und Rotationsdrucker, Hilfsarbeiter, Buchbinder, Buchbindereiarbeiterinnen, Zeitungsausträgerinnen, Zeitungshändler, die in Buchdruckereien beschäftigten Photographen und Steindrucker.

Diese Krankenkasse zählte im Jahre 1925 21691, im Jahre 1926 21370 und im Jahre 1927 23771 Erkrankungsfälle. Diese Erkrankungsfälle erforderten wegen Arbeitsunfähigkeit im Jahre 1925 673599, im Jahre 1926 729620, im Jahre 1927 690184 Tage.

Die Verteilung der Erkrankungstage auf die verschiedenen Erkrankungen zeigt Tabelle 55.

Tabelle 55.

Erkrankung	bei gelernten Buchdruckern	bei ungelernten Buchdruckern	bei weiblichen Mitgliedern
Erkrankungen des Nervensystems . .	35049	25609	29562
Tuberkulose	21933	20703	21434
Erkrankungen des Herzens	26761	19809	20187
Erkrankungen der Verdauungsorgane .	22588	7510	20736
Rheumatismus	14701	12752	15613
Bleikrankheit.	2078	606	—

Unter den Todesursachen stehen die Herzleiden weitaus an erster Stelle (die Herzleiden verursachten 1927: 105 Todesfälle, die Tuberkulose nur 39!).

Bezüglich der *Unfälle* in Buchdruckereien gibt der Jahresbericht der Buchdruckerberufsgenossenschaft für das Jahr 1926 Aufschluß. Gemeldet wurden Unfälle an Buchdruckschnellpressen 590, an Tiegeldruckpressen 263, an Stereotypiemaschinen 295, an Buchdruckrotationsmaschinen 251, an Setzmaschinen 179, an anderen Arbeitsmaschinen 272. Die Zahl der erstmalig entschädigten Unfälle betrug 520, davon entfielen auf Buchdruckschnellpressen 67, Rotationsmaschinen 25 und Tiegeldruckpressen 53.

3. Schutzmaßnahmen. Durch die Bekanntmachungen des Reichskanzlers — betreffend die Einrichtung und den Betrieb der Druckereien und Schriftgießereien — vom 31. Juli 1897, 5. Juli 1907, 22. Dezember 1908 sind auf Grund des § 120 RGO. bestimmte Vorschriften erlassen. Die Räume müssen eine Höhe von mindestens 2,60 bzw. 3 m haben und dürfen nicht im Keller liegen. Auf jeden Arbeiter, der mit Lettern- und Stereotypieplattenherstellung beschäftigt ist, müssen 15 cbm Luftraum entfallen, in den anderen Arbeitsräumen mindestens 12 cbm. Der Fußboden muß mindestens täglich einmal gesäubert oder sonst mit nicht trocknendem Mineralöl angestrichen sein. Für genügende Waschgelegenheit, Beheizung, Beleuchtung hat der Arbeitgeber zu sorgen usw.

B. Lithographen und Steindrucker.

Die Lithographie ist die Herstellung eines Druckträgers durch Zeichnung von Bild und Schrift mittels Fettkreide, Tusche, Stahlnadel, Diamant oder Photographie auf Solnhofener Kalksteinplatten, Zink- oder Aluminiumtafeln, welche mittels eines komplizierten Schleifverfahrens vorbereitet werden. Die Steindrucker übertragen die Lithographien je nach der Größe mehrere oder viele Male auf einen größeren Druckträger, von welchem die Auflagen in den Hand- und Schnellpressen gedruckt werden. Bei dem gesamten Arbeitsvorgang spielen chemische Arbeitsmittel, wie Säuren, Fette, Öle, Farben, die wichtigste Rolle. Das Gelingen der Arbeit hängt beim Lithographen und beim Steindrucker von vielen unvorhergesehenen Schwierigkeiten und Zufälligkeiten ab und stellt sie vor zahlreiche Arbeitsrätsel, weil Trockenheit, Feuchtigkeit, Bestandteile des Papiers, der Chemikalien und der Farben das Gelingen der lithographischen Druckerzeugnisse unausgesetzt beeinflussen.

Daher kommen in beiden Berufen viele Erkrankungen des Nervensystems vor. Die Steindrucker werden durch den Umgang mit Säuren und Ölen oft von Hauterkrankungen befallen. Gutes Augenlicht ist in beiden Berufen Haupterfordernis; schwindende Sehschärfe zwingt meist zur Aufgabe dieser Berufe, zu denen eine vierjährige Lehrzeit erforderlich ist und in welchen die technischen Umwandlungen so häufig und zahlreich sind, daß es überhaupt kein Auslernen gibt. Andere Krankheiten treten in geringerer Häufigkeit auf als in vielen anderen Gewerben. Neben gesunden Nerven und guten Augen muß eine gesunde und kräftige Lunge mitgebracht werden, weil Lithographie und Steindruck auch körperliche Leistungen und Kräfte beanspruchen. Das Verhältnis der kranken zu den arbeitenden Berufsangehörigen überschreitet seit Jahren 10% und ist noch im Steigen begriffen. Der bestehende Lohn- und Arbeitstarif schreibt vor Eintritt in die Lehre ärztliche Untersuchung vor auf Augen, Nerven und Lunge; schwache Personen werden nicht in die Lehrstellen zugelassen.

C. Photographen.

Bei der Berufszählung von 1925 wurden 20969 Photographen und Chemigraphen gezählt; davon waren 12375 in abhängiger Stellung (9961 männliche und 2414 weibliche), 8594 selbständig (7740 männliche und 854 weibliche). Es sind also über 15% der Berufstätigen weiblich. — Bei der Berufstätigkeit kommen vor allem zwei Schädigungsmöglichkeiten in Frage: der lange Aufenthalt in den Dunkelräumen und die Einwirkung der Chemikalien und des Wassers auf die Hände..

Der stunden-, ja tagelange Aufenthalt in der Dunkelkammer, die sehr oft schlecht ventiliert ist, wirkt begünstigend auf die Entstehung von Blutarmut bzw. verstärkend auf die bei den weiblichen Photographen wie bei vielen weiblichen Personen der Großstadt bereits vorhandene Blutarmut ein. Wenn es auch auf Grund der Untersuchungen von AGASSE-LAFONT, CAROZZI u. a. nachgewiesen ist, daß durch die Dunkelheit an sich Blutarmut nicht hervorgerufen wird, wenn auch leichte Veränderungen der weißen Blutkörper bedingt werden, so wird doch durch den Aufenthalt in den meist kleinen, schlecht ventilierten Räumen Anämie hervorgerufen. — Abgesehen von der Blutarmut und den häufigen nervösen Beschwerden, die auf der gleichen Basis beruhen, sind die Hauterkrankungen der Hände, besonders die Gewerbeekzeme, häufig. Die mannigfachen Chemikalien, wie Silbersalze, Natriumthiosulfat, Amido-, Diamidophenol u. a. m., rufen rezidivierende Hautentzündungen hervor; das ständige Hantieren im Wasser bedingt vielfach Frosterkrankungen der Hände. Durch anhaltendes Stehen kommt es zu Krampfaderbildung und deren Folgen.

D. Lichtspielwesen.

Im Lichtspielwesen waren bei der Berufszählung von 1925 in 3097 gewerblichen Betrieben 22016 Personen beschäftigt, davon bei der Filmaufnahme 4616, bei der Filmvorführung 17400.

13*

Für die *Filmaufnahme* kommen eine Reihe von verschiedenartigen Berufstätigen in Betracht: Handwerker (Tischler, Schneider, Schlosser, Schmiede usw.), Monteure, Gärtner, Dekorateure und verschiedene andere mehr. Von engeren Facharbeitern sind die Operateure und Darsteller neben den Photographen und ihren Hilfsarbeitern zu nennen.

Unter den Berufsschädigungen kommen zunächst die Unfallgefahren in Frage. In den Ateliers, die oft von besonderer Höhe und Größe sind, in denen die zahlreichen Handwerker usw. und Darsteller, aber meist gleichzeitig, auf engem Raum tätig sind, kommen häufig Unfälle, besonders Sturz von Leitern, Verletzungen durch umstürzende Dekorationen und ähnliches vor. — Weiter sind es die Lichteinwirkungen, die als spezifische Berufsschädigungen anzusprechen sind. — Infolge der starken, oft viele Tausende von Kerzen betragenden Lichtquellen, Jupiterlampen usw. treten sowohl akute und chronische Bindehautentzündungen als auch Blendungen der Augen, die der Schneeblindheit entsprechen, auf. Eine große Rolle spielen dabei die ultravioletten Strahlen als schädigende Ursache. Durch die wiederholten Blendungen, denen sowohl die Darsteller als auch die Beleuchter und die anderen im Bereich der Lichtquellen tätigen Personen (Bühnenarbeiter usw.) ausgesetzt sind, werden vielfach Schädigungen des inneren Auges, insbesondere der Netzhaut, hervorgerufen, die in besonders schweren Fällen zu vorübergehender oder gar dauernder Erblindung führen können.

Bei der Filmaufnahme kommen als weitere Gefahr für die Gesundheit der dabei tätigen Personen hohe und niedrige Temperaturen und die damit zusammenhängenden Erkältungsgefahren in Frage. Staub, Möglichkeit der Übertragung von Krankheiten durch Kostüme, Perücken usw., Schädigungen der Haut durch Schminken usw. können hier bei den Darstellern ebenso wie bei den am Theater Tätigen als Berufsschädigungen in Frage kommen.

Sowohl bei der Fabrikation der Filme, bei der Verarbeitung in den Ateliers, bei der Lagerung, dem Verleih und Verkauf, vor allem bei der Vorführung ist die große Feuersgefahr durch die leichte Brennbarkeit der Filme zu berücksichtigen. — Gerade durch die Feuergefährlichkeit der mit einer lichtempfindlichen Schicht überzogenen Celluloidstreifen werden durch Brände erhebliche Gefahren bedingt. Es ist daher sowohl bei der Vorführung durch entsprechende Ausgestaltung der Apparate als auch durch strenge Vorschriften für die Lagerung, Verpackung und den Versand der Filme, ferner für die Vermeidung von Anhäufung von Filmabfällen in den Fabrik- und Verkaufsräumen für die Einschränkung der Brandgefahr Sorge getragen.

Gesetzliche Schutzbestimmungen sind von zahlreichen Länderregierungen und lokalen Behörden über die Sicherheitsvorkehrungen erlassen worden, insbesondere über Anlage usw., ferner über die Arbeitszeit; ebenso besteht eine Beschränkung der Beschäftigung von Kindern bei Filmaufnahmen in Preußen.

9. Kapitel.
Chemische Industrie.

Bei der Berufszählung vom Jahre 1882 entfielen auf die chemische Industrie nur 0,36 % der deutschen erwerbstätigen Bevölkerung. Bei der letzten Berufszählung im Jahre 1925 gehörten der Gewerbegruppe der chemischen Industrie 8732 Betriebe mit 314 323 beschäftigten Personen, von denen 244 637 Arbeiter waren (darunter 53 551 weibliche), an. Ein ähnliches Bild ergeben die Zahlen der Berufsgenossenschaft der chemischen Industrie. Während die Zahl der im Jahre 1885/86 dort versicherten Personen 77 608 betrug, waren es 1927 377 992, die in 14 377 Betrieben beschäftigt waren. Gerade in der chemischen Industrie macht sich der Übergang vom Klein- zum Großbetrieb besonders bemerkbar. Es zeigt die nachfolgende Tabelle die Mittel- und Großbetriebe der chemischen Industrie in Deutschland 1926.

Tabelle 56.

Gewerbezweige	Alle Betriebe mit 5 und mehr Arbeitnehmern				Darunter Betriebe mit 50 und mehr Arbeitnehmern			
	Betriebe	Arbeiter	Angestellte	Arbeitnehmer insgesamt	Betriebe	Arbeiter	Angestellte	Arbeitnehmer insgesamt
1/2. Chem. Großindustrie, soweit nicht besonders genannt . .	412	77 430	19 206	96 636	225	74 697	18 279	92 976
3. Stickstoff- u. Carbidindustrie	111	17 989	3 602	21 591	23	17 154	3 497	20 651
4/6. Destillation v. Steinkohlenteer, Braunkohlenteer, Ölschiefer, Holz-, Torf- u. Mineralöl	240	10 871	2 288	13 159	71	8 623	1 574	10 197
7. Teerfarbenindustrie	18	7 149	2 329	9 478	11	7 063	2 295	9 358
8/9. Herstellung von Farben und Farbwaren (ausgenommen Teerfarben)	437	12 927	4 335	17 262	86	9 537	2 641	12 178
10. Kunstdüngerindustrie (soweit nicht unter 3) einschließlich Kadaververarbeitung u. Fäkalienverwertung	133	5 354	740	6 094	41	3 952	506	4 458
11. Industrie der Spreng- und Zündstoffe, Feuerwerkskörper und Zündwaren	206	16 374	1 619	17 993	102	14 755	1 345	16 100
12/16. Industrie chemisch-techn. Artikel, der ätherischen Öle u. Riechstoffe, Herstellung von kosmetischen Präparaten, chemisch-pharmazeutische u. photochemische Industrie .	887	29 796	12 836	42 632	157	22 627	8 605	31 232
17/18. Leim- u. Gelatineindustrie, Harz-, Kitt-, Firnis- u. Lackindustrie	463	9 748	3 952	13 700	67	6 253	1 664	7 917
19/21. Seifenindustrie, Stearin-, Wachs- u. Kerzenindustrie .	622	16 963	6 220	23 183	94	11 402	3 683	15 085
22. Herstellung von Zellhorn, Galalith u. ähnl. Stoffen . .	98	9 162	1 425	10 587	39	8 297	1 265	9 562
23. Dachpappenindustrie	191	3 572	804	4 376	20	1 306	280	1 586
24. Industrie der verdichteten Gase	114	1 825	714	2 539	12	614	325	939
25. Glühstrumpfindustrie . . .	15	1 309	306	1 615	7	1 186	269	1 455
Chemische Industrie zus.	3947	220 469	60 376	280 845	955	187 466	46 228	233 694

Bei den Arbeitern der chemischen Industrie sind natürlich — sowohl bei der Beurteilung der sozialen als auch der hygienischen Verhältnisse — Unterschiede zu machen. Die Produktionsarbeiter sind ungelernte Arbeiter, die an vielen Stellen eine Anlernzeit durchmachen müssen. Unter diesen Arbeitern herrschte früher eine starke Fluktuation. Nach CURSCHMANN betrug der Wechsel der ungelernten Arbeiterschaft im Jahre 1909/10 56,5%, der der weiblichen Arbeiter sogar 56,6%. Durch tariflich geregelte Arbeits- und Lohnverhältnisse ist der starke Arbeiterwechsel in der Mehrzahl der chemischen Betriebe überwunden.

Die Produktionsarbeiter im engeren Sinne sind den Betriebsgefahren ständig ausgesetzt, während die Reparaturarbeiter und deren Hilfsarbeiter den Gefahren zwar nicht dauernd, aber häufig in höherem Maße ausgesetzt sind. Auch die Transportarbeiter haben öfter unter der Wirkung unverpackter Chemikalien und Abfallstoffe zu leiden. Dementsprechend ist auch der Einfluß der Berufstätigkeit auf die Gesundheit durchaus verschieden. Der häufige Arbeiterwechsel, der in schmutzigen Betrieben, wie in Mineral- und Bleifarben- und Chromsäurebetrieben usw., noch nicht überwunden ist, bedingt auch infolge der mangelhaften Einarbeitung und dem darauf beruhenden geringen Verständnis den Berufsgefahren gegenüber, ebenso wie z. B. bei den Bergarbeitern, eine Vermehrung der Berufsgefahren, wenn auch auf der anderen Seite darin ein gewisser Schutz — ebenso wie beim Tätigkeitswechsel der Bleikammerarbeiter usw. — gegen die gewerblichen Vergiftungen liegt.

Es können an dieser Stelle nur die wichtigsten Fabrikationsmethoden der chemischen Industrie erwähnt werden.

A. Schwefel und seine Verbindungen.

Der Schwefel wird, hauptsächlich in Sizilien, rein oder aus schwefelhaltigen Erden gewonnen, die Gewinnung des Schwefels aus Schwefelmetallen und -salzen kommt nur als Nebenprodukt in geringer Menge in Betracht. Dagegen wird er in größeren Mengen aus Schwefelwasserstoff nach dem Chance-Claus-Verfahren auch in Deutschland hergestellt. Die Verwendung von Schwefel in der Industrie und in der Heilkunde ist außerordentlich umfangreich, sowohl in reiner Form als auch in seinen zahlreichen Verbindungen.

1. Schweflige und Schwefelsäure. Vor dem Verhütten der Zink- und Kupfererze müssen die Erze durch Abrösten vom Schwefelgehalt befreit werden. Nach allgemeingesetzlichen Vorschriften dürfen die dabei entstehenden schwefligen Gase nicht in die Luft geleitet werden. Die Hüttenindustrie ist durch diese Vorschrift und aus wirtschaftlichen Gründen gezwungen, die schwefligen Dämpfe aufzufangen und als schweflige Säure oder in weiterem Verfahren als Schwefelsäure zu verwerten. Durch diese Hüttenbetriebe wird ein erheblicher Teil des Schwefelsäurebedarfs aus in- und ausländischer Metallproduktion gedeckt.

In der chemischen Industrie wird zur Herstellung von Schwefelsäure Schwefelkies verwendet. Früher waren sog. Handöfen üblich, die in neuerer Zeit zum größten Teil durch mechanische Öfen ersetzt worden sind. Bei den Handöfen hatten die Arbeiter den Schwefelkies einzuschaufeln und während der Charge von einem Ofen in den anderen oder etagenweise mit großen Stochern weiterzutransportieren. Ebenso

mußte der Abbrand herausgezogen und mit Karren abtransportiert
werden. Die mechanischen Öfen werden mechanisch mit Schwefelkies
beschickt und die Durcharbeitung erfolgt durch mechanisch angetriebene
Rührarme. Ebenso wird der Abbrand mechanisch abgezogen und
häufig auch ohne Zutun der Arbeiter abtransportiert.

Die sich beim Abrösten entwickelnden schwefligen Gase werden in
den sog. Gloverturm geleitet, der mit Koks, Schamotteringen oder -steinen
gefüllt und mit Bleiplatten ausgekleidet ist und von oben her durch
verdünnte, mit salpetrigen Dämpfen gesättigte Schwefelsäure bespült
wird. Die Gase durchstreichen dann die Bleikammern, große, aus
Bleiplatten zusammengelötete Behälter, wo sie mit Wasserdampf und
Salpetersäure zusammengebracht werden. Das Bleikammerverfahren
ist heute zum Teil durch das Kontaktverfahren ersetzt, wobei die
schwefligen Gase mit Luft über erhitztes Platinasbest geleitet werden.
Der entstehenden Schwefelsäure wird dann in einem dem Gloverturm
ähnlichen Behälter — dem Gay-Lussac-Turme — der Stickstoff entzogen,
dann wird sie in Bleipfannen, Platin- und Glasgefäßen konzentriert.
Zur Entfernung der Beimischungen von Blei und Arsen erfolgt dann
noch eine mehrmalige Destillation aus Platingefäßen, die in modernen
Betrieben durch eine Reinigung in Apparaten aus säurebeständiger
Masse ersetzt wird.

Neuerdings hat sich das Schwefelsäure-Gips-Verfahren eingebürgert.
Es beruht darauf, daß deutscher Gips in Drehöfen mit Kohlenstaub-
feuerung gebrannt und dadurch der Schwefel in Form schwefliger Gase
ausgetrieben wird. Die schwefligen Gase werden, wie oben geschildert,
auf Schwefelsäure weiterverarbeitet. Dem Rückstand wird zu gegebener
Zeit im Drehofen Ton zugesetzt, wodurch vollwertiger Zement entsteht.

Die Schädigungen bei der Fabrikation von schwefliger und Schwefelsäure bestehen zunächst in der Reizwirkung der entstehenden Gase
auf die Atemwege und Augen. Nach LEHMANN wirken Mengen von
0,02 — 0,03 % schwefliger Säure in der Luft nur auf den daran
nicht Gewöhnten schädigend und bedingen erst in den Mengen von
0,05—0,4 % in $1/_2$—1 Stunde lebensgefährliche Erkrankungen. Durch
die schweflige Säure, die aus den Öfen, Leitungen, Kammern ent-
weichen kann, werden besonders die Schürer und Bleilöter betroffen.
Weiter kommt die Einwirkung nitroser Gase bei den Kammern, Glover-
und Gay-Lussac-Türmen in Frage. Es ist daher besonders darauf zu
achten, daß die Bleikammern, Glover- und Gay-Lussac-Türme usw.
gut abgedichtet sind. Bei guten Einrichtungen der Betriebe sind die
Arbeiter im allgemeinen bei der Schwefelsäurefabrikation verhältnismäßig weniger gefährdet. Beim Entleeren und Reinigen der Staub-
kammern sind die Arbeiter der Einwirkung arsenhaltigen Staubes ausgesetzt. In neueren Betrieben erfolgt die Leerung und Reinigung der Staub-
kammern auch schon mechanisch. Zufällige Gefahren durch Verspritzen
der Säure, Explosionen der Behälter usw. lassen sich bei genügender
Vorsicht vermeiden. Gefahren durch Arsenvergiftung bedingt ferner die
arsenhaltige Schwefelsäure, vor deren Gebrauch in einzelnen Bundesstaaten, z. B. in Württemberg, Hamburg, behördlicherweise gewarnt wird.

Tabelle 57. Die Erkrankungen im Schwefelsäurebetrieb.

Zeit der Be-obachtung	Zahl der ein Jahr unter Beobachtung gewesen. Personen	Innere Krankheiten									Äußere Krankheiten								Gesamtzahl der Fälle	Gesamtzahl der Tage
		Nerven	Zirkulations-organe	Atmungs-organe	Verdauungs-organe	Harnorgane	Infektions-krankheiten	Intoxikations-krankheiten	Fälle zusammen	Tage zusammen	Verbrennun-gen	Andere Verletzungen	Bewegungs-organe	Haut	Augen und Ohren	Geschlechts-organe	Fälle zusammen	Tage zusammen		
1881/82 bis 1903/04	1389	14	2	210	200	1	124	—	552	8270	77	132	128	48	7	6	398	5549	949	13819
	100	1,0	0,1	15,1	14,4	0,07	8,9	—	40	595	5,5	9,5	9,2	3,4	0,5	0,4	28,7	399	68,7	994
Vergleichsgruppe: Verlader, Verwieger, Hofarbeiter, Schreiner, Küfer, Zimmerleute, Maurer, Grundarbeiter usw.																				
wie vor	100	1,4	0,3	8,8	12,3	0,1	6,8	—	29,8	470	1,0	17,7	11,7	8,2	1,2	0,4	40,2	466	70,1	936

Nach den Zusammenstellungen von LEYMANN zeigt Tabelle 57 die *Erkrankungen im Schwefelsäurebetrieb*.

2. Schwefelkohlenstoff. Der Schwefelkohlenstoff wird durch Glühen von Schwefelkies, Zinkblende oder anderen Schwefelmetallen mit Holzkohle in eisernen oder Schamotteretorten hergestellt, dann in hohen Zylindern durch Kalkwasser gereinigt. Die Verwendung des Schwefelkohlenstoffs ist außerordentlich ausgedehnt, z. B. in der Fettindustrie, Gummiwarenfabrikation, Kunstseidenindustrie, Zündholzindustrie usw. Neben der großen Explosionsgefahr besteht die Gefahr der Vergiftung (s. S. 70), die auch bei der Fabrikation des Schwefelkohlenstoffs durch seine Dämpfe für die Arbeiter ziemlich groß ist. Vergiftungen durch Schwefelkohlenstoff gelten als Berufskrankheiten, die gleich den Betriebsunfällen zu entschädigen sind (s. S. 43).

Gesetzliche Schutzmaßnahmen sind deshalb vom Minister für Handel und Gewerbe in Preußen vom 23. Februar 1910 (Grundsätze für die Herstellung, Lagerung und fabrikatorische Verwendung von Schwefelkohlenstoff) angeordnet.

Geringe Bedeutung besitzt der Schwefelwasserstoff, der in der Metallindustrie verwendet wird, aber auch als Zwischen- und Zersetzungsprodukt in der chemischen Industrie, Lohgerberei, Leimsiederei und verschiedenen anderen vorkommt. Er verursacht gelegentlich in chemischen Betrieben akute — meist tödliche — Vergiftungen, ferner Augenentzündungen (Conjunctivitis) in der Kunstseideerzeugung (Viscoseverfahren) (s. S. 247).

B. Soda, Salzsäure, Chlor und Chlorkalk.

1. Sodafabrikation. a) LEBLANCsches Verfahren. Zur Sodabereitung wird Kochsalz mit Schwefelsäure in eisernen Schalen zersetzt und dann in Muffelöfen calciniert. Aus dem salzsäurehaltigen Gasgemenge wird dann die Salzsäure in tönernen Flaschen (Bombonnes) oder Plattentürmen kondensiert. Das Natriumsulfat wird dann mit

Kalkstein und Kohle in Sodaschmelzöfen (Flammöfen) geschmolzen. Infolge der Staub- und Hitzeentwicklung entstehen für die dabei tätigen Arbeiter Gesundheitsschädigungen (Erkältungsgefahr) und Erkrankungen der Verdauungsorgane. Die entstandene Rohsoda wird dann ausgelaugt, es entsteht dann Krystallsoda und bei weiterem Eindampfen calcinierte Soda. Die beim Auslaugen verbleibenden Rückstände, besonders Schwefelcalcium, geben häufig Veranlassung zur Belästigung der Nachbarschaft von Sodafabriken. Durch das CHANCEsche Verfahren — Einwirkung von Kalkofensäure auf die Sodarückstände — wird die Erzeugung gesundheitsschädlicher Abfallprodukte beseitigt. Das LEBLANCsche Verfahren wird in Deutschland nicht mehr angewendet.

b) Das SOLVAYsche Verfahren beruht auf der Einwirkung von Ammoniumcarbonat auf Kochsalz; das dabei entstehende Natriumbicarbonat wird dann durch Erhitzen in Soda umgewandelt. Bei dieser Ammoniaksodafabrikation entstehen für die Arbeiter keine besonderen Gefahren.

Auf die Gewinnung von Soda auf elektrischem Wege oder aus Kryolith soll hier nicht eingegangen werden.

2. Salzsäure. Salzsäure wird in handbedienten Muffelöfen oder in mechanischen Öfen aus Kochsalz mit Schwefelsäure oder im elektrolytischen Verfahren gewonnen. Sie findet Verwendung in der Textilindustrie, in Metallbeizereien und dient auch sonst vielfachen industriellen Zwecken. Das bei der Salzsäureherstellung anfallende Sulfat wird in großen Mengen in der Glasindustrie verwendet. Auch in der chemischen Industrie ist es unentbehrlich. Sulfat wird auch in neuerer Zeit in der Kalkindustrie ohne Anfall von Salzsäure hergestellt. Sowohl bei der Herstellung als auch bei der Verwendung der Salzsäure macht sich die Ätzwirkung derselben bemerkbar (s. Tabelle 58), die besonders Reizungen der Atemorgane hervorruft. Bei roher Salzsäure ist auch der Arsengehalt gefährlich.

LEYMANN zeigt in Tabelle 58 die *Erkrankungen im Sulfat- und Salzsäurebetrieb.*

Tabelle 58. Die Erkrankungen im Sulfat- und Salzsäurebetrieb.

Zeit der Beobachtung	Zahl der ein Jahr unter Beobachtung gewesen. Personen	Innere Krankheiten									Äußere Krankheiten								Gesamtzahl aller Fälle	Gesamtzahl aller Tage
		Nerven	Zirkulationsorgane	Atmungsorgane	Verdauungsorgane	Harnorgane	Infektionskrankheiten	Intoxikationskrankheiten	Fälle zusammen	Tage zusammen	Verbrennungen	Andere Verletzungen	Bewegungsorgane	Haut	Augen und Ohren	Geschlechtsorgane	Fälle zusammen	Tage zusammen		
1881/82 bis 1903/4	853	19	2	127	193	1	86	—	428	5354	36	78	172	53	8	21	350	3613	778	8947
	100	2,2	0,2	14,9	22,6	0,1	10,1	—	50	625	4,2	9,1	20,2	6,2	0,9	0,3	41	424	91	1049
dgl.	Vergleichsgruppe: Verlader, Verwieger, Hofarbeiter, Schreiner, Küfer, Zimmerleute, Maurer, Grundarbeiter usw.																			
	100	1,4	0,3	8,8	12,3	0,1	6,8	—	29,8	476	1,0	17,7	11,7	8,2	1,2	0,4	40,2	466	70,1	936

3. Chlor und Chlorkalk. Nach dem älteren Verfahren, das heute fast ganz verlassen ist, wird Chlor und Chlorkalk dadurch gewonnen, daß in gedeckte Steinbehälter durch Zuführungsöffnungen Salzsäure und Braunstein gebracht werden und das sich entwickelnde Chlorgas durch ein Ableitungsrohr in die Absorptionskammern gebracht wird. In diesen liegt eine ca. 10 cm hohe Schicht Ätzkalk. Durch die Einwirkung des Chlors bildet sich dann Chlorkalk, welcher nach Absaugen des Chlorgases und Öffnung der Kammern entleert wird. Sowohl beim Entleeren der Kammern als auch beim Umschaufeln des Chlorkalks sind die Arbeiter der Schädigung durch Chlordämpfe ausgesetzt und müssen Respiratoren tragen.

Bei dem DEACONschen Verfahren wird Salzsäure durch Kammern von Zimmergröße durchgeleitet, welche mit Kupfervitriol getränkte Tonkugeln enthalten und erhitzt werden; das sich bildende Chlor wird dann in ähnlicher Weise zur Chlorkalkherstellung benutzt.

Als modernes, fast allgemein durchgeführtes Fabrikationsverfahren kommt die Chlorgewinnung durch Elektrolyse von Chloralkalien in Frage. Die Zersetzung geschieht in großen Zellen (Billiterverfahren), wobei der Zellboden als Kathode, eine Graphitplatte als Anode dient. Es entsteht bei der Zersetzung eine zähe, teerige Schlammasse, die starke Hautreizungen verursacht. Außerdem fällt Chlor bei der elektrolytischen Sodaerzeugung und bei anderen chemischen Prozessen in der chemischen Industrie an. Der Chloranfall in der chemischen Industrie geht über die Verbrauchsmöglichkeiten hinaus. Man hilft sich, indem man die größten Mengen auf Chlorkalk verarbeitet, der vielseitige Verwendung findet.

Die Hauptgefahr bei der Chlor- und Chlorkalkgewinnung, ebenso bei der Verwendung von Chlor in Bleichereien, in Papier- und Textilfabriken usw., beruht auf der Chlorvergiftung. Nach LEHMANN (s. Tabelle 25 S. 53) bewirkt ein Chlorgehalt der Luft von 0,04—0,06 % bereits in kurzer Zeit lebensgefährliche Erkrankungen. Bei der akuten Vergiftung macht sich besonders die Reizung der Atmungsorgane, Rötung des Gesichts, plötzliche Schwellung des Kehlkopfdeckels bemerkbar; es kann dann unter Bewußtlosigkeit der Tod eintreten. Bei Chlorarbeitern findet sich — insbesondere bei gleichzeitigem Vorhandensein von Teer (gechlorte Kohlenwasserstoffe) — eine typische Hautkrankheit — Chloracne —, rote, entzündliche Knötchen und Mitesser, besonders am Hals, Gesicht, Kopf, aber auch am Rumpf und an Gliedmaßen. Durch Chlorkalkeinwirkung entstehen oft Schweißhände.

C. Chrom und Chromate.

Die Chrompräparate finden in der Industrie ausgedehnte Verwendung: in der Färberei, Zinkdruckerei, Bleicherei, Gerberei, Photographie, Metallbeizerei und verschiedenen anderen Betrieben. Als Ausgangsmaterial wird Chromeisenstein benutzt, der in Brechwerken zerkleinert und in Kugelmühlen fein gemahlen wird. Der fein gemahlene Chromeisenstein wird durch anhaltendes Glühen bei Weißglut in Flammöfen oder in Drehöfen bei Luftzutritt aufgeschlossen, wobei durch den Luftzutritt eine Oxydation eintritt und Chromate gebildet werden. Zu diesem Zweck wird der fein gemahlene Chromeisenstein vorher innig mit Soda und gebranntem Kalk gemengt. Die Masse darf nicht schmelzen, was durch den Kalk verhindert wird. Die Schmelze wird schnell abgekühlt, dann zerkleinert und in Rührbottichen mit Wasser und Soda ausgekocht, wobei alles Chromat als Natriumsalz gelöst wird. In eisernen, mit Blei ausgelegten Kästen wird dann das Natriumchromat durch Schwefelsäure in Bichromat umgewandelt. Nach Eindampfen der Lauge in eisernen Pfannen scheidet sich das krystallinische Bichromat aus. Es wird gewaschen und getrocknet. Früher wurde Kaliumbichromat dem Natriumbichromat wegen seiner guten Krystallisierbarkeit vorgezogen, ist aber heute ziemlich verdrängt. Aus den Bichromaten werden dann Bleiverbindungen, die besonders als Farben benutzt werden, hergestellt.

Beim Zerkleinern des Chromeisensteins, beim Arbeiten am Schmelzofen, beim Sieben und Verpacken der fertigen Präparate entsteht der äußerst giftige und ätzende Staub, der zu Schädigungen führt. Die Gefahren bei den Bleichromatverbindungen (z. B. Chromgelb, Chromrot, Chromorange usw.) sind durch die Kombination von Blei und Chrom bedingt. Nach LEYMANN traten in einer chemischen Fabrik bei 100 Chromarbeitern (1898—1904) 48 innere und 72,5 äußere Erkrankungen, d. h. zusammen 120,5 Erkrankungsfälle auf. Nach den Untersuchungen von R. FISCHER, K. B. LEHMANN und anderen kommen Gesundheitsschädigungen fast nur durch Chromsäure und die Alkalisalze vor. In erster Linie werden Hautschädigungen (Ekzeme und Geschwürsbildungen) beobachtet, ferner Schleimhautverätzungen und Geschwüre der Nasenscheidewand. Erkrankungen der Lungen und der Nieren sind wohl beobachtet, aber keineswegs mit Sicherheit nur auf die Chromeinwirkung zurückzuführen; ebenso ist die Entstehung von Lungencarcinomen, die neuerdings bei Chromatarbeitern beobachtet worden sind, noch nicht einwandfrei als Chromeinwirkung sichergestellt. R. FISCHER hat in 7 Chromatbetrieben auf 100 Arbeiter berechnet festgestellt:

Zahl der an äußeren Chromgeschwüren, Ätzungen usw. behandelten Personen	8,82
„ der an Ekzemen usw. behandelten Personen	6,56
„ der an Nasengeschwüren behandelten Personen	24,39
Nierenkrankheiten	0,07
Erkrankungen des Nervensystems	1,77
„ der Zirkulationsorgane	0,42
„ der Respirationsorgane	15,36
„ der Digestionsorgane	9,85
Infektionskrankheiten	8,96

Auf 100 Arbeiter entfielen 36,30 Erkrankungsfälle mit durchschnittlich je 16,18 Krankheitstagen.

Gesetzliche Schutzbestimmungen. Die Bekanntmachung des Reichskanzlers betreffend die Einrichtung und den Betrieb von Anlagen zur Herstellung von Alkalichromaten (vom 16. Mai 1907) gibt Vorschriften über die Betriebsräume und -einrichtungen, Reinigungsvorschriften, ärztliche Überwachung der Arbeiter usw. Arbeiterinnen

und jugendliche Arbeiter dürfen nur in solchen Räumen und zu solchen
Verrichtungen verwandt werden, in denen sie mit Chromaten nicht in
Berührung kommen.

D. Kalisalze.

Die Kalisalze werden vorwiegend bergmännisch gewonnen. Da
dieselben nur in ganz vereinzelten Fällen rein in Form von Sylvin
vorkommen, meist an andere Salze gebunden sind, werden die Roh-
salze erst im Mahlwerke zerkleinert und dann in Apparaten gelöst,
wobei nach dem Erkalten der Lösung das Kalisalz in Form von Chlorkalium auskrystallisiert. Aus den Kalirohsalzen werden verschiedene
Kalisalze, wie Chlorkalium, schwefelsaures Kali, schwefelsaures Kali-
magnesia usw., hergestellt. Hauptsächlich werden Kalisalze aus Hart-
salz oder Sylvinit gewonnen.

E. Ammoniak und Ammoniaksalze.

Als Hauptquelle für die Ammoniakgewinnung dient der Luftstickstoff, erst in zweiter Linie das Kondensationswasser der Gasanstalten,
Kokereien und die Hochofengase. Bei der Gewinnung aus Kokereien
kommen neben den Ammoniakdämpfen das giftige Schwefelammonium
als Gefahrenquelle in Frage. Bei dem Herstellungsverfahren nach HABER-
BOSCH aus Stickstoff und Wasserstoff sind als Betriebsgefahren anzusehen: das Zerknallen der stählernen Umsetzungsgefäße, Verpestungen
durch Ammoniak und Kohlenoxyd. Sowohl bei der Herstellung von
Ammoniakgas, Salmiakgeist und der Ammoniaksalze, besonders des
Ammoniakcarbonats, als auch bei der Verwendung von ammoniak-
haltigen Substanzen, die besonders in der Kälteindustrie, in Bleichereien, Farbenfabriken usw. gebraucht werden, können bei Undichtigkeit
der Apparatur Vergiftungen auftreten. Diese äußern sich in Reizungen
der Atmungsorgane, heftigem Husten, Brustbeklemmungen, Schweißausbruch, Harnverhaltung. Bisweilen kann durch Erstickung infolge
Schädigung der roten Blutkörperchen der Tod eintreten.

F. Salpetersäure.

Die Salpetersäure wurde früher ausschließlich aus Natriumsalpeter
gewonnen, wobei durch konzentrierte Schwefeläure die Zersetzung des
Natriumsalpeters in gußeisernen Kesseln erfolgte. Seit dem Kriege ist
diese Produktion in Deutschland fast restlos aufgegeben worden. Salpetersäure wird heute aus Luftstickstoff gewonnen. Der Luftstickstoff
wird mit Wasserstoff zu Ammoniakwasser verbrannt, das Ammoniakwasser kondensiert und vergast und zu Stickoxyd oxydiert. Dabei
wird Ammoniakgas mit einem Luftüberschuß gemischt und bei 6—700° C
über einen geeigneten Katalysator geleitet, wodurch der Oxydationsprozeß schnell verläuft und Stickoxyd in Dioxyd übergeführt wird.
Dioxyd liefert mit Wasser die Salpetersäure.

Die Hauptgefahr für die Arbeiter besteht in der Schädigung durch
nitrose Gase, die nach dem alten Fabrikationsverfahren bei Undichtigkeit oder Beschädigung der Apparatur häufig auftraten. Nach dem

neuen Verfahren sind diese Übelstände bei der Herstellung von Salpetersäure zum größten Teil beseitigt. Dagegen besteht die Gefahr, beim
Hantieren mit Salpetersäure nach wie vor, weil nitrose Gase bei Berührung der Salpetersäure mit Metallen und organischen Stoffen entstehen.

Bei der Fabrikation ist ebenso wie bei der Schwefelsäureherstellung
für dichten Abschluß aller Apparate zu sorgen. Die ausgedehnte
Verwendung der Salpetersäure in der Sprengstoffindustrie, Metallverarbeitung, in der Färberei usw. bedingt, ebenso wie die Fabrikation der Säure selbst, Schädigungen, welche sich vor allem in Reizungen der Atmungsorgane bemerkbar machen. Diese Reizerscheinungen
werden hauptsächlich durch rotbraune Salpetersäuredämpfe und die
Zersetzungsprodukte der Salpetersäure, salpetrige Säure und Stickstoff-
oxyd bedingt. Durch Vergießen oder Verspritzen von Salpetersäure
werden Brände und erhebliche Unfallgefahren bedingt.

G. Sprengstoffindustrie.

Während des Krieges hat die Sprengstoffindustrie, die auch schon
vorher ständig an Ausdehnung zugenommen hat, einen gewaltigen Aufschwung genommen. Die deutsche Sprengstoffindustrie ist nach dem
Kriege jedoch durch den Friedensvertrag stark eingeengt worden. Sie
beschäftigt sich vorwiegend mit der Herstellung von industriellen
Sicherheitssprengstoffen und Jagdpulver und Jagdmunition. Im nachfolgenden soll die Herstellung der wichtigsten Sprengstoffe beschrieben
werden; die Zahl der modernen Sprengstoffe ist natürlich viel größer,
und ihre Zusammensetzung wird zum großen Teil noch geheim-
gehalten, so daß auch auf die hygienischen Verhältnisse bei der Fabrikation und die Schädigungen im einzelnen nicht eingegangen werden
kann.

1. Das Schießpulver. Der älteste Sprengstoff ist das *Schießpulver*.
Das gewöhnliche Schießpulver besteht aus 10 Teilen Schwefel,
16 Teilen Holzkohle und 74 Teilen Kalisalpeter, die in Stampfwerken,
Kollermühlen oder Trommeln zerkleinert und gemischt werden; dann
wird das Pulvergemenge durch Schraubenwalzen oder hydraulische Pressen gepreßt, gekörnt, gesiebt und getrocknet. Die Hauptgefahr besteht
in Explosionen und Bränden. Vielfach wird zum gewöhnlichen Schießpulver chlorsaures bzw. pikrinsaures Kali, schwefelsaures Natron usw.
hinzugesetzt, wobei verschiedenartig benannte Sprengstoffe entstehen,
z. B. das Roburit, das neben Kohle und Schwefel Ammoniumnitrat,
Nitrochlornaphthalin und Binitrobenzol enthält. Bei der Roburitfabrikation sind durch Aufnahme des pulverförmigen Giftes in den Magen und
Einatmung der Dämpfe Vergiftungen beobachtet worden. Neben Appetitlosigkeit, Verdauungsbeschwerden, Gelbfärbung der Schleimhäute von
Mund und Rachen treten Kopfschmerzen, Schwindel und Atemstörungen
auf. Bisweilen führen diese Vergiftungen auch zum Tode. (Bild der
Nitrobenzol-, Binitrobenzol- und Roburitvergiftung s. Tabelle S. 86.)

Durch Sauberkeit und Körperpflege, Schutzkleidung, Respiratoren,
kurze Arbeitszeiten in diesen gefährlichen Betrieben werden die Vergiftungen vermieden.

2. Knallquecksilber. Knallquecksilber dient nicht zum Schießen oder Sprengen, sondern als Zündstoff für die Sprengstoffe. Es besteht aus gelblichen Krystallen, die bei der Entzündung eine Stichflamme unter gewaltigem Explosionsdruck erzeugen und dadurch als „Initialzünder" die Sprengladung entzünden und zur Explosion bringen. Knallquecksilber wird aus Quecksilber und Salpetersäure unter Zuführung von Alkohol in Glaskolben mit anschließenden Tontöpfen hergestellt. Beim Mischen von Knallquecksilber und Salpeter, Chloraten, Glaspulver u. a., ferner beim Pressen der Zündhütchen entstehen leicht Explosionen; auch Quecksilbervergiftungen werden durch die Anreicherung der Luft mit Quecksilberdämpfen hervorgerufen.

3. Schießbaumwolle. Die Schießbaumwolle wird aus den Abfällen der Baumwollfabrikation gewonnen, welche im Reißwolf gekrempelt und durch Dampf getrocknet werden. In gußeisernen Gefäßen werden die Fasern dann mit einem Gemisch von 55 Teilen Salpetersäure und 165 Teilen Schwefelsäure auf 1 Teil Baumwolle nitriert. Die Masse wird dann gewaschen, ausgeschleudert und von den Säureresten befreit. Die Schießbaumwolle muß naß und unter Luftabschluß aufbewahrt werden und wird auch erst vor dem Gebrauch bei einer Temperatur von 35⁰ C getrocknet. Die Fabrikation von Schießbaumwolle hat in letzter Zeit erheblichen Umfang angenommen, da sie neben der Herstellung von Sprengstoffen, wie rauchlosem Pulver, Dynamit usw., auch zur Herstellung von Celluloid und Film benutzt wird. Die Gefährdung der Arbeiter durch Salpetersäuredämpfe bei der Fabrikation ist durch gut abgeschlossene Nitrierapparate und Schutzvorrichtungen (Respiratoren usw.) verringert worden, ebenso werden auch Explosionen bei genügender Vorsicht vermieden.

4. Rauchloses Pulver. Zur Herstellung des rauchlosen Pulvers, d. h. von Pulver, das beim Explodieren nur wenig Rauch entwickelt, wird gemahlene und gewaschene Schießbaumwolle, Essigäther und Aceton zu einer gelatineartigen Masse gelöst. Diese Masse wird dann geknetet, gewalzt und getrocknet. Aus den Platten wird das Pulver in kleinen Vierecken ausgeschnitten oder gestanzt. — Neben der Explosionsgefahr kommen Schädigungen der Arbeiter durch Essigäther- und Acetondämpfe in Betracht.

5. Nitroglycerin und Dynamite. Das Nitroglycerin bildet das Ausgangsmaterial für eine große Reihe moderner, äußerst wirksamer Sprengstoffe. Glycerin wird in der Seifenindustrie aus den dort verarbeiteten Fetten gewonnen, in größerem Umfange aber auch von der deutschen Sprengstoffindustrie aus dem Ausland bezogen. Die Nitrierung erfolgt, indem Glycerin mit chemisch-reiner Schwefel- und Salpetersäure in gut abgedichteten Bleikesseln gemischt wird. Aus dem Mischbehälter kommt die Mischung in den Abscheider, worin sich die Schwefelsäure, die noch geringe Mengen Salpetersäure enthält, nach unten absetzt, während das Nitroglycerin (Sprengöl) oben schwimmt. Nach vollständiger Scheidung, die von außen beobachtet werden kann, wird die Säure abgelassen und in den tiefer gelegenen Nachscheider geleitet, wo die letzten Reste des Sprengöls abgeschieden werden. Das Sprengöl wird von dem Abscheider in das Waschhaus abgelassen, wo es vollständig ausgewaschen und dann in das Mischhaus geleitet wird. Dem Waschhaus werden auch die aus dem Nachscheider anfallenden Mengen Sprengöl zugeleitet. Bei dem Arbeitsprozeß ist äußerste Vorsicht erforderlich, da große Explosionsgefahr besteht und Schädigungen der Arbeiter durch Säure- und Nitroglycerindämpfe auftreten können. Nitroglycerin ist ein äußerst wirksames Blutgift, das den Sauerstoff der roten Blutkörperchen fester bindet und sepiabraunes Methämoglobin bildet. Schon die Einwirkung winziger Mengen von Nitroglycerin bewirkt Kopfschmerzen, Übelkeit, Benommenheit und kann zum Tode führen; das Gift kann dabei vom Magen, aber auch durch die unverletzte Haut aufgenommen werden. Durch die Beimengung von Saugstoffen zum Nitroglycerin, z. B. Kieselgur, kohlensaurer Magnesia, Schwarzpulver und vielen anderen, werden die verschiedenen Dynamitarten hergestellt. Das Mischen geschieht am besten in staubdicht abgeschlossenen Apparaten, wobei die Arbeiter zum Schutz noch Gummihandschuhe tragen sollen.

Durch Auflösung von Schießbaumwolle in Nitroglyzerin bei vorsichtiger Erwärmung wird Sprenggelatine hergestellt.

Bei der Munitionsfabrikation, zum Füllen von Granaten usw. werden Sprengkörper aus Pikrinsäure, Ammoniumpikrat, Trinitrokresol, Trinitrotoluol u. ä. aromatischen Nitroverbindungen hergestellt. In englischen Munitionsbetrieben sind 1916 nicht weniger als 181 Fälle von Trinitrotoluolvergiftung beobachtet worden, wobei 52 tödlich verliefen. Die Eingangspforte für das Gift bildete hauptsächlich die Haut. Das Krankheitsbild bot das Bild schwerer Leber- oder Blutveränderungen dar und ähnelte der Binitrobenzolvergiftung (s. S. 69). Auch in Deutschland sind diese Vergiftungen während des Krieges aufgetreten. Durch die Verfügung des Bundesrats vom 12. Oktober 1917 gelten die durch aromatische Nitroverbindungen bedingten Todesfälle als entschädigungspflichtige Unfälle. Nach der Verordnung des RAM. vom 12. Mai 1925 gehören die Erkrankungen durch die aromatischen Nitro- und Amidoverbindungen zu den gewerblichen Berufskrankheiten, die den Betriebsunfällen gleich entschädigt werden.

Neben diesen Krankheitserscheinungen ist in der Sprengstoffindustrie auch mit hoher Unfallgefahr zu rechnen. In dem Jahrzehnt von 1904 bis 1913 ereigneten sich in der deutschen Sprengstoffindustrie 371 entschädigungspflichtige Unfälle, wovon 175 tödlich verliefen. Für das folgende Jahrfünft, das die Kriegszeit umfaßt, wo naturgemäß dem Arbeiterschutz nicht die nötige Aufmerksamkeit zugewendet werden konnte, von 1914—1918, ereigneten sich 1690 entschädigungspflichtige Unfälle, davon 1030 mit tödlichem Ausgang.

Die Gefährlichkeit der Sprengstoffe und ihrer Herstellung hat natürlich zu einer Reihe von gesetzlichen Vorschriften Veranlassung gegeben. Vom Reichsamt des Innern sind für das Deutsche Reich „Grundzüge für die Einrichtung und den Betrieb von Anlagen, in denen gesundheitsschädliche Nitro- und Amidoverbindungen hergestellt oder regelmäßig in größeren Mengen wiedergewonnen werden" erfolgt. Die Beschäftigung von Arbeiterinnen und jugendlichen Arbeitern ist in diesen Betrieben verboten; ferner ist eine ärztliche Untersuchung der Arbeiter vor der

Einstellung und dauernde ärztliche Überwachung angeordnet. Weitere Erlasse sind in den verschiedenen Bundesstaaten, z. B. Bayern, Sachsen usw. erfolgt. Vom preußischen Minister für Handel und Gewerbe sind ferner „Bestimmungen über Errichtung und Betriebe von Anlagen zur Herstellung von nitroglycerinhaltigen Sprengstoffen" vom 10. Oktober 1893, 15. Juni 1899, 19. November 1900, 23. März 1901, 15. Februar 1906, 23. November 1906 erlassen; ebenso „für die Anlage und den Betrieb von Pikrinsäurefabriken" vom 24. Oktober 1903; ferner für Schwarzpulverfabriken vom 9. Dezember 1903, für Fabriken zur Herstellung gelatinierten rauchlosen Pulvers vom 9. Dezember 1903, für die Fabriken zur Herstellung handhabungssicherer Ammoniaksalpetersprengstoffe vom 4. August 1911. Außerdem bestehen eine ganze Reihe bundesstaatlicher bzw. polizeilicher Verfügungen über den Verkehr, Verwendung, Aufbewahrung, Fabrikation usw. von Sprengstoffen.

Am 20. April 1926 hat der Reichsarbeitsminister verordnet: „Die Verarbeitung von Pulver, das aus einem Gemenge von Salpeter, Schwefel und Kohle hergestellt ist, in der Hausindustrie ist verboten."

Eine Verordnung des preußischen Handelsministers vom 25. Mai 1926 verbietet die Akkordarbeit an neun aufgezählten Arbeitsstellen oder Arbeitsverrichtungen in der Sprengstoffindustrie, weil durch die Akkordarbeit die notwendige Vorsicht zur Vermeidung von Betriebsgefahren unterbunden wird.

H. Celluloidfabrikation.

Die ausgedehnte Verwendung von Celluloidfabrikaten (Zellhornfabrikaten), insbesondere der große Aufschwung, den die Filmfabrikation in den letzten Jahren genommen hat, hat diesem Betriebszweige auch eine immer wachsende wirtschaftliche und hygienische Bedeutung verliehen. Die Nitrocellulose wird in den Celluloidfabriken größtenteils selbst hergestellt. Celluloid wird aus Nitrocellulose und Campher gewonnen, wobei das Celluloid in Form von Preßkuchen entsteht, die weiter zu allen Arten von Waren, wie Bällen, Puppen und sonstigen Spielwaren, sowie Gebrauchsgegenständen usw. durch Pressen, Gießen, Blasen und sonstiges Formen verarbeitet werden. Das Handelscelluloid enthält ca. 50—70% Nitrocellulose, 15—35% Campher und als Rest Füllstoffe, Farben usw. Bei der Fabrikation ist die große Säure- und Explosionsgefahr, die besonders in der Filmfabrikation zu vielen Unfällen und Bränden geführt hat, und die Entwicklung von Dämpfen, die Kohlenoxyd, Methan, Wasserstoff, nitrose Gase und Blausäure enthalten, zu erwähnen. Bei nicht genügender Denitrierung können sich aus dem Celluloid bei Einwirkung von Wärme oder Sonnenlicht Zersetzungsgase bilden, die bei Vermischung mit Luft zu Explosionen führen.

Durch gesetzliche Bestimmungen des preußischen Ministeriums für Handel und Gewerbe („Grundsätze in der für Celluloidlager für Rohstoffe, fertige Waren und Abfälle zu stellenden Anforderungen" vom 7. Mai 1910), vom sächsischen Ministerium des Innern („Verordnung, leichtentzündliche und feuergefährliche Stoffe betreffend", vom 29. November 1907), ferner durch Verfügungen der einzelnen Bundesstaaten und Polizeibehörden werden entsprechende Vorsichtsmaßregeln verfügt.

Die Verarbeitung von Zellhorn in der Hausindustrie regelt die Verordnung des Reichsarbeitsministeriums vom 4. Mai 1923, das auch ein „Merkblatt für Zellhornhausarbeit" enthält.

J. Zündholzfabrikation.

Die Zündholzfabrikation hat ihre Hauptgefahr, die Phosphorvergiftung, verloren, seitdem die Verwendung des weißen und gelben Phosphors vom Jahre 1907 ab zur Herstellung von Zündhölzern durch das Reichsgesetz vom 10. Mai 1903 verboten worden war. Während früher bis 20 % und noch mehr Stangenphosphor in der Zündmasse enthalten war, wird die Zündmasse jetzt aus Zinkweiß, Leim, Glaspulver, chlorsaurem Kali, Schwefelantimon und bisweilen Kaliumbichromat (3—6 %) hergestellt. Manche Zündholzarten (Kracker), die an allen rauhen Flächen zünden, enthalten salpetersaures Baryt oder Strontian, die mit einer Lösung von Schellack und Spiritus gemischt sind. Die Reibfläche wird mit einer Masse aus Braunstein, Schwefel, Schwefelantimon, giftfreiem amorphen Phosphor und Klebmittel bestrichen. Die Hölzer werden auf maschinellem Wege hergestellt. Zur Bedienung der automatisch arbeitenden Maschinen werden nur wenig Arbeiter — meist weibliche — gebraucht; so wird eine Schachtelherstellungsmaschine, die 150 Schachteln in einer Minute fertigstellt, von einem Mädchen bedient. — Die gefällten und von der Rinde befreiten Bäume, fast ausschließlich Aspenholz aus Rußland, werden zunächst in der Fabrik zersägt. Die erhaltenen Blöcke kommen dann in die „Zündholzhobelmaschine", wo lange sogenannte „Drähte" von quadratischem Querschnitt herausgehobelt werden, die eine andere Maschine in Hölzchen von der bekannten Länge zerschneidet. Neuerdings werden die Holzklötze in der „Abschlagmaschine" in Umdrehungen versetzt, wobei ein Messer gegen ihren Umfang drückt und sie zerschneidet. Es entstehen hierdurch lange dünne Holzbänder, die zu etwa 50 Stück übereinander gelegt werden.

Diese Holzbänder rücken nun allmählich gegen die Abschlagmaschine vor, deren vorderster Teil ähnlich einer Guillotine ausgebildet ist. Ein Messer, das zwischen zwei hohen Pfosten auf- und niedergeht, schlägt aus den Spanbändern die Hölzer heraus, die in ein davorgestelltes Traggestell fallen. Zweieinhalb Millionen Hölzer werden in der Stunde fertiggestellt. Die Hölzchen kommen dann auf eine Poliermaschine, eine sich drehende Trommel, dann in eine Waschmaschine, die sich aus Sieben zusammensetzt, in denen sie hin und her geschüttelt werden. Dadurch fallen dann Holzsplitter, die noch daran hängen, ab. Zum Ordnen der Hölzer dient die „Gleichlegemaschine". Dann folgt eine zweite Maschine, die sie in Holzrahmen einspannt. Jeder Rahmen nimmt 2000 Hölzchen auf. Das Einspannen in den Rahmen hat den Zweck, ein gleichmäßiges Eintunken in die Zündmasse zu ermöglichen, so daß die Köpfchen der Hölzchen alle gleich groß werden. Die Hölzer werden getrocknet, damit die Zündmasse gut anhaftet; dann werden sie zunächst in Paraffin eingetaucht und zuletzt in die Zündmasse. Inzwischen sind auf einer anderen Maschine die Schachteln hergestellt

worden. Zu ihrer Anfertigung dienen die schon obenerwähnten Span-
bänder, die jedoch in anderem Format zerschnitten und zu hohen
Stapeln übereinandergeschichtet in die Schachtelmaschine eingelegt
werden. In ähnlicher Weise entsteht der Innenteil der Schachtel, die mit
der bekannten Reibfläche versehen wird. Eine weitere Maschine füllt
endlich die Hölzchen in die Schachteln ein. Als Gesundheitsschädigungen
wurden früher, als noch der weiße Phosphor bei der Zündholzfabrikation
verwendet wurde, Phosphorvergiftungen und -nekrosen vielfach beobachtet. Heute kommen vor allem Hautschädigungen durch Paraffin,
seltener durch Chromate in Frage. Unfälle — besonders Verbrennungen
— sind weitere Schädigungen.

K. Teer- und Teerfarbenindustrie.

1. Die Teerindustrie hat in Deutschland große Bedeutung gewonnen.
Der Teer wird bei der Leuchtgasfabrikation (s. dort) und in Kokereien
aus Steinkohlen-, in geringem Maße auch als Braunkohlen- und ·Torf-
destillation, ferner aus den Rückständen der Petroleumraffinerien gewonnen. Die wichtigsten Bestandteile des Teers sind die Kohlenwasserstoffe (Paraffin, Benzol, Toluol, Naphthalin usw.), ferner die sauer-
stoff-, schwefel-, chlorhaltigen Stoffe, freier Kohlenstoff und Asphalt
oder Pech. Steinkohlenteer ist anders als Braunkohlen- oder Holzteer
zusammengesetzt. Die Verwendung des Teers ist recht mannigfach.
Durch Abdampfen eingedickter Teer wird zur Konservierung von Holz,
Pappe (Dachpappe), Eisen usw., zur Rußfabrikation (durch Verbrennung
bei unvollkommenem Luftzutritt), zu Heilzwecken, zur Herstellung von
Carbolsäure, Anilin, Naphthalin, Saccharin, Teerfarbenstoffen usw. be-
nutzt. Der Steinkohlenteer wird in Gasanstalten und Kokereien als
Nebenprodukt gewonnen; er ist dickflüssig und schwarz und enthält
Kohlenwasserstoffe (Benzol nebst Homologen, Naphthalin, Anthracen),
Phenole (Kresole, Naphthole), Schwefelwasserstoff und Schwefelkohlen-
stoff und Stickstoffverbindungen (Ammoniak, Pyridin, Akridin). In
großen Lagerbehältern wird der Teer leicht erwärmt, wobei sich das
Ammoniakwasser über dem Teer abscheidet und dann in geschlossenen
Behälter geleitet wird, von wo es zur Ammoniakfabrikation weiter-
geleitet wird.

Die *Destillation des Teers* geschieht in eingemauerten, schmiede-
eisernen Zylindern, welche 20—30 Tonnen fassen und direkt erhitzt
werden. Die Dämpfe gelangen durch Kühlröhren in gut abgedichtete
Vorlagen. Das Destillat wird in 3—5 Fraktionen, je nach der Temperatur, aufgefangen, bei 170—200⁰ Siedepunkt die Leichtöle, 230—240⁰
die Mittelöle (Carbolöle), bei 250—270⁰ die Schweröle (grünes Öl),
endlich über 270⁰ das Anthracenöl.

Der Rückstand der Teerdestillation ist das Pech; Asphalt ist der
Rückstand nach Destillation des Leichtöls und wird mit Sand, Asche
oder Kalk zum Straßenpflaster usw. verarbeitet. Aus den Carbolölen
wird die Carbolsäure, aus den Schwerölen Naphthalin, Phenol usw.,
aus dem Anthracenöl Paraffin usw. gewonnen. Die Gesundheitsgefahren
bei der Teerdestillation bestehen zunächst in der Unfall- und Ver-

brennungsgefahr (Explosionen, Verspritzungen, wodurch besonders häufig Augenverletzungen bedingt sind), ferner Hauterkrankungen (Ekzeme, Teerkrätze, Verhornungen und Warzen, bisweilen sogar Krebsbildung, die unter die Verordnung des RAM. vom 12. Mai 1925 fällt). Weiter kommen Vergiftungen durch Einatmen von Dämpfen verschiedener Art, Schwefelwasserstoff, Cyankali, Benzol usw., ferner Entzündungen der Atmungsorgane in Betracht. Bei der Rußfabrikation ereignen sich ebenfalls zahlreiche Unfälle durch Explosionen, Verbrennungen durch Stichflammen usw.; beim besonders früher üblichen Feststampfen des Rußes in Fässern mit den Füßen entsteht häufig Teerkrätze.

2. Teerfarbenindustrie. Der Teer bildet den Ausgangsstoff einer Reihe von äußerst wertvollen Produkten, die in der Industrie, der Heilkunde usw. vielfach Verwendung finden. Auf chemischem Wege werden eine Reihe von Rohstoffen gewonnen, die zu den Teerfarbstoffen verarbeitet werden. Die dabei entstehenden Zwischenprodukte werden ebenfalls zu den verschiedensten Zwecken benutzt.

a) **Rohstoffe.** Das bei der Destillation des Teers gewonnene Rohbenzol ist das wichtigste der Leichtöle, durch fraktionierte Destillation werden daraus das Benzol, Toluol und Xylol hergestellt. *Benzol* dient als Grundstoff in der Anilinfarben-, Sprengstoff-, pharmazeutischen und Riechstoffindustrie; es dient ferner als Lösungsmittel für Fette, Öle, Harze, Kautschuk, Alkaloide, daher als Entfettungsmittel, als Lösungs- und Verdünnungsmittel von fetthaltigen Körpern, Lacken, Firnissen, Anstrichfarben usw. Ferner wird es als Heizmittel für Motoren und andere Zwecke verwandt.

Sowohl bei der Destillation als auch bei der ausgedehnten technischen Verwendung des Benzols treten durch Einatmung der Dämpfe und möglicherweise auch durch Hautresorption *Benzolvergiftungen* auf, die in Anbetracht der Tatsache, daß Benzol ein heftiges Nervengift ist und zu 80% aus der Einatmungsluft aufgenommen wird, recht schwer verlaufen können (vgl. S. 68).

Von den anderen Rohstoffen sei das *Naphthalin*, die *Carbolsäure*, welche oft zu Hautschädigungen (Ekzeme) führt, und das *Pyridin* erwähnt. Pyridin bzw. die Pyridinbasen dienen zur Denaturierung von Spiritus und sind auch die Ursache für Vergiftungen; auch Ekzeme werden bei Möbelpolierern und anderen Arbeitern, die sich des so denaturierten Spiritus bedienen, vielfach beobachtet.

b) **Zwischenprodukte.** Von diesen ist das *Nitrobenzol* das wichtigste. Es wird durch Einwirkung von Salpetersäure und Schwefelsäure auf Benzol gewonnen. Das Nitrobenzol wird dann in hölzernen Bottichen mit Rührvorrichtungen gewaschen und dann durch Destillation aus eisernen Retorten gereinigt. Vergiftungen durch Nitrobenzol und Nitrotoluol sowie ihre Derivate s. S. 69.

c) **Anilin.** Das Nitrobenzol wird mit Eisen und konzentrierter Salzsäure in gußeisernen Zylindern verrührt und mit Kalkmilch versetzt; es bildet sich Anilin, das dann in Behälter getrieben und nochmals destilliert wird. Dies Anilin, welches noch verschiedene giftige Beimengungen, wie Toluidin usw., enthält, wird Anilinöl genannt. Bei der Anilin-

bereitung — besonders beim Reinigen der Apparate — werden durch
Einatmen der Anilindämpfe, ferner durch Aufnahme von Anilin durch
die Haut, *Vergiftungen* hervorgerufen (s. S. 73).

Blasengeschwülste-Papillome und Krebse — sind relativ häufig
durch Anilineinwirkung beobachtet worden.

Die Fabrikation der Teerfarbstoffe steht in Deutschland auf einer
Höhe, wie sie bisher noch in keinem anderen Lande erreicht worden ist.
Die zahlreichen Teerfarben sollen hier nicht ausführlich behandelt
werden. Nur einzelne, wie die *Pikrinsäure* (Trinitrophenol), die besonders zur Sprengstoff-Fabrikation verwandt wird, haben größeres
allgemeines Interesse. Die Pikrinsäure wird durch Einwirkung von
Salpetersäure auf Phenol gewonnen, wobei salpetrige Säuredämpfe
entstehen, die schädigend wirken. Die Pikrinsäure und ihre Salze
(Martinsgelb, Safrangelb usw.) wirken giftig; sie rufen Reizungen
der Atmungs- und Verdauungsorgane, Gelbsucht, Hautkrankheiten
(Ekzeme), Schweißhände und andere Störungen hervor; ferner besteht
bei der Fabrikation von Pikrinsäure eine erhebliche Explosionsgefahr. Wenn auch zahlreiche Teerfarbstoffe nach den Untersuchungen
von WEYL, MACHT, CHLOPIN u. v. a. giftig sind, so sind die Schädigungen
bei der Fabrikation doch verhältnismäßig gering und können bei guter
Apparatur fast völlig vermieden werden.

L. Erdölindustrie.

Im Jahre 1926 wurden bei einer Gesamtweltproduktion von rund
151 Mill. Tonnen in Deutschland selbst in 33 Betrieben mit 1699
beschäftigten Personen 95400 Tonnen gewonnen, während im gleichen
Jahre rund 456000 Tonnen verbraucht worden.

Je nach der Herkunft stellt das Erdöl eine dünne oder dickere
Flüssigkeit dar, die ein Gemisch der verschiedenen Kohlenwasserstoffe
enthält und auch bei gewöhnlicher Temperatur leicht entzündliche
Gase absondert.

Das rohe Erdöl wird durch *Rektifikation* von den Beimischungen
befreit. Zu diesem Zweck wird es in großen, mit feuerfesten Steinen
ummantelten Kesseln erhitzt; hierbei destillieren zuerst die Gase, dann
die Leichtöle mit dem Siedepunkt von 40—170⁰, dann das Petroleum
(Siedepunkt 170—200⁰ C) und endlich die Schweröle. Die Rückstände
werden zu Vaseline, Paraffin u. ä. verarbeitet und der Rest als Heiz-
material verwandt. Bevor das Petroleum in den Handel kommt,
wird es mit Schwefelsäure und Natronlauge gemischt und gereinigt;
durch eine zweite Reinigung wird ein fast farb- und geruchloses Öl
erzeugt.

Schädigungen. In den Petroleumgruben, ebenso in den Raffi-
nerien, treten häufig *Vergiftungen* ein, auch bei Arbeitern, die mit
Benzin umzugehen haben, z. B. in chemischen Wäschereien, in der
Gummiwarenfabrikation usw., machen sich dieselben Erscheinungen
(*Benzinvergiftung*) bemerkbar. In leichteren Fällen tritt ein Rausch-
zustand ein, in schwereren zeigen sich schwere Ohnmachten, Atemstörungen, Herzschwäche, Hautblutungen usw. Vielfach stellen sich

Hautentzündungen auf Händen, Armen und Beinen ein (Petroleumkrätze, Paraffinkrätze), sogar auch Krebs.

Neben den Vergiftungsgefahren spielen in besonderem Grade die Brand- und Explosionsgefahren eine wichtige Rolle.

Durch ein Rundschreiben des Reichsamts des Innern vom 25. Januar 1906 wird auf die Erkrankungen der Petroleumarbeiter hingewiesen; auch in den verschiedenen deutschen Bundesstaaten wird auf Schutzmaßnahmen für die Petroleumarbeiter aufmerksam gemacht. Ferner sind Vorschriften für Benzinextraktionsanlagen usw. erlassen.

M. Industrie der Firnisse, Harze, des Kautschuk und des Guttapercha.

1. In der Firnis- und Lackindustrie wurden 1925 656 Betriebe mit 9106 beschäftigten Personen gezählt.

Über die Zusammensetzung der *Ölfirnisse und Öllackfirnisse* s. S.185. Das Kochen der Firnisse geschieht in hohen eingemauerten Kesseln in feuersicheren Räumen, in denen keine brennbaren Materialien vorhanden sein dürfen. Die Feuerung wird von außen besorgt. Die Kessel sind durch herabzulassende Deckel zu verschließen. Um die Kessel läuft eine Eisengalerie, auf der der Arbeiter steht, der das Rührwerk bedient und das Kochen beaufsichtigt. Trotz strenger Vorschriften werden immer wieder kleine Lacksiedereien in ungeeigneten Räumen bei offener Feuerung eingerichtet, die bis in die neueste Zeit hinein zu Bränden und Explosionen geführt haben.

Schädigungen. Beim Kochen entwickeln sich übelriechende Dämpfe, welche die Arbeiter und auch die Umgebung belästigen und Reizungen der Schleimhäute der Augen, Nase und Atemwege hervorrufen. Wird Bleiglätte als Sikkativ benutzt, so werden bisweilen Bleivergiftungen verursacht. Durch guten Abschluß der Kessel lassen sich jedoch diese Schädigungen verhüten. Beim Bereiten der Lackfirnisse bedingen die ätherischen Harzöldämpfe, besonders beim Kopal, Kopfschmerzen, Benommenheit, Magen- und Darmstörungen.

2. Linoleumfabrikation. Im Jahre 1925 wurden in Deutschland 11 Betriebe mit 3916 beschäftigten Personen gezählt.

Bei der *Linoleumfabrikation* wird fein gemahlener Kork mit Leinöl und Farb- und Klebstoffen zu einer breiigen Masse gemischt, welche auf Leinwand gestrichen und gewalzt wird. Das Muster wird bei den geringeren Sorten durch Schablonen aufgedruckt; bei den besseren Sorten (Inlaid) wird das Farbpulver und die Masse durch Zinkschablonen aufgepreßt.

Bei der Korkzerkleinerung in den Korkmühlen entsteht ein feiner, bisweilen scharfkantiger Staub, der außer den bekannten Staubschädigungen erhebliche Explosionsgefahr bedingt. Bei der Bereitung des Linoleumzementes wird Leinöl in Tankanlagen bis zu mehreren Wochen hindurch geklärt, dann mit oxydierenden Metallsalzen wie Bleiglätte, Zinkoxyd u. a. m. in geschlossenen Eisenkesseln gekocht und eingedickt. Dann wird Terpentin, Kolophonium, Kopal usw. hinzugesetzt und das Gemisch unter Rühren in großen Kochern gekocht und dann eingedickt. Da sowohl in diesen Abteilungen der Fabrikation als auch bei der Fertigstellung des Linoleums meist automatische Arbeitsprozesse vorhanden sind, kommen nennenswerte Gesundheitsschädigungen hierbei kaum in Frage.

Die Herstellung von Wachstuch und Kunstleder, ebenso von Ledertapeten (Linkrusta), ähnelt im allgemeinen der Linoleumfabrikation.

3. Harze. Die Harze werden aus dem Saft zahlreicher Bäume und Sträucher, insbesondere Nadelhölzer, der an der Luft unter dem Einfluß des Sauerstoffs erhärtet, gewonnen. Eine bedeutende Rolle spielen die überseeischen Kopale. Der vom Baum gewonnene Kopal wird als Baumkopal bezeichnet, während der größere Teil als fossile Masse gegraben wird. Vor dem Versand müssen diese Kopale geschält, d. h. von einer sandigen Kruste befreit werden. Die Harze sind im Wasser nicht löslich, dagegen leicht in Alkohol und Aether; bei trockener Destillation entwickelt sich ein flüssiger Kohlenwasserstoff, das Harzöl. Die meisten Harze oder Balsame (Weichharze), besonders die in der Heilkunde verwandten, wie Perubalsam, Copaivbalsam usw., werden aus tropischen Pflanzen gewonnen. Die wegen ihrer ausgedehnten technischen Verwendung wichtigsten Harze sind Terpentin, Schellack und Asphalt.

Zur Gewinnung des *Terpentins* werden im Frühjahr von den „Harzscharrern" oder „Pechlern" durch Beile in die Stämme vieler Fichten- und Tannenarten ca. 50 cm lange, 7 cm breite und 4 cm tiefe Rinnen geschlagen. Der ausfließende Balsam sammelt sich in Gruben am Fuße der Bäume an und wird im Herbst gesammelt. Durch Destillation mit Wasser in eisernen Kesseln bildet sich dann aus dem Terpentin das Terpentinöl, aus dem Rückstand wird Kolophonium gewonnen. Das Terpentinöl wird zur Farbenherstellung, zur Denaturierung des Spiritus (statt der Pyridinbasen) und vielen anderen technischen Zwecken gebraucht, während das Kolophonium bei der Bereitung von Druckerschwärze, von Pflastern usw. benutzt wird. Bei der Terpentinölherstellung und -benutzung entwickeln sich Dämpfe, die bei längerer Einwirkung Reizungen der Atmungsorgane, Husten, Kopfschmerzen, Schwindel, Magenstörungen, Nierenreizungen (Veilchengeruch des Urins!) usw. hervorrufen. Besonders machen sich diese Folgen beim russischen Terpentinöl, dem Kienöl, bemerkbar.

Der *Schellack*, ein Produkt der ostindischen Lackschildlaus, wird bei der Lackherstellung, der Siegellackfabrikation usw. verwendet. Siegellack besteht aus 5 Teilen Schellack, 1 Teil Terpentin, Kreide und Farbstoff.

4. Gummifabrikation. Für die Gummifabrikation wird der Kautschuk gewaschen, mit einer Reihe von Zusätzen geknetet, geformt und vulkanisiert.

Der Kautschuk wird aus dem Milchsaft tropischer Pflanzen in ähnlicher Weise wie der Terpentin gewonnen. Zunächst wird der Saft unter Zusatz von Ätzkalk und Chlorkalk gekocht und durch Maschinen mit gerauhten eisernen Walzen zerrissen, unter dauernder Wasserspülung gedehnt und zu dünnen Platten ausgewalzt. Beim Kneten werden Füllstoffe wie Gips, Bleioxyd, Zinkoxyd, Mineralöle, Paraffin, Teer

u. a. m. hinzugefügt, ebenso Faktis, ferner Schwefel zur Vulkanisierung. Nach dem Trocknen werden diese Platten unter Erwärmen wieder zusammengewalzt. Die Gummiwaren werden dann geformt, d. h. durch Hitze oder Eintauchen von Formen in Gummilösungen oder durch Auftragen von Gummilösungen auf Gewebe. Durch *Vulkanisieren* wird bewirkt, daß der Kautschuk auch in der Kälte seine Elastizität behält; er wird dazu auf kaltem Wege mit einer Lösung von Chlorschwefel in Schwefelkohlenstoff durch Eintauchen der fertigen Gegenstände behandelt bzw. in Kammern gebracht, in denen Chlorschwefel verdampft, oder aber mit Schwefel gemischt und in Kesseln auf 130° C erhitzt (Warmvulkanisation). Lösungen von Kautschuk werden mit Benzol oder Benzin hergestellt. Als Gummiersatz bzw. Zusatz zur Kautschukfabrikation wird aus Ölen durch Erhitzen mit Chlorschwefel eine kautschukähnliche Masse „*Faktis*" hergestellt. Hierbei kommt es zur Entwicklung von Staub und Dämpfen von Chlorschwefel, die die Atmungsorgane reizen. Die Verarbeitung von *Guttapercha*, einem ostindischen Pflanzensaft, gleicht im wesentlichen der des Kautschuks.

Schädigungen werden bei der Kautschuk- und Gummifabrikation hauptsächlich durch Chlorschwefel-, Schwefelkohlenstoffdämpfe (s. S. 70), Benzol-, Benzin- und Tetrachlorkohlenstoffdämpfe und Bleiverbindungen bedingt. Die Staubentwicklung wird in modernen Betrieben durch gute technische Einrichtungen (Ventilatoren, Exhaustoren usw.) vermieden. Gegen die Schädigung durch die schwefelkohlenstoffhaltige Vulkanisierflüssigkeit schützen sich die Arbeiter durch Handschuhe, vor allem aber sind bei Schwefelkohlenstoffverwendung gut wirkende lokale Absaugevorrichtungen für die Dämpfe notwendig.

Bei der hohen Temperatur, die in den Formräumen herrscht, kommen Erkältungskrankheiten häufig vor. Ferner ist die Feuersgefahr infolge der leicht brennenden Lösungsmittel recht hoch.

Gesetzliche Schutzvorschriften. Auf Grund des § 120e der Gewerbeordnung hat der Bundesrat laut „Bekanntmachung des Reichskanzlers, betreffend die Einrichtung und den Betrieb gewerblicher Anlagen zur Vulkanisierung von Gummiwaren", vom 1. März 1902, Vorschriften erlassen, die Arbeitsräume, Arbeitskleidung, Körperreinigung, ärztliche Gesundheitskontrolle der Arbeiter usw. vorschreiben. Die Arbeitszeit der Arbeiter beim Vulkanisieren mit Schwefelkohlenstoff darf nicht länger als ununterbrochen 2 Stunden, im ganzen täglich 4 Stunden, bei mindestens einstündiger Pause betragen. Personen unter 18 Jahren dürfen mit derartigen Arbeiten überhaupt nicht beschäftigt werden. Durch die Bekanntmachung des Reichskanzlers vom 30. Januar 1903, 1. April 1903, betreffend den Betrieb von Anlagen zur Herstellung von Präservativs, Sicherheitspessarien, Suspensorien dürfen Arbeiter unter 18 bzw. 21 Jahren nicht beschäftigt werden.

N. Die gesundheitlichen Verhältnisse in der chemischen Industrie.

Wie im vorhergehenden geschildert ist, werden die Arbeiter in den chemischen Fabriken von einer Reihe von Schädigungen bedroht, die zu bestimmten Erkrankungen Veranlassung geben: Erkrankungen der Atmungsorgane werden durch die verschiedenen Säuren, Laugen und Salze, auf die vorher im einzelnen eingegangen ist, durch Gase und Dämpfe verursacht; auf derselben Schädigung beruhen auch vielfach die zahlreichen Erkrankungen der Verdauungsorgane. Auch Hautkrankheiten werden oft durch spezifische chemische Einwirkungen verursacht. Der Einfluß von Nässe, von hohen Temperaturen und Temperaturwechsel führt zu den bereits mehrfach erwähnten „Erkältungskrankheiten", die meist in Form von Katarrhen, Erkrankungen der Atmungsorgane und Rheumatismus zutage treten. Vergleicht man die Arbeiten von GRANDHOMME, LEYMANN, mit den neueren Untersuchungen von F. CURSCHMANN, so zeigt sich eine zunehmende erhebliche Besserung der Gesundheitsverhältnisse der Arbeiter der chemischen Industrie. Es sei hervorgehoben, daß die Richtigkeit der CURSCHMANNschen Zahlen sofort nach ihrem Erscheinen von Arbeitnehmerseite — dem Verbande der Fabrikarbeiter Deutschlands — mit guten Gründen bestritten worden ist. Aber auch die CURSCHMANNschen Statistiken zeigen, daß die Häufigkeit der Erkrankungen und vor allem die Dauer derselben, die ja im allgemeinen der Schwere der Krankheit entsprechen, bei den Arbeitern der chemischen Industrie erheblich höher sind als bei dem Durchschnitt der gesamten Arbeiter (vgl. Tabelle 61). Die Arbeiter der anorganischen Betriebe zeigen im allgemeinen ungünstigere Verhältnisse als die der organischen Betriebe. Der schon vorher erwähnte Unterschied zwischen der Tätigkeit der eigentlichen chemischen Arbeiter und der Hilfsarbeiter macht sich auch in den Erkrankungsziffern bemerkbar, wie aus folgender Tabelle hervorgeht:

Tabelle 59.

	Auf 100 Arbeiter kamen Erkrankungsfälle bei:	
	chemischen Arbeitern	Hilfsarbeitern
nach GRANDHOMME (1883—1892) . .	112	86
nach LEYMANN (1906)	88	70

CURSCHMANN erhält für die Jahre 1909/10, wobei durchschnittlich 51000 Arbeiter in den Kreis seiner Betrachtungen gezogen wurden, folgende Zahlen:

Tabelle 60.

	Krankheitshäufigkeit %	Krankheitsdauer Tage
Gesamtheit	54,9	17,8
1. Handwerker (in Berührung mit Chemikalien) . . .	54,9	16,5
2. Handwerker (nicht in Berührung mit Chemikalien).	51,2	18,2
3. Arbeiter in anorganischen Betrieben	61,0	18,2
4. Arbeiter in organischen Betrieben.	54,8	18,0
5. Arbeiter in Färbereien, Laboratorien und Müllereien	53,6	15,4
6. Kontorarbeiter, Beamte	29,6	14,3
7. Weibliche Arbeiter	65,0	6,25

1909 entfielen dagegen auf 100 Mitglieder der Betriebskrankenkassen 46, der Ortskrankenkassen nur 41 Krankheitsfälle. Es entfielen ferner auf 100 Arbeiter bei den Ortskrankenkassen 882, bei den Betriebskrankenkassen 885, beim Durchschnitt aller Kassenarten 826 Krankentage. Nach CURSCHMANN bei der chemischen Industrie jedoch 965 Krankentage.

Die einzelnen Krankheitsgruppen ergaben folgende Zahlen (nach CURSCHMANN, wobei die Durchschnittszahlen der Leipziger Krankenkassenstatistik zum Vergleiche angeführt sind:

Tabelle 61.

Gruppe siehe Tabelle Nr. 60	Tuberkulose %	Erkrankungen der Atmungsorgane %	Verdauungsorgane %	Haut %	Gewerbliche Ekzeme %	Unfälle %
1. siehe oben	1,25	8,53	6,05	0,84	4,04	11,10
2. „ „	1,06	8,90	6,72	0,72	3,58	9,40
3. „ „	0,86	·12,55	7,27	0,89	4,38	8,37
4. „ „	1,36	9,63	7,55	1,22	9,75	8,17
5. „ „	1,44	9,10	7,23	1,16	8,05	6,82
6. „ „	0,92	5,40	3,57	0,64	—	0,75
7. „ „	1,90	9,85	7,65	1,51	—	3,60
Gesamtheit.	1,15	9,90	7,23	1,01	5,90	8,39
Chem. Fabriken (Leipzig. Statistik) .	0,46	7,00	7,67	4,19	0,63	10,77
Insgesamt männliche Arbeiter (Leipziger Statistik)	0,07	5,62	6,02	3,62	—	9,75

Auch diese letzten Vergleichszahlen zeigen die erhöhte Morbidität in der chemischen Industrie.

Die *Unfallsgefahren* in der chemischen Industrie übersteigen nicht den Durchschnitt der gewerblichen Berufsgenossenschaft (s. Tabelle 23 S. 45) und betrugen 1909 in der Berufsgenossenschaft der chemischen Industrie 8,63 pro 1000 Versicherte, 1910 7,71. Die Unfallziffern nach der Aufstellung der Berufsgenossenschaft für die chemische Industrie für die Jahre 1925/27 sind folgende:

Tabelle 62.

	Zahl der entschädigten Unfälle	Davon Todesfälle
1925	2102	173
1926	2011	156
1927[1]	1946	165

Das macht auf 1000 vollbeschäftigte Versicherte

Tabelle 63.

	1925	1926	1927
Gemeldete Unfälle	59	70,5	88,23
Entschädigte Unfälle	5,6	6	5,15
Todesfälle	0,46	0,46	0,44

---

[1] Bis 20. April festgestellt.

Über die Ursachen und Ausgänge der Unfälle geben folgende Durchschnittszahlen der Jahre 1907—1910 Auskunft (nach Curschmann).

Tabelle 64.

Zahl der entschädigten Unfälle pro Jahr	Todesfälle pro Jahr
verursacht durch Sprengstoff 33,5	15,7
,, ,, Explosion und Entzündung von Gasen 31,0	7,2
,, ,, ätzende Stoffe, Säuren, Laugen. . . . 94,0	2,2
,, ,, giftige Stoffe und Gase 35,2	15,5
insgesamt durch spezifische Ursachen 193,7	40,6

Die Unfallsursachen für 1925—1927 zeigt nachstehende

Tabelle 65.

	Entschädigte Unfälle	Davon Todesfälle
durch Sprengstoffe:		
1925	68	28
1926	44	23
1927	22	11
durch feuergefährliche, heiße und ätzende Stoffe usw.:		
1925	265	52
1926	222	36
1927	212	36

10. Kapitel.

Industrie der Steine und Erden.

Die Zahl der Erwerbstätigen in der Industrie der Steine und Erden betrug bei der Berufszählung von 1925 2,1 % der gesamten deutschen erwerbstätigen Bevölkerung. Von den 684 397 Erwerbstätigen dieser Industrie waren 31 881 (4,6 %) Selbständige, 52 123 (7,6 %) Angestellte und 600 393 (87,8 %) Arbeiter. Von den Arbeitern waren 519 595 männlich und 80 798 weiblich, d. h. sie betrugen 87,4 bzw. 87,6 % der gesamten in der Industrie der Steine und Erden erwerbstätigen männlichen und weiblichen Bevölkerung. Gemeinsam ist den Berufstätigen, die zu dieser Industrie zählen, die Schädigung durch die verschiedenen Arten von mineralischem Staub (s. S. 40), der sie bei der Arbeit ausgesetzt sind.

1. Steinarbeiter. In der Steinbruchsberufsgenossenschaft waren im Jahre 1927 in 10 441 Betrieben 340 245 Personen beschäftigt.

a) **Berufstätigkeit.** Die Steine werden in den Steinbrüchen durch verschiedene Abbaumethoden gewonnen. Der Granit, Basalt und Kalkstein, soweit er nicht zu Werkstein verwandt wird, wird zum größten Teil durch Bohrungen mittels Bohrmaschinen, die mit Druckluft oder Elektrizität betrieben werden, und Sprengungen mit Pulver gewonnen.

Zum Einbringen der Sprengstoffe werden Löcher gebohrt, wobei viel Staub entsteht. In der Mehrzahl der Sandsteinbrüche werden die Rohsteine von der Bank gewonnen. Es werden große Eisenkeile eingesetzt; diese werden mit einem großen Hammer von 5—8 kg eingetrieben, bis der Stein gespalten ist. Bei der Gewinnung von Sandstein, Marmor und Granit handelt es sich meist um große Quanten, die zu Werksteinen am Bau, zu Denkmal- oder Brückenbauten verarbeitet werden, Säulen und Pflaster, wie sie vor allen Dingen an großen Bauwerken zu finden sind. Marmor und Granit wird vielfach zu Platten gesägt und zur Verkleidung von Fassaden und inneren Einrichtungen an Bauten verwandt. Der Marmor wird auch zu Möbelarbeiten und sonstigen Kunsteinrichtungen verarbeitet.

Die Gewinnung des Rohmaterials besorgen die *Steinbrecher*, die Weiterverarbeitung die *Steinmetzen* oder *Steinhauer* und *Steinbildhauer*. Als Werkzeug dienen dazu die verschiedenen Meißel, wie Spitz-, Schlag-, Beitz- und Schariereisen, letzteres nur für Sandstein, etwa 10—12 cm breit, die Fläche glatt zu bearbeiten. Um größere Flächen in Sandstein herzustellen, benutzt man außerdem den Kränel, 10 bis 15 lange eiserne Spitzen an einem Band mit Handgriff aneinandergereiht, der etwa 3—4 kg wiegt. Für Marmor und Granit wird, um glatte Flächen herzustellen, der Stockhammer benutzt, der ebenfalls spitze Zähne wie der Kränel aufweist. Das Schleifen der Gesteine geschieht durch harte, grobe Sandsteine, durch Carborundum oder Sand mit Wasser. Das Polieren erfolgt durch Sand, Grün- oder Bimstein und endlich durch Abreiben mit einer im Wasser angerührten Mischung von feinem Schmirgel, Alaun und gefeiltem Blei, die durch kleine Stoffballen verrieben wird. Bei Granit verwendet man zu diesem Prozeß noch Stahlspäne. Zum Schleifen und Polieren von Flächen werden größtenteils Maschinen benutzt, nur die Kanten und Gesimse werden von Handschleifern fertiggestellt.

b) **Berufsgefahren und -schädigungen.** Bei den Steinarbeitern ist die *Unfallgefahr* besonders groß; schon bei der Gewinnung des Materials in den Steinbrüchen entstehen zahlreiche Unfälle durch Absturz, herabfallendes Gestein, beim Sprengen. Weitere Quellen für Unfälle bildet der Transport des Gesteins, wobei es öfters zu Verschüttungen, Quetschungen und Bruchbildungen durch Heben der schweren Lasten kommt. Bei der Bearbeitung der Steine kommen zunächst Verletzungen durch Stein- und Metallsplitter zustande, besonders Augenverletzungen. Die nachstehende Tabelle 66 zeigt einen Vergleich der Gesamtziffern der durch Unfall Verletzten und Getöteten, wobei nur diejenigen Berufsgenossenschaften herangezogen sind, bei denen die höchsten Unfallziffern zu verzeichnen sind.

Eine spezifische Berufsgefahr der Steinarbeiter bildet die Schädigung durch Staub. Neben den mechanischen Reizungen, die durch die Staubteilchen, besonders durch die scharfkantigen und harten hervorgerufen werden (s. S. 40), spielt die Unlöslichkeit in den Körpersäften eine große Rolle. Je weniger löslich der Staub ist, um so schädigender wirkt er. Daher wirkt der leicht lösliche kohlensaure Kalkstaub lange nicht so schädlich wie der Staub von hartem Sandstein. Katarrhe der

Tabelle 66.

Es kamen auf 1000 Versicherte

Berufsgenossenschaft	Verletzte		Getötete	
	1925	1926	1925	1926
Knappschafts- (Berlin)	156,90	185,53	2,00	1,96
Brauerei- (Berlin)	152,58	176,38	0,39	1,03
Fuhrwerks- (Berlin)	92,83	133,80	1,33	1,26
Eisen- und Stahl- (Mainz)	85,20	98,99	0,27	0,39
Müllerei- (Berlin)	69,07	93,18	1,05	0,87
Tiefbau- (Berlin)	68,96	87,59	0,64	0,56
Holz- (Berlin)	57,35	87,14	0,27	0,47
Steinbruchs- (Berlin)	44,63	74,89	0,64	0,73
Binnenschiffahrts- (Potsdam)	44,61	54,18	1,34	0,56
Sämtliche gewerbliche Berufsgen.. .	5,16	6,04	0,49	0,49
Sämtliche landwirtschaftl. Berufsgen.	3,23	4,27	0,15	0,19

Luftröhre, der Bronchien, die in vielen Fällen zum Lungenemphysem führen, sind bei Steinarbeitern häufig. Je mehr Kieselsäure, $SO_2 = $ Quarz, in dem Staub vorhanden ist, um so größer sind die Schädigungen, um so häufiger werden die chronischen Erkrankungen der Lunge beobachtet, die man als Chalikosis oder Steinstaublunge bezeichnet, welche Verdickungen und derbe Knötchen zeigt und in vielen Fällen zur Entwicklung von Tuberkulose führt. Mühlstein- und Sandsteinarbeiter haben stark unter Staub zu leiden, der bis zu 50 % und mehr scharfkantige harte Kieselkrystalle enthält; die geringsten Gefahren bietet der stumpfkantige Marmorstaub. Durch systematische Röntgenuntersuchungen, es sei nur auf die Arbeiten von Thiele und Saupe, Kölsch und Arnstein, Domann u. a. hingewiesen, und Reihenuntersuchungen ganzer Belegschaften ist nachgewiesen worden, daß die Veränderungen an der Lunge bereits im fünften Beschäftigungsjahre einsetzen und sich allmählich steigern, daß ferner in zahlreichen Fällen ein Übergang in Lungentuberkulose stattfindet. Besonders bei jugendlichen Arbeitern führt eine tuberkulöse Infektion verhältnismäßig schnell zum Tode, während bei älteren Arbeitern der Verlauf mehr chronisch ist, so daß die Tuberkulosesterblichkeit in ein höheres Alter verschoben wird. Die deutschen Erfahrungen sind auch durch die Untersuchungen in den Sandsteingebieten Englands, Südafrikas und Amerikas bestätigt worden. Schon Sommerfeld hat vor über 30 Jahren auf die hohe Tuberkulosesterblichkeit der Steinmetzen hingewiesen. Nach der Leipziger Statistik von 1910 erkrankten von 100 Steinmetzen (die Vergleichszahlen des Durchschnitts aller Berufe sind in Klammern beigefügt):

Tabelle 67.

	Im Alter von 15—35 Jahren %	Im Alter von 35—54 Jahren %
Erkrankungen der Atmungsorgane	10,6 (5,6)	17,9 (7,6)
Muskel- und Gelenkrheumatismus	4,1 (2,8)	7,5 (6,3)
Verletzungen	14,0 (9,0)	10,4 (9,7)
Gesamtkrankheitsfälle	50,0 (36,6)	57,6 (44,4)

Die Durchschnittslebensdauer wird von Calwer auf $36^1/_2$ Jahre angegeben, von Sommerfeld für Sandsteinmetzern auf nur $33^1/_2$ Jahre! Bass fand in Wien das Durchschnittssterbealter bei Steinmetzen von 47 Jahren und betont, daß der in Österreich verarbeitete weiche Kalksandstein weniger schädlich ist als der deutsche Quarzsandstein.

Tabelle 68.

im Alter von	Steinhauer	alle Berufe
	Es starben von 1000 Arbeitern	
15—34 Jahren	3,4	1,9
35—54 ,, ...	17,8	3,3
55—74 ,, ...	12,4	3,9

Nach der Statistik des Zentralverbandes der Steinarbeiter Deutschlands betrug das Durchschnittsalter der Steinmetzen im Jahre 1892: 37 Jahre und 5 Monate; 20 Jahre später: 39 Jahre und 4 Monate und 1924: 49 Jahre und 8 Monate. Eine im Jahre 1925 aufgenommene Statistik ergab, daß von 139 verstorbenen Sandsteinarbeitern vor dem Tode 16 bis zu einem Monat, 53 bis zu 6 Monaten, 25 bis zu einem Jahr, 31 bis zu 2 Jahren, 8 bis zu 3 Jahren und 6 über 4 Jahre siech waren. Von den letzteren waren drei 12 Jahre und einer 13 Jahre vor dem Tode krank. Unter 710 Steinarbeitern, die 1925/26 starben, waren 260 Sandsteinarbeiter, davon starben an Einwirkung des Steinstaubes rund 195, also 75%.

Tabelle 69.

bei den Sandsteinarbeitern			bei den übrigen Berufsgruppen		
Auf 100 Mitglieder entfielen					
1920	. . . .	2,21 Sterbefälle	1920	. . . .	0,68 Sterbefälle
1921	. . . .	2,17 ,,	1921	. . . .	0,75 ,,
1922	. . . .	1,90 ,,	1922	. . . .	0,65 ,,
1923	. . . .	2,77 ,,	1923	. . . .	0,74 ,,
1924	. . . .	1,44 ,,	1924	. . . .	0,62 ,,

Die Erkältungsgefahr spielt als Ursache für die Erkrankung der Atmungsorgane eine erhebliche Rolle. Die Einflüsse der Witterung sind dabei in erster Linie zu berücksichtigen, ferner die Durchnässung der Arbeiter beim nassen Sägen und Schleifen der Steine. Neben den Erkrankungen der Atmungsorgane werden auch zahlreiche rheumatische Erkrankungen durch die gleiche Ursache bedingt. Durch die starke körperliche Inanspruchnahme und vielfache Überanstrengung, aber auch durch die chronische Veränderung der Lunge, kommt es vielfach zu Erkrankungen des Herzens und der Gefäße. In früheren Jahrzehnten hat der damals vielfach verbreitete Alkoholmißbrauch, der heute kaum mehr besteht, sicherlich bei der Entstehung dieser Leiden mitgewirkt.

c) **Gesetzliche Schutzbestimmungen.** In der „Bekanntmachung des Reichskanzlers, betreffend die Einrichtung und den Betrieb von Steinbrüchen und Steinhauereien (Steinmetzbetrieben)", vom 25. Januar 1909, 20. November 1911 werden allgemeine Bestimmungen über die Einrichtung, Bereitstellung von Arbeitsbuden, Reinigung derselben, Verbot des Mitbringens von Branntwein in den Betrieb, sowie Sonderbestimmungen für Sandsteinarbeiter erlassen. Erwachsene Arbeiter dürfen bei der Steingewinnung täglich höchstens 10 Stunden, bei der Sandsteinbearbeitung höchstens 9 Stunden beschäftigt werden. Arbeiterinnen und jugendliche Arbeiter sind von den Abräumungsarbeiten, von der Steingewinnung und Rohaufarbeitung der Steine auszuschließen; ebenso dürfen sie nicht in Steinbrüchen und Steinhauereien beim Transport oder Verladen von Abraum, Steinen oder Abfall beschäftigt werden. In Steinhauereien dürfen jugendliche Arbeiter nicht bei der trockenen Bearbeitung von Sandstein, Arbeiterinnen auch nicht mit anderen Arbeiten beschäftigt werden, bei denen sie der Einwirkung von Steinstaub ausgesetzt sind.

Zahlreiche Verfügungen der Bundesstaaten und Polizeibehörden ergänzen diese Bekanntmachung bezüglich der Beaufsichtigung, Beschäftigung der Arbeiterinnen, Sicherheitsvorschriften, Nichteinführung von Branntwein, Unfallverhütungsvorschriften usw.

Es ist vorgesehen, die ,,Erkrankungen an Staublunge (auch in Verbindung mit Tuberkulose) in Betrieben, in denen Versicherte vorwiegend der Einwirkung von Sandsteinstaub ausgesetzt sind (Steinbrüche, Steinhauereien und sonstige Werkplätze)'' in der Verordnung des RAM. vom 12 .Mai 1925 aufzunehmen (s. S. 43).

2. Schieferindustrie. Die mit der Schiefergewinnung und Schieferbearbeitung beschäftigten Arbeiter sind ebenfalls erheblichen Gesundheitsschädigungen ausgesetzt, besonders ist das bei den Griffelmachern der Fall, während die Tafel- und Dachschieferarbeiter weniger gefährdet sind. Größere allgemeine Bedeutung besitzt diese Kategorie von Erwerbstätigen in Anbetracht ihrer geringen Zahl jedoch nicht. Die *Griffelmacher* bewohnen nur einige Bezirke des Meininger Oberlandes bis zum Saalfelder Kreise, und ihre Zahl beträgt nur rund 500, da die Griffel allmählich immer mehr verdrängt werden. Der Export nach dem Auslande ist stark zurückgegangen durch Einführung des Kunstgriffels und Abschaffung der Schiefertafel in den Schulen. Der Schiefer wird in den Schieferbrüchen gewonnen, die zum größten Teil staatliches Eigentum von Meiningen sind. In den Werkstätten, die größtenteils maschinell eingerichtet sind, werden die Schieferblöcke zu Platten gesägt. Die Platten werden durch Spaltmaschinen zu viereckigen Stäbchen geschnitten und mit Durchmachmaschinen wird der runde Griffel hergestellt. Der Griffel wird mittels Carborundumscheiben angespitzt, geschliffen und in der Heimindustrie lackiert und mit Papier umklebt. Daneben bestehen noch Privatbetriebe, wo die Betriebseinrichtungen ohne maschinelle Anlagen sind; alles wird mit Handarbeit in niedrigen Holzhütten hergestellt.

Durch die Staubeinwirkung, das Arbeiten unter den Unbilden der Witterung und in den niedrigen Holzhütten werden Lungenkrankheiten, besonders Tuberkulose und Erkältungskrankheiten begünstigt. In den Jahren 1845—1895 wurden nach SOMMERFELD 73,76 % aller Todesfälle von Griffelmachern in Steinach und Haselbach durch Erkrankungen der Atmungsorgane, davon 64,23 % durch Tuberkulose versucht.

Bei der Allgemeinen Ortskrankenkasse Steinach i. Th., in der die Schiefergriffelarbeiter versichert sind, betrug 1924—1925 die *Durchschnittserkrankung* der Schieferarbeiter 5—6 %, die der übrigen Mitglieder nur $1^1/_2$—2 %.

Sterbefälle entfielen 1924 und 1925 auf die gesamten Mitglieder 0,8 %, auf die Steinarbeiter aber 2,9 %.

Die hohe Zahl der weiblichen Beschäftigten, 34,4% der Belegschaften, hängt mit der Eigenart der Betriebe (Herstellung, Verpackung und Versand von Schiefergriffeln) zusammen. Die Zahl der erkrankten Personen betrug im Jahre 1924 142 (62,5%) und in den ersten zehn Monaten 1925 170 (74,9%) von 227 durchschnittlich beschäftigten Personen. Unter den männlichen Erkrankten nehmen die Erkrankungen der Lunge und der Atmungsorgane mit 36,2% und die Verletzungen mit 22,6% den *größten* Prozentsatz ein. Bei den weiblichen Versicherten treten die Berufskrankheiten im Vergleich zu den männlichen weniger stark hervor, weil sie meist mit weniger schädlichen und gefährlichen Arbeiten beschäftigt werden.

In der *Tafel- und Dachschieferindustrie* wird der Schiefer in den Brüchen gewonnen, in größeren Brüchen auf bergmännische Art, und in Hütten verarbeitet (gespalten, geschnitten, schabloniert, geglättet, liniiert und mit Farbe versehen). Ein Teil dieser Arbeiten wird auch von Heimarbeitern verrichtet. Die Arbeit in den Brüchen ist sehr anstrengend und mit vielen Unfallgefahren verbunden. Durch Besserung der Arbeitsräume in den Hütten werden die hygienischen Schädigungen und besonders die Staubgefahr vermindert.

Schmirgelbereitung. Bei der Schmirgelbereitung — Herstellung von Schmirgelscheiben, Schmirgelpapier usw. — wird harter Sandstein bzw. Carborundum, ein elektrotechnisches Produkt aus Quarz und Kohle, gemahlen, gesiebt, mit einem Bindemittel gemischt, in Formen gepreßt und dann getrocknet. Die Gefahr durch den dabei entstehenden scharfkantigen Staub für die Atmungsorgane muß durch gute Abdichtung der Zerkleinerungsmaschinen, durch Ventilatoren, Exhaustoren usw. verhütet werden.

3. Ziegelarbeiter. In der Ziegelindustrie wurden im Jahre 1925 5980 Betriebe mit 163665 beschäftigten Personen gezählt, wobei die männlichen Berufstätigen über 80%, die weiblichen ca. 15% und die Jugendlichen ca. 4% ausmachen. Die Ziegelarbeit ist zum größten Teil Saisonarbeit, die im Sommer verrichtet wird, während die Arbeiter im Winter in ihre Heimat zurückkehren und vielfach eine andere Berufstätigkeit ausüben. Ein großer Teil der lippischen Ziegler gehört zu diesen Wanderarbeitern. Mit der Zunahme der maschinellen Betriebe ist die Produktion der einzelnen Ziegeleien größer geworden, ebenso die Zahl der ungelernten Arbeiter. Die Brenner, Einsetzer, Maschinisten sind aber auch hier gelernte Arbeiter.

Die Ziegel werden aus Ton hergestellt, der nicht zu „fett", d. h. wasserhaltig sein darf. In diesem Fall muß er durch Sand, Kohle, Schlacken usw. entfettet werden. Größere Stücke von Quarz, kohlensaurem Kalk und Gips müssen aus dem Ton entfernt werden, da sonst beim Brennen die Steine platzen; ebenso darf in den Ziegeln kein Schwefelkies enthalten sein, der sich an der Luft zu Eisenvitriol verwandelt und den Stein mürbe macht. Der Lehm wird mittels Feldbahnen usw. in die Ziegelei gebracht, dort mit Sand und Wasser angerührt und durch Maschinen, selten noch durch Treten mit den Füßen geknetet; das Treten ist sehr anstrengend. Die so hergestellte Masse wird dann geformt, und zwar entweder mit der Hand in Kastenformen oder durch Maschinen, Tonschneider, durch welche die Masse hindurchgepreßt und dann zerschnitten wird. Platten, Fassadensteine usw. werden durch Pressen der trocknen Masse unter Zusatz von 5% Wasser hergestellt und dann sofort gebrannt. Die nassen, „grünen" Steine werden dann in offenen Schuppen auf Brettergerüsten auf die hohe Kante gestellt und ca. 3 Wochen getrocknet. Der Trockenprozeß wird dadurch beschleunigt, daß die Trockengerüste in die Nähe des Ofens verlegt werden und so der künstlichen Wärme ausgesetzt sind. Nach dem Trocknen werden die Ziegel in Ringöfen gebrannt; das Brennen in Meilern (Feldziegel) spielt heute keine wesentliche Rolle mehr. In den Ringöfen sind eine Reihe von Kammern eingebaut, die mit Steinen gefüllt und dann zugemauert werden. Diese Kammern werden dann nacheinander erhitzt, so daß nicht alle Steine auf einmal gebrannt werden, sondern ein dauernder Betrieb stattfindet.

Der Brenner hat seinen Arbeitsplatz auf dem Ofen und versorgt von dort die einzelnen Kammern mit Brennstoff; meist hat er dort einen kleinen Raum mit einem Fenster ins Freie. Die Hauptgefährdung besteht in einem gelegentlichen Eindringen der Verbrennungsgase in den Aufenthaltsraum. Für gewöhnliche Ziegel genügt Erhitzen zur Rotglut, für Klinkersteine usw. ist beinahe Schmelztemperatur erforderlich. Die feuerfesten Schamottesteine werden mit Kalk, Ton, Sand und Kohle gemischt. Glasursteine werden nach einmaligem Brennen in eine dickflüssige, oft bleihaltige Glasurmasse getaucht und nochmals gebrannt.

Schädigungen. Da meist mit feuchtem Material gearbeitet wird, sind die Arbeiter der Staubgefahr nicht ausgesetzt, wohl aber haben sie infolge der Nässe und der Arbeit im Freien, wobei sie Einflüssen der Witterung unterliegen, sowie durch die Hitze der Brennöfen unter Erkältungen zu leiden. Besonders die Handformer werden durch den feuchten Lehm durchnäßt. Die große körperliche Anstrengung beim Kneten der Masse, beim Streichen der Ziegel, beim Abtragen usw. wirkt ebenfalls schädigend ein, zumal die Arbeitszeiten meist übermäßig lang sind. Besonders die jugendlichen Arbeiter, welche die Ziegel zum Trocknen abtragen, haben eine äußerst anstrengende Arbeit zu leisten. Es ist berechnet worden, daß ein jugendlicher Abträger am Tage eine Last von 350 Zentnern 23 km weit befördert. Dazu kommt, daß die Abträger auf den glatten, tonigen Laufbrettern keine Schuhe, sondern doppelte Strümpfe tragen, die allmählich naß werden; daher ist häufig ein Erfrieren der Füße die Folge. Nach GOTTSCHALK machen die rheumatischen Erkrankungen 21%, die Erkrankungen der Atmungsorgane 23%, die Verletzungen 15% der Erkrankungen bei Ziegelarbeitern aus. Auch Hauterkrankungen (Ekzeme, Geschwürsbildungen besonders an den Händen) sind infolge der Hitze und des die Haut schädigenden Lehms usw. häufig. Nach der Leipziger Statistik entfielen auf 100 Ziegeleiarbeiter von 35—54 Jahren 65,1 Erkrankungen (Durchschnitt aller Berufe 44,4) auf Erkrankungen der Atmungsorgane 11,4 (Durchschnitt 6,6), der Verdauungsorgane 8,8 (Durchschnitt 5,9), der Bewegungsorgane 13,1 (Durchschnitt 7,4), auf Verletzungen 15,2 (Durchschnitt 9,7).

Die Wurmkrankheit (Ankylostomiasis), welche auch bei Berg- und Tunnelarbeitern häufig vorkam und zu starker Blutarmut führt, wurde früher vielfach bei Ziegelarbeitern gefunden, ist aber jetzt infolge der Fürsorge für größere Reinlichkeit, gute Aborte und gutes Trinkwasser äußerst selten. Die lange Arbeitszeit, die früher 14—16 Stunden betrug, aber selbst heute noch meist nicht unter 10 Stunden beträgt, die schlechten Arbeits- und Unterkunftsverhältnisse usw. der Ziegeleiarbeiter haben zu *gesetzlichen Schutzmaßnahmen* Veranlassung gegeben.

Die Bekanntmachung des Reichskanzlers, betreffend die Beschäftigung von Arbeiterinnen und jugendlichen Arbeitern in Ziegeleien und Anlagen zur Herstellung von Dinassteinen, Schamottesteinen und anderen Schamotteerzeugnissen, vom 8. November 1913, verbietet die Beschäftigung von Arbeiterinnen und jugendlichen Arbeitern bei den Abräumarbeiten, Gewinnen, Verladen der Rohstoffe, dem Handformen. Zahlreiche Verfügungen der einzelnen Bundesstaaten, Polizeibehörden usw. regeln die Arbeitsverhältnisse, Aufenthaltsräume, Arbeits- und Gesundheitsverhältnisse in Ziegeleien im einzelnen.

4. Maurer und Bauhilfsarbeiter. Bei der Berufszählung im Jahre 1925 wurden 456 873 Maurer, davon 420 648 in abhängiger Stellung gezählt. Im Baugewerbe überhaupt wurden 1 335 337 Arbeiter gezählt, von denen nur ein verschwindender Teil (11 228) weiblich waren. Bei der Berufstätigkeit muß man zwischen den eigentlichen Maurern und den Bauhilfsarbeitern unterscheiden. Die Bauarbeiter haben die Ausschachtungsarbeiten auszuführen, den Mörtel zu bereiten, die Baumaterialien heranzuschaffen und auf den Bau zu bringen; die Steinträger bringen die Steine in die höheren Stockwerke bzw. in die Aufzüge und von diesen wieder an die Arbeitsstellen. In den modernen Bauten werden Baustoffe und Steine meistens durch Aufzüge in die höheren Stockwerke befördert. — Die Arbeit der Steinträger ist dadurch natürlich erleichtert worden, wenn natürlich auch auf der anderen Seite die Maschine viele Arbeitskräfte entbehrlich gemacht hat. Die mechanischen Aufzüge erhöhen wieder die Unfallgefahr durch das Herabfallen der Baustoffe, ja selbst von Fördergeräten, auch durch die Möglichkeit des Abstürzens der Arbeiter, wenn die Aufzugschächte nicht genügend gesichert sind.

Die *Mörtelbereitung.* Falls der Mörtel nicht wie meist in größeren Städten gebrauchsfertig von dem Mörtelwerk geliefert wird — er braucht dann nur mit Wasser zu einem Brei angerührt zu werden —, wird er aus gebranntem Kalk bereitet. Der gelöschte Kalk wird zu einer etwa milchartigen Flüssigkeit verrührt und dann in eine Grube abgelassen; hier sumpft der Kalk ein, so daß der Mörtelbereiter ihn nach Bedarf herausschaufeln kann. Den herausgeschaufelten Kalk verrührt er in dem Kalkkasten (Kalkbank) mit Wasser zu einer dünnflüssigen Brühe und gibt nun soviel Sand dazu, mit der Schaufel eingestreut, wie das Wasser eben zu fassen vermag. Diesen Mörtel bereitet der Maurer oder der Putzer durch Wasser auf und versieht ihn mit den nötigen Bindemitteln, Gips oder Zement. Bei dieser Art der Mörtelbereitung ist die Staubentwicklung unbedeutend, da ja alles feucht verarbeitet wird. Dagegen rufen ätzende Kalkspritzer oft Augenverletzungen hervor. Die Mörtelbereitung ist in den einzelnen Orten recht unterschiedlich. In manchen Gegenden wird der auf die vorstehend bezeichnete Art zubereitete Mörtel vom Hilfsarbeiter auch breiartig aufbereitet und so an den Arbeitsplatz befördert, so daß beim Verarbeiten nur die Bindemittel hinzugefügt zu werden brauchen. Auch wird vielfach anstatt mit Löschkalk mit Graukalk, hydraulischem Kalk u. dgl. gearbeitet. Dieser Kalk wird in Säcken an die Baustelle geliefert. Der Hilfsarbeiter rührt ihn in Wasser auf seiner Kalkbank an, versetzt ihn gleich mit Sand und bereitet daraus den Mörtel. Der Sand wird auch wohl trocken durch Umschaufeln mit dem Kalkpulver vermischt und nachher mit Wasser breiartig aufbereitet. Hierbei ist die Staubentwicklung natürlich stärker. Desgleichen, wenn für Zementarbeiten, Sand und Zement trocken untereinander gemischt werden. Bei größerem Bedarf, namentlich auf Betonbauten, verwendet man hierzu Mischmaschinen.

Beim Mauern werden die Steine angefeuchtet, damit sie dem Mörtel das Wasser nicht zu schnell entziehen, wodurch die innige Verbindung zwischen Stein und Mörtel leiden würde. Dabei kann sich der Maurer aber meistens nicht die Zeit lassen, die Steine einzeln mit einem Pinsel zu benetzen, sondern die Steine werden erforderlichenfalls, besonders bei trockenem Wetter mittels eines Schlauches besprengt. Gelegentlich hilft er wohl auch mit dem Sprengquast nach, doch ist das nicht die Regel. Nachdem der Maurer den passenden Stein mit der linken Hand ergriffen hat, entnimmt er seinem Mörtelbehälter mit der Kelle, die er in der rechten Hand hält, den Mörtel, legt diesen an die Stelle, die der Stein einnehmen soll, streicht mit einem geschickten Griffe von dem Mörtel auf die Stoßfuge des Steins und bettet diesen nun in den vorher aufgetragenen Mörtel; dabei muß er flink zu Werke gehen, damit er den Stein durch eine kurze und reibende Bewegung und durch einige nachhelfende Kellenschläge in die richtige Lage bringt, bevor der Mörtel auf dem fertigen, schon angetrockneten Mauerwerk anzieht. Oft müssen die Ziegel und Steine mit einem Hammer oder der Kelle behauen werden, wobei sich Staub entwickelt und auch Verletzungen durch Splitter erfolgen. Das Verputzen der Mauern und Decken erfolgt durch Kalkmörtel, dem Gips beigemischt ist. Bei Abbrucharbeiten entwickelt sich viel Staub, auch besteht dabei eine erhebliche Unfallgefahr. Die Steinträger tragen die Steine in einer flachen Mulde auf der linken Schulter — meist in Akkordarbeit — auf den Bau; ihre Arbeit ist außerordentlich anstrengend, da die einzelne Last ca. 80—90 kg schwer ist und bei täglich neunstündiger Arbeitszeit mit 2 Stunden Pause durchschnittlich fünfzig Lasten befördert werden.

Die *Schädigungen* des Maurers und Bauarbeiters werden durch verschiedene Ursachen bedingt: *Staub* entsteht beim Abbruch von Häusern, Behauen der Steine und bei der Mörtelbereitung. Durch das Arbeiten mit nassem Material, unter den Unbilden der Witterung, in Kälte und Zug entstehen viel Erkältungen, besonders Rheumatismus und Erkrankungen der Atmungsorgane. Die Arbeit auf dem Gerüst und auf den unverschalten Fußböden usw. bedingt eine große Unfallgefahr; ferner werden durch den Stein- und Zementstaub und durch Mörtel Schädigung der Haut, Schwielenbildung, Ekzeme, „Zementkrätze" auch Frostbeulen im Winter durch Feuchtigkeit und Kälte verursacht.

Die Körperhaltung — stehende Arbeit — gibt zum Entstehen von Plattfüßen, Krampfadern, Unterschenkelgeschwüren Veranlassung.

Bei den Steinträgern wird durch das Tragen der schweren Lasten auf der linken Schulter, wobei der Kopf und Hals nach rechts gedreht ist, eine Verkrümmung der Wirbelsäule hervorgerufen, ebenso werden Druckgeschwüre auf der Schulter, Leistenbrüche, Plattfüße und Krampfaderbildung an den Unterschenkeln bedingt. Nach der Leipziger Statistik (1910) erkrankten von 1000 Versicherten

Tabelle 70.

	Von 1000 Versicherten erkrankten im Alter von	
	25—34 Jahren $^0/_{00}$	35—54 Jahren $^0/_{00}$
Tiefbauarbeiter	636	841
Hilfsarbeiter	645	765
Maurer	351	402
Durchschnitt aller Arbeiter im Baugewerbe . . .	463	542
Durchschnitt aller Arbeiter	368	444

Nach den neuen Leipziger Zahlen entfielen im Jahre 1927 auf die Maurer, die nur 0,5% der Kassenmitglieder ausmachten, 5,37% sämtlicher Erkrankungsfälle, die mit Arbeitsunfähigkeit einhergingen. Bei der Ortskrankenkasse Nürnberg entfielen auf die Mitglieder des Baugewerbes im Jahre 1927 159,37 Arbeitsunfähigkeitsfälle, wobei im Durchschnitt auf 100 Kassenmitglieder nur 56,2 kamen. Zu der hohen Erkrankungshäufigkeit dürfte auch der häufige Arbeitswechsel und die Saisonarbeit des Baugewerbes beitragen. Es verteilen sich die Erkrankungsfälle, die 10032 bei 6041 Mitgliedern betrugen, besonders auf nachstehende Erkrankungen:

Betriebsunfälle	2099 Fälle	=	20,92 %
Erkrankungen der Bewegungsorgane	1493 ,,	=	14,88 %
,, der Atmungsorgane	1480 ,,	=	14,75 %
,, der Verdauungsorgane	1346 ,,	=	13,41 %
Influenza	1039 ,,	=	10,36 %
Erkrankungen des Nervensystems	613 ,,	=	6,12 %
,, der Haut	466 ,,	=	4,65 %

Nach *Ascher* erkrankten 1905 bei der Berliner Ortskrankenkasse der Maurer 38,2% der Mitglieder (mit Erwerbsunfähigkeit), von den Maurerlehrlingen 31,5%. Von den Erkrankungen entfielen auf Verletzungen 18,3%, auf rheumatische Erkrankungen 17,1%, auf Erkrankungen der Atmungsorgane 20,7%. Die Sterblichkeit betrug 1,26% der Mitglieder, bei den Maurerlehrlingen nur 0,6%, wobei die hauptsächliche Todesursache Lungenkrankheiten waren. Die durchschnittliche Lebensdauer betrug nach STICKER 55 Jahre, nach SOMMERFELD 43,86 Jahre.

Nach den Zahlen der 12 deutschen Baugewerksberufsgenossenschaften sowie der Tiefbauberufsgenossenschaft entfallen in den Jahren 1924 und 1925 bei einer Zahl von 52278 (1924) und 81459 (1925) ge-

15*

meldeten und 5199 (1924) und 8941 (1925) entschädigten Unfällen auf 1000 Versicherte 35,55 bzw. 47,54 gemeldete und 3,70 bzw. 5,34 entschädigte Unfälle.

Gesetzliche Schutzmaßnahmen. In Preußen sind von den Ministern der öffentlichen Arbeiten, für Handel und Industrie, des Innern „Grundsätze für Polizeiverordnungen, betreffend die Arbeiterfürsorge auf Bauten" bekanntgegeben worden. Erlasse vom 19. August 1911, 28. August 1912, 4. Juli 1913 und 11. Juni 1920; ebenso ist es in den meisten anderen Bundesstaaten geschehen. Auf Grund dieser Erlasse sind außerordentlich zahlreiche Verfügungen der Polizeibehörden in diesem Sinne ergangen. Diese betreffen die Einrichtungen von Unterkunftsräumen, Aborten, Bereitstellungen von gutem Trinkwasser usw., Schutzvorrichtungen usw.

Tiefbauarbeit. Unter Tiefbauarbeiten sind nicht bloß Erdbau- und Bodenbewegungsarbeiten zu verstehen, wie sie etwa erforderlich sind für Entwässerungsarbeiten, für Kabelleitungen, für Straßen- und Wegebauten, für Gas-, Wasser- und Sielanlagen, für Eisenbahn-, Kanal-, Schleusenbauten usw. In den meisten Fällen sind diese Arbeiten auch verbunden mit bedeutenden Beton-, Eisenkonstruktions- wie auch mit eigentlichen Maurer- und Zimmererarbeiten für Brücken usw., Ufermauern wie auch für Hochbauten mancherlei Art.

Allgemein sind die Arbeiter bei diesen Arbeiten ähnlichen Gesundheits- und Unfallgefahren ausgesetzt wie die Maurer, Betonarbeiter usw. im Baugewerbe überhaupt. Die Eigenart der Tiefbauarbeit bringt jedoch noch weitere Gefahren mit sich. Oft liegen die Baustellen in unbewohnten Gegenden, weitab von dem Wohnort der Arbeiter. In der Nähe der Baustelle errichtete Baracken dienen den Arbeitern in solchen Fällen vielfach als Unterkunft. Von der mehr oder weniger guten, hygienisch einwandfreien Einrichtung solcher Unterkünfte ist die Gesundheit der darin untergebrachten Arbeiter abhängig. Im Tiefbaugewerbe ist der feste Stamm ständig beschäftigter Erdarbeiter nur sehr klein. Vielfach suchen Arbeitslose aus allen Berufen dabei vorübergehend Beschäftigung, besonders als Notstandsarbeiter. Sie verlassen die schwere, schmutzige Arbeit wieder, sobald ihr eigener Beruf oder eine andere Arbeitsgelegenheit sich bietet. Durch den ständigen Wechsel der in dem Berufe beschäftigten Arbeiter erhöht sich die Unfallgefahr.

Zu den eigentlichen Arbeitsgefahren gehört das Zusammenstürzen von Erdwänden beim Abgraben, ebenso infolge ungenügenden Absteifens der Erdwände bei Aufgrabungen. In Brunnenschächten und ähnlichen Anlagen sind die Arbeiter häufig von Gruben- und Sumpfgasen bedroht. Beim Hinausbefördern des Aushubes besteht für die unten beschäftigten Arbeiter die Gefahr, von herabfallenden Erd- und Steinmassen getroffen zu werden. Die in dem engen Arbeitsraum, meist in gebückter Körperhaltung und in schlechter Luft auszuführende Arbeit ist sehr anstrengend und ruft leicht Erkrankungen der Atmungsorgane, besonders der Lungen hervor.

Von Tunnel- und anderer Untertagearbeit abgesehen, sind Tiefbau- und Erdarbeiter durchweg im Freien beschäftigt, also allen Witterungszufällen und damit auch den vielerlei Erkältungsmöglichkeiten preisgegeben. Mit doppelter Arbeitskleidung können sich die Arbeiter nur selten versehen. In den Arbeitspausen trocknet die durchgeregnete oder durchgeschwitzte Kleidung nur unvollkommen. Das Arbeiten in den feuchten Kleidern begünstigt rheumatische und sonstige Erkältungserkrankungen.

5. Stukkateure und Gipser. Der Beruf ist an und für sich recht vielseitig. Die vereinfachte Bauweise hat die Werkstattarbeit stark eingeschränkt. In der Werkstatt werden die am Innen- oder Außenbau anzubringenden Schmuckteile aus Gips oder Zement hergestellt, zunächst als Modell in natürlicher Größe; dieses verfertigen meistens besonders geschickte Stukkateure. Das an diesem Gipskörper zu modellierende Ornament ist Sache des Bildhauers oder Modelleurs. Der Stukkateurberuf berührt sich hier mit dem Bildhauerberuf. Vom fertigen Modell macht der Stukkateur eine Form, aus der dann das Zierstück in der erforderlichen Anzahl von Abgüssen in Gips, Zement oder in der sonst verlangten Mörtelaufbereitung hergestellt wird. Das Hauptarbeitsgebiet sind heute die Innen- und Außenputzarbeiten am Bau.

Die Herstellung von Gipsfiguren ist gleichfalls Werkstattarbeit und muß in besonderer Lehre erlernt werden. Doch ist auch dieser Beruf infolge der allgemeinen Verhältnisse sehr stark zurückgegangen. Diese Arbeit ist allgemein wohl nicht so schwer wie die Bauarbeit, erfordert jedoch rasche Auffassungsgabe, gutes Auge, körperliche Kraft und Gewandtheit, so daß körperliche Gebrechen, von Gehörfehlern vielleicht abgesehen, von dieser Arbeit ausschließen.

Schädigungen. Oftmals schlecht eingerichtete Werkstätten, mangelhafte Lüftung verschlimmert die Staubgefahr. Gefahr des Verbrühens beim Leimkochen. Bei der Bauarbeit sind Stukkateure, Putzer und Gipser ebenso gefährdet wie die Maurer.

6. Dachdecker. 1925 wurden 46065 Dachdecker gezählt, darunter 30593 in abhängiger Stellung. Neben den Erkältungskrankheiten, die durch die Arbeit in Hitze, Kälte und Wind bedingt werden und in dem häufigen Vorkommen von Erkrankungen der Atmungsorgane und Rheumatismus zum Ausdruck kommen, sind es vor allem die Unfallgefahren, die als Berufsschädigungen zu bezeichnen sind. Die Zahl der Unfälle beträgt ca. 5% aller Erkrankungen (Bosse). Ferner werden nervöse Störungen (Unempfindlichkeit an den Beinen, Muskelzittern) als spezifische Berufskrankheit der Dachdecker bezeichnet, die durch die Arbeit in zusammengekauerter Haltung auf abschüssiger Fläche bedingt wird. Die Erkrankungshäufigkeit ist sehr groß; nach den Zahlen der Ortskrankenkasse Nürnberg entfielen im Jahre 1927 auf 55 versicherte Dachdecker 400 Erkrankungsfälle mit Arbeitsunfähigkeit.

Der Schutz der Dachdecker gegen Absturzgefahr hängt eng zusammen mit dem Schutz auf Bauten überhaupt; daneben gelten für die Dachdecker noch Sonderbestimmungen, die aber vielfach, da es sich um ein Kleingewerbe handelt, sehr schlecht beachtet werden. Im Jahre 1925 z. B. wurden allein in Berlin 198 Betriebsunfälle gemeldet bei rund 2000 Beschäftigten; das sind ca. 10%. Der Reichsdurchschnitt weist ähnliche Ziffern auf.

7. Zementarbeiter. In der Zementindustrie waren 1925 in 146 Betrieben 23790 Personen tätig. Zement ist ein Gemisch aus 5 Teilen Kalk und 2 Teilen Ton (Portlandzement), das mit Wasser zu einem Brei angerührt an der Luft und auch unter Wasser erhärtet. Es gibt auch natürliche Zemente, kalkige Fossilien, die diese Eigenschaft besitzen, dieselben sind aber wegen ihres seltenen Vorkommens und ihres hohen Preises praktisch ohne Bedeutung. Der Schlackenzement wird aus der fein vermahlenen granulierten Schlacke der Eisenhochöfen, die mit gelöschtem Kalk gemischt wird, hergestellt. — Kalk und Ton werden durch Brechmaschinen zerkleinert, gemahlen und gut gemischt; die Masse wird dann getrocknet und in Drehöfen (mit feuerfestem Material ausgekleidete eiserne, um die Längsachse drehbare Zylinder) gebrannt. Die gebrannten Steine werden dann zerkleinert, gemahlen, gesiebt und das Zementpulver unter ständigem Schütteln in mit Papier ausgekleidete Fässer gefüllt.

Als *Gesundheitsschädigungen* sind neben der Hitze bei der Ofenarbeit (s. Ziegelarbeiter) die spezifische Einwirkung des Zementstaubes, der besonders beim Zerkleinern, Mahlen und Verpacken die Luft verunreinigt, anzusehen. Wenn der Zementstaub infolge des intensiven Zerkleinerns auch kaum mehr scharfkantig ist, so wirkt er doch infolge seiner hygroskopischen Eigenschaft ätzend und bedingt Augenentzündungen, Schädigungen der Atmungs- und Verdauungsorgane, die mit dem Berufsalter — wie die Untersuchungen von Koelsch zeigen, zunehmen, besonders Entzündungen der Nasenschleimhaut, die allmählich zu Geschwürsbildungen führen. Die Erkrankungsziffern sind bei Zementarbeitern erheblich höher als beim Durchschnitt der Arbeiter; sie betrugen nach der Leipziger Statistik für 100 Mitglieder im Alter von 15—34 Jahren 52,5% (Durchschnitt 36,6), von 35—54 Jahren 69,4% (Durchschnitt 44,4), von 55—74 Jahren 96,1% (Durchschnitt 59,1). Die Erkrankungen an Muskel- und Gelenkrheumatismus betrugen bei 100 Mitgliedern von 15—34 Jahren 9,5% (Durchschnitt 2,8), von 35—54 Jahren 19,7% (Durchschnitt 6,3). Nach den Jahresberichten der preußischen Regierungs- und Gewerberäte 1911, entfielen in den Jahren 1908—1910 auf 100 Personen durchschnittlich 4,6 Erkrankungen der Atmungsorgane, darunter 0,55 mit tödlichem Ausgang und 0,26 Fälle von Tuberkulose (0,07 mit tödlichem Ausgang).

Die Erkrankungen sind durch technische Betriebsverbesserungen, Staubverhütung durch Abdichtung der Maschinen mit Eisenblech, automatisches Abfüllen des Pulvers in abgeschlossenen Räumen, Schutzkleidung gegen Verbrennungen bei der Ofenarbeit usw. erheblich vermindert worden.

In einzelnen Bundesstaaten, z. B. Anhalt, sind Verfügungen, betreffend die Sicherung des Arbeiters gegen gesundheitsschädliche Einwirkungen des Zementstaubes (31. Dezember 1906), erlassen worden, in denen den Arbeitern aufgegeben wird, vor Beginn der Arbeit das Innere der Nase mit Öl oder Fett einzureiben, ferner die Einrichtung von Brausebädern, regelmäßiger ärztlicher Untersuchung zur Pflicht gemacht wird usw.

8. Kalkarbeiter. Der Kalk, der in der Natur als Kreide, Kalkstein, Marmor, Kalkspat vorkommt, wird zur Mörtelbereitung, Desinfektionszwecken usw. gebraucht. In der Kalkindustrie waren 1925 in 944 Betrieben 21262 Personen beschäftigt. Das Brennen geschieht durch Erhitzen des mit Kohlen gemischten Kalks in Meilern, gewöhnlich in Ring- oder Schachtöfen, die mit Kalk und Koks gefüllt werden, wobei sich Wasser und Kohlensäure bildet. Bei dauernd in Betrieb stehenden Öfen wird aus dem Schürloch der durch den Rost fallende gebrannte Kalk herausgeholt; bei unterbrochenem Betrieb wird der Kalk aus dem erkalteten Ofen herausgeräumt, wobei sich die Arbeiter alle 10—20 Minuten wegen der großen Hitze ablösen.

Die *Schädigungen* beim Kalkbrennen werden durch Staub, Entwicklung von Gasen und hohe Temperaturen hervorgerufen. Der Kalkstaub ist im allgemeinen unschädlich, da er sich in den Körpersäften löst. Aus diesem Grunde findet man auch bei Kalkarbeitern keine hohen Tuberkuloseziffern. Von den Gasen, die sich beim Kalkbrennen entwickeln, wirkt besonders das Kohlenoxyd giftig. Im übrigen sind die Kalkbrenner, wie alle Ofenarbeiter, Erkältungsgefahren ausgesetzt. Bei noch nicht daran gewöhnten Arbeitern wirkt der Kalkstaub zuerst reizend auf die Nasen- und Rachenschleimhaut ein; auch Hautentzündungen durch Kalkstaub sind nicht selten.

Prinzing kam durch Berechnung der englischen Standardsterblichkeit zu folgenden Zahlen:

Tabelle 71.

	Überhaupt	Für Lungentuberkulose	Für sonstige Erkrankungen der Atmungsorgane
bei Sandsteingewinnung und -verarbeitung . .	20,10	5,85	4,38
bei Schiefergewinnung und -verarbeitung . . .	12,53	3,10	1,38
bei Granitgewinnung und -verarbeitung . . .	8,42	1,79	0,90
bei Kalksteingewinnung und -verarbeitung . .	10,60	1,82	1,55
bei allen Männern	11,13	2,00	1,68

9. Gipsarbeiter. Der in der Natur vorkommende Gipsstein, körniger Gips, das Marienglas usw., enthält hauptsächlich kohlensauren Kalk. Durch Brennen auf Platten, in Kesseln, Meilern oder Öfen, wird dem Gips, der vorher zerkleinert ist, das Krystallwasser entzogen, wodurch er die Eigenschaft gewinnt, sich mit Wasser zu mischen und dann hart zu werden. Der gebrannte Gips wird auf maschinellem Wege zerkleinert und gemahlen, dann gesiebt. Aus dem gebrannten mit Wasser vermischten Gips werden dann z. B. Figuren usw. hergestellt, welche durch Eintauchen in Paraffin ihre Porosität verlieren und eine glatte Oberfläche erhalten; durch Abreiben mit Sand- und Glaspapier werden die Gegenstände geglättet. *Alabaster* stellt eine besonders feste Art von Gips dar und wird entweder in fester Form durch Behauen, Drehen usw. verarbeitet oder gemahlen und zu Alabastergips verarbeitet, aus welchem die *Elfenbeinmasse* besteht.

Die Gipsbrennerei gleicht in hygienischer Beziehung der Kalkbrennerei; bei den Gipsfigurenarbeitern kommen als schädigende Momente die Staubentwicklung, bei der Figurenpolitur die sitzende Lebensweise und die bekannten Nachteile der Heimarbeit in Betracht.

10. Töpfer und Tonwarenarbeiter. 1925 wurden 27 892 Töpfer, Hafner und Ofensetzer gezählt, darunter 18 620 in abhängiger Stellung. In der Töpfereiberufsgenossenschaft waren 1925 in 1485 versicherungspflichtigen Betrieben 108 272 Personen versichert. — Der Ton wird mit Wasser auf maschinellem Wege geknetet, nur ganz vereinzelt noch durch Menschenkraft getreten oder geschaufelt. Für feinere Tonwaren muß der Ton vorher aufs feinste durch Walzen, Kollergänge, Mühlsteine zerkleinert und gemahlen und dann durch Schlämmen in Bottichen gereinigt werden. Nach dem Schlämmen wird die Masse durch Filter gepreßt und geformt. Das Formen geschieht durch Abdrehen mittels der Töpferscheibe, welche durch Fuß- oder Maschinenbetrieb in Umdrehung versetzt wird. Statt des Abdrehens durch die Töpferscheibe werden Tongegenstände auch in Gipsformen gepreßt oder durch Gießen von dünnflüssiger Tonmischung in Formen hergestellt. Nach dem Glätten der Unebenheiten der Oberfläche, Gußstellen usw., werden die Tonwaren in Trockenräumen getrocknet und in Schamottekapseln in Öfen gebrannt, wobei je nach der Ware Temperaturen von 1200—1700° C erzielt werden müssen. Zur Verschönerung und zum Undurchlässigmachen erhalten die Tonwaren noch eine Glasur. Die Herstellung der Glasur geschieht durch Bereitung einer breiigen Masse aus feinpulverisiertem Quarz, Sand, Lehm mit einem Flußmittel (besonders Bleiverbindungen), in welche die Tonwaren eingetaucht werden. Durchsichtige „Erdglasuren", z. B. Porzellanglasur, bestehen aus Kieselsäure, Tonerde und Alkalien, wozu oft noch Bleisalze gemischt werden („Bleiglasur"). Durch Zusatz von Bleioxyd und Zinnoxyd entstehen undurchsichtige „Emailglasuren". Gewöhnliche Tonwaren werden in feuchtem Zustande mit der in Wasser aufgeschwemmten pulverisierten Glasurmasse durch Eintauchen oder Bespritzen bedeckt. Nach dem Auftragen der flüssigen Glasur werden die Waren nochmals gebrannt; etwaiges Bemalen findet vor dem Auftragen der Glasur und dem bei manchen Waren erforderlichen nochmaligen Brennen statt.

Steinzeug (Bierkrüge usw.) wird in ähnlicher Weise wie die Töpferwaren hergestellt. Eine eigentliche Glasur ist für diese Waren nicht erforderlich, da sie eine sehr dichte Konsistenz haben; doch wird im allgemeinen eine Glasur dadurch erzielt, daß Kochsalz und feuchtes Holz in den Brennofen gebracht wird, wobei während des einige Tage dauernden Brennens Salzsäure und Natron entstehen, die mit der Tonerde eine Glasur bilden.

Die *Ofensetzer*, die ja zumeist Töpfer sind, bauen die Öfen aus den fertigen Kacheln auf. Bei dem Abkratzen überschüssiger Glasur, beim Auflegen der Kacheln auf Sandstein, beim Ofenabriß usw. entwickelt sich viel Staub.

Die *Gesundheitsgefahren* werden durch das Arbeiten mit feuchtem Material, durch die Anstrengung beim Kneten, Pressen usw., durch Staubentwicklung beim Mahlen, Sieben usw., durch Vergiftungen, besonders beim Bleiglasieren, bedingt. Bleivergiftungen waren früher sehr häufig, wie die Untersuchungen von KOELSCH, KAUP, CHYZER zeigten, sind aber durch den Ersatz der leichtlöslichen Bleiglasuren durch „gefrittete" (mit schwer oder unlöslichem Bleisilicat) oder bleifreie (Flußmittel ist Borax oder Soda mit Kalk, Tonerde usw.) seltener geworden. Töpfergeschirre dürfen laut Reichsgesetz vom 25. Juli 1887 nicht mit einer Glasur versehen sein, die bei halbstündigem Kochen mit 4proz. Essigsäure an diese Blei abgibt. Durch den feuchten Ton und die Chemikalien entstehen vielfach Hautentzündungen, Frostbeulen usw. Die Ofenarbeit führt durch die Hitze ebenso wie die Arbeit mit feuchtem Material zu Erkältungen. Nach PRINZING kamen nach den Zusammenstellungen des Breslauer Statistischen Amts für die Jahre 1880—1895 auf 1000 Töpfer (Mitglieder der Töpferkrankenkasse) 486,1 Erkrankungsfälle, für alle Arbeiter 319.

Tabelle 72.

Es entfielen auf 100 Töpfer	Durchschnitt
Krankheiten der Atmungsorgane 110,7	68,3
Krankheiten der Knochen, Muskeln und Gelenke . . . 72,8	38,2
Infektions- und allgemeine Krankheiten 67,3	37,4
Verletzungen 67,1	65,2
Hautkrankheiten. 55,7	36,6
Krankheiten der Verdauungsorgane 53,7	36,5
Krankheiten des Nervensystems 18,3	9,9

Nach den Zahlen der Ortskrankenkasse Leipzig entfielen im Jahre 1927 auf 157 versicherte Ofensetzer 200 Erkrankungsfälle.

Bleivergiftungen — durch Bleiglasur — wurden nach SOMMERFELD auf Grund Berliner Beobachtungen in 2,37 % der Erkrankungsfälle, in Wien (Genossenschaftskasse 1894—1900) in 4,8 % festgestellt. Die Sterblichkeitsziffern gibt SOMMERFELD für die Berliner Ortskrankenkasse der Töpfer auf $9,1\,^0/_{00}$ der Mitglieder an. (Durchschnitt aller Kassen $1,05\,^0/_{00}$.)

Gesetzliche Schutzbestimmungen finden sich, soweit sie sich auf Tongruben beziehen, in den Verordnungen über Steinbrüche, Gruben usw. In den einzelnen Bundesstaaten, z. B. Sachsen, Anhalt, Elsaß-Lothringen, sind Verfügungen über den Schutz der Arbeiter in der Tonwarenindustrie, Kacheltöpfereien usw. erlassen.

11. Porzellan- und Steingutarbeiter. In der feinkeramischen Industrie waren in Deutschland 1925 in 3066 Betrieben 116 206 Personen beschäftigt (davon in der Steingutindustrie und Majolikafabrikation 16 902, in der Porzellanwarenindustrie 70 818). Nach den Zählungen des keramischen Bundes waren in der Porzellan- und Steingutindustrie 74 470 Arbeiter tätig, davon 41 470 = 55,34 % männliche und 33 464 weibliche = 44,66 %. — Diese Zahlen für weibliche Arbeiter übertreffen die der Berufszählung von 1925 erheblich, denn dort wurden nur 34 % weibliche Arbeiter angegeben.

Porzellan besteht aus Porzellanerde (Kaolin) und Feldspat, die beide bergmännisch gewonnen werden, und einem Zusatz von Quarz, Gips oder Kreide. Beim Zerkleinern und Mahlen des Feldspats durch

Walzen, Kollergänge und Mühlen entsteht viel Staub, der zu Schädigungen der Arbeiter führt. Kaolin wird in Bottichen geschlämmt und nachher längere Zeit feucht liegengelassen, wodurch ein gleichmäßiges Zerfallen (Rotten) der Masse bedingt wird. Die Porzellanwaren werden wie die Steingutwaren durch Formen auf der Drehscheibe, bisweilen auch durch Gießen oder Pressen in Formen hergestellt. Nach dem Formen werden die Unebenheiten, Nähte usw. geglättet; dann erfolgt das Trocknen und Vorglühen im Ofen bei 800⁰—900⁰, wobei die Waren noch porös bleiben. Nach dem Überziehen mit der Glasurmasse, die gewöhnlich aus gepulvertem Quarzsand, Spat, Marmor und Porzellanscherben besteht, erfolgt das Brennen in Schamottekapseln bei ca. 1500⁰ C. Die Schamottekapseln werden aus einem Gemisch von pulverisierten Schamottescherben und Ton hergestellt, getrocknet und wie das Porzellan gebrannt. Nach dem Brennen werden Unebenheiten an der Oberfläche der Porzellanwaren abgerieben, dann erfolgt das Polieren und Schleifen.

*Steingut*waren werden aus plastischem Ton, Sand, Feuerstein und beigemischten zermahlenen Steingutscherben, hergestellt. Der Ton wird in bekannter Weise durch Knetmaschinen verarbeitet. Das Formen der Gefäße geschieht auf der rotierenden Töpferscheibe, auf welcher der Tonklumpen durch Anpressen mittels feuchter Schwämme oder auch durch die in die dünne Tonmasse getauchten Hände geformt wird; Henkel u. ä. werden mit der Hand geformt. Nach dem Trocknen werden die Steingutwaren gebrannt; eine Glasur ist immer erforderlich, da eine Verglasung beim Brennen allein nicht eintritt. Die Gegenstände bleiben durchschnittlich 3 Tage im Brennofen.

Fayence (englisches Steingut) besteht aus Töpferton und einem Zusatz von kieselsäurereichem Quarz oder Feuerstein; bei feineren Sorten wird Porzellanerde (Kaolin) beigemengt. Fayence hat weiße Farbe, klingt fast gar nicht und ist gegen Temperaturwechsel empfindlicher als Porzellan.

Schädigungen. Die Hauptgefahr in der Porzellan- und Steingutfabrikation bildet der Staub. Es kommt der an sich weniger gefährliche Ton- und Kaolinstaub und der schädlichere scharfkantige Staub der gebrannten Waren, der beim Glasieren, beim Glätten, beim Entfernen der Glasur usw. entsteht, in Frage. Wenn auch beim Naßschleifen die Staubentwicklung gering ist, so wird doch beim Eintrocknen der verspritzten Teilchen der trockene Staub herumgewirbelt und setzt sich ebenso wie der Staub der Rohmaterialien überall im Betrieb ab: durchdringt die Kleidung der Arbeiter. So kommt es auch, daß der an sich nicht sehr schädliche Staub des Tons, Kaolins usw. durch seine Masse und Flugfähigkeit in erheblicher Menge in die Atmungsorgane eindringt. Joetten und Arnoldi bestreiten denn auch auf Grund von Tierexperimenten die vielfach verbreitete Ansicht von der Unschädlichkeit des Porzellanstaubes. Wenn auch die Angaben von Sommerfeld, daß 60 % der Todesursachen der Porzellanarbeiter Lungentuberkulose ist, nicht zutreffend sind, so zeigen doch die Untersuchungen von Koelsch, der bei der bayerischen Porzellinern viermal so viel Tuberkulosesterblichkeit wie bei der übrigen Bevölkerung feststellte, von Bogner, Thiele, Harms u. a., daß durch den Staub Lungenveränderungen entstehen, die eine besondere Disposition zur Lungentuberkulose bedingen. Neue Untersuchungen von Koelsch vom Jahre 1926/27 bei 500 Arbeitern (330 Männern, 170 Frauen), die voll arbeitsfähig waren, ergaben, daß bei den männlichen Arbeitern einwandfrei 34,2 % Staubveränderungen nachgewiesen wurden, bei den weiblichen 20,7 %, bei der Gesamtzahl der Untersuchten 23,8 %.

Die Gesundheitsverhältnisse sind am ungünstigsten bei den Drehern, Formern, Glasierern und Gießern, die besonders unter den Staubinhalationskrankheiten leiden. Die Formarbeit an der Drehscheibe und beim Pressen ist sehr anstrengend, zumal bei der Herstellung der ca. 6—9 kg schweren Schamottekapseln. Auch die Porzellanmaler bieten hohe Erkrankungs- und Sterblichkeitsziffern. Das Durchschnittsterbealter der Porzellanarbeiter beträgt nach Sommerfeld ca. 41 Jahre. Die höchsten Sterblichkeitsziffern liegen zwischen dem 30. und 40. Lebensjahr. Die Häufigkeit der Erkältungskrankheiten (Katarrhe der Atmungsorgane, Rheumatismus) wird durch die Arbeit mit dem nassen Material und in der Hitze (Ofenarbeit!) bedingt. In gut geleiteten Fabriken sind durch Verkürzung der Arbeitszeit — besonders bei Drehern —, gute Ventilation und Staubabsaugung durch Exhaustoren usw. die hygienischen Verhältnisse erheblich gebessert, und damit ist ein Herabsinken der Erkrankungsziffern erzielt worden.

Es ist ferner zu fordern, daß eine ärztliche Berufsauslese und eine regelmäßige ärztliche Überwachung der Porzellanarbeiter erfolgt und daß die Späterscheinungen der Staublunge in die Liste der entschädigungspflichtigen Berufskrankheiten der Verordnung des RAM. vom 12. Mai 1925 aufgenommen werden.

12. Glasarbeiter. In der Glasfabrikation waren 1925 in Deutschland in 3523 Betrieben 100 880 Personen beschäftigt, darunter 99 554 Arbeiter (davon 16 883 weibliche); 1925 waren in der Glasberufsgenossenschaft in 1465 Betrieben 97 911 Personen versichert.

Das Glas wird aus einem Gemisch von kieselsäurehaltigem Sand, Quarz, Soda oder Glaubersalz und einem Zusatz von Kalk, Holzasche, eventuell Bleiglätte oder Mennige u. a. m. hergestellt. Als Färbemittel dienen Kobalt, Nickel, Kupferoxyd, Silber, Gold u. a. Diese Materialien müssen fein gemahlen und gesäubert sein. Der Sand wird deshalb in Bottichen vorher ausgeschlämmt, in Kammern oder über Sieben getrocknet und gesiebt; ebenso müssen zugesetzte Glasscherben vorher ausgeglüht und nach dem Zerkleinern ebenfalls gesiebt werden. Die „Schmelzer" mischen den Glassatz nach dem Abwiegen der verschiedenen Bestandteile durch Umschaufeln, wobei viel scharfkantiger Staub entsteht; in modernen Betrieben wird beim Mischen durch gut abgedichtete Maschinen die Staubentwicklung erheblich eingeschränkt. Der fertige Glassatz wird in „Glashäfen" und „Glaswannen", die aus Schamotte — ähnlich wie die Brennkapseln bei der Porzellanfabrikation — hergestellt sind, in den Glasöfen (meist Regenerativöfen) geschmolzen, bis eine dünnflüssige Masse entsteht, die nach Abkühlung in zähflüssigem

Zustand verarbeitet wird. Durch die Rationalisierung in der Glasindustrie ist man im letzten Jahrzehnt dazu übergegangen, kontinuierliche Betriebe in größerer Anzahl anzulegen. Die Wannenbassins bieten die Möglichkeit, durchlaufend arbeiten zu können. In der deutschen Glasindustrie sind jetzt ungefähr die Hälfte der Betriebe mit Wannenöfen, die übrige Hälfte mit Hafenöfen versehen. Der „Glasbläser" entnimmt mittels der „Pfeife", einem ca. 1,5 m langen Eisenrohr, die Glasmasse, dreht das Ende der Pfeife in einem ausgehöhlten Holzklotz, der „Motze", zur gleichmäßigen Verteilung der Masse herum und bläst dann durch die Pfeife die Masse unter Hin- und Herdrehen in die gewünschte Form. Gewöhnlich besorgt das Herausnehmen der Masse der Gehilfe, während der Glasmacher das Blasen besorgt. Nach dem Blasen wird der Gegenstand mit glühenden Zangen in einen mäßig heißen Ofen zum Abkühlen gebracht. Ebenso wird bei der Flaschenfabrikation verfahren; ein geübter Meister kann mit Hilfe eines Motzers stündlich 50, also täglich 400—500 Flaschen herstellen. Bei größeren Stücken lösen sich 2 bis 3 Bläser beim Blasen ab. Neuerdings werden vielfach maschinelle Einrichtungen zum Glasblasen verwendet.

Die Temperaturen, denen die Glasbläser ausgesetzt sind, betragen gewöhnlich 50—60° C; bei der Herstellung des handgearbeiteten Tafelglases sind an den Arbeitstrommeln Temperaturen von 80—90° vorzufinden. Größere Glasscheiben usw. werden auf dicken Gußeisenplatten gegossen und ausgewalzt. Viele Glaswaren, z. B. Bierflaschen, Schalen usw. werden in Messingformen gegossen und dann gepreßt. Durch Ausziehen von Glasröhren wird „Glasseide" an drehenden Rädern gesponnen.

Die fertigen Glaswaren werden vielfach durch *Schleifen, Gravieren* und *Ätzen* verziert. Die „Glasschleifer" verfertigen die Schliffe durch jetzt meist maschinell betriebene rotierende Scheiben aus Sandstein, Gußeisen oder Pappelholz, wobei dauernd ein Wasserstrahl mit feinem Sand auf die Scheibe rieselt. Durch das Naßschleifen ist die Staubentwicklung beim Schleifen selbst nicht so schädlich wie beim Trockenschleifen, ein Teil des scharfkantigen Glassplitterstaubes wird jedoch immerhin eingeatmet; beim Ruhen der Betriebe trocknet nachts der feine Sand ab und geht bei Aufnahme der Arbeit in die Luft der Werkstatt über. Deshalb ist auch bei Naßschleifscheiben eine gute Staubabsaugung erforderlich, ebenso an den Polier- und Schwabbelscheiben. Erheblich größer ist die Staubentwicklung beim „Polieren", wobei die geschliffenen Gläser mit schnell rotierenden feuchten Bürsten bearbeitet werden. Die Arbeitsräume und Kleidung der Glasschleifer sind gewöhnlich mit einer Schicht von feinem Glasstaub bedeckt. Da die Glasschleiferei vielfach in der Heimindustrie betrieben wird, ist die Gefahr besonders groß, wenn die Arbeit in Schlaf- und Wohnräumen verrichtet wird. Die Heimindustrie in der Glasschleiferei geht jedoch immer mehr zurück, so sind von 214 Polier- und Schleifwerken in Bayern nur noch 113 in Betrieb. Ähnliche Verhältnisse herrschen bei den *Spiegelglasschleifern* und *-polierern*. Beim *Gravieren* werden die Linien durch ein feines rotierendes Kupferrädchen hervorgebracht.

Das *Ätzen* geschieht durch Aufbringen von verdünnter Flußsäure (Klarätzen) oder von einer Mischung von Flußspat und konzentrierter Schwefelsäure (Mattätzen). Die Glasfläche wird vorher mit einer Wachsschicht bedeckt, welche an den zu ätzenden Stellen entfernt wird. Die Gefahr für den Glasätzer, die durch die scharfe Flußsäure bedingt wird, welche besonders in gasförmigem Zustand die Atmungsorgane reizt, wird durch die Verwendung von Sandstrahlgebläsen vermieden. Hierbei wird das Ätzen durch einen maschinell erzeugten starken Luftstrom, der scharfen Sand enthält, bewirkt; bei dieser Methode entsteht jedoch leicht eine starke Staubentwicklung.

Schädigungen der Glasarbeiter. Bei manchen Kategorien der Glasarbeiter spielt die lange und anstrengende Arbeitszeit eine erhebliche Rolle als Gesundheitsgefährdung. Am Tafelglasofen hat der Schmelzer bei Durchführung der gesamten Schmelze je nach dem Ofengang eine Arbeitsbereitschaft von 16—24 Stunden, wovon er 6—8 Stunden in der Hitze an den Öfen schwer arbeiten muß. Der Tafelglasmacher hat bei 40—50° am Troge oder an der Trommel 11 Stunden täglich mit 2 Stunden Pause zu arbeiten, wobei es sich um eine körperlich sehr anstrengende Tätigkeit handelt.

Die Schmelzer haben besonders unter Hitze, Schmelzgasen (schwefliger Säure usw.) und Staub, der beim Mischen entsteht und oft Beimengungen von Soda, Blei, Arsen und anderen schädlichen Substanzen enthält, zu leiden, besonders an Erkrankungen der Atmungsorgane. Die Schürer an den Generatoren sind CO-Vergiftungen ausgesetzt. Die Hafenmacher haben unter dem Staub, feuchten Wärme und der Schwere der Arbeit zu leiden. Die Glasbläser sind der Einwirkung der großen Hitze ausgesetzt, wodurch Kopfschmerzen, Schwindelanfälle, Bindehautentzündungen und Linsentrübungen der Augen (grauer Star bei Glasmachern gehört zu den gewerblichen Berufskrankheiten der Verordnung des RAM. vom 12. Mai 1925), Lungenerweiterungen, Erkältungskrankheiten (Katarrhe, Lungenentzündungen, Rheumatismus) und Hautentzündungen entstehen. Durch das andauernde Halten der schweren Pfeife bilden sich Verkrümmungen der Finger (Hakenhand), Entzündungen, Risse und Schwielen an der Hohlhand. Die Hitze zwingt die Glasbläser, viel kalte Flüssigkeit zu sich zu nehmen, wodurch Verdauungsstörungen entstehen. Infolge der Anstrengung beim Blasen erweitern sich die Wangen und Lungen und es treten Erkrankungen der Ohrspeicheldrüse auf. Durch das Benutzen derselben Pfeife von mehreren Bläsern werden bisweilen Infektionskrankheiten, Mundfäule, Grippe, Syphilis übertragen. Bei den Glasschleifern werden natugemäß viel Lungenerkrankungen, vor allem Tuberkulose gefunden. Durch die Einatmung von Glasstaub inkrustiert sich das Lungengewebe (Chalikosis). Das Naßschleifen führt zu Erkältungen, besonders zu Muskel- und Gelenkrheumatismus.

Die Unfallgefahr ist im allgemeinen bei den Glasarbeitern nicht sehr groß und hält sich unter dem Durchschnitt (s. Tabelle 23, S. 45). Nach SCHMIDT betrugen die Erkrankungsziffern der männlichen Glasarbeiter in Hohlglashütten 34,5—42,9%, in Tafelglashütten 33,5—48%, der weiblichen Arbeiter 26,6—35,4% bzw. 16,6—50%. Gerbis hat durch eine Statistik an 3500 Glasmachern als durchschnittliches Lebensalter der Glasmacher 43,95 Jahre ermittelt. Die Berufsfähigkeit als Bläser ist nach seinen Feststellungen für Hohlglasmacher 10 Jahre länger als für Tafelglasmacher, die durchschnittlich mit 50 Jahren aus diesem Beruf ausscheiden. Nach Gerbis kommt als Ursache des frühen körperlichen Verbrauchs neben der schweren Arbeit der Wechsel von Tag- und Nachtarbeit und die dadurch bedingte unregelmäßige Lebensweise in Frage. Von 111 Todesfällen waren 44 durch Tuberkulose verursacht.

Gesetzliche Schutzbestimmungen. Die Bekanntmachung des Reichskanzlers, betreffend die Beschäftigung von Arbeiterinnen und jugendlichen Arbeitern in Glashütten, Glasschleifereien und Glasbeizereien sowie Sandbläsereien, vom 9. März 1913, verbietet die Beschäftigung von Knaben unter 14 Jahren und Arbeiterinnen vor den Öfen, ferner von Arbeitern unter 16 Jahren und Arbeiterinnen in Räumen, in denen Rohstoffe und Glasabfälle gemischt und zerkleinert werden, ebenso am Sandstrahlgebläse. Mit Schleifarbeiten dürfen Knaben unter 14 Jahren und Arbeiterinnen unter 16 Jahren — beim Trockenschleifen auch falls über 16 Jahre alt — nicht beschäftigt werden. Ferner ist für jugendliche Arbeiter beiderlei Geschlechts bis zum 16. Jahre vor der Einstellung ein ärztliches Attest beizubringen, daß die körperliche Entwicklung eine Beschäftigung ohne Gesundheitsgefährdung zuläßt. Weitere Bestimmungen regeln die Arbeit in den einzelnen Arten von Glashütten, Sonntagsarbeit, Führung von Arbeitslisten usw. Ferner regeln die Verfügungen von Polizeibehörden usw. weitere Einzelheiten.

Der § 7 der Verordnung des RAM. vom 14. April 1927 ist durch die Verordnung vom 9. Februar 1927 auf Glashütten und Glasschleifereien ausgedehnt worden (für Glasmacher, Hafenmacher, wenn kein besonderer Trockenraum vorhanden, für die Arbeiter an Kollergängen); als Schleifer gelten auch Polierer, jedoch nicht solche bei feuchtem und mechanischem Schleif- und Polierprozeß (Verordnung vom 26. Mai 1927).

13. Glaser. Bei der Berufszählung wurden 1925 21 923 Glaser gezählt, davon 13 468 in abhängiger Stellung. Das Glaserhandwerk umfaßt eine Reihe technisch und wirtschaftlich sehr unterschiedlicher Einzelberufe. Es gibt Blank- und Bauglaser, Blei-, Bilder- und Kunstglaser, sowie Glasmaler, ferner Messing-, Kupfer- und Elektroglaser und endlich Fensterrahmen-, Bilderrahmen- und Spiegelrahmenglaser.

Bei der Bauarbeit sind die Glaser den allgemein mit dieser Arbeit verbundenen Berufsgefahren ausgesetzt. In der rauhen Jahreszeit ziehen sie sich beim Einsetzen und Verglasen von Fenstern sehr leicht Erkältungen zu. Besonders groß ist die Unfallgefahr beim Eindecken von Glasdächern sowie beim Einsetzen großer Spiegelscheiben (Ladenfenster). Eine gewisse Gefahr der Bleierkrankung besteht beim Verglasen mit bleihaltigem Kitt, wie auch in der Bleiglaserei, besonders wenn jemand ständig mit diesen Arbeiten zu tun hat. Dabei handelt es sich sowohl um das Hantieren mit den zum Einfassen eines Fensters oder seiner einzelnen Teile dienenden Bleistreifen, als auch um die beim Löten und Verzinnen entstehenden Dämpfe.

In der *optischen Industrie* sind die Verhältnisse ebenfalls günstig, soweit sich nicht die Schädigungen der Heimarbeit bemerkbar machen. Die Optiker selbst haben eine geringe Erkrankungsziffer und eine Tuberkulosesterblichkeit von 6—7%₀₀, wobei zu bemerken ist, daß viele schwächliche Personen diesen leichten Beruf ergreifen.

14. Edelstein- und Halbedelsteinarbeiter. Die *Diamantenschleiferei* hat in Deutschland keine allgemeine Bedeutung. Der Diamant wird in Zement gefaßt, in den Schraubstock gespannt und durch einen Meißel gespalten. Dann wird der Diamant mit Bleizinnamalgam über einem Bunsenbrenner auf einen Kupferstab gelötet und an horizontalen Stahlscheiben mit Diamantpulver und Öl geschliffen. Die Arbeit in sitzender gebeugter Haltung, die Anstrengung der Augen (Lupenarbeit!), die Hitzeentwicklung sind die spezifischen Schädigungen der Diamantschleifer; die Staubentwicklung ist nicht nennenswert.

Achatschleiferei: In einzelnen Gegenden Deutschlands, in Oldenburg (Birkenfeld), Regierungsbezirk Trier, Baden, werden Achat-, Onyxsteine u. ä. bearbeitet. Die größeren Steine werden zerschlagen oder durch Stahlscheiben zersägt und dann mit Schleifsteinen, die aus festem Sandstein bestehen und gewöhnlich durch Wasserräder getrieben werden, geschliffen. Die Schleifer lagen dabei meist auf dem Bauch und stemmten die Füße an Querleisten. SOMMERFELD hat zuerst ausführlich auf die schlechten Gesundheitsverhältnisse der Achatschleifer hingewiesen; neben der Körperhaltung bei der Arbeit, die ein Zusammenpressen der Brust bedingt, wirkt die Staubentwicklung und Durchnässung äußerst schädlich ein, wobei auch die sehr dürftige Lebensweise hinzukommt. Die meisten Schleifer gehen an Schwindsucht zugrunde, nachdem sie in der Regel schon vor Zurücklegung der vierziger Lebensjahre arbeitsunfähig geworden sind. Es ist versucht worden, durch Einführung von Schleifsteinen mit Sitzstühlen eine Besserung zu erzielen. Entsprechende Verfügungen z. B. der großherzoglichen Regierung in Birkenfeld, betreffend die Einrichtung und den Betrieb der Edelstein- und Achatschleifereien, vom 12. April 1912 und Polizeiverordnungen suchen die Verhältnisse zu bessern.

Das Polieren geschieht an Polierbänken (an einer Buchenholzwalze von ca. 1 m Länge und 30 cm Dicke) oder horizontalen Metallscheiben. Die Steine werden von Spezialarbeitern, den Steinbohrern, durchbohrt. Manche Steine werden in Tonkacheln vorsichtig bis zur Rotglut erhitzt (gebrannt) und gebeizt (zumeist durch Säuren).

15. Schornsteinfeger. 1925 wurden 10 335 Schornsteinfeger gezählt, davon 5898 in abhängiger Stellung. Zur Reinigung der Schornsteine von Ruß werden die „deutschen“ Schornsteine, die aus Backsteinmauerwerk mit einem Lumen von 30 × 60 cm bestehen, vom Keller aus „bestiegen“; dabei stemmen sich die Schornsteinfeger mit den Knien unter Zuhilfenahme der Ellbogen empor und reinigen die Schornsteinwände durch Abkratzen der Wände mit einem Eisen und Reisigbesen. Beim „Befahren“ des Schornsteins von oben her läßt sich der Schornsteinfeger hinabgleiten, indem er sich mit den Füßen gegen die Vorderwand, mit Gesäß und Rücken gegen die Hinterwand und mit den Ellbogen seitlich anstemmt. Die „russischen“ Schornsteine, welche aus einem Rohr von ca. 30 cm Durchmesser bestehen, werden mit einem Wurzelbesen, an dem eine eiserne Kugel hängt, vom Dach aus gereinigt. Der Schornsteinfegerberuf ist mit keinen besonderen Gesundheitsgefahren verbunden; nach den Angaben von SCHÜTTE erkrankten von

100 Schornsteinfegern an Verletzungen und Verbrennungen 13,5%, an
Schleimbeutelentzündung der Knie 8,25%, an Erkrankungen der
Atmungsorgane 4,5%, der Ohren und Augen 3,75%, an Handerkran-
kungen 2,25%, an Ellbogenerkrankungen 0,75%. Die Unfallsgefahr
hält sich unter dem Durchschnitt (s. Tabelle Nr. 23, S. 45). Als Berufskrankheiten kommen Verletzungen, besonders der Augen durch Fremdkörper, Schleimbeutelentzündungen an Knien und Ellbogen und Hauterkrankungen durch Rußeinwirkung, besonders an den Geschlechtsteilen
vor. Die Hautentzündungen führen bisweilen zu Krebsgeschwüren
(Schornsteinfegerkrebs). Diese gelten nach der Verordnung des RAM.
vom 12. Mai 1925 als entschädigungspflichtige Berufskrankheiten (s. S. 43).

16. Tapezierer und Polsterer. Im Tapezierer- und Polsterergewerbe
wurden im Jahre 1925 in 14444 Betrieben 39905 beschäftigte Personen
gezählt; der Anteil der weiblichen ist ganz verschwindend und beträgt
kaum über 100. Die Beschäftigung: Dekorationen, Polstererarbeiten,
hat keine technischen Eigentümlichkeiten, wohl aber bedingt die Arbeit
des Tapezierers ein gehäuftes Vorkommen von Infektionskrankheiten
und besonders von Tuberkulose, was sowohl auf die oft recht wenig
einwandfreie Beschaffenheit der Werkstätten als auch auf die Staubentwicklung des Arbeitsmaterials (Wolle, Roßhaar, Werg usw.) zurückzuführen ist. Das Abreißen alter Tapeten vor dem Neutapezieren kann
natürlich auch zu den verschiedensten Infektionen durch anhaftende
Keime Veranlassung geben. Relativ häufig sind die Unfälle, die durch
das ständige Arbeiten auf Leitern besonders bedingt sind, aber bisweilen
auch durch das Halten von Nägeln usw. im Munde während der Arbeit
hervorgerufen werden.

So kommt es, daß die Erkrankungsziffer bei den Tapezierern relativ
hoch ist. Bei der Zentralkrankenkasse der Tapezierer wurden im Jahre
1911 bei 10486 Mitgliedern 4041 Erkrankungsfälle gezählt, d. h. auf
100 Mitglieder rund 39; der fünfte Teil, also rund 8% entfielen auf Erkrankungen der Atmungsorgane. Im gleichen Jahre wurden 44% aller
Todesfälle von Mitgliedern durch Lungenleiden verursacht. Auch die
Leipziger Statistik vom Jahre 1910 ergibt — wie die nachfolgende
Tabelle erweist — hohe Krankheitszahlen für Krankheiten der Atmungsorgane und speziell Tuberkulose.

Tabelle 73.

Von 1000 Tapezierern und Polsterern erkrankten

überhaupt	318,1
an Infektionskrankheiten	51,1
an Erkrankungen der Atmungsorgane	50,7
(Tuberkulose jeder Art	14,1)
an Erkrankungen der äußeren Bedeckungen	31,8
an Erkrankungen der Verdauungsorgane	54,9
an Muskel- und Gelenkrheumatismus	24,4

Nach den Ergebnissen der Allgemeinen Ortskrankenkasse Leipzig
entfielen im Jahre 1927 auf 215 Tapezierer, die 0,1% der gesamten
Mitgliederzahl ausmachten, 221 Krankheitsfälle, die 0,33% der Gesamterkrankungen betrugen.

Gesetzliche Schutzvorschriften. Das gehäufte Vorkommen von Lungenkrankheiten, speziell Tuberkulose, hat zu Verordnungen Veranlassung gegeben, die sowohl vom Reichsamt des Innern als auch von den Ministerien einzelner Bundesstaaten erlassen wurden — zumeist im Jahre 1903 — und auf die Gesundheitsverhältnisse der Tapezierer, Polsterer usw., die Beschaffenheit der Werkstätten hinweisen.

11. Kapitel.

Textil- und Bekleidungsindustrie.

A. Textilindustrie.

Die große Bedeutung, welche die Textilindustrie in Deutschland gewonnen hat, beweist die Tatsache, daß 1907 4,33% der gesamten deutschen erwerbstätigen Bevölkerung in derselben beschäftigt waren (3,12% der männlichen und 6,92% der weiblichen). Im Jahre 1925 umfaßte die Textilindustrie 3,0% der Gesamtbevölkerung (einschließlich der Berufszugehörigen) und die Bekleidungsindustrie 3,9%. Die Betriebszählung vom 16. Juni 1925 ergab 122598 Betriebe, darunter 91613 Hausgewerbebetriebe, mit insgesamt 1196120 beschäftigten Personen, davon 681262 weiblich) in der Textilindustrie. In der Bekleidungsindustrie wurden 600906 gewerbliche Niederlassungen (darunter 135523 Hausgewerbebetriebe) gezählt mit 1436215 beschäftigten Personen (darunter 748044 weiblichen). Sowohl in der Textil- als auch in der Bekleidungsindustrie ist der Prozentsatz der weiblichen Berufstätigen — wie die eben angeführten Zahlen zeigen — besonders groß. Bei dem Allgemeinen Deutschen Gewerkschaftsbund machten die weiblichen Mitglieder im Jahresdurchschnitt 1925 bei den Textilarbeitern 62%, bei den Bekleidungsarbeitern 53% aus, bei dem Gesamtverband der christlichen Gewerkschaften betrugen die entsprechenden Zahlen 60 bzw. 61%.

Auch in der Textilindustrie überwiegen die Großbetriebe bei weitem; ihnen gegenüber treten Handwerk und Heimindustrie zurück; in der letzteren dürften aber in Deutschland noch ca. 200000 Personen beschäftigt sein.

Die Materialien, aus denen die Gewebe hergestellt werden, sind entweder pflanzlicher Herkunft, wie Flachs, Hanf, Jute, Kokosfasern, Nesseln und vor allem Baumwolle, oder tierischen Ursprungs, wie Wolle und Seide.

1. Flachs. Das Zubereiten von *Flachs*: Die Flachsstengel werden aus der Erde gerauft und durch Durchziehen durch die Kämme der Riffelbank (riffeln) von Wurzeln, Erde usw. befreit. Um die Bastfasern von den holzigen Teilen und dem Pflanzenleim zu befreien und die Fasern zu lockern, werden sie gerottet (geröstet). Das Rotten geschieht entweder durch Aussetzen an der Luft, oder aber durch einen Fäulnisprozeß, der in Wasserkästen, die mit Schlammwasser und Zusatz von Lauge usw. gefüllt sind, vonstatten geht. Durch die Fäulnis und Gärung wird der Pflanzenleim (Pektose) zerstört. Statt des Schlammwassers wird auch Wasser, dem Hefe und andere gärungs- und fäulniserregende Stoffe zugesetzt sind, angewandt; das Röstwasser verbreitet durch Ammoniak und Schwefelwasserstoff üble Gerüche, ist aber an sich nicht schädlich. Nach dem Rösten wird der Flachs an der Luft oder in Darren getrocknet, geklopft (Boken), gebrochen oder in Flügelrädern geschwungen, um die Fasern von den Holzteilchen zu befreien. Durch Hecheln mit Stahlkämmen werden die Unreinlichkeiten entfernt und die Fasern gerade gelegt, dabei entsteht ein Abfall von 20—60% Werg. Durch Kochen mit Seife und Lauge werden die Fasern dann geschmeidig gemacht, gewaschen und gespült. Jute, Nesseln, Kokosfaser, Kolbenschilffaser (Typha) u. a. m. werden ähnlich verarbeitet.

Bei den eben geschilderten Vorrichtungen werden die Arbeiter vor allem durch den Staub geschädigt. Der Staub des Hanfes, des Flachses und der Jute enthält spröde Fäserchen und spitze Zellbestandteile, welche die Schleimhaut der Atmungsorgane reizen und zu Katarrhen und deren Folgezuständen (s. S. 40) führen. Durch den Hanfstaub, der beim Hecheln eingeatmet wird, entstehen Entzündungen der Nasenschleimhaut und der Luftwege, die sich in Husten, Atemnot und allgemeiner Mattigkeit äußern (*Hechelfieber*); der italienische und ungarische Hanf soll dabei schädlicher sein als der deutsche. Jutearbeiter, besonders jugendliche, erkranken ebenfalls bisweilen an Ernährungsstörungen, verbunden mit allgemeiner Schwäche, blassem Aussehen, heftigen Schmerzen in den Beinen; KLEIN beschrieb Osteomyelitis der Unterschenkel, die mit Verkürzung ausheilte. Neben den Erkrankungen der Atmungsorgane, die auch durch die Fäulnisgase des Röstwassers gefördert werden, werden durch die genannten Staubarten Entzündungen der Haut hervorgerufen.

Das Spinnen der Bastfasern geschah früher auf dem Spinnrad, das mit der Hand oder durch Fußbetrieb in Bewegung gesetzt wurde. Die Fasern wurden dabei zuerst geordnet (ausgezogen), dann gedreht und auf der Spule oder Spindel aufgewickelt. Ähnlich ist der Vorgang beim Maschinenspinnen. Beim „Anlegen" wird ein Band hergestellt, das ausgezogen oder gestreckt wird, wobei eine Verfeinerung der Fasern eintritt; durch „Strecken" und „Vorspinnen" wird die Faser noch weiter verfeinert, worauf dann das „Feinspinnen" erfolgt. Das Anfeuchten des Fadens geschieht beim Handspinnen durch Speichel, beim Maschinenspinnen durch warmes Wasser mit Zusatz von Kleie, Pflanzenschleim usw. (Naßspinnen), beim Halbnaßspinnen durch kaltes Wasser. Die naß- oder halbnaßgesponnenen Garne werden in Trockenkammern oder Apparaten getrocknet. Nachher wird das Garn von Spulen gehaspelt und als Gebinde (Strähn) abgestreift. Durch Zwirnen werden mehrere Fäden zusammengedreht und dann appretiert. Das Appretieren kann in verschiedener Weise geschehen: durch Dämpfen mittels Wasserdampf werden die Garne weicher, durch Sengen über glühenden Zylindern oder Gasflammen wird der Faden von den vorstehenden Fäserchen befreit, dann gehaspelt, gewaschen und getrocknet. Beim *Stärken* wird der Faden durch eine Stärkelösung gezogen. Das *Lüstrieren* bezweckt, den Faden glänzend zu machen; dabei wird er mit einer Lösung von Stärkewasser, Seife, Gummi, Leim usw. gebürstet, getrocknet und zwischen geriffelten Stahlwalzen ausgepreßt. Der Rest der Stärkelösung wird durch Auswaschen entfernt.

Bei der *Seilerei* wird der Hanf zu Fäden gedreht, mehrere Fäden werden durch das Seilerrad zu Schnüren gedreht, die dann wieder zu Seilen und Tauen vereinigt werden. Schiffstaue werden durch heißen Teer imprägniert. Bei den Seilern tritt wie bei allen Hanfarbeitern häufig das Hechelfieber auf, wenngleich durch die Arbeit im Freien die Staubgefahr des Hanfstaubes vermindert wird.

Bei der Spinnerei der Bastfasern treten Gesundheitsschädigungen auf, die sich in Reizungen der Atmungsorgane und Augenentzündungen bemerkbar machen. Auch Augenentzündungen, Ekzeme, Furunkel u. a. stellen sich vielfach ein. Beim Spinnen führt die Feuchtigkeit und hohe Temperatur der Arbeitsräume zu zahlreichen Erkältungskrankheiten. Die Befeuchtungsflüssigkeit bewirkt durch ihre Zusätze einen spezifischen Geruch, an dem die Spinner deutlich erkennbar sind.

2. Baumwolle. Baumwolle nennt man die in den Samenkapseln der Gossypiumarten vorkommenden Samenhaare; diese Pflanzen werden besonders in Ägypten, Indien, Amerika gezogen. Zur Reifezeit werden die Samenkapseln geöffnet und mittels Maschinen von Unreinlichkeiten, Staub, Samenkörnern usw. befreit (Egrenieren). Die ostindischen Baumwollfasern sind härter als die ägyptischen und amerikanischen, daher auch gesundheitsschädlicher. Vor dem Versand wird die Baumwolle in Ballen gepreßt. Die verarbeiteten Baumwollfasern sind ca. 10 bis 40 mm lang.

Baumwollverarbeitung. Die Ballen werden in den Textilfabriken aufgebrochen, Klumpen werden auch durch Wasserdampf gelockert, dann wird die Baumwolle sortiert. Zum Auflockern und Zerteilen der Ballen dienen Maschinen (Reißwolf, Willow, Whipper, Opener), deren Prinzip darin besteht, daß mit spitzen Zapfen besetzte sich drehende Walzen die Baumwolle zerreißen. Durch die sich bewegenden Schläger der Schlagmaschine wird die Baumwolle feiner zerteilt. In den Krempeln, Kratzmaschinen, Karden wird die fein verteilte Baumwolle durch Metallbürsten schleierartig geordnet und meist in Bandform zur Spinnmaschine geleitet.

Bei diesen eben genannten Phasen der Baumwollverarbeitung bildet sich außerordentlich viel Staub, der über 10—20 % des verarbeiteten Materials beträgt, je nach der Qualität und Herkunft der Baumwolle 1—6,2 % mineralische Bestandteile enthält und dementsprechend auch die Atmungsorgane mehr oder weniger stark schädigt. Es ist daher notwendig, daß eine gute Entstaubung in den Arbeitsräumen vorgenommen wird.

3. Wattefabrikation. Die Baumwolle aus den Krempeln wird ausgebreitet, mit Leimwasser, Stärke, Alaun usw. getränkt und dann getrocknet und eventuell gebleicht; es entstehen so die Wattetafeln. Wird Altmaterial, z. B. Lumpen, bereits benutzte Verbandwatte u. a. m. zur Watteherstellung verwendet, so kommen bisweilen Infektionskrankheiten bei den Arbeitern vor. Aus diesem Grunde sind deshalb in einzelnen deutschen Bundesstaaten Vorsichtsmaßregeln bei der Verarbeitung von Alt- bzw. importiertem Material angeordnet, bzw. die Verwendung des gebrauchten Verbandmaterials verboten worden.

4. Spinnerei. Die gereinigten und geordneten Baumwollfasern (Bänder), wie sie aus den Krempel- und Wickelmaschinen kommen, werden in Streckmaschinen mittels sich drehender Walzen parallel und gleichmäßig gelagert, öfters mehrfach übereinander (dupliert). In der Vorspinnmaschine (Spindelbank, Flyer) werden die duplierten Bänder weiter verarbeitet, wobei die Fäden verfeinert, leicht gedreht und auf senkrechten Spulen aufgewickelt werden. Das vorgesponnene Garn (Lunte) wird dann in der Feinspinnmaschine (Selfaktoren) noch weiter gestreckt und gedreht. Die Abfälle der Rohbaumwolle beim Spinnen werden im Durchschnitt auf 17,5 % geschätzt, wovon 1,7 % auf die ersten Arbeiten, 9,1 % auf die Krempelei, 2,6 % auf das Strecken und 4,1 % beim Feinspinnen entfallen. Ein Teil der Abfälle wird nochmals gelockert, gereinigt und wieder versponnen (Abfallspinnerei). Das Zwirnen und Appretieren der Fäden ist bereits oben beschrieben. Beim Spinnen ist eine gewisse Luftfeuchtigkeit und Temperatur erforderlich. Die Feuchtigkeit beträgt bei Baumwolle bis 75 %, bei Kammwolle sogar bis 90 %. Die Temperatur zwischen ca. 20 und 25⁰ C.

Die Gesundheitsschädigungen bei der Spinnerei. Die Staubgefahr ist in den Spinnereien im allgemeinen nicht groß, da trotz des Materialverlustes von 3—4 % bei den verschiedenen Prozessen nur beim Trockenspinnen sich nennenswerter Staub entwickelt, beim Halbnaß- und Naßspinnen jedoch die Feuchtigkeit keine Staubschädigung aufkommen läßt. Schädigend wirken dagegen hohe Temperaturen und die Feuchtigkeit, die um so größer sind, wenn die Arbeitsräume niedrig und schlecht ventiliert sind. Nach RECKNAGEL soll die Temperatur in Baumwollspinnereien 18—20⁰ und die relative Feuchtigkeit 50—60⁰ betragen und diese muß um so höher sein, je feineres Garn gesponnen wird; für Wollspinnereien werden 21⁰ C und 60⁰ Feuchtigkeit, für Seidenspinnereien sogar 80⁰ relative Feuchtigkeit als Mindestsatz gefordert.

Durch den „Leergang", d. h. das zwangsweise Verharren in stehender bzw. gebeugter Haltung, werden die bei Spinnerinnen häufig beobachteten Schmerzen im Rücken und in den Beinen hervorgerufen.

Gesetzliche Schutzbestimmungen sind von den Behörden der einzelnen Bundesstaaten, betreffend die Einrichtungen und den Betrieb von Spinnereien, erlassen worden. Es werden in diesen Vorschriften über die Verhütung von Feuersgefahr, über die Beschäftigung jugendlicher Arbeiter, über die Aufbewahrung der Wollabfälle usw. gemacht.

5. Verarbeitung von Wolle. Die Eigenproduktion an Wolle in Deutschland betrug vor dem Kriege ca. 15—16 Mill. kg, die Einfuhr das Zehn- bis Zwölffache. Die Wolle muß vor der Verarbeitung zunächst gewaschen werden; das geschieht entweder beim lebenden Tier durch Schwemmen bzw. nach der Schur meist als „Fabrikwäsche" mit Soda- und Seifenlösung, seltener mit Zusatz von Urin, Benzin, Schwefelkohlenstoff u. a. Chemikalien. Die importierte Wolle, die ähnlich wie die Baumwolle in Ballen gepreßt ist, wird vor der Wäsche gelockert und sortiert. Bei der Wollwäsche — besonders im Handbetrieb — entstehen durch die Waschflüssigkeiten und durch deren Gehalt an Chemikalien vielfach Ekzeme, Geschwüre und andere Hautkrankheiten; die

Feuchtigkeit begünstigt das Entstehen von Erkältungskrankheiten, besonders Rheumatismus. Die besonders in England beobachtete „Wollsortierkrankheit" ist eine Infektion mit Milzbrandbacillen. 1916—1919 wurden in England 327 Fälle von Milzbrand festgestellt, davon 222 infolge Verarbeitung von Wolle. In Deutschland ist die Zahl der Milzbranderkrankungen in der Textilindustrie gering — 1920 wurden z. B. nur 7 Fälle bei 35 überhaupt gezählt —, weil die in Deutschland hauptsächlich verarbeitete Kap- und australische Wolle viel weniger infektiös ist, als die in England viel importierte indische Wolle. Durch Benzin, Schwefelkohlenstoff usw. werden öfters Vergiftungen bedingt. Beim Waschen verliert die Wolle um die Hälfte an Gewicht. Aus dem Fettsäure enthaltenden Waschwasser der Wolle wird das Lanolin (Wollfett) gewonnen, das als wertvolles Salbenfett dient. Nach dem Waschen wird die Wolle in Apparaten mittels erwärmter Luft getrocknet, von den noch anhaftenden pflanzlichen Bestandteilen, z. B. Kletten usw., durch mechanische oder chemische Manipulationen (Carbonisieren mit Säuren) befreit, dann im Schlag-, Reiß- und Krempelwolf gereinigt, gelockert und gemischt — ähnlich wie bei der Baumwolle (s. oben) — und endlich mit einem neutralen Öl eingefettet (Spicken oder Schmälzen), wodurch ein Zerreißen der Wollfasern bei der Verarbeitung vermieden wird. Die kurze Wolle wird zu Streichgarn (Strickgarn, Tuch), die lange zu Kammgarn verarbeitet. Das Spinnen der Wolle gleicht im allgemeinen dem der Baumwolle (s. oben). Die Länge der Wollfasern schwankt zwischen 30—500 mm.

6. Verarbeitung von Kunstwolle. Kunstwolle ist ein Produkt, das aus frischer Schafwolle und Lumpenwolle (bis 90 %) besteht. Die Lumpenwolle wird aus wollenen und halbwollenen Geweben gewonnen. Soll die Tierwolle von Baumwollteilen befreit werden, so wird das durch „Carbonisieren", d. h. Tränken mit verdünnter Schwefelsäure, Trocknen und Ausglühen am Carbonisierofen, mit dann folgendem Ausklopfen erzielt. Die Fasern der Kunstwolle sind, der Herkunft des Materiales entsprechend, nur kurz, 5—20 mm lang. Das Sammeln und Sortieren sowie die weitere Verarbeitung der Lumpen wird von den Hadern- und Lumpenarbeitern vollzogen. Die Hadern- und Lumpenarbeiter verrichten ihre Tätigkeit unter den ungünstigsten hygienischen und sozialen Verhältnissen. Das Sammeln des Altmaterials geschieht unter den gesundheitsschädlichsten Bedingungen. Die gesammelten und beim Kleinhändler bzw. in den Lumpengroßhandlungen bereits vorsortierten Lumpen werden dann in den betreffenden Fabriken, z. B. Kunstwoll-, Papierfabriken, in großen Sälen auf „Haderntischen", welche aus Drahtnetz bestehende Platten besitzen, sortiert. Dabei fällt der Staub durch die Netze und wird meist durch Maschinen abgesaugt. Ein erheblicher Teil bleibt jedoch zurück und erfüllt die Luft. Die sortierten Lumpen werden auf mechanischem Wege, z. B. durch Reißwölfe, zerkleinert und dann gereinigt. Dabei entwickeln sich — geschieht die Reinigung nicht in gut abgeschlossenen Maschinen — ekelerregende Gerüche. Die Schädigungen, denen die Hadern- und Lumpenarbeiter ausgesetzt sind, sind recht zahlreich. Der in der Luft reichlich vorhandene Staub bedingt chronische Bronchialkatarrhe und andere Schädigungen der Atmungsorgane. Da das Altmaterial vielfach Infektionskeime enthält, sind Erkrankungen wie Masern, Scharlach, Milzbrand, Diphtherie usw. bei den Lumpenarbeitern häufig. Durch die zahlreichen Fremdkörper, die in den Lumpen sind, z. B. Nadeln usw., werden gelegentlich Verletzungen bedingt, die in Anbetracht des schmutzigen Materials sehr oft zu Eiterungen und schweren Infektionen wie Wundrose usw. führen. Endlich bedingt die schlechte soziale Lage der Arbeiter ein häufiges Vorkommen von Blutarmut und Tuberkulose, zumal durch den üblen Geruch der Lumpen noch Verdauungs- und Ernährungsstörungen begünstigt werden. Nach DREYFUSS waren 7 % der bei Lumpenarbeitern beobachteten Erkrankungen Verletzungen, 25 % Erkrankungen der Atmungsorgane.

Nach dem Klopfen und Reinigen werden die vegetabilischen Bestandteile der Lumpen (Baumwolle usw.) durch Einwirkung von Salz- und Schwefelsäure in den geschlossenen Beiztrommeln zerstört (carbonisiert). Bei nicht völligem Abschluß der Maschinen kann es dabei leicht zu Reizungen der Atmungsorgane durch Säuredämpfe kommen.

Nach den Statistiken der Leipziger Krankenkassen 1910 entfielen auf 1000 Lumpenarbeiter 630 Erkrankungsfälle; nach WITTGEN (Hannover 1915) sogar 1129!

Gesetzliche Schutzbestimmungen. Durch die Bekanntmachung des Reichskanzlers, betreffend die Beschäftigung jugendlicher Arbeiter bei der Verarbeitung von Faserstoffen, Tierhaaren, Abfällen oder Lumpen, vom 8. Dezember 1909, ist die Beschäftigung jugendlicher Arbeiter bei den genannten Verrichtungen verboten. Zahlreiche Erlasse und Verordnungen regeln in Preußen und anderen Bundesstaaten die Einrichtung und den Betrieb von Lumpenlagerräumen, Sortierereien, die Desinfektion von Lumpen usw.

7. Verarbeitung von Seide. Die Seide wird aus den Puppen (Kokons) der Seidenraupe gewonnen; ca. 360—1200 Kokons gehen auf 1 kg. Die Zucht der Seidenraupen, die Fütterung mit Maulbeerblättern, wie sie in Italien, Südfrankreich, China und anderen Ländern geübt wird, ist sehr mühsam. Nach dem Abtöten der Puppen werden die Kokons gesammelt, sortiert, in warmem Wasser aufgeweicht und dann die die Hülle umschließenden Seidenfäden aufgehaspelt. Diese Rohseide wird dann gezwirnt und zu Strähnen gebunden. Diese werden dann durch Kochen in heißer Seifenlösung mit Ammoniakzusatz entleimt (degummiert) und noch durch schweflige Säure u. a. gebleicht und getrocknet. Bei diesen Vorgängen entstehen oft Reizungen der Augen bei den damit beschäftigten Personen.

Nach dem Abhaspeln des feinen Seidenfadens wird der Rest des Kokons zur *Florettseide* verarbeitet. Um den Leim der Kokons zu zerstören, werden diese in Gruben mit eingesetzten Kästen mehrere Tage hindurch in warmem Wasser von 60—70° C einem Fäulnisprozeß unterworfen. Durch den üblen Geruch, der sich dabei entwickelt, und infolge der dauernden sitzenden Arbeitsweise entwickeln sich bei den Arbeiterinnen sehr häufig Blutarmut, Ernährungs- und Verdauungsstörungen. Durch Hantieren in dem heißen, fauligen Wasser werden Hautentzündungen und Geschwüre hervorgerufen. Die entleimten Seidenfäden werden dann gewaschen, gestampft, nochmals gewaschen und hierauf gekämmt, gesponnen und gezwirnt. Das Konditionieren der Seide bezweckt, die Feuchtigkeit aus den Fäden zu entfernen; die Schädigungen, die bei der früheren Methode des Trocknens durch üble Gerüche, Feuchtigkeit usw. bedingt wurden und vor allem zu rheumatischen und Erkältungserkrankungen der damit beschäftigten Arbeiter führten, sind bei der Anwendung von geschlossenen Trockenapparaten in Fortfall gekommen.

8. Kunstseidenfabrikation. Die Kunstseidenfabrikation hat in Deutschland eine erhebliche Bedeutung gewonnen. Nach dem früher gebräuchlichen Verfahren von Chardonnet wird die unter Einwirkung von Schwefel- und Salpetersäure zu Nitrocellulose verwandelte Cellulose oder Baumwolle (s. Kap. VIII, Schießbaumwolle S. 206) in Äther und Alkohol zu Collodium gelöst. Dieses wird dann mit Essigsäure, Toluol, Campher, Ricinusöl usw. zu einer teigartigen Masse geknetet, der in Essigsäure gelöstes Albumin zugesetzt wird. Nach nochmaligem Kneten wird die Masse durch Glasröhren bzw. durch eine haarfein durchlöcherte Platte in Fadenform in Wasser gepreßt, das mit Salpetersäure angesäuert ist; dabei entsteht ein elastischer, seidenartiger Faden, der aufgehaspelt wird. Das höchst explodierbare Gespinst wird mit verdünnter Essigsäure gewaschen, getrocknet und wie gewöhnliche Seide verarbeitet und gefärbt. Nach anderen Verfahren erfolgt die Lösung der Baumwolle durch Kupferoxydammoniak oder Chlorzinklösung; beim Viscoseverfahren, das heute das verbreitetste ist, wird die Cellulose — meist Holzcellulose — in Natronlauge, dann Schwefelkohlenstoff gelöst (Xanthogenatlösung) und dann in eine Fällungsflüssigkeit mit Schwefelsäure und Zusätzen gespritzt. Der im Fallbade sich bildende Schwefelwasserstoff ist — bei nicht sehr guter Absaugung — eine Gefahr (Xanthogenatlösung). Die hauptsächliche Gesundheitsschädigung wurde beim Chardonnet-Verfahren durch die Salpetersäuredämpfe und andere chemische Schädigungen hervorgerufen. Von Gesundheitsschädigungen kommen bei der modernen Kunstseidenfabrikation in Frage: Reizungen der Bindehäute durch den Schwefelwasserstoff in den „Spinnsälen" (beim Fallbade) im Viscoseverfahren, Verätzungen durch Schwefelsäure in demselben Raume bei beiden modernen Verfahren, Natronlaugenverätzungen bei der Vorbehandlung der Cellulose, Schwefelkohlenstoffvergiftung beim Viscoseverfahren und endlich Ammoniakreizungen beim Kupferoxydammoniakverfahren. — Durch die gut abgeschlossenen Maschinen, durch gute Absaugung der Dämpfe usw. wird diese Gefahr jedoch in modernen Fabriken auf ein Minimum reduziert. In ähnlicher Weise wird die Zellstoffaser oder Stapelfaser bei den Ersatzgeweben, die im Kriege in großer Menge angefertigt wurden, verarbeitet. Die Einatmung von Schwefelkohlenstoffdämpfen verursacht ebenfalls häufig Erkrankungen (s. S. 70). Die verschiedenen Chemikalien Alkohol, Äther, Chlor, Ammoniak usw. verursachen oft Hautentzündungen und Ekzeme.

9. Weberei und Wirkerei. In der Heimindustrie, die besonders in Schlesien noch recht ausgedehnt ist, machen sich die Berufsschädigungen in Verbindung mit den elenden sozialen Verhältnissen, der allgemeinen

Unterernährung usw. besonders bemerkbar, während in großen Fabrikbetrieben im allgemeinen günstigere hygienische Verhältnisse herrschen.

Bei der „Weberei" wird das gewonnene Garn zu Geweben verarbeitet, und zwar durch „Kette" (Längsfaden) und „Schuß" (Querfaden); bei der „Wirkerei" wird ein Geflecht aus schleifenförmiger Fadenverschlingung in lockeren Maschen hergestellt, daher ist der Stoff dehnbar. Das „Schußgarn" wird aufgespult und im Weberschiffchen eingefügt, das den Schußfaden durch die Kettgarnfäden führt. Die Herstellung der Kette bedingt u. U. etwas Staub. Beim Einziehen der Kette im „Kamm" werden vielfach Jugendliche beschäftigt; wenngleich diese Arbeit auch leicht ist, so ermüdet sie doch durch die Gleichförmigkeit. Das „Andrehen" der Kette (d. h. das Anknüpfen der Kettenfäden an den Rest der Kette eines eben gewebten Stoffes in gleicher Fadenzahl) bedingt eine Überanstrengung der Vorderarmmuskulatur, die zu Krampfzuständen der betreffenden Muskeln führen kann.

Zur Vermeidung der Reibung wird die Kette durch Bürsten mit einer schleimigen Substanz imprägniert. Die „Schlichte" wird durch Kochen von Stärke, Dextrin, Weizenmehl, Leinsamen u. a. m. mit Wasser hergestellt und erhält Zusätze von Kupfer- und Zinkvitriol, Carbol-, Salizylsäure, Alaun u. a. m. Für Wolle wird eine tierische Leimlösung, für Seide eine Gummilösung zum Schlichten benutzt. Der Schlichte werden ferner Schwermittel wie Bittersalz, Zinksulfat u. a. m. zugesetzt. Das Imprägnieren der Schlichte geschieht bei der Handweberei durch Bürsten mit langen Bürsten, bei der Maschinenweberei durch Eintauchen in die Schlichte oder automatisches Bestreichen mittels Walzen oder Bürsten. Bei der hohen Temperatur der Arbeitsräume trocknen die Kettenfäden meist an der Luft, eventuell wird die Trocknung in Dampfkästen ausgeführt. Durch die leicht eintretende Fäulnis der Schlichte wird die Luft verschlechtert, besonders in der Heimindustrie, wo die Ventilation sehr mangelhaft ist, um die notwendigen hohen Temperaturen in den Arbeitsräumen zu erzielen. Der Querfaden (Schuß) wird nun zwischen die Kettenfäden durch das Weberschiffchen (Schütze) „geschossen", wobei der Faden von einer im Schiffchen befindlichen Spule abläuft. Zur Vermeidung von Unfällen, die durch abgleitende Weberschiffchen verursacht werden können, soll an den Webmaschinen ein seitliches Drahtschutzgitter angebracht sein. Bei der Handweberei ist vielfach das Ansaugen des Fadens durch das Fadenloch des Schützen mit dem Munde üblich, wobei Übertragungen von Ansteckungen, Schädigung durch Staub usw. erfolgen kann. Die verschiedenartigen Systeme der Webstühle beruhen alle auf demselben Prinzip. Beim Jacquard-Webstuhl dienten früher Tausende von langen schmalen Bleigewichten zum Spannen der freihängenden Litzen. Durch die Reibung der Gewichte aneinander entwickelte sich reichlich Bleistaub, der zu Bleivergiftungen führte; diese Gefahr ist durch den Ersatz der Bleigewichte durch Eisengewichte beseitigt. In einzelnen Bezirken, z. B. Düsseldorf, ist die Verwendung von Bleigewichten bei der Herstellung und dem Gebrauch von Webstuhlharnischen verboten. Eine Anzahl weiterer gesetzlicher Schutzvorschriften für Färben und Walken in der Tuchindustrie usw. sucht die Gefahren zu verringern. In der Wirkerei werden Strümpfe, Handschuhe, Trikotstoffe u. a. m. hergestellt. Die Strick- und Häkelmaschinen beruhen auf diesem Prinzip. In gewerbehygienischer Beziehung besteht zwischen Weberei und Wirkerei kein Unterschied. Die verschiedenen Gewebe, z. B. Köper, Damast usw. unterscheiden sich durch ihre Fadenbildung. Bei der *Teppichfabrikation* wird bei den gewöhnlichen Sorten aus Kuhhaaren gewonnenes Garn als Kette und Schuß, bei den besseren Sorten Leinengarn als Kette und Wollgarn als Schuß verwendet; bei Knüpfteppichen und Gobelins werden die Schußfäden um die Kettenfäden geknüpft.

Gesundheitsschädigungen bei der Weberei. Bei der *Handweberei*, die in der Heimindustrie betrieben wird, sind die Schädigungen erheblich größer als bei der Maschinenweberei. Abgesehen von den schon erwähnten schlechten sozialen und hygienischen Verhältnissen, wirkt die Körperhaltung, bei welcher der Brustkorb angestemmt ist und wobei durch das gebeugte Sitzen hinter dem Stuhl Magen und Unterleibsorgane zusammengepreßt werden, schädigend ein; Staubentwicklung, schlechte Lüftung, hohe Temperatur und üble Gerüche des Arbeitsraumes kommen als weitere Schädigungen hinzu. Bei der *Maschinenweberei* sind die Verhältnisse erheblich günstiger. Die sozialen Verhältnisse, Ernährung usw. sind besser, die hohe Temperatur der Arbeitsräume, die Ausdünstungen der Schlichte und der zahlreichen Arbeiter wirken aber auch hier — wenn auch bei der im allgemeinen besseren Ventilation in geringerem Maße — schädigend ein. Auf der anderen Seite macht sich der Lärm der Maschinen und die durch die Maschinen bedingte Unfallgefahr nachteilig bemerkbar. Das ständige Stehen führt besonders bei den weiblichen Arbeitern zu Krampfaderbildung, Unterschenkelgeschwüren, X-Beinen und Plattfüßen. Das Heben der schweren Kettenbäume begünstigt die Bildung von Unterleibsbrüchen.

10. Appretur. Unter Appretur versteht man die Verschönerung der Gewebe. Hierzu dienen verschiedenartige Maßnahmen. Das *Reinigen* erfolgt in durchfließendem Wasser in Waschfässern oder -rädern, danach wird das Wasser durch Walzen und Maschinen ausgepreßt. Wollene Gewebe werden vorher mit schwacher Sodalösung gekocht. Zusätze von Baumwolle oder Flachs werden durch gasförmige und flüssige Säuren *carbonisiert*, dann ausgeschleudert, dann wird durch Sodalösung neutralisiert und getrocknet. Durch das *Walken*, d. h. das Kneten und Klopfen des Gewebes in den verschiedenen dazu konstruierten Apparaten, wird ein Verfilzen der Gewebsfasern der Wollstoffe bewirkt, fördernd dient hierzu der Zusatz von Walkererde (d. i. Tonerde, Kieselerde usw.), Seife, Soda u. a. m. Durch das Walken schrumpft das Gewebe bis zur Hälfte zusammen.

Die Walker sind durch das dauernde Hantieren in den ätzenden Flüssigkeiten Hautschädigungen, wie Ekzemen, Geschwürsbildungen usw., besonders an den Händen ausgesetzt. Das Arbeiten in der Feuchtigkeit führt zu Katarrhen und Rheumatismus. Die übelriechenden Dünste können zu Ernährungs- und Verdauungsstörungen, besonders bei nicht daran gewöhnten Arbeitern, Veranlassung geben. Das *Trocknen* der Gewebe nach dem Waschen geschieht entweder durch Ausspannen in Rahmen in Trockenkammern oder durch Ausschleudern mittels Zentrifugalmaschinen. Die feuchte Hitze bedingt dabei das häufige Vorkommen von Erkältungskrankheiten; auch Unfälle ereignen sich beim Spannen und Zentrifugieren häufig. Die abstehenden Fäserchen der Gewebe werden durch *Sengen* über Gasflammen oder über glühenden Walzen beseitigt. Durch ausströmendes Gas kommt es dabei mitunter zu Gas- bzw. Kohlenoxydvergiftungen. Die Hitze in den Sengräumen — es herrschen dort meist Temperaturen von 35—40° C — und der von den verbrannten Härchen herrührende beißende Staub führt zu Augenentzündungen, Katarrhen der Atmungsorgane und Rheumatismus. Durch *Scheren* werden haarige Gewebe gleichmäßig gemacht; entweder bedient man sich dabei der Handscheren oder bewirkt das Scheren durch Maschinen (drehende Walzen mit schraubenförmigen Stahlmessern). Plüschscherer gehen bei ihrer Arbeit hin und her und legen dabei oft am Tage eine Strecke von 25 km zurück. Durch das Scheren und nachherige Bürsten entsteht viel Staub, der zu Lungenkatarrhen führt. Bei gewalkten Stoffen werden die Fasern durch *Rauhen*, d. h. Streichen mit Distelfruchtköpfen oder Metallkratzen, gleich gerichtet; in modernen Betrieben vollzieht sich diese Arbeit meist durch maschinell bewegte Karden. Auch hierbei wirken Staub, stehende Tätigkeit, die zu Krampfaderbildung usw. führt, und Verletzungen schädigend ein. Durch *Dämpfen (Dekatieren)* in Kästen mit strömendem Dampf wird die Elastizität der Gewebe erhöht. Höheren Glanz erhalten die Tuche durch *Pressen* mit erhitzten Preßplatten. Auch bei dieser Tätigkeit machen sich Schädigungen der Arbeiter infolge der Hitze und Einatmung von heißen Gasen nachteilig bemerkbar. Das *Mustern* der Gewebe wird durch die Dessiniermaschinen bewirkt, wobei durch das Aufrauhen, Pressen und Scheren viel Staub, ferner auch Verletzungen entstehen. Leinen- und Baumwollgewebe werden mit Lösungen von Leim, Pflanzenschleim, Gummi, Dextrin usw. gestärkt, durch Zusatz von Alaun, Kaliumbichromat, Borsäure u. a. m. wasserdicht gemacht und dann mit Mangeln und Kalandern, die aus mehreren Walzen bestehen, *gemangelt.* Hierbei kommen bisweilen Schädigungen durch die entsprechenden giftigen Dämpfe vor. Gute Ventilation und Absaugung der Dämpfe wirken dieser Gefahr entgegen. Gummigewebe werden durch Imprägnieren mit Kautschuklösung hergestellt, wobei Benzol, Benzin u. a. m. Vergiftungen verursachen können. Bei der *Segeltuchfabrikation* wird das Gewebe mit Naphtha, Holzteer und Paraffin getränkt. Um Gewebe unverbrennlich zu machen, werden sie mit Salmiak, Ammonphosphat und Borax, mit Gips u. a. m. imprägniert bzw. aus Asbest hergestellt. Beim Mahlen des Asbestes entwickelt sich viel Staub, ebenso bedingt die Herstellung des Stützgerüstes aus Bleidrähten vielfach Bleivergiftungen.

Die Herstellung von *Posamentierwaren,* Fransen, Borten, übersponnenen Knöpfen, geschieht vielfach durch Maschinen, doch werden noch viele von diesen Waren in der Heimindustrie verfertigt. Dasselbe ist bei der Spitzenklöppelei der Fall. Neben den bereits beschriebenen

Schädigungen der Heimarbeit kommt die gebückte Haltung als spezifische Schädigung in Betracht. Bei der Spitzenfabrikation durch Maschinen fallen diese Gefahren zumeist weg. Durch das Steifen und Färben der Spitzen mit bleiweißhaltigen Farben entstehen bisweilen Bleivergiftungen.

11. Bleicherei. Um die Farbstoffe aus den Geweben zu entfernen, ferner als Vorbereitung für spätere Färbung werden die Gewebe gebleicht. Stoffe aus vegetabilischen Fasern, z. B. Leinwand, können mittels Naturbleiche durch Gießen und Sonnen gebleicht werden; bei der Kunstbleiche werden die Gewebe zunächst in Sodalösung gewaschen, mit Laugen und verdünnten Säuren gekocht und dann tüchtig gespült. Der eigentliche Bleichprozeß geschieht durch Einwirkungen von Chlorsalzlösung (Chlorkali usw.) unter Zusatz von verdünnten Säuren, Essigsäure u. a. Nach dem Aushängen in der Luft bzw. der Zufuhr von Kohlensäure werden die Gewebe zur Beseitigung der Chlorreste nochmals mit Wasser, Lösungen von schwefligsaurem Natron und ähnlichem gewaschen und getrocknet. Stoffe aus tierischen Fasern wie Wolle und Seide müssen zunächst von den Fettsubstanzen befreit werden. Dies geschah früher durch fauligen Urin (Einwirkung von Ammoniakcarbonat), jetzt wendet man hierzu Seifenlösungen, Benzin, Schwefelkohlenstoff und andere fettlösende Substanzen an. Die eigentliche Bleichung wird durch Einwirkung von schwefliger Säure — entweder in wäßriger Lösung oder in Gasform in abgeschlossenen Kammern — erzielt. Nach der Bleichung werden die Stoffe nochmals tüchtig ausgewaschen. Die durch den Bleichprozeß entstehenden Schädigungen der Arbeiter beruhen auf den reizenden Einflüssen der Säuredämpfe und Gase (Schwefel, Chlor usw.) auf die Atmungsorgane, Augen usw., auf den dadurch hervorgerufenen Vergiftungen und den durch die Feuchtigkeit bedingten bekannten Erkältungskrankheiten. Auch Hautentzündungen, Pustel- und Geschwürsbildungen finden sich häufig.

12. Wäscherei. Durch Waschen werden Verunreinigungen aus den Geweben auf mechanischem und durch Zuhilfenahme von verschiedenen Substanzen wie Seife, Soda und Bleichmitteln wie Chlorkalk, Eau de Javelle (unterchlorsaurem Natron), Wasserstoffsuperoxyd u. a. m. auf chemischem Wege entfernt. Bei der Handwäscherei geschieht dies im Waschtrog, wobei die Stoffe und Wäschestücke mit der Hand oder auf dem Waschbrett aus gewelltem Blech gerieben werden. Durch die Waschmaschinen, die in Großbetrieben, aber auch neuerdings in verkleinertem Maßstabe im Haushalt zur Verwendung kommen, fällt die Handarbeit mit ihren Schädigungen fort, da sich der Prozeß innerhalb der sich drehenden Trommeln abspielt. Nach dem eigentlichen Waschen werden Wäschestücke noch „geblaut" und dann getrocknet. Im Großbetrieb werden die Stücke dann in Dampfmangeln geglättet und dabei getrocknet. Da sowohl bei Gebrauch von Hand- als auch von Dampfmangeln häufig Unfälle entstehen, sind zahlreiche gesetzliche Schutzvorschriften über den Gebrauch von Wäschemangeln — meist von den örtlichen Polizeibehörden — erlassen worden.

Während beim Maschinenwaschen nur die hohe Temperatur und die Feuchtigkeit der Wasch- und Trockenräume zu Erkältungskrankheiten — Katarrhen und Rheumatismus — Veranlassung gibt, werden die Wäscherinnen — meist handelt es sich ja hierbei um weibliche Arbeiter — noch durch das andauernde Hantieren in der Flüssigkeit und ätzenden Substanzen geschädigt. Hautkrankheiten, besonders chronische Ekzeme, bedingen häufig wochenlange, ja dauernde Erwerbsunfähigkeit, die zum Berufswechsel führen kann. Das dauernde Stehen gibt zu Plattfuß- und Krampfaderbildung Veranlassung; Übertragung von ansteckenden Krankheiten, z. B. von Scharlach, Typhus, Pocken u. a., ist bei nicht genügend desinfizierter Wäsche beobachtet worden. Beim chemischen Waschen und Reinigen spielt die Einwirkung der verschiedenen dabei benutzten Chemikalien eine große Rolle: Spiritus, Ätzkalk, Kleesalz (Oxalsäure), Terpentin und seine Ersatzmittel, Chlorsalze wie Chlorkalk u. a., Salzsäure, Salmiakgeist sind neben dem Benzin und Trichloräthylen die hauptsächlich verwendeten Substanzen. Dementsprechend machen sich die schädigenden Einflüsse in Form von Vergiftungen, Reizungen der Haut und Atmungsorgane usw., wie sie bereits beschrieben sind, bemerkbar.

Nach der Wäsche werden die Gewebe oft noch gestärkt, wobei Lösungen von Weizenstärke, Kartoffelmehl, Talg, unter Zusatz von Wachs, Borax u. a. m. gebraucht werden. Nach dem Mangeln (s. oben) werden die Wäschestücke und Gewebe oft noch gebügelt. Das *Bügeln* geschieht durch Eisenplätten, die durch glühende Bolzen, Kohlen, Gasflammen, auch auf elektrischem Wege erhitzt werden. Die schlechte Luft in den Bügelräumen, Hitze und ausströmendes Gas, die unvollständige Verbrennung der Kohlen, die bisweilen Kohlenoxydvergiftungen veranlaßt (Kohlenbügeleisen sollten deshalb nicht verwendet werden), schädigt die damit Beschäftigten. Das Hantieren mit den schweren Bügeleisen, wie es besonders bei den Konfektionsarbeitern der Fall ist, bedingt eine Überanstrengung der Armmuskulatur. Das dauernde Stehen führt zu Krampfader- und Plattfußbildung. Die Blutarmut ist, ebenso wie das häufige Vorkommen von Verbrennungen, als Berufsschädigung der Bügler und besonders der Büglerinnen anzusehen.

Gesetzliche Schutzvorschriften sind für den Betrieb von chemischen Wasch- und Reinigungsanstalten in den meisten deutschen Bundesstaaten erlassen worden; insbesondere ist dabei auf die Beschaffenheit der Arbeitsräume und -maschinen, auf die vorsichtige Verwendung von Benzin und der anderen Chemikalien hingewiesen.

13. Färberei. Dem Färben der Gewebe geht gewöhnlich das Bleichen (s. oben) voraus. Während manche Farben, wie z. B. Indigo, Teerfarben usw., direkt haften, erfolgt das Färben bei den meisten anderen Farben nur nach vorheriger bzw. gleichzeitiger Einwirkung von sog. *Beizen*, durch die erst die Aufnahme der Farben in die Gewebefasern ermöglicht wird. Als Beizen dienen Eisen- und Zinksalze, Gerbsäure, chromsaure Salze, Säurelösungen und andere chemische Substanzen. Während früher in Bottichen zuerst die Beize, dann die Farblösung einwirkte (Zweibadverfahren), geschieht dies jetzt meist gleichzeitig (Einbadver-

fahren). Als Farben werden sowohl organische Stoffe, z. B. Farbholz-
extrakte usw., als auch anorganische wie Chrom-, Blei-, Arsensalze,
neuerdings aber vorwiegend Anilinfarben gebraucht. Bei manchen
Farben muß die Färbung durch Trocknen an der Luft mittels Oxydation
oder durch Dampfeinwirkung (in geschlossenen Kästen) erfolgen. Nach
dem Färben werden die Gewebe zentrifugiert und getrocknet. Beim
Drucken werden Muster auf die Gewebe mittels Handdruckmodellen
oder auf maschinellem Wege durch entsprechend präparierte Walzen
gepreßt, auch dabei erfolgt vorher oder gleichzeitig eine entsprechende
Beizung.

In den Färbereibetrieben sind die Arbeiter vor allem durch die
Einwirkung von Säuren (Essigsäure, schweflige und salpetrige Säure,
Salzsäure) von Methylalkohol (Holzgeist), der die Augen und die Respirationsorgane schädigt und zu Kopfschmerzen, Erbrechen und Verdauungsstörungen führt, von Cyanwasserstoff, der sich beim Blaufärben
aus dem Berliner Blau entwickelt, u. a. Schädigungen ausgesetzt. Der
Einfluß giftiger Farben, die Blei, Arsen, Chrom und Quecksilber enthalten, ist bereits früher (Kap. VII) besprochen. Die Einwirkung von
hohen Temperaturen und Feuchtigkeit führt zu Erkältungskrankheiten,
Unfälle und Verletzungen ereignen sich besonders im Großbetrieb ziemlich häufig. Hautkrankheiten, Ekzeme, Geschwürbildungen sind ebenfalls auf die Berufstätigkeit der Färber zurückzuführen.

14. Gesundheitsverhältnisse in der Textilindustrie. Die besonderen
Schädigungen, denen die Textilarbeiter bei ihrem Berufe ausgesetzt
sind, sind bereits bei der Beschreibung der Berufstätigkeit erwähnt
worden. Die Staubeinwirkung ist durchaus verschieden; dabei spielt
nicht nur die Art des Staubes, ob vegetabilischer, ob animalischer, ob
Metallstaub z. B. von den Karden, Bleigewichten usw. herrührend, ob
chemisch schädliche Substanzen z. B. Ätzkalk u. a. enthaltend, eine
Rolle. Auf das Hechelfieber, das durch Hanfstaub, auf die Jutekrankheit, die durch Jutestaub entsteht, ist bereits früher hingewiesen worden.
Die Staubschädigungen sind in gut eingerichteten Fabrikbetrieben,
wo gute Ventilationseinrichtungen, Exhaustoren u. a. m. bestehen,
wo der Staubentwicklung durch gut abgeschlossene Maschinen, Befeuchten usw. entgegengewirkt wird, wo genügend Arbeitspausen
bestehen, erheblich geringer als in älteren Betrieben oder gar in der
Heimindustrie. Trotzdem ist auch in gut eingerichteten Betrieben eine
Staubentwicklung nicht zu vermeiden. Neben der Staubeinwirkung
spielt die Gefährdung durch Feuer und Explosionen eine Rolle. Sowohl
die Staubentwicklung als auch die Verwendung von leicht brennbaren
Chemikalien, wie Benzin, Öl usw., trägt hierzu bei. Nach der Statistik
von SCHULER-BURCKHARDT vom Jahre 1889 erkrankten in der Schweiz
von 1000 Arbeitern in der Seidenweberei 205, in der Baumwollspinnerei
235, in der Baumwollweberei 285. Infolge der größeren Staubentwicklung und der höheren Temperaturen der Arbeitsräume sind die Arbeiter
in Spinnereien höheren Schädlichkeiten als die in den Webereien ausgesetzt. BENDER gibt die Erkrankungsziffer für Arbeiter in Spinnereien
auf jährlich 28,7 % an, für Arbeiterinnen auf 48,1 %. Die durchschnitt-

liche Zahl der jährlichen Erkrankungen auf den Kopf der Kassenmitglieder betrug für Spinnereien 5,34, für Webereien 4,2 %. Nach der englischen Statistik starben von 1000 Arbeitern im Alter von 25—65 Jahren in den Jahren 1890—1892 wie folgende Tabelle zeigt:

Tabelle 74.

in der Wollindustrie . . . . 82,8 $^0/_{00}$
in der Seidenindustrie . . . . 76,8 $^0/_{00}$
in der Baumwollenindustrie . . . . 98,2 $^0/_{00}$
in der Spitzenindustrie . . . . 58,7 $^0/_{00}$
in der Färbereiindustrie . . . . 112,9 $^0/_{00}$

Das durchschnittliche Sterbealter der Textilarbeiter betrug nach der Leipziger Statistik 42 Jahre für Männer und $40^1/_2$ Jahre für Frauen. Die Statistik des christlichen Textilarbeiterverbandes (1902) ergab als durchschnittliches Sterbealter 48 Jahre; 14 % starben vor dem 30. Lebensjahre, 20 % zwischen 30 und 40 Jahren, 47 % wurden über 50 Jahre alt. Andere Autoren geben das durchschnittliche Sterbealter auf 36 bis 38 Jahre an. Wenn bei den schlesischen Webern ein Durchschnittsalter von 49—54 Jahren angegeben wird, so mag das an dem günstigen Einfluß des Mittelgebirgsklimas liegen. Die Erkrankungen der Atmungsorgane sind sehr häufig. BLUM hat für München-Gladbach in 73 % aller Erkrankungsfälle derartige Leiden gefunden; BENDER stellte in Bocholt nur bei 2,5 % der Arbeiter Lungenleiden fest, in 5,4 % dagegen Verdauungsstörungen. Nach KOELSCH finden sich bei Spinnern und Webern mehr Krankheiten der Atmungs- und Verdauungsorgane, bei Schlichtern, Bleichern und Färbern mehr rheumatische und Hautleiden. Die Erkrankungsziffern der weiblichen Textilarbeiter sind dagegen erheblich ungünstiger als die der männlichen. Während bei diesen die Zahlen unter dem Durchschnitt aller Berufe blieben, betrugen sie bei Textilarbeiterinnen für Erkrankungen überhaupt im Alter von 15—34 Jahren 55,4 % (Durchschnitt 40,4), 35—54 Jahren 67,2 (Durchschnitt 51,8). Im Alter von 15—34 Jahren litten an Erkrankungen der Verdauungsorgane 12,9 % (Durchschnitt 4,4), der Haut- und Geschlechtsorgane 4,5 % (Durchschnitt 2,8).

Durch das anhaltende Stehen an den verschiedenen Maschinen entwickeln sich Plattfüße, X-Beine, Krampfadern, Verlagerungen der Bauchorgane — besonders bei schlaffen Bauchdecken — und andere Störungen. Die warme und feuchte Luft bedingt eine Neigung zu Erkältungen. Durch das Einziehen der Fäden durch die Öffnung des Weberschiffchens mit dem Munde („Schiffchenküssen") werden gelegentlich Infektionen verbreitet. Durch Schiffchen mit einem Schlitz zum leichten und schnellen Durchziehen des Fadens wird das in modernen Betrieben allerdings vermieden.

Bei dem großen Prozentsatz der weiblichen Arbeiter in der Textilindustrie machen sich hier die hygienischen und sozialen Nachteile der Frauenarbeit (s. S. 8) besonders bemerkbar. Die Statistiken des Deutschen Textilarbeiterverbandes zeigen, daß z. B. von 1693 Entbindungen nur 36 % normal verliefen, daß in nicht weniger als 522 Fällen ärztliche Hilfe erforderlich war.

Die Krankheitsziffern für Wäscherinnen, Büglerinnen halten sich weit unter dem Durchschnitt. Das soziale Milieu, Heimindustrie mit ihren Nachteilen in sozialer und hygienischer Beziehung, die Tatsache, daß zahlreiche schwächliche Personen gerade den Beruf des Textilarbeiters ergreifen, tragen dazu bei, daß die Gesundheitsverhältnisse in der Textilindustrie trotz an sich nicht übermäßig großer Berufsschädigungen doch nicht günstig sind. So fand ERISMANN im Jahre 1889 auf Grund von Untersuchungen von mehr als 100000 Personen, daß die Textilarbeiter körperlich beträchtlich hinter den anderen Arbeiterkategorien zurückstanden, wobei noch die Färbereiarbeiter am günstigsten abschnitten. In Bayreuth wurden 1903 nur 16 % der Textilarbeiter gegen 25 % der übrigen Bevölkerung für militärtauglich befunden. Durch die Einführung besserer technischer Arbeitsbedingungen, mechanischer Staubabsaugung, Zunehmen der Maschinenarbeit usw. hat sich die Lebensdauer der Textilarbeiter im Durchschnitt ebenso wie die der anderen Staubarbeiter erheblich erhöht.

Nach den Zusammenstellungen der Allgemeinen Ortskrankenkasse Leipzig entfielen im Jahre 1927

auf 2223 männliche Mitglieder (d. h. 0,9 % der gesamten Mitglieder) 615 Erkrankungen (d. h. 0,93 % der gesamten Erkrankungsfälle),
auf 7137 weibliche Mitglieder (d. h. 2,9 % der gesamten Mitglieder) 3946 Erkrankungen (d. h. 7,95 % der gesamten Erkrankungsfälle).

Die Erkrankungen verteilten sich:

Tabelle 75.

	männlich	weiblich
Gesamtzahl	615	3946
Erkrankungen der Atmungsorgane	90	583
Erkrankungen der Unterleibsorgane	22	499
Infektionskrankheiten	84	643
Erkrankungen des Nervensystems	59	438
Erkrankungen der Verdauungsorgane	54	368
Erkrankungen der Bewegungsorgane	61	357
Erkrankungen der Haut	39	181
Erkrankungen des Blutkreislaufs	26	141

B. Bekleidungsindustrie.

In der Bekleidungsindustrie wurden 1925 600906 gewerbliche Niederlassungen (darunter 135523 hausgewerbliche) gezählt mit 1436215 beschäftigten Personen (einschl. 748044 weiblichen). Es gab nach der Zählung von 1925 243203 Näher und Näherinnen (3538 Näher) und 307367 Schneider und Schneiderinnen in abhängiger Stellung (147114 männliche und 160253 weibliche).

1. Schneider. In der Bekleidungsindustrie, besonders in der Schneiderei, spielt noch die Heimarbeit eine erhebliche Rolle; schlechte Ernährung, lange Arbeitszeit, ungenügende Arbeitsräume machen ihre schädigenden Einflüsse geltend. Die Arbeit in großen, hygienisch einwandfreien Betriebsstätten tritt hinter die Heimarbeit zurück, da auch große Geschäfte durch Zwischenmeister ihre Aufträge an Heimarbeiter meist zu vergeben pflegen. So kommt es denn, daß Erkrankungen bei Schneidern sehr häufig sind und nach den Angaben von EPSTEIN-München bei der dortigen Innungskrankenkasse der Schneider 79,2 % der Kassenmitglieder in den Jahren 1904—1906 erkrankten, wobei 37 % erwerbsunfähig waren; 43,7 % der an Erkrankungen der Atmungsorgane Leidenden litten an Tuberkulose. Die Zusammenstellung der Ortskrankenkasse Frankfurt a. M. ergab für das Jahr 1896, daß Schneider im Alter von 40—60 Jahren zu 46,5 % erwerbsfähig, 29,5 % erwerbsunfähig erkrankt waren (Durchschnitt aller Berufe 39 bzw. 38 %). Auch die Statistik der Allgemeinen Ortskrankenkasse Nürnberg ergab 1927 für 7005 Mitglieder aus der Berufsgruppe der Bekleidungsindustrie, die 5 % der Gesamtindustrie ausmachten, 3284 Arbeitsunfähigkeitsunfälle = 4,23 % der Gesamtarbeitsunfähigkeitsfälle. Auf 100 Mitglieder dieser Berufsgruppe entfielen 46,88 Erkrankungsfälle mit Arbeitsunfähigkeit (Durchschnitt aller Mitglieder 56,12 %). Nach der Leipziger Statistik litten an Erkrankungen der Atmungsorgane 45 %_{00} der Schneider (10,4 an Tuberkulose) und 38,7 %_{00} der Schneiderinnen (7 %_{00} an Tuberkulose). Im übrigen gibt nachstehende Tabelle eine Übersicht über das Vorkommen der hauptsächlichsten Erkrankungen bei Schneidern nach den Statistiken der betreffenden Krankenkassen in Breslau (1888—1895) und Leipzig.

Tabelle 76.

Von 1000 Schneidern erkrankten		Leipzig	
	Breslau	männlich	weiblich
Erkrankungen der Atmungsorgane	65,3	45,0	38,7
Hautkrankheiten	34,6	37,7	17,8
Infektions- und allgemeine Krankheiten	27,1	46,3	112,0
Erkrankungen der Verdauungsorgane	26,7	50,2	68,7
Erkrankungen der Knochen, Muskeln u. Gelenke	25,3	29,0	15,1

Nach SOMMERFELD kamen auf 1000 Sterbefälle 630 durch Erkrankungen der Atmungsorgane, davon 560 durch Tuberkulose; der Durchschnitt bei allen Berufen betrug dagen nur 520 bzw. 390 durch Tuberkulose. Das mittlere Sterbealter betrug nach der Wiener Statistik nur 34,7 Jahre, wobei 68 % der Todesfälle durch Tuberkulose verursacht wurden (SOMMERFELD errechnete 63 %).

Bei Schneiderinnen und Näherinnen macht sich die sitzende gebückte Haltung durch das Vorkommen von Unterleibsleiden besonders nachteilig bemerkbar. Die Stauungen im Pfortaderkreislauf, Ernährungsstörungen und Stuhlverstopfung, Menstruationsstörungen, Verlagerung der Gebärmutter, Schwangerschaftsbeschwerden und Aborte sind darauf zurückzuführen. Das Maschinennähen wirkt ebenfalls in gleicher Weise ungünstig. Überanstrengungen der Hände (Zittern) und der Augen (Kurzsichtigkeit) sind gleichfalls als Berufsschädigungen anzusehen, ebenso Fingereiterungen (durch Infektionen von Nadelstichen) und Verbrennungen beim Bügeln. Die lange Arbeitszeit, zumal die Saisonarbeit hinzukommt, begünstigt natürlich das Entstehen der genannten Erkrankungen. Bei der *Wäschefabrikation* sind ebenfalls zum größten Teil weibliche Arbeitskräfte beschäftigt. Die Schädigungen ähneln im allgemeinen denen der Schneiderinnen; auch bei den *Putzmacherinnen* finden sich die gleichen Gesundheitsverhältnisse; die Zahlen der Leipziger Statistik unterscheiden sich kaum von denen der Schneiderinnen.

2. Hutmacher. In der Hutmacherei wurden 1925 in 3183 Betrieben 26171 Personen beschäftigt, davon waren 7203 Hutmacher (unter diesen 3531, also fast die Hälfte, weiblich).

Bei der Filzhutfabrikation werden Wolle bzw. Tierhaare verarbeitet, Wollfilz wird aus Schafwolle, Haarfilz aus den Pelzhaaren von Kaninchen, Hasen und anderen Tieren hergestellt. Die gereinigte Wolle wird zu einem feinen Flor versponnen, aus dem ein Doppelkegel geformt wird, der dann mit der Schere getrennt wird. Die „Fachen" werden dann unter Dampf gegeneinandergerieben und so verfilzt, dann weiter mit verdünnter Säure oder Salmiak behandelt und durch Walken weiter verfilzt. Die fertigen Filzformen heißen Stumpen.

Zur Haarhutfabrikation werden die Felle vor dem Scheren mit einer Beize von Quecksilbernitrat bestrichen und getrocknet; die Beize enthält 20% Quecksilber und 80% Salpetersäure. Auf ein Fell kommt im Durchschnitt 1,64 g Quecksilber. Der beim Scheren entstehende Staub wirkt infolge des verhältnismäßig hohen Quecksilbergehalts doppelt schädlich. Die Haare werden dann in Blasmaschinen gereinigt und gemischt. Das Haar, das die Blasmaschinen verlassen hat, wird in der Fachmaschine auf einen großen Kegel aus durchlochtem Blech oder Draht angesaugt und dann durch Behandlung mit heißem Wasser zusammengeballt. Die Fachen werden dann in feuchten Tüchern von den „Filzerinnen" durch Rollen und Kneten, das teils mit der Hand, teils maschinell erfolgt, auf heißen Eisenplatten verfilzt. Die kegelförmigen „Stumpen" werden darauf geformt, mit der Hand, meist aber maschinell „gewalkt", wobei sie auf ein Drittel zusammenschrumpfen, dann werden sie mit Bimstein und Messern geglättet bzw. durch Kratzen aufgerauht und gefärbt. Die Filzhüte werden darauf mit denaturiertem Spiritus, dem Schellack und Leim zugesetzt ist, appretiert, was zumeist heute durch Maschinenarbeit geschieht.

Neben der erwähnten Staubgefahr besteht die schädigende Einwirkung des Quecksilbers und der Pyridinbasen des denaturierten Spisitus. Gerade die Arbeiterinnen sind der Quecksilberschädigung besonders ausgesetzt, zumal das Fellschneiden bisweilen noch in der Hausarbeit erfolgt, wodurch auch eine Schädigung der Kinder durch quecksilberhaltigen Staub bedingt wird. Auch Arsenvergiftungen kommen vor, welche durch die Verarbeitung von Hasenfellen, die vorher mit Arsenseife behandelt sind, hervorgerufen werden. Beim „Noppen", d. h. dem Entfernen von Teerresten aus den Wollhutstumpen, werden tetralinhaltige Präparate gebraucht, die zu Tetralinschädigungen (Müdigkeit, dunkler Harn, Nierenschmerzen) führen. In der Walkerei und Färberei entwickelt sich reichlich Dampf, der wieder zu Erkältungen führt; beim Fertigmachen der Hüte wirkt wiederum die trockene

Hitze ein. Körperlich sehr anstrengend ist die Arbeit der Walker und Former.

Tabelle 77.

Von 1000 Hutmachern erkrankten nach SCHÜTTE an:

Krankheiten der Atmungsorgane	44,1
Lungentuberkulose	21,6
Krankheiten der Augen und Ohren	30,0
Hautkrankheiten	17,1
Verletzungen und Verbrennungen	18,1
Vergiftungen	22,5
Krankheiten des Herzens und Gefäßsystems	13,9
Krankheiten der Verdauungsorgane	28,0
Krankheiten des Nervensystems	21,6

Nach neueren Zahlen aus Wien, vom Jahre 1926, betrug bei den Genossenschaftskrankenkassen die Anzahl der Erkrankungen 35,9 auf 100 Arbeiter; bei Hutmachern nur 34%.

Bei der *Strohhutfabrikation* werden die geflochtenen Borten aus Stroh mit der Hand oder mit der Maschine zusammengenäht, mit Schellack appretiert, getrocknet und über heiße Formen gezogen. Dann wird der Hut feuchter Luft ausgesetzt und in heißen Pressen geformt. Die Hüte werden dann lackiert, getrocknet und garniert. Beim Bleichen des Strohs mittels schwefliger Säure entstehen leicht Vergiftungen. Die fertigen Hüte werden an der Schleifmaschine poliert, hierbei kommt es durch die Verwendung von Schmirgel, Bimstein, Glas, Sand usw. zu erheblicher Staubentwicklung, die zu Erkrankungen der Atmungsorgane führt.

Gesetzliche Schutzbestimmungen sind in Preußen und anderen Bundesstaaten wegen der Gesundheitsverhältnisse der Arbeiter in Hasenhaarschneidereien, Filzhutfabriken usw., erlassen worden.

3. Fabrikation künstlicher Blumen, Blätter und Federn. Bei der Herstellung von künstlichen Blumen, Blättern und Federschmuck waren 1925 15987 Personen beschäftigt, davon ca. 70% weibliche. Zum großen Teil werden diese Arbeiten in der Heimindustrie verrichtet, die gerade in den letzten Jahren besonders in Sachsen und angrenzenden Bezirken an Ausdehnung gewonnen hat. — Neben den allgemeinen Schädigungen der Heimindustrie (s. S. 11) kommt besonders die Staubeinwirkung in Betracht. Beim Ausschlagen der Stoffe, wie Samt usw., ferner von solchen, die vor der Verarbeitung auf Rahmen gespannt und mit Farbe bestrichen werden, beim Bronzieren von Staubfäden, Früchten usw., besonders bei dem Revolverfarbspritzen (Verstäubung von Farbstoffen usw. durch Kohlensäure) ist eine staubfreie Versprengung der Farben mit ihrem oft gesundheitsschädlichen Lösungsmitteln bedingt. Durch Einwirkung giftiger Farben, die Blei, Arsen, Chrom usw. enthalten, werden Giftschädigungen hervorgerufen, ebenso durch Bleiformen u. a. m. Die staubförmigen Substanzen können ebenso wie Lacke, Leim, Farben usw. Hautentzündungen und Gewerbeekzeme hervorrufen. Charakteristisch sind Schädigungen durch Überanstrengung der Finger-, Hand- und Armmuskeln, die man bei den Arbeitern, besonders bei den Arbeiterinnen in der Blumen- und Federfabrikation findet. Mit der Zeit entwickeln sich Verunstaltungen der Fingerspitzen, die entweder spitz oder nach den Seiten abgeplattet werden, wobei sich Verhornungen bilden. — Besonders anstrengend ist die Arbeit in den Dämpfereien, in denen die Arbeiter nur vorübergehend beschäftigt sind.

12. Kapitel.
Papierindustrie.

A. Papiererzeugungsindustrie.

Die deutsche Papiererzeugungsindustrie spielt nicht nur als stärkste europäische Gruppe dieser Art auf dem Weltmarkte, sondern auch im deutschen Wirtschaftsleben eine erhebliche Rolle. Nach dem Jahresbericht der Papiermacherberufsgenossenschaft waren am 1. Januar 1928 1077 Betriebe mit 111528 versicherten Personen vorhanden. Eine vom Verband der Fabrikarbeiter Deutschlands mit Stichtag vom 1. Juli 1927 aufgenommene Statistik, die zwar nur 77,2% der Betriebe, aber 97,4% der beschäftigten Arbeitnehmer umfaßt, ergibt, daß 77,7% erwachsene Arbeiter, 18% Arbeiterinnen und 4,3% Jugendliche in der deutschen Papiererzeugungsindustrie beschäftigt wurden. Die wirtschaftliche Bedeutung der Papiererzeugungsindustrie ergibt sich auch aus nachfolgenden Verbrauchszahlen. Nach einer Statistik des Vereins Deutscher Papierfabrikanten vom Jahre 1927 werden jährlich verbraucht:

8400000 Rm Papierholz im Werte von	165 Mill. $\mathscr{RM}$
180000 t Stroh im Werte von	7 ,, ,,
60000 t Lumpen im Werte von	15 ,, ,,
5000000 t Kohle im Werte von.	40 ,, ,,
350000 t Chemikalien und Füllstoffe im Werte von.	40 ,, ,,
4000 t Siebe und Filze im Werte von.	20 ,, ,,

Die Papiererzeugungsindustrie zerfällt wiederum in folgende Untergruppen:

1. Holzzellstoff- und Strohstoffabrikation;
2. Holzstoff- oder Holzschliffabrikation;
3. Papierfabrikation und
4. Pappenfabrikation.

1. Holzzellstoffabrikation. Bei der Fabrikation von Holzzellstoff (auch Cellulose genannt) unterscheidet man zwischen dem Natron- oder Sulfatzellstoffverfahren und dem Sulfitzellstoffverfahren. Das Sulfitzellstoffverfahren ist das in Deutschland verbreitetste, während das Sulfatzellstoffverfahren in Deutschland von untergeordneter Bedeutung ist, aber desto mehr Geltung in den skandinavischen Staaten besitzt.

Das aus dem Walde bezogene und auf großen Lagerplätzen lufttrocken gelagerte Nadelholz (Papierholz) wird entweder mit Handarbeit oder mittels Maschinen geschält und somit von seiner Rinde befreit. Das geschälte Holz wird auf Hackmaschinen zerkleinert und der Holzsortierung zugeführt. Die Sortierung hat den Zweck, das zerkleinerte Holz von Spänen, Splittern, Schmutzteilen, Staub und Aststücken zu befreien. Die Sortierung geschieht entweder mittels geeigneter maschineller Vorrichtungen oder durch Hand am laufenden Band. Das gereinigte und sortierte Holz wird sodann mittels Becherelevatoren in Vorratskästen, die über dem Kocherraume liegen, befördert. Beim Sulfatverfahren wird das Holz in feste Kocher mit Laugenumlaufeinrichtung oder ohne Laugenumlaufeinrichtung oder auch in Drehkocher, sog. Sturzkocher, gefüllt und mit einer aus Ätznatron und Natriumsulfit bestehenden Lauge zu einer breiigen Masse gekocht. Die Kochdauer beträgt 3—5 Stunden. Der gekochte Stoff wird in eigens dazu konstruierten Apparaten entlaugt und gewaschen, mit Chlorgas, Chlorkalklösungen, mit flüssigem Chlor oder auf elektrolytischem Wege gebleicht. Die durch das Auswaschen des Stoffes gewonnenen Ablaugen werden zur Wiedergewinnung der Alkalien Verdampfungsstationen und Ofenanlagen zugeführt, wo sie calciniert, mit Sulfat versetzt und im Schmelzofen regeneriert werden.

Beim Sulfitverfahren ist die Zubereitung des Papierholzes dieselbe wie beim Sulfatverfahren. Das zerkleinerte und gereinigte Holz wird in stehende oder liegende Kocher, hergestellt aus Schmiedeeisenblechen und ausgemauert mit säurebeständigen Steinen, gefüllt und das Holz entweder mit der Hand oder mit Luftdruckapparaten festgestampft. Sodann wird Calciumbisulfitlauge oder Magnesiabisulfitlauge hinzugesetzt. Die Herstellung dieser Lauge geschieht dadurch, daß schweflige Säuregase unter Zugabe von Wasser an Kalk oder Magnesium gebunden werden. Die Kochzeit beträgt je nach der Stoffqualität 18—28 Stunden. Nach Beendigung der Kochdauer werden die Gase und der Dampf abgeblasen und weiter verwendet. Die Lauge wird entleert und in größeren Zellstoffabriken zur Sulfitspritherstellung verwandt, in kleineren Zellstoffabriken Bächen und Flüssen zugeführt. Die Entleerung der Kocher erfolgt durch Handarbeit oder durch Ausschlemmen der Kocher mit Wasser oder durch Ausblasen derselben durch Dampfdruck. Der Stoff wird sodann Separatoren zugeleitet, in denen die gekochten Holzteile zerteilt werden, ohne die Äste zu zerschlagen. In einer Vorsortierung werden die Äste und Splitter aus dem Stoff ausgeschieden, die dann in Kollergängen aufgearbeitet werden. Der gute Zellstoff wird zur weiteren Reinigung über einen Sandfang geleitet und sodann einer Feinsortierung zugeführt. Nach der Feinsortierung wird der Zellstoff mit Waschtrommeln oder Eindickzylindern eingedickt. Soweit der Zellstoff gebleicht wird, geschieht dies in offenen Holländern mit Propellerbetrieb unter Zusetzung von Chlor. Der gebleichte Zellstoff wird auf Eindickzylindern mittels Zellenfilter oder durch Rundsiebmaschinen oder durch Langsiebentwässerungsmaschinen entwässert und getrocknet, auf rotierenden Querschneidern in Pappenform geschnitten, verpackt und ist sodann versandfertig.

Bei der Strohzellstoffabrikation wird das Rohstroh zu Häcksel geschnitten und in rotierende Kocher gefüllt. Die Kochung erfolgt entweder mit Ätznatron unter Dampfdruck oder nach dem Sulfatverfahren mit Ätznatron und Natriumsulfat. Der Kocherumtrieb erfordert eine Zeit von $6^{1}/_{2}$—$7^{1}/_{2}$ Stunden. Die Entleerung und Weiterbehandlung des

Stoffes erfolgt in ähnlicher Weise, wie sie bereits bei der Sulfit- und Sulfatherstellung geschildert wurde.

2. Strohstoffherstellung. Zur Erzeugung von gelbem Strohpapier und Strohpappen wird ein Strohstoff auf folgende Weise hergestellt: Das Rohstroh, in erster Linie Roggen- und Weizenstroh, wird auf der Häckselmaschine in einer Länge von 25—30 mm geschnitten, in Kugelkocher gefüllt und unter Zusatz von Kalkmilch unter Dampfdruck 3—4 Stunden gekocht. Der gekochte Strohstoff wird in den Kollergängen oder Zerfaserungsmaschinen zerkleinert, im Holländer gemahlen, auf der Kartonmaschine herausgearbeitet und zum Versand gebracht.

3. Herstellung von Hadernhalbstoff. Zur Verwendung gelangen in erster Linie Leinenlumpen, die von den Hadernsortieranstalten entweder vorsortiert oder gereinigt bezogen werden oder unsortiert und ungereinigt in die Papierfabriken gelangen. Neben Leinen findet auch noch Baumwolle und andere Wollabfälle Verwendung.

Die bezogenen Rohlumpen werden in Maschinen gedroschen und dadurch etwas entstaubt. Sodann gelangen sie in die Sortierung, wo sie auf Sortiertischen von Arbeiterinnen sortenweise aussortiert und Fremdkörper, wie Hosenknöpfe usw. entfernt werden. Auf besonders konstruierten Maschinen werden die Lumpen sodann geschnitten und in Sieb- oder Schlagtrommeln entstäubt. Die so fertiggestellten Lumpen werden entweder in Kugelkocher oder in liegende zylindrische Kocher gefüllt und unter Zusatz von Lösungen aus Soda, meist Ätznatron, oder unter Hinzusetzung von Ätzkalk- oder Ätznatronlösungen und Kalkmilch und unter Hinzusetzung von Dampf 6—12 Stunden lang gekocht. Nach Beendigung des Kochprozesses wird der Dampf abgeblasen, wobei ein Teil der Lauge mitgerissen wird. Der Rest der Lauge wird durch Waschhähne entfernt. Die Lumpen werden im Kocher mit heißem Wasser tüchtig gewaschen und nach dem Waschprozeß durch das geöffnete Mannloch entfernt. Nach der Entleerung des Kochers gelangen die gekochten Lumpen in einen Waschholländer, von da aus in die Halbzeugholländer, wo sie vorgemahlen oder in den Ganzzeugholländer, wo sie fertig gemahlen werden. Der gemahlene Stoff läuft sodann über einen Sandfang und einen Knotenfänger, um von Stoffresten und sonstigen Unreinheiten befreit zu werden. Hierauf wird der gemahlene Stoff gebleicht. Als Bleichmittel kommt in Frage Chlorgas. Das Bleichen erfolgt entweder in Holländern oder in Bleichtürmen. Der auf diese Art und Weise gewonnene Lumpenhalbstoff wird entweder in der Papierfabrik sofort weiter verarbeitet oder auf Entwässerungsmaschinen getrocknet und aufbewahrt oder mittels rotierendem Querschneider in Pappenform geschnitten und zum Versand gebracht.

4. Die Holzstoffherstellung. Nadelhölzer werden mittels Hand oder Maschine geschält, bei besonders reinem Schliff die Äste durch Astbohrmaschinen entfernt und soweit es sich um Hölzer mit großem Durchmesser handelt, mittels Spaltmaschinen gespalten. Das Holz wird sodann den Schleifapparaten zugeführt. Man unterscheidet zwischen mechanischen Schleifern, in denen das Holz durch Hand eingelegt wird und der Pressendruck mit Ketten, Gewichten oder

Friktionen mechanisch erfolgt, und Großkraftschleifern mit Pressen und Handbeschickung, wo der Holzvorschub auf hydraulischem Wege erfolgt, und weiterhin zwischen automatisch arbeitenden Großkraftschleifern, bei denen die Holzzuführung automatisch aus einem Holzmagazin und der Holzvorschub ebenfalls automatisch mit hydraulischem Druck erfolgt. Ferner wird unterschieden zwischen Kalt- und Warmschliff. In den Schleifapparaten wird das Holz unter Zufluß von Wasser mittels Pressen an einen schnell rotierenden Schleifstein gedrückt und zu einer breiigen Masse vermahlen. Die in den Schleifapparaten hergestellte breiige Masse läuft auf Sortiervorrichtungen, um die noch vorhandenen Holzsplitter zu entfernen, die dann in einem Raffineur zermahlen werden. Der sortierte Stoff wird Rundsiebmaschinen zugeführt, in Pappenform gepreßt und ist sodann versandfertig.

5. Die Papierherstellung. Die Handpapierfabrikation, bei der der Büttengeselle das Papierblatt handwerksmäßig noch schöpft, ist in Deutschland und wohl auch in der gesamten internationalen Papierindustrie so gut wie ausgestorben, zumal es auch möglich ist, mit Hilfe von Maschinen diese Papiere derartig täuschend ähnlich herzustellen, daß sie vom Laien und oftmals auch vom Papierfachmann von handgeschöpftem Papiere kaum unterschieden werden können. Das Schwergewicht liegt in der Maschinenpapierfabrikation.

Der Fabrikationsprozeß in der Maschinenpapierfabrikation beginnt im Holländer. Als Holländer bezeichnet man wannenförmige Tröge aus Gußeisen, Zement oder anderem Material, in denen Walzen aus Stahl oder Steinen laufen, die mit Messern besetzt sind und auf einem messerartigen Grundwerk laufen. Die langgeformte ovale Wanne ist durch eine Mittelwand in zwei Kanäle geschieden, wobei im breiteren Kanal die Mahlwalze und das Grundwerk liegt. Der schmälere Kanal dient zur Umleitung des Stoffes zur Mahlwalze. Die Holländerwalzen besitzen einen Durchmesser von 1000 bis 1800 mm, eine Breite von 1000 bis 1600 mm und eine Umfangsgeschwindigkeit von 8 bis 10 m in der Sekunde.

In diese Holländer werden die zur Papierherstellung benötigten Halbstoffe (Lumpenstoff, Cellulose und Holzstoff) eingetragen und gemahlen. Gleichzeitig wird dem Eintrag Altpapier (entweder vom Händler bezogen oder in der Fabrik abfallender Ausschuß) beigegeben, das vorher auf Kollergängen oder Zerfaserungsmaschinen zu einer breiigen Masse verarbeitet ist. In modernen Druckpapierfabriken werden die Kollergänge durch Kegelstoffmühlen ersetzt. Das Quantum der einzutragenden Halbstoffe richtet sich nach der Qualität der herzustellenden Papiersorten. So besteht z. B. das Zeitungsdruckpapier aus 75—80 % Holzstoff und 20—25 % Zellstoff. Der Verein Deutscher Papierfabrikanten unterscheidet 42 verschiedene Papier- und 14 verschiedene Pappsorten. Ferner wird die Leimung des Papiers im Holländer gleichzeitig mit durchgeführt. Zu diesem Zwecke wird die Stoffmasse im Holländer mit einer verdünnten Harzmilch vermischt und schwefelsaure Tonerde zur Fällung des Harzes hinzugefügt. Bei Ganzleimung z. B. für Schreibpapiere ist ein Harzzusatz von 2 bis 3 % und ein Zusatz von schwefelsaurer Tonerde von 3 bis 4 % erforderlich. Dagegen bedarf die Halbleimung für Druckpapier nur eines Harzzusatzes von 1 bis $1^1/_2$ % und eines Zusatzes an schwefelsaurer Tonerde von $1^1/_2$ bis 2 %. Bei gut zu leimenden Papieren erfolgt noch ein Zusatz von Kartoffelstärke und Tierleim. Die ausschließliche Leimung mit Tierleim und anderen Harzersatzmitteln ist heute kaum noch üblich. Die Harzmilch wird in der Leimküche in einem Kocher mit indirekter Dampfheizung dadurch hergestellt, daß zerkleinertes Harz mit 8—10 % Soda aufgelöst wird. Dabei entsteht dickflüssige Harzseife. Diese wird in einem Rührwerk mit indirekter Dampfheizung in heißem Wasser von 74 bis 76° C aufgelöst und so die Harzmilch gewonnen. Als Füllstoffe werden dem Holländer Kaolin, schwefelsaurer Kalk, Talkum, Asbestine und Bariumsulfat hinzugefügt. Diese Füllstoffe besitzen eine schöne weiße Farbe, geben dem Papier eine größere Weichheit und eine glatte und geschlossene Oberfläche. Bei Zigarettenpapier wird zur Regelung der Brennbarkeit Magnesiumcarbonat hinzugefügt. Die Auflösung dieser Füllstoffe erfolgt in muldenförmigen Eisenbottichen mit einfachen Rührwerken unter leichter Dampfzugabe. Ferner wird dem Holländer die benötigte Farbe, wie Anilin-, Erdfarben oder Pasten, zugeführt. Die Zubereitung der Farben geschieht in besonderen Farbküchen. Bei Papieren, die absolut chlorfrei sein sollen, wird dem Holländer noch Natriumsulfit zugesetzt.

Nach Beendigung des Mahlprozesses im Holländer, dessen Mahldauer von der Beschaffenheit des Stoffes abhängt, wird der fertiggemahlene Stoff durch Rohrleitungen den Stoffbütten der Papiermaschine zugeführt. In diesen Stoffbütten (Rührbütten) wird durch ein Rührwerk der Stoff gemischt und gleichmäßig gestaltet. Gleichzeitig dienen diese Rührbütten als Vorratsbehälter. Von der Rührbütte gelangt der Stoff auf die Papiermaschine, passiert dabei den Mischkasten und die Stoffverdünnung und wird auf den Sandfang geleitet. Der Sandfang ist eine Rinne, durch die der Stoff mit einer Durchschnittsgeschwindigkeit von 9 m in der Minute hindurchläuft, wobei sich die im Papierstoff befindlichen schweren Teilchen absetzen. Vom Sandfang gelangt der Stoff je nach der Art des herzustellenden Papieres auf ein oder mehrere Knotenfänger. Auf dem Knotenfänger werden schlecht gemahlene Stoffteilchen und gröbere Unreinheiten aufgefangen und zurückbehalten. Bei den Knotenfängern wird der Stoff durch enge Schlitze hindurchgeleitet und die Stoffbewegung durch ruckweises kurzes Schütteln oder durch Saugen gefördert. Von den Knotenfängern gelangt der Stoff auf das Papiermaschinensieb. Man unterscheidet dabei zwischen Langsieb- und Rundsiebmaschinen. Das Maschinensieb der Langsiebpapiermaschine besteht aus einem endlosen, sehr langen, über Walzen laufenden Sieb, worauf der Stoffauflauf in ununterbrochener Form hergestellt wird. Die auf dem Sieb erzeugte nasse Papierbahn wird zunächst durch freies Ablaufen des Wassers auf 3—4 % und sodann durch Abziehen des Wassers mittels Sauger auf 9 bis 10 % trocken entwässert. Diese nasse Papierbahn wird dann durch verschiedene Pressen bis zu 40 % Trockengehalt entwässert und dann durch die Trockenpartie (geheizte, gußeiserne, dünnwandige Trockenzylinder) bis zu 96 % Trockengehalt getrocknet. Je nach der Art der herzustellenden Papiersorten umfaßt die Trockenpartie bis zu 30 und mehr Zylindern. Nach dem Verlassen der Trockzylinder passiert die Papierbahn ein Glättwerk und ein oder zwei Kühlzylinder zur Abkühlung des Papiers. Sodann wird die Papierbahn dem Rollapparat zugeführt und hier auf Hülsen oder Tambor aufgerollt, maschinell in die gewünschten Formate geschnitten und von Arbeiterinnen sortiert, gezählt und verpackt.

Die Maschinenpappenfabrikation geht in ähnlicher Art vor sich, wie die geschilderte Papierfabrikation. Handelt es sich um die Herstellung von Handpappen oder Matrizenpappen, so wird der Stoff nach Verlassen des Holländers einer Entwässerungsmaschine zugeleitet, von dieser durch Handarbeit entfernt, gelangt sodann in Trockenkanäle oder Trockenhäuser, wobei die Pappen durch Heißluft getrocknet und später durch Glättwerke, Schneidemaschinen usw. weiter verarbeitet werden.

B. Papierverarbeitungsindustrie.

Nach dem Verwaltungsbericht der Papierverarbeitungs-Berufsgenossenschaft waren im Jahre 1926 4933 Betriebe mit 139640 Versicherten vorhanden. Die Papierverarbeitungs-Industrie zerfällt in eine ganze Reihe von Nebenbranchen, in denen zum Teil, wie in der Kartonnagenbranche und Papierwaren-Industrie, 80—90 % der Beschäftigten weiblichen Geschlechts sind, weil gerade dort die Teilarbeit bis ins kleinste durchgeführt ist und daher jeder Ungelernte die Arbeiten bald verrichten kann. Daher besteht auch die Mehrzahl der Berufsangehörigen aus Angelernten und Ungelernten.

Nach einer vom Verband der Fabrikarbeiter Deutschlands mit Stichtag vom 1. Juli 1927 aufgenommenen Statistik ergeben sich für folgende Gruppen der Papierverarbeitungs-Industrie nachstehende Zahlen:

Tabelle 78.

Industrie	Zahl der Betriebe	Zahl der Beschäftigten	Davon waren in Prozent			
			Facharbeiter	Arbeiter	Arbeiterinnen	Jugendliche
Bunt-, Chromo- und Metallpapier	46	4265	21,9	33,6	41,5	3,0
Tapeten	61	3000	35,8	35,5	20,9	7,8
Wellpappe	36	3300	—	32,7	60,9	6,4
Papierhülsen	30	3500	—	40,0	50,5	9,5

Bei der *Kartonnagenfabrikation* werden die Formen auf maschinellem Wege ausgestanzt und dann — meist durch Frauen — gefaltet und mit buntem Papier beklebt. Zu einem erheblichen Teil finden in Großbetrieben automatische Kartonnagenmaschinen Verwendung, welche Kartonnagen vollständig automatisch herstellen.

Vielfach wird durch Prägung oder Bronzierung, die durch Aufstreuen von Bronzepulver durch Maschinen auf die vorher geleimten Stellen erfolgt, das Überzugpapier noch weiter verarbeitet; dabei machen sich trotz aller Vorsichtsmaßnahmen die Einwirkungen des Bronzestaubes bemerkbar (s. S. 169).

Gesundheitsschädigungen. Bei der Verwendung von Ätznatron bei der Lumpenherstellung und Strohverarbeitung können durch die Einwirkungen der entwickelten Gase Schädigungen der Arbeiter entstehen. Derartige Gesundheitsschädigungen sind weiterhin möglich durch die Einwirkung schwefliger Gase in den Zellstoffabriken. Durch die Chlorbleiche in Lumpenhalbstoffwerken, Zellstoffabriken und Feinpapierfabriken können durch die sich entwickelnden Chlordämpfe gleichfalls Gesundheitsschädigungen entstehen. Die Pressensteher und Maschinenführer an den Langsiebmaschinen sind ständig der Feuchtigkeit ausgesetzt, wodurch sich rheumatische Krankheiten und Erkrankungen der Luftwege entwickeln. Bei den Papiersortiererinnen ergeben sich durch die Entwicklung des Papierstaubes Erkrankungen der Atmungsorgane, und fernerhin stellen sich durch das Heben des schweren Papieres Unterleibsleiden ein.

Tabelle 79.

	in Papierfabriken im Alter von		Durchschnitt aller Berufe im Alter von	
Nach den Leipziger Statistiken von 1910 erkrankten von 100 Arbeitern	15—34 Jahren	35—54 Jahren	15—34 Jahren	35—54 Jahren
überhaupt.	67,9	77,7	36,6	44,4
Erkrankungen der Atmungsorgane (inkl. Tuberkulose).	10,2	12,5	5,6	7,6
Muskel- und Gelenkrheumatismus	7,4	11,2	2,8	6,3
Verletzungen	22,1	25,4	9,0	9,7

Aus der Tabelle geht ferner hervor, daß die Zahl der Verletzungen recht groß ist, besonders in der Kartonnagenindustrie ist das der Fall. Auch Vergiftungen durch Chlor, Blei u. a. mehr werden beobachtet.

Eine erhebliche Schwierigkeit bedeutet bei der Papierfabrikation die Beseitigung der Abgänge, die aus zum Teil konzentrierten Laugen, den Spülwässern und den Waschwässern der Lumpen, Cellulose usw. bestehen. Es ist bisher noch nicht gut gelungen, die wertvollen Chemikalien daraus wiederzugewinnen; die Abwässer werden durch Absetzen in Klärbecken usw. möglichst gereinigt, dann auf Rieselfelder usw. abgeführt.

Bei der *Tapetenfabrikation* ist besonders die Staubentwicklung schädigend. Beim trocknen Satinieren, das mit Talkumpulver geschieht, und bei der Herstellung von Goldtapeten, wobei Bronzepulver auf das mit Leim oder Leinölfirnis bestrichene Papier gestreut wird, ist der Staubgehalt der Luft besonders hoch; besonders schädlich ist dabei der Bronzestaub, der Kupferteilchen enthält.

In der modernen Tapetenfabrikation findet ein trockenes Satinieren der Tapeten mit Talkumpulver nicht mehr statt. Die Papierbahn wird vielmehr auf einer Grundiermaschine mit Farbe belegt, getrocknet und dann der Tapetendruckmaschine zugeführt oder vom Handdrucker bearbeitet. Durch gute Ventilation und Staubabsaugung ist der Staubgefahr entgegenzuarbeiten. Schädigung durch Giftfarben besteht kaum mehr, da die Verwendung von giftigen Metallverbindungen, z. B. Arsen (Schweinfurter Grün!), Blei u. a., verboten ist.

Gesetzliche Schutzbestimmungen sind in einzelnen Bundesstaaten von den örtlichen Polizeibehörden, z. B. Berlin, Dresden u. a., betreffend den Schutz der bei Bronzierarbeiten, bei der Reinigung von Laugen in Dampfkesseln, bei den Hebelpressen der Luxuspapierfabriken usw. beschäftigten Personen erlassen.

C. Buchbinder.

Bei der Berufszählung von 1925 wurden in der Buchbinderei 6532 Betriebe mit 18367 männlichen und 25753 weiblichen, zusammen 44120 beschäftigten Personen festgestellt. In der Buchbinderei ist der kleine handwerksmäßige Betrieb noch vorherrschend, denn es entfielen im Durchschnitt auf einen Betrieb nur 7 Beschäftigte.

Abgesehen von den mit einer ganzen Menge moderner Hilfsmaschinen ausgestatteten Großbuchbindereien, erfolgt das Einbinden der Bücher in den kleineren Betrieben noch fast ebenso wie vor 50 Jahren. Die große Masse der in den kleineren Buchbindereien gebundenen Bücher kommt jedoch heut in broschiertem Zustande zum Buchbinder, d. h. die gefalzten Bogen werden nur geleimt und zusammen mit einem Papierumschlag versehen.

Beim Einbinden muß der Buchbinder diese Broschüren zunächst aus dem Umschlag nehmen, die einzelnen Bogen sauber vom Leim befreien und dann in einer Presse fest einpressen. Nachdem das Buch genügend zusammengepreßt ist, wird es zum Heften vorbereitet und zu diesem Zweck im Rücken fünfmal so tief eingesägt, daß in den drei mittelsten Rillen ein mittelstarker Bindfaden einigermaßen Platz hat. Auf einer sog. Heftlade werden dann drei Stücken Bindfaden in gleichen Abständen aufgespannt und von dem hinten und vorn mit je einem Vorsatzbogen versehenen Buch die Bogen der Reihe nach so an den Bindfaden zusammengeheftet, daß der Bindfaden in den drei mittelsten Rillen fest einliegt und das ganze Buch zusammenhält. Nach dem Heften wird der überflüssige Bindfaden bis auf 3—5 cm Länge vorn und hinten abgeschnitten, die Enden (Bünde) fein auseinander geschabt und ganz flach auf das Vorsatzpapier aufgeklebt. Hierauf wird das Buch im Rücken mit heißem Leim bestrichen und dieser so eingerieben, daß die Bogen fest zusammenhalten. Dann wird es in der Beschneidemaschine vorn sowie oben und unten beschnitten, mit einem Hammer rund geklopft und durch Aufsprengen von Farbe mit einem bunten Schnitt versehen. Vielfach werden auch die Schnitte ganz mit Farbe bestrichen oder mit Marmorier- oder Goldschnitt versehen. Beim Goldschnitt werden die in einer Handpresse fest eingepreßten Bücherblocks durch Schaben mit einer Metallklinge mit einer möglichst glatten Fläche versehen, mit Kleister und Bolus entsprechend behandelt und dann mit entsprechend zugerichtetem flüssigen Eiweiß bestrichen. Auf die so grundierte Schnittfläche wird ganz fein geschlagenes Blattgold aufgelegt und nachdem die Fläche ziemlich getrocknet ist, mit einem

Achatglättzahn abgeglättet, um dem bis dahin noch ganz matten Gold Glanz zu verleihen. Der so fertiggestellte Buchblock wird dann vorn und hinten mit einem Pappdeckel versehen, um den Rücken bis auf die beiden Pappdeckel ein Leder- oder Kalikorücken gezogen, dann die beiden Pappdeckel mit Bezugpapier überzogen und hierauf das vordere sowie hintere Vorsatzblatt innen auf die Pappdeckel aufgeklebt. Auf die Rücken der Bücher werden meistens noch Titel und Goldlinien durch Hand- oder auch Maschinen-(Preß-)Vergoldung aufgedruckt. Zum Gebiet der Buchbinderei gehört u. a. auch die Anfertigung von Geschäftsbüchern, Notiz- und Poesiebüchern, Mappen und vieles andere.

Spezialarbeiten des Buchbinders, die sich in vielen großen Städten zu besonderen selbständigen Betrieben entwickelt haben, sind das Goldschnittmachen, das Handvergolden, das Preßvergolden, das Marmorieren sowie das Liniieren.

Das Büchereinbinden geschieht ausschließlich von gelernten Gehilfen; dagegen werden in größeren Buchbindereien eine erhebliche Anzahl Mädchen — etwa die Hälfte und mehr des Gesamtpersonals — mit Vorarbeiten beschäftigt, z. B. Falzen, Zusammentragen, Kollationieren, Heften usw.

Die Arbeit des Buchbinders usw. ist mit einer Reihe von Gesundheitsschädigungen verknüpft, die in der hohen Erkrankungsziffer der Buchbinder zum Ausdruck kommen. Neben der gebückten Haltung bei der Arbeit spielt die Staubentwicklung durch Papier-, Gold- und anderen Staub eine große Rolle, die oft unhygienischen Werkstätten sind infolge Bereitung von Leim und anderen Klebstoffen mit Feuchtigkeit und Dünsten erfüllt und häufig unzureichend ventiliert, damit ein Flackern der Flammen der Leimkocher und ein Fortfliegen der Gold- usw. Blätter vermieden wird. Die ca. 3000—3500 in der Industrie Verwendung findenden Vergoldepressen werden alle mit Gas geheizt und ebenso die große Mehrzahl der Kartonnagenmaschinen. Eine große Zahl der Arbeiter, besonders die weiblichen Hilfsarbeiter, arbeiten in Akkord und haben unter der intensiven Tätigkeit, die sie dauernd ausführen müssen, um ihren Lohn zu verdienen, zu leiden. Die hohe Zahl der Erkrankungen, auch der nervösen Leiden, ist auch zum Teil hierauf zurückzuführen, wie es in nachfolgender Tabelle zum Ausdruck kommt.

Tabelle 80.

Nach der Leipziger Statistik erkrankten von je 1000 Buchbindern und Kartonnagenarbeitern

	männlich	weiblich
überhaupt	365,6	483,7
an Infektionskrankheiten	54,2	61,1
„ allgemeinen Erkrankungen	9,5	90,9
„ Nervenleiden	15,7	17,4
„ Erkrankungen der Atmungsorgane .	55,4 } mit 3,15	55,9 } mit 2,91
„ Tuberkulose jeder Art	11,4 } Todes-	10,8 } Todes-
„ Blutarmut	— } fällen	91,2 } fällen
„ Gelenk- und Muskelrheumatismus .	25,5	20,6
„ Nervenleiden	15,7	17,4
„ Vergiftungen	1,4	3,4

Bei der *Berliner Ortskrankenkasse der Buchbinder* waren von 1914 bis 1921 sowie 1924 insgesamt 43 788 *Mitglieder als erwerbsunfähig erkrankt,* rund 49 %, und zwar an

Tabelle 81.

Nr.	Art der Krankheit	männlich		weiblich		zusammen	
		Mit-glieder	%	Mit-glieder	%	Mit-glieder	%
1.	Erkrankungen der Atmungs-organe	3009	23,6	6557	21,1	9566	21,8
2.	Influenza, Grippe[1]	991	7,8	2634	8,5	3625	8,3
3.	Erkrankungen des Nerven-systems	1267	10,0	3857	12,5	5124	11,7
4.	Erkrankungen der Verdauungs-organe	1008	7,9	2766	8,9	3774	8,6
5.	Erkrankungen der Harn- und Geschlechtsorgane	342	2,7	2417	7,8	2759	6,3
6.	Erkrankungen der Haut, Kno-chen, Muskeln usw.	2240	17,6	3849	12,4	6089	13,9
7.	Krankheiten des Gefäßsystems	1572	12,3	2586	8,3	4158	9,5
8.	Störungen der Entwicklung und Ernährung	288	2,3	3602	11,6	3890	8,9
9.	Verletzungen und äußere Ein-wirkung	1646	12,9	2045	6,6	3691	8,4
10.	Infektionskrankheiten	385	3,0	726	2,3	1111	2,5
	Insgesamt	12748	29,1	31039	70,9	43787	100

Die große Zahl von Tuberkulosefällen, von denen rund jeder dritte Fall tödlich verlief, ist auffallend und neben dem Zuströmen von Schwächlichen zum Beruf auf die spezifischen Berufsschädigungen zurückzuführen. Nach der Leipziger Statistik entfallen 46 % aller Sterbefälle auf Tuberkulose, nach der Wiener — die nur Buchbinder, nicht auch Kartonnagenarbeiter umfaßt — sogar 62,5 %. Die verhältnismäßig hohe Zahl von Vergiftungen, die bei Arbeiterinnen gefunden wird, beruht zum Teil auf der Einwirkung von Gold- und Bronzestaub usw.

13. Kapitel.
Holzbearbeitung.

Im Holz- und Schnitzstoffgewerbe wurden 1925 in 218091 gewerb-lichen Niederlassungen 945357 Personen beschäftigt; darunter waren 700300 Arbeiter, von denen 54570 weibliche waren. Fast 12 % aller in Industrie und Handwerk beschäftigten Personen und nahezu 6 % der in Industrie und Handwerk verwendeten Kraftmaschinenleistung ent-fallen auf das Holz- und Schnitzstoffgewerbe. Die Summe der Berufs-zugehörigen der Gruppe XIV, Holzgewerbe, beträgt 1 884 336 Personen, das ist 30 ⁰/₀₀ der Gesamtbevölkerung, davon entfallen 910653 gleich 15⁰/₀₀ auf die Herstellung von Holzbauten, Bauteilen und Möbeln.

Die durchschnittliche Betriebsgröße liegt viel niedriger als in der Industrie im ganzen; während im Gesamtdurchschnitt in Industrie und

---

[1] Erst seit 1918 besondere Aufzeichnungen.

Handwerk etwa 7 Personen auf einen Betrieb entfallen, sind es im Holzgewerbe nur 4 Personen. Das Holzgewerbe zählt also zu denjenigen Gewerbezweigen, in denen der Motor den Menschen in der Arbeitsleistung nur in geringerem Ausmaß hat verdrängen können. Die manuelle Arbeit wird dabei fast ausschließlich von Männern geleistet, nur 9% aller Beschäftigten sind Frauen (gegenüber 23% in Industrie und Handwerk im ganzen).

Besonders stark tritt die Zunahme der weiblichen Beschäftigten hervor. Um mehr als die Hälfte (56,7%) hat sich ihre Zahl gegenüber 1907 vergrößert, also mehr als in der Industrie im ganzen, wo diese Zunahme nur 38,6% ausmacht. Dabei treten vor allen Dingen die Stellmacherei, die Bleistiftindustrie und die Kammindustrie hervor, wo die Zahl der beschäftigten Frauen sich gegenüber 1907 mehr als verdoppelt hat. Der Anteil der Frauen an der Gesamtzahl der Beschäftigten im Holzgewerbe ist von 7,4% auf 9,3% gestiegen.

1. Tischler. 1925 wurden in Deutschland 507752 Tischler, davon 411635 in abhängiger Stellung gezählt. 283659 waren in der Holzindustrie beschäftigt.

Bei der Bearbeitung des Holzes, beim Sägen usw. entsteht reichlich Staub, der auf die Schleimhäute der Atmungsorgane reizend einwirkt. Je härter das Holz ist, um so spitzer und scharfkantiger sind die Staubteilchen, um so stärker ist die Schädigung der Lungen; deshalb werden diejenigen Tischler, die edle harte Hölzer verarbeiten, z. B. in der feineren Möbelindustrie, am meisten darunter leiden. Neben der rein mechanischen Wirkung kommt noch die chemische Reizwirkung des Staubes hinzu, die entweder örtlich oder auch allgemein auf den Organismus wirken kann. Gerade die Hautentzündungen durch exotische Hölzer, wie Satin-, Teak-, Moah-, Okome-, Mahagoni-, Makassaholz und andere Holzarten mehr, beruhen auf dem Gehalt des Holzstaubes an ätherischen Ölen, welche in Verbindung mit der mechanischen eine chemische Reizwirkung ausüben. Während die Staubentwicklung bei der Holzbearbeitung in den großen Fabrikbetrieben vielfach durch gute Staubabsaugung beseitigt wird, läßt die Staubbeseitigung besonders in den handwerksmäßigen Betrieben noch viel zu wünschen übrig.

Besonders stark ist die Staubentwicklung bei den Schleifmaschinen, in denen das Holz mit Schmirgelleinen oder mit Schmirgel- oder Flintscheiben abgeschliffen wird. Derartige endlose Glaspapierbänder werden in etwa anderthalb Tagen abgenutzt. Absaugungsvorrichtungen sind im allgemeinen schwer anzubringen.

Auch auf die anderen Organe, wie auf die Augenbindehaut, auf die Haut des äußeren Gehörganges, kann der Staub schädigend einwirken. Durch Zusammenkleben mit dem Ohrenschmalz bilden sich vielfach harte Pfröpfe, die gerade bei Holzarbeitern häufig vorkommen und öfters entfernt werden müssen, weil sie das Gehör beeinträchtigen und auch zu Entzündungen des äußeren Gehörganges führen können.

Die Staubentwicklung begünstigt das Entstehen von Lungenkrankheiten, besonders aber von Lungentuberkulose.

Besonders starke Staubentwicklung verursachen die sehr verbreiteten Holzbearbeitungsmaschinen. Zwar kann hier sehr wirksam durch Staubabsaugeanlagen Abhilfe geschaffen werden; doch sind solche Anlagen in zahlreichen Betrieben nicht vorhanden, ja nicht selten kommt es vor, daß vorhandene Anlagen nicht benutzt werden. Beim Hobeln an der Hobelbank wird das linke Bein als Standbein vorgestreckt und durch den mit den Händen geführten Hobel das Holz geglättet. Das eigentliche Aushobeln des Holzes wird meistens durch Maschinen besorgt, und dadurch ist dem Tischler diese schwere Arbeit heute zur Hauptsache abgenommen. Ebenso werden Kehlleisten u. dgl. überwiegend durch Maschinen hergestellt. Trotzdem haben sowohl der Möbel- als auch der Bautischler noch viele Arbeiten mit dem Handhobel zu verrichten. Weiches Holz wird angestrichen, hartes Holz, z. B. Erle, Nußbaum, Eiche, Mahagoni usw., wird glatt geschliffen, wobei Glaspapier benützt wird, gebeizt und dann poliert oder mattiert. Beim Polieren wird in denaturiertem Spiritus aufgelöster Schellack mittels Lappen auf das Holz aufgetragen und verrieben, bis die Holzporen geschlossen sind und das Holz mit einer glänzenden Schellackschicht überzogen ist. Neben dem großen Kraftaufwand, der dazu erforderlich ist, entstehen durch die Pyridinbasen, Holzgeist und Terpentin, die zum Denaturieren des Spiritus dienen, zahlreiche Schädigungen; besonders Holzgeist und Pyridinbasen können Übelkeit, Schwindel, Kopfschmerzen und andere Störungen hervorrufen. Edle Hölzer werden meistens in ganz dünne Blätter (Furniere) geschnitten und auf das sog. Blindholz, wozu die billigeren Weichhölzer verwendet werden, aufgeleimt. Um das Werfen solcher furnierter Stücke zu verhindern, wird das Blindholz vielfach mit starken Pappelfurnieren abgesperrt, d. h. quer zur Faserrichtung furniert, und erst dann mit dem edlen Furnier beleimt.

Schädigungen und Erkrankungen. Durch die Inanspruchnahme der Schultergürtelmuskulatur entsteht bei Tischlern eine typische Form des Brustkorbes, die sich in einer Horizontalstellung der Schlüsselbeine äußert, wobei es zu einer mäßigen Abflachung des Brustkorbes und Höherstellung der rechten Schulter kommt. Die dauernde Belastung des linken Beines beim Hobeln führt zu Plattfuß-, Krampfaderbildung und Venenentzündung; gleichzeitig entstehen durch die Drehbewegung der Hand Sehnenscheidenentzündungen und durch den Druck des Hobels Schwielen und bisweilen Nervenlähmungen am Unterarm. Die Staubentwicklung begünstigt das Entstehen von Lungenkrankheiten, besonders aber von Tuberkulose. SOMMERFELD fand, daß von 1000 Lebenden im Berufe mit Holzstaub 5,96 an Tuberkulose starben, STERNBERG fand im Jahre 1904 bei der Wiener Tischlerkrankenkasse in 28,1% aller Erkrankungen Tuberkulose und Lungenkrankheiten als Krankheitsursache. Auch durch die zunehmende Verwendung des Spritzverfahrens mit Celluloid- oder Acetylcelluloselacken kann eine Schädigung der Atmungsorgane eintreten, wenn nicht durch gut wirkende Absaugungsvorrichtungen die entstehenden Dämpfe entfernt werden. Besonders unangenehm machen sich die Dämpfe bemerkbar, wenn die Spritzfärbung bzw. -lackierung bei bereits eingebauten Holzkonstruktionen, wie Täfelungen, Möbeln usw., angewandt wird, weil ja hier keine Absaugungsvorrichtungen bestehen. In diesen Fällen sollen Respiratoren zum Schutz der Arbeiter angewendet werden. Da die Respiratoren aber sehr rasch verkleben, ist die Benutzung des Frischluftatemschickers, in den Preßluft eingeblasen wird, mehr zu empfehlen.

Nach der Leipziger Statistik wurden bei Tischlern 37 % der Todesfälle, nach Wiener Statistiken, die auf den Zahlen der Genossenschaftskranken- kassen beruhten, sogar 60 % der Todesfälle durch Tuberkulose verursacht.

Nach der Wiener Statistik ist übrigens das mittlere Sterbealter der Tischler mit 37,7 Jahren festgestellt worden.

Bei der Genossenschaftskrankenkasse der Tischler in Wien fielen im Jahre 1926 auf 9475 Mitglieder (davon 292 weibliche) 2619 Erkrankungen (113 bei Frauen). Die Erkrankungsziffer betrug also 27,9 % und hielt sich unter dem Durchschnitt sämtlicher Wiener Genossenschaftskranken- kassen, bei denen die Erkrankungsziffer 38,9 % war.

Die Häufigkeit der Erkrankungen bei Holzarbeitern und ihre Verteilung auf die einzelnen Krankheitsgruppen geht aus der nachstehenden Leipziger Statistik hervor. Es wurden dort bei 1000 Arbeitern festgestellt:

Tabelle 82.

	Bei Tischlern	Bei Stellmachern
Gesamterkrankungen	376,6	412,2
Todesfälle	7,22	7,96
Infektionskrankheiten	51,8	57,8
Erkrankungen der Atmungsorgane	53,6	58,5
Erkrankungen der Verdauungsorgane	64,5	62,1
Erkrankungen der äußeren Bedeckungen	36,2	53,0
Erkrankungen der Bewegungsorgane	40,3	49,0
Verletzungen	81,3	103,9

Besonders ist es die Arbeit an den Holzbearbeitungsmaschinen, die zahlreiche und schwere Verletzungen verursacht. Die Holzbearbeitungs- maschinen sind durch die Art ihrer Arbeitsweise (das Holz muß meistens mit der Hand an die sehr schnell rotierenden scharfen Schneidewerk- zeuge herangeführt werden) in hohem Maße gefahrbringend. Das geht auch aus der amtlichen Unfallstatistik hervor.

In den 5 Berufsgenossenschaften der Holzindustrie wurden 1926 gezählt:
bei 480470 Versicherten
38789 gemeldete Unfälle und 3662 erstmalig entschiedene Unfälle.

Es ereigneten sich in den Jahren 1908—1919 von den gesamten schweren Unfällen im Durchschnitt aller Gewerbe 21,8 % an *Maschinen*. Im Holz- gewerbe dagegen 55,7 %. Häufig sind auch die Unfälle auf das Fehlen oder Nichtbenutzen der notwendigen Schutzvorrichtungen zurückzuführen.

In früheren Zeiten mag wohl gelegentlich der Genuß des vergällten Spiritus zu der Entstehung von *Magenerkrankungen* beigetragen haben. Viel wichtiger als dieses Moment ist als Ursache wohl die Erkältungs- gefahr, die durch die vielfach hohe Temperatur des Arbeitsraumes, z. B. durch die Heizvorrichtungen für den Leim, bedingt wird, an-

zunehmen. Mit dieser Annahme stimmt auch der verhältnismäßig
hohe Prozentsatz der Erkrankungen der Bewegungsorgane, das sind
zumeist rheumatische Erkrankungen, überein. Daß natürlich auch
bestimmte Chemikalien, z. B. bestimmte bleihaltige Farben, Benzin,
Benzol, Celluloid und Acetylcelluloselacke usw., auf die Verdauungsorgane schädigend einwirken können, soll nicht bestritten werden.
Wir wissen ja, daß Holzgeist und Pyridinbasen, die zum Denaturieren
des Spiritus benutzt werden, Übelkeit, Schwindel, Kopfschmerzen und
Verdauungsbeschwerden hervorrufen können.

Eine besondere Rolle spielen bei den Holzarbeitern, insbesondere
bei den Tischlern, die Hautkrankheiten. Schon nach der älteren, aus
dem Jahre 1910 herrührenden Leipziger Statistik entfielen auf 1000
erwerbsunfähige Tischler 36,2, die durch Hauterkrankungen arbeitsunfähig waren, wobei die Zahl derjenigen, die an Hauterkrankungen
litten, aber nicht erwerbsunfähig waren, selbstverständlich weit höher war.

Unter den Hauterkrankungen, die bei Holzarbeitern, insbesondere
bei Tischlern, durch die Berufsarbeit entstehen, spielen die *Hautentzündungen* die Hauptrolle. Die eine Form — die Toxikodermie —
tritt akut auf und wird bei Tischlern, Möbelpolierern usw. besonders
durch harzreiche Holzarten, wie das ostindische Satinholz, das Teakholz, Atlasholz, Palisanderholz, afrikanisches Buchsbaumholz, auch gewisse Eichenholzarten, hervorgerufen. Im Anschluß an diese toxischen
Hautentzündungen, viel öfter aber aus Hautreizungen lokaler Art infolge der verschiedensten Reize, entwickeln sich die *Gewerbeekzeme.*
Unter diesen Gewerbeekzemen leiden besonders die Polierer. Die
Politurflüssigkeit enthält ja Schellack bzw. Harze in Spiritus gelöst,
wobei das zur Denaturierung des Spiritus benutzte Pyridin als besonders
reizend für die Haut angesehen wird. In manchen Fällen sind der
Politur Farbstoffe, auch Benzin oder benzolhaltiges Petroleum zugesetzt; es kommen auch Verfälschungen durch Kienöl oder Laugen
vor. Alle diese Substanzen wirken aber entfettend auf die Haut ein
und bedingen so das Zustandekommen der geschilderten Hautentzündungen. Oft muß vor dem Polieren auch noch die alte Farbe abgelöst
werden, wobei Terpentin — meist natürlich in nicht reiner Form —
oder der im allgemeinen für die Haut viel schädlichere Terpentinersatz
angewandt wird. Gerade der Terpentin bedingt neben der Hautentzündung vielfach eine Erkrankung der Nägel, die natürlich auch durch die
Politur usw. allein hervorgerufen werden kann.

Der Schellack wird oft schon im Ursprungslande durch Arsenzusatz
(Auripigment) heller gemacht, in anderen Fällen durch Chlor gebleicht;
ferner nehmen die Konservierungs- und Streckungsmittel in Form von
Formaldehyd- oder Acetaldehydkondensationsprodukten zu und auch
die Lösungsmittel für Beizen, Polituren und Farben vermögen teilweise eine recht unangenehme Wirkung auf die Haut (und auch auf
die Atmungsorgane!) auszuüben.

Schutzvorschriften. Neben den Unfallverhütungsvorschriften der Berufsgenossenschaften sind eine Reihe von Verfügungen in den verschiedenen Bundesstaaten betreffs der Werkstätten, der Holzzurichtung und -konservierung usw. erlassen.

2. Stellmacher. 1925 wurden 98392 Stellmacher gezählt, darunter 69376 in abhängiger Stellung. Bei den Stellmachern (Wagnern), die den Bau von Wagen, Ackergeräten usw. ausführen, liegen die Verhältnisse ähnlich wie bei den Tischlern. Infolge der Arbeit in schlecht heizbaren Remisen und ähnlichen Räumen kommen ebenso wie bei den Bautischlern häufiger Erkältungskrankheiten vor (s. Tabelle 82).

3. Böttcher. Die Tätigkeit der Böttcher ähnelt der der Tischler; die Daubenstäbe werden gesägt, gehobelt, aneinandergefügt und mit Reifen bespannt; der ausgesägte Faßboden wird dann eingesetzt. Bierfässer usw. werden noch gepicht. Die Berufsgefahren und -schädigungen sind die gleichen wie bei den Tischlern.

4. Drechsler. In der Drechslerei waren 1925 in 9474 Betrieben 27581 Personen beschäftigt. Bei der Bearbeitung von Holz, Horn, Meerschaum, Perlmutter, Elfenbein, Fischbein, Steinnuß usw. steht der Drechsler vor der Dreh- oder Drechslerbank. Das Arbeitsstück liegt horizontal, die Drechslerbank wird zumeist durch Maschinenbetrieb in Bewegung gesetzt. Mit der Hand wird dann der Drehstahl fest gegen die Oberfläche des Arbeitsstückes gedrückt. Die Hauptgefahr für den Drechsler beruht auf der Staubentwicklung. Je nach der Art des zu bearbeitenden Materials machen sich mehr oder weniger starke Schädigungen bemerkbar. Perlmutter-, Steinnuß-, Knochen-, Elfenbein-, Fischbein- und Hornstaub sind wegen der scharfen Kanten und Spitzen der Staubpartikel am gefährlichsten, Holzstaub ist weniger schädlich, im übrigen ist der Staub von weichem Holz unschädlicher als der von hartem. Die Haltung des Körpers wird durch die Arbeit an der Drehbank nachteilig beeinflußt, besonders wenn die Drehbank nicht die richtige Höhe besitzt und der Drechsler in gebückter Haltung arbeiten muß. Neben den Verkrümmungen der Wirbelsäule, X-Beinen, Plattfuß- und Krampfaderbildungen, die durch die Haltung bei der Arbeit verursacht werden, ist die Tuberkulose als Berufskrankheit der Drechsler anzusehen. In den Jahren 1889—1897 starben bei den Mitgliedern der Berliner Drechslerkrankenkasse 61,7% der Erkrankten an Tuberkulose, nach den Wiener Zahlen 50,8%; das durchschnittliche Sterbealter betrug 39,6 Jahre. Die Erkrankungen der Respirationsorgane sind natürlich in Kleinbetrieben verhältnismäßig häufiger als in Großbetrieben, wo im allgemeinen für bessere Staubabsaugung und bessere hygienische Verhältnisse in den Werkstätten gesorgt ist. Häufig sind auch Schädigungen der Haut und Schleimhäute bei Drechslern. Auch hieran ist die Staubentwicklung schuldig. Perlmutterstaub, Satinholz- und andere Staubarten führen oft zu Hautentzündungen und Reizungen der Mundschleimhaut; durch Perlmutterstaub entstehen eigenartige Knochenerkrankungen (Perlmutterostitis). Augenreizungen und -verletzungen sind ebenfalls häufig. Durch Beizen mit Kalichromat entstehen Chromätzungen und Geschwüre in der Nase (s. S. 80).

Ähnliche Verhältnisse wie bei den Drechslern findet man bei Kammmachern, Fächerarbeitern, Knopfarbeitern usw.

14. Kapitel.

Lederindustrie.

In der Lederindustrie einschließlich Linoleumindustrie waren 1925 164650 Personen beschäftigt, davon waren 122617 Arbeiter, von denen wiederum nur ein geringer Prozentsatz, nämlich 17533, weiblich waren. In den Gerbereien und bei der Lederzurichtung waren 53424 Arbeiter tätig, darunter 6998 weibliche.

1. Gerberei. Die Verarbeitung der rohen Tierhäute zu Leder geschieht in den *Gerbereien*. Bei der *Gerberei* unterscheidet man die vorbereitenden Operationen, die eigentliche Gerbung, und das Zurichten der gegerbten Felle. Die gesalzenen, zum Teil mit Arsenik oder Naphthalin versetzten getrockneten Häute werden 2—6 Tage im Wasser geweicht und dann im Walkfaß oder in einer Hammerwalke gewalkt. Vorher werden die Felle durch Wässern in Weichkästen von Schmutz, Blut und Salz befreit. Das Befreien der Felle von den anhaftenden Fleischresten geschieht durch stumpfe Bestoß- oder Schabemesser, in größeren Betrieben auch vielfach durch entsprechende Maschinen. Um die Oberhaut und die Haare von der Lederhaut zu entfernen, werden die Häute in Kalkäschern, großen Gruben mit Kalk, Schwefelnatrium, Schwefelcalcium, Schwefelarsen und anderem mehr, behandelt. In den großen modernen Lederfabriken wird diese Prozedur in großen rotierenden Walkfässern vorgenommen. Die Schaffelle werden vielfach noch in Schwitzkammern behandelt, in denen eine Temperatur von 20—30° C vorhanden ist. Dort werden die auf der Fleischseite gesalzenen Felle — je zwei mit den Fleischseiten aufeinander geschichtet — einige Tage belassen; dann wird die Wolle mit einem stumpfen Schabinstrument entfernt. Die mit Kalk und Schwefelnatrium oder Soda usw. behandelten Häute wurden früher mit Kleie, Hundekot oder Taubenmist gebeizt, um das Natrium usw. wieder aus den Häuten zu entfernen und das Gewebe aufzulockern. Heute braucht man Salz- oder Schwefelsäure oder chemische Präparate, wie Oropon u. a. m. Dann wird das letzte Fleisch aus der Haut mit der Hand herausgeschoren oder mit der Maschine entfernt und die Narben der Häute werden geglättet.

Zur Herstellung von Sohlenleder kommen die geglätteten Häute (,,Blößen") noch in eine saure Brühe.

Nach diesen Vorbereitungen beginnt die *eigentliche Gerbung*, bei der die Bindegewebsfasern der Lederhaut mit dem Gerbstoff imprägniert werden. Am wichtigsten ist die *Lohgerberei* (Rotgerberei); sie kommt hauptsächlich für die Fabrikation von Sohlenleder in Frage. Die Lohe wird aus gerbhaltigen Rinden, z. B. Eichen- oder Fichtenrinde u. a., die 6—18% Gerbstoff enthalten, auch Quebrachoholz (16—24%) u. a., hergestellt. Die Rinden usw. werden in Schneide- und Lohmühlen verarbeitet. Die Häute kommen, nachdem sie in ,,Äschern" gekalkt worden sind (unter Zusatz von Schwefelnatrium oder Schwefelammonium), und nachdem sie am Schabebaum enthaart worden sind, nun in flache Lohgruben, in denen sich die Gerbebrühe befindet. Die Dauer der Grubengärung beträgt $^1/_2$—$2^1/_2$ Jahre; natürlich muß während dieser Zeit die Brühe öfters erneuert werden. Bei der Schnellgerbung (Brühengerbung) werden starke Brühen benutzt, wobei sich die Dauer des Prozesses auf $^1/_2$—3 Monate verkürzt. Vollzieht sich die Gerbung in Fässern, die den Walkfässern ähnlich sind, so ist die Gerbung bereits nach 1—2 Wochen beendigt. Bei der *Sämisch- oder Ölgerberei*, die für feine Felle in Anwendung kommt, werden die Häute mit animalischen Gerbematerialien, wie Dorschlebertran, Fett usw., getränkt, gewalkt, der Luft ausgesetzt und in Brutkammern aufgeschichtet, ausgepreßt und endlich mit einer Sodalösung ausgewaschen.

In der *Alaun- oder Weißgerberei*, die hauptsächlich für die Bearbeitung von Ziegen- und Schaffellen verwendet wird, werden die Blößen mit Alaun, Kochsalz, Eigelb usw. verarbeitet; bei der *Chromgerberei* wenige Tage in Lösungen von Kaliumbichromat, Chromsäure usw. gelegt. Aus diesem Bade kommen die Häute, die eine gelbe Farbe angenommen haben, dann in eine reduzierende Lösung, wodurch sich Chromoxyd bildet, das in die Bindegewebsfasern eindringt; die Häute nehmen dann eine blaugrüne Farbe an. Nach Beendigung des Gerbprozesses werden die Häute getrocknet, gewalzt, geglättet und gedehnt, in manchen Fällen auch lackiert.

Bei der Gerberei besteht eine Reihe von *Gesundheitsschädigungen*. Das ständige Arbeiten in der Nässe (Lohgruben, beim Wässern usw.) bedingt das Entstehen von Erkältungskrankheiten, Rheumatismus, Katarrhen der Luftwege usw. Die stinkenden fauligen Gase, die sich in den Schwitzkammern, in den Lohgruben usw. entwickeln, führen häufig nicht nur zu Übelkeiten, Magen-, Darm- und Ernährungsstörungen, sondern können auch Vergiftungen, z. B. durch Schwefelammonium, Schwefelwasserstoff, Schwefeldioxyd (bei der Chromgerbung), u. a. bedingen. Vergiftungsgefahren werden auch durch Verwendung von cyanhaltigem Gaskalk oder Schwefelarsen bei der Weißgerberei bedingt. Die gebückte Haltung der Gerber an den Lohgruben führt zu einer Kompression der Bauch- und Brustorgane und deren Schädigung, die anstrengende Arbeit zu Überanstrengung der Muskeln, der Druck der Werkzeuge (Schabemesser usw.) zu Schwielenbildungen an den Händen, Schleimbeutelentzündung, besonders am Ellbogen usw. Das Hantieren in den Flüssigkeiten, die vielfach Ätzmittel, Kalk u. a., enthalten, bedingt oft Hautentzündungen und typische kreisrunde Geschwürsbildungen an den Händen, wobei oft Eiterungen entstehen. Beim Abwerfen der Häute (besonders schädlich sind die Chromate), beim Aufrühren der Lohe entwickelt sich reichlich Staub, der zu Augenentzündungen, Katarrhen der Atmungsorgane und anderen Störungen Veranlassung gibt. Bekannt ist ferner die braunrote Färbung der Nägel bei Lohgerbern, die durch die Lohbrühe bedingt wird. Eine große Gefahr bildet für die Gerber die *Milzbrandinfektion*. Von in den Jahren 1910—20 bei der Gerberei und Fellbearbeitung vorgekommenen 430 Erkrankungsfällen mit 56 Todesfällen an Milzbrand fielen 60 % auf Schaf- und Ziegenfelle. Als das gefährlichste Material erwiesen sich besonders ausländische Schaf- und Ziegenfelle, sowie ausländische getrocknete Rindshäute. Sowohl durch Staubeinatmung oder -verschlucken, ferner durch Berührung, kommt beim Transport der Felle durch Eindringen der Milzbrandkeime durch die aufgeweichte Haut bei der Gerberei die Infektion zustande. Meist tritt die Erkrankung in Form von Milzbrandkarbunkeln auf. In den letzten Jahren ist die Zahl der Erkrankungen erheblich zurückgegangen. Immerhin gibt es eine praktisch anwendbare sichere Desinfektion der Häute noch nicht, wenngleich auch das Kalkäschern in einigen Tagen bereits 90 % der Keime unschädlich macht. Besondere Vorsicht ist daher beim Transport und der Verarbeitung ausländischer Häute erforderlich, um die Milzbrandinfektion zu vermeiden. Das Durchschnittssterbealter beträgt nach BAUGRAND bei Rotgerbern 41, bei Weißgerbern $43^1/_2$ Jahre. Die — allerdings älteren — Statistiken von *Hannover* weisen bei den Gerbern 46,5 % innere Erkrankungen auf, wobei die Erkältungskrankheiten eine große Rolle spielen (nach HIRT 39 % der inneren Erkrankungen). Die Schädigungen, denen die Gerbereiarbeiter ausgesetzt sind, lassen sich durch geeignete Schutzmaßnahmen erheblich verringern: gute Ventilation beseitigt vielfach die üblen Gerüche, zweckmäßige Ablaufvorrichtungen, wasserdichte Böden verringern die Gefahren der Nässe, Holzschuhe, wasserdichte und gutgepolsterte Kleidung schützen gegen Durchnässung und Druck, durch abgeschlossene Apparate wird die schädliche Einwirkung des Lohestaubes verringert. Gegen die Entstehung von Hautentzündungen schützen gut anschließende Schutzhandschuhe aus Gummi oder Leder, die besonders beim Äschern und beim Hantieren in den Chrombädern getragen werden müssen.

Gesetzliche Schutzmaßnahmen für Gerbereien sind durch zahlreiche Verfügungen der einzelnen Bundesstaaten geschaffen worden; besonders auf die Milzbrandgefahr ist durch das Rundschreiben des Reichsamts des Innern vom 20. Januar 1911 hingewiesen worden.

2. Borstenzurichterei, Pinselfabrikation, Bürstenmacherei, Roßhaarspinnerei. Bei diesen Industriezweigen kommt ebenfalls hauptsächlich ausländisches Material zur Verarbeitung. Die Gefahren bei der Verarbeitung werden vor allem durch Schmutz, Staub, Infektionen mit Milzbrand und Einwirkung von Giften bedingt. Beim Bleichen und Färben der Borsten kommt z. B. schweflige Säure, Bleizucker u. a. zur Verwendung. Roßhaare werden in Preßballen versandt. Die Ballen werden auseinandergenommen, die Haare sortiert, gemischt, gehechelt, dann gesponnen, gedreht und gekräuselt und auch verwebt; all diese Prozesse bedingen eine nicht unerhebliche Staubentwicklung. Auch für diese Fabrikationszweige bestehen eine Reihe von gesetzlichen Schutzvorschriften, die sich besonders auf die Desinfektion des Materials zur Verhütung von Milzbrand beziehen. Die Bekanntmachung des Reichskanzlers vom 22. Oktober 1902 schreibt die Trennung des desinfizierten vom undesinfizierten Material und die Art der Desinfektion vor.

3. Fellzurichter und Kürschner. Bei der Berufszählung wurden 1925 in Deutschland 13561 Kürschner gezählt, darunter 11422 männliche und 2139 weibliche, in der Pelzwarenzurichterei 2213, darunter

497 weibliche. — Die getrockneten, gesalzenen, zum Teil auch konservierten Felle werden in ähnlicher Weise wie bei der Gerberei geschwitzt, gebürstet, geschoren, zugeschnitten und genäht. Bei der Färbung kommen im allgemeinen giftige Farbstoffe nicht in Frage, immerhin ist die Verwendung von Bleioxyd und anderen metallischen Färbemitteln nicht selten, wodurch Schädigungen entstehen können. Die Hauptgefahr wird durch die Staubgefahr bedingt. Dabei spielt der Haarstaub beim Scheren usw. eine geringere Rolle als der von außen eingedrungene abgelagerte Staub, der durch das häufige Klopfen, besonders beim Konservieren, entfernt wird. Neben dem Staub kommen auch die Einflüsse der chemischen Konservierungsmittel und Färbemittel in Frage, Säuren, Laugen, Beizen und Farbstoffe, wie z. B. Ursol (Paraphenyldiamin), Blei (bei Färbung von Chinchillapelzwerk). Es treten dadurch Hauterkrankungen auf (Ekzeme, Erysipeloide), aber auch andere Erkrankungen, wie z. B. Ursolasthma. Auch die gebückte Haltung bei der Arbeit kommt als Ursache für die Gesundheitsschädigungen in Frage. Im allgemeinen sind die Gesundheitsverhältnisse der Kürschner, sowohl nach den deutschen Statistiken als auch nach den österreichischen, günstig.

Tabelle 83.

Nach der Leipziger Statistik von 1910 erkrankten von 1000 Kürschnern an:

Infektionskrankheiten	51,6
Erkrankungen der Atmungsorgane	71,9
(Tuberkulose	8,8)
Hautkrankheiten	69,6
Erkrankungen der Verdauungsorgane	53,3
Verletzungen	51,5

Ähnliche Zahlen — zum Teil noch günstiger — stellte SCHÜTTE fest. Das mittlere Sterbealter für die Kürschner betrug bei den Wiener Kürschnern 41,8 Jahre bei Männern und 37,1 Jahre bei Frauen. Nach der Statistik der Ortskrankenkasse von Leipzig für das Jahr 1927 entfielen auf 1142 Kürschner und Pelzzurichter, die 0,4 % der Gesamtmitgliederzahl ausmachten, 1356 Krankheitsfälle, die 2,06 % der Gesamterkrankungen ausmachten.

4. Lederhandschuhmacher. Bei den Lederhandschuhmachern tritt der Handwerksbetrieb immer mehr gegenüber dem Fabrikbetrieb zurück; auch die Heimarbeit wird immer geringer, eigentlich wird nur das Nähen der Handschuhe von weiblichen Arbeitern in der Hausindustrie ausgeübt. — Im Jahre 1925 wurden in der Lederhandschuhindustrie 9642 tätige Personen gezählt, darunter 6869 weibliche.

Die Bearbeitung des Leders und der Druck der Werkzeuge verursacht typische Schwielen- und Hornhautbildung an den Händen. Beim Schleifen (Bimsen), Dollieren (Bestreuen mit Mehl), Polieren (Bestreuen mit Talkum) usw. bildet sich mehr oder weniger Staub, der die Atmungsorgane belästigt. Das Färben bedingt ebenfalls eine Reihe von Schädigungen. Abgesehen von der Arbeit in hochtemperierten, mit Wasserdampf erfüllten Räumen, wodurch eine Neigung zu Erkältungskrankheiten geschaffen wird, kommen die Einwirkungen

der Chemikalien, z. B. Kaliumbichromat, Alaun und anderes mehr, in
Betracht. Diese Schädigungen der Haut treten sowohl an den Händen
als auch an den Füßen auf, wenn z. B. die Felle beim Waschen mit
den Füßen in Bottichen gestampft werden.

Die Schädigungen durch Näharbeit unterscheiden sich nicht von
den durch andere Näharbeit an der Maschine usw. bedingten.

5. Sattler und Riemer. Lederarbeiter. Bei der Herstellung von
Leder- und Sattlerwaren waren 1925 90056 Personen beschäftigt,
davon waren· 28638 selbständig und 61418 Arbeiter (einschließlich
9710 weiblichen). Bei der Herstellung von Treibriemen und technischen
Lederartikeln wurden 2715 Arbeiter gezählt, davon waren nur 329 weiblich.

Die Sattler und Lederarbeiter (Täschner, Ledergalanteriewaren-
arbeiter usw.) sind keinen spezifischen Berufsschädigungen ausgesetzt,
teilweise wird allerdings viel Heimarbeit geleistet, so daß sich die
Schädigungen der Heimarbeit bemerkbar machen. Aus diesem Grunde
ist auch die Sterblichkeit der Lederarbeiter nach der Leipziger Statistik
erheblich höher als die der Sattler, sie betrug $7,66^0/_{00}$ gegen $4,13^0/_{00}$;
auch sind die Erkrankungen der Atmungsorgane, besonders die Tuberkulose, bei den Lederarbeitern häufiger als bei den Sattlern; die nachstehende Tabelle zeigt die Vergleichszahlen für Sattler und Lederarbeiter nach der erwähnten Leipziger Statistik für je 1000 Arbeiter.

Tabelle 84.

	Lederarbeiter	Sattler
Überhaupt	354,4	329,6
Infektionskrankheiten	55,2	51,2
Nervenkrankheiten.	13,6	10,3
Erkrankungen der Atmungsorgane.	52,3	42,5
Tuberkulose jeder Art	9,8	6,4
Erkrankungen der Kreisorgane	9,5	8,6
Erkrankungen der äußeren Bedeckungen	35,8	58,5
Verletzungen	63,9	58,9

Bei den Sattlern kommen verhältnismäßig viel Hautkrankheiten
vor, auch ist das Auftreten von Milzbrandkarbunkeln wiederholt beobachtet worden.

6. Schuhherstellung. Während noch vor wenigen Jahrzehnten der
handwerksmäßige Betrieb bei der Schuhherstellung vorherrschte, kommt
dieser heute in Deutschland und in den meisten Ländern nur für die
Herstellung feiner Maßwaren und Reparaturen in Betracht. Bis auf
einen geringen Bruchteil werden die Schuhwaren heute durch kom-
plizierte Maschinen in Fabriken hergestellt, wobei die Arbeit selbst in
keiner Weise mehr mit der handwerksmäßigen Schuhmacherei ver-
gleichbar ist. — 1925 gab es 167374 Betriebe, in denen Leder-, Stoff-
und Filzschuhe hergestellt wurden mit 387963 beschäftigten Personen
(einschließlich rund 76700 weiblichen). Es wurden insgesamt 261854
Schuhmacher gezählt, davon waren 149026 in selbständiger Stellung,
während 112828 Arbeiter waren, unter denen sich nur 937 weibliche
befanden. Aus diesen Zahlen geht hervor, wie umfangreich noch die

Kleinbetriebe, die ja zumeist handwerksmäßig von den Selbständigen allein oder mit ganz wenigen Gehilfen betrieben werden, sind. — Die weiblichen Arbeiter sind in den Fabriken oder auch in der Heimindustrie tätig. Diese ist aber relativ klein, denn 1924 wurden nur rund 5800 Heimarbeiter (1590 männliche und 4300 weibliche) gezählt.

Die Herstellung neuen Schuhwerkes geschieht immer mehr auf fabrikmäßigem Wege, wobei entweder die gesamte Arbeit durch Maschinen geleistet oder einzelne Arbeiten mit der Hand verrichtet werden. Das Steppen der Oberteile geschieht mit der Nähmaschine, die fertigen Oberteile werden auf Leisten aufgezogen und durch verzinnte Eisennägel u. a. mit der Sohle vereinigt. Auf die einzelnen komplizierten Maschinen soll hier nicht näher eingegangen werden. Der Herstellungsprozeß wird dadurch in zahlreiche — bis 200 und mehr — einzelne Phasen zerlegt. — In gesundheitlicher Beziehung ist die Arbeit an den Bims- und Glasemaschinen gefährlich, weil die Staubabsaugevorrichtungen vielfach nicht genügen, um die Einwirkung des Staubes auf den Arbeiter zu verhindern. Bei den Anklopfern, die an den Anklopfmaschinen die genaue Anpassung des auf die Sohlenfläche geholten Oberleders auf die Leistenform zu besorgen haben, tritt eine Schädigung der feinsten Gefäße an den Fingern ein, die zu Taubheitsgefühl in den Fingern und später zu Gelenkveränderungen führt. Bei den modernen amerikanischen Maschinen wird übrigens diese Tätigkeit mit ihren Nachteilen vermieden. — Bei der Verwendung von Klebe- und Steifmitteln, z. B. zum Ankleben der Sohlen usw., werden Lösungen von Harzen in Benzol, Benzin, Aceton usw. vielfach verwendet; so ist der Ago-Klebstoff eine Lösung von Celluloid mit Aceton. Auch die Gummilösungsmittel bedingen vielfach Schädigungen (Tetrachlorkohlenstoff, Trichloräthylen, Chloroform und viele andere mehr). — Die Färbemittel enthalten oft giftige Farben, auch durch Schuhputzmittel sind schon Vergiftungen durch Anilin, Nitrobenzol usw. verursacht worden. — Durch die verschiedenen — bereits erwähnten — Chemikalien und die Färbemittel usw. werden vielfach Hautentzündungen und Ekzeme hervorgerufen.

Die sitzende Lebensweise des Schuhmachers bei der Sohlen- und Flickarbeit ruft die „Schusterbrust" hervor, eine Einbuchtung des unteren Teiles des Brustbeins, welche durch das Andrücken des Schuhs bzw. des Leistens bedingt wird. Auf der gleichen Ursache beruht die Schwielenbildung auf dem rechten Oberschenkel. Die gebückte Haltung bedingt ferner häufig Erkrankungen des Herzens und der Zirkulationsorgane. Tuberkulose und Erkrankungen der Lunge sind bei Schuhmachern verhältnismäßig selten und beruhen hauptsächlich auf der Arbeit in ungesunden Werkstätten sowie den schlechten sozialen Verhältnissen und nicht auf der Arbeit selbst. Als Berufskrankheit, die vor allem durch schlechte Werkstatts- und Wohnungsverhältnisse bedingt wird, ist dagegen der „Schusterkrampf" (Tetanie) anzusehen, der sich in anfallsweise auftretenden schmerzhaften Krämpfen mit Streckung der Finger und Beugung der Grundgelenke äußert und besonders bei jugendlichen Arbeitern auftritt. Verletzungen kommen bei den Arbeitern in den Schuhfabriken durch Stanz- und andere Maschinen häufig vor, sind aber auch beim Handbetriebe nicht selten, z. B. Schnittwunden des Oberschenkels durch Abrutschen des Messers usw. Durch Verunreinigungen treten oft auch im Anschluß an geringfügige Wunden Entzündungen und Eiterungen auf.

Tabelle 85.

Nach der Leipziger Statistik erkrankten von 1000 Schuhmachern überhaupt 285,2, davon an:

Erkrankungen der Atmungsorgane	47,5
(Tuberkulose	10,3)
Nervenleiden	9,5
Erkrankungen der Kreislauforgane	10,3
(Herzleiden	7,8)
Verletzungen	34,9

15. Kapitel.

Gas-, Elektrizitäts- und Wasserwerkarbeiter.

1. Leuchtgasgewinnung. Bei der Betriebszählung im Jahre 1925 wurden in Deutschland 878 Betriebe der Gasgewinnung und -versorgung mit 39157 beschäftigten Personen gezählt.

Bei der Steinkohlengasfabrikation sind die verschiedenen Phasen der Destillation, der Reinigung und Kühlung und der Aufspeicherung und Verteilung zu unterscheiden, die auch in verschiedenen, zumeist auch räumlich getrennten Abteilungen des Betriebs vonstatten gehen. Die Verarbeitung der Nebenprodukte bei der Gasgewinnung findet in den Gaswerken selbst nur in ganz geringem Maße statt und wird zumeist den einschlägigen chemischen Fabriken überlassen. Der Destillationsprozeß, der sich in den feuerfesten, aus Schamottesteinen angefertigten, erhitzten Retorten unter Luftabschluß abspielt, hat im Laufe der Zeit eine erhebliche Wandlung durchgemacht: von den horizontal gelagerten Retorten, die noch mittels Handbetriebs ge- und entladen wurden, ging man zu den schrägliegenden über, bei denen das Laden auf mechanischem Wege erfolgt, zu den vertikal angeordneten, und endlich zu den Kammeröfen, bei denen in größeren Kammern, die auch horizontal, schräg oder vertikal angeordnet sein können, der Destillationsprozeß sich abspielt. Neben den technischen Vorteilen, die in einer besseren Ausnutzung der Kohle, einer Verringerung der Arbeiterzahl usw. bestehen und auf die hier nicht weiter eingegangen werden soll, macht sich auch eine Änderung der Beeinflussung der Gesundheit der dabei tätigen Arbeiter bemerkbar. Schon durch die Verringerung der Zahl der direkt am Ofen beschäftigten Arbeiter werden natürlich weniger Personen den Einwirkungen der Retortenarbeit ausgesetzt. Nach den Angaben von SCHILLING wurden zur Erzeugung von 30000 cbm Gas in älteren Öfen mit wagerechten Retorten (bei 25 Öfen mit je 7 Retorten und 4,8 Stunden Vergasungszeit) 107 Tonnen Kohlen bei 1050 Füllungen gebraucht, wobei 49 Arbeiter beschäftigt waren. In neueren Öfen mit schrägen Retorten (bei 12 Öfen mit je 9 Retorten und je 6 Stunden Vergasungszeit) wurden nur 100 Tonnen Kohle bei 432 Füllungen und 18 Arbeitern benötigt. Bei modernen Kammeröfen (bei 4 Öfen mit je 4 Kammern und einer Vergasungszeit von 24 Stunden) genügten 90,9 Tonnen Kohle, die in 16 Füllungen geladen wurden und nur 5 Arbeiter für den Betrieb erforderlich machten. In modernen Werken, in denen große Kohlenmengen gebraucht und viel Koks produziert wird, findet eine automatische Zuführung der notwendigen Kohlenmengen direkt vom Lagerplatz bis zur Retorte statt, während der Koks wieder auf automatischen Transportbahnen nach der Entleerung der Retorten gelöscht und fortgebracht wird. Auch die weitere Zerkleinerung und Siebung des Kokses vollzieht sich auf mechanischem Wege.

Durch die Steigerohre gelangen die Destillationsprodukte in eine Vorlage, wo sich der Teer zum großen Teil absetzt, und dann zu den Kühlern und Wäschern, wo das Gas von Teer, Ammoniak, Naphthalin, Schwefel- und Cyanverbindungen gereinigt wird. Durch eine weitere trockene Reinigung wird das Gas von dem noch enthaltenen Schwefelwasserstoff, der sich beim Erhitzen aus den Schwefelverbindungen der Kohle bildet, zum Teil von Cyanwasserstoff, Rhodanammoniak befreit. In großen eisernen Reinigungskästen, in denen Raseneisenstein oder Lux sche Masse (alkalisiertes Eisenoxydhydrat) auf Horden in mehreren Schichten ausgebreitet sind, werden dann die letzten Reste der genannten Verunreinigungen entfernt. Die Masse kann durch Ausbreiten an der Luft und Umschaufeln wieder regeneriert werden, bis sie nach öfterer Regeneration reichlich Schwefel, Cyanverbindungen, besonders Ferrocyan, bis 15% u. a. m. enthält. Das Weiterverarbeiten der Reinigungsmasse in der Schwefelsäurefabrikation usw. findet dann in den entsprechenden Fabriken statt. Das gereinigte Gas gelangt durch große Gasmesser in die Gasbehälter und von dort durch ein Rohrnetz an die Verbraucher.

Im Vergleich zu den Kohlengaswerken besitzen die Wassergasanlagen nur geringere Bedeutung und werden hauptsächlich als Nebenanlagen bei Steinkohlengaswerken gefunden. Das Wassergas besteht aus rund 50 Volumprozent Wasserstoff, 35—40 Volumprozent Kohlenoxyd, 2—4 Kohlensäure und 5—6 Stickstoff und anderen Beimengungen. Es entsteht in gemauerten Schächten, Generatoren, in denen Wasserdampf durch glühenden Koks durchgeleitet und in Wasserstoff und Sauerstoff, welcher sich wiederum mit dem Kohlenstoff verbindet, zerlegt wird. Durch die Zersetzung kühlt sich der Generator ab, worauf er wieder heiß geblasen wird. Es ist also ein intermittierender Betrieb, der aber nur eine einfache und unkomplizierte Bedienung erfordert. Um den Heizwert des Wassergases zu erhöhen und es auch zu Leuchtzwecken verwendbar zu machen, wird es durch Carburieren mit schweren Kohlenwasserstoffen angereichert. Diese Carburierung geschieht entweder auf kaltem Wege durch Überleiten über Benzol — was heute in Anbetracht der hohen Kosten jedoch kaum in Betracht kommt — oder auf heißem Wege, indem Öl bzw. Petroleumrückstände in einen an den Wassergasgenerator angeschlossenen Carburator hineingeleitet werden, dort verdampfen und sich mit dem Wassergas mischen. Das Wassergas muß auch einen Reinigungsprozeß durchmachen, der sich in ähnlicher Weise wie beim Kohlengas vollzieht. Die Gesundheitsschädigungen der Wassergasfabrikation sind ähnlich wie die bei der Kohlengasherstellung. Besonderes statistisches Material für diese Betriebsarten existiert meines Wissens nicht.

Die Retorten- oder Ofenarbeiter sind am meisten den spezifischen Schädigungen ausgesetzt. Vor allem ist es die Einwirkung der Hitze, die zu Erkrankungen Veranlassung gibt. Die hohen Temperaturen, welche bei der Feuerung bis zu 60° betragen können und die sich besonders bei der Ladung und Entleerung der Retorten bemerkbar machen können, schädigen bei längerer Arbeit den Organismus. Natürlich macht sich diese Schädigung verschieden stark bemerkbar, je nachdem es sich um ein altes Werk mit Handbetrieb beim Laden usw., mit unhygienisch gebautem Retortenhaus usw. oder um ein modernes handelt. Beim Laden der Retorten ist besonders bei Vertikalöfen der Arbeiter der Einwirkung von Staub und Qualm ausgesetzt; denn hier schützt ihn die zur Anwendung kommende Ladevorrichtung nicht so genügend wie bei anderen Ofensystemen, so daß er reichlich Qualm einatmet. Die Anwendung von Füllgasabsaugevorrichtungen ist im allgemeinen noch nicht im Gebrauch, um den gerügten Mißstand zu beseitigen. Bei den modernen Feuerungen, bei denen ja meist mit Koks geheizte Generatoren verwendet werden, ist die Belästigung durch Ruß und Rauch minimal. Dämpfe unangenehmer Art entwickeln sich meist, wenn die Retorten zum Beschicken geöffnet werden. Da bereits beim Einfüllen der Kohle in die Retorten die Gasbildung beginnt, entsteht sofort eine Flamme, die herausschlägt und bisweilen den Arbeiter gefährdet, auch das Ausströmen von Gas kann durch Einatmen zu Schädigungen Veranlassung geben.

Die Einatmung von giftigen Gasen ist ferner bei dem Ausbrennen und Reinigen (Ausbohren) der Steigerohre und Retorten möglich. In gewissen Abständen müssen die Wandungen der Retorten von dem sich bildenden Graphit gereinigt werden, ebenso die Steigrohre, damit keine Verstopfung eintritt. Zwar werden ja dauernd während des Betriebes durch eiserne Stangen usw. Steigrohre gesäubert, bisweilen müssen sie aber durch Ausbrennen bei leerer, aber unter Feuer gehaltener Retorte gründlich gereinigt werden. Die bei dieser Prozedur in großen Mengen abziehenden Gase sowie der dicke Qualm werden von dem Arbeiter meist direkt eingeatmet.

Beim Entleeren und Ablöschen des Kokses kommt es natürlich ebenfalls zur reichlichen Entwicklung von Rauch und Dämpfen. In älteren und kleineren Betrieben, in denen die Ablöschung des gezogenen Kokses noch durch einfaches Übergießen oder durch Brausen vorgenommen wird, werden die Arbeiter natürlich durch die entstehenden Löschdämpfe stark belästigt. Wo mechanische Kokslöschvorrichtungen vorhanden sind, durch die der Koks plötzlich abgelöscht wird — sei es durch ständige Berieselung beim Entleeren und Abtransport unter Abführung der entstehenden Dämpfe, sei es durch Untertauchen des ganzen Kokskorbes oder -karrens — treten diese Unannehmlichkeiten zurück.

In diesen Dämpfen sind giftige Gase wie Kohlenoxyd, schweflige Säure, Schwefelkohlenstoff usw. enthalten.

Neben der Einatmung der eben genannten Dämpfe, des Qualms usw. ist noch das Einatmen giftiger Gase als spezifische Schädigung zu erwähnen, wenngleich die Schädigung durch Leuchtgaseinatmung bei weitem nicht so häufig ist, wie man vielleicht zunächst annehmen sollte! — Das Leuchtgas, dessen Zusammensetzung ja schwankt, enthält ca. 40—50 Volumprozent Wasserstoff, 35 % Methan, 8—10 % Kohlenoxyd und ungefähr ebensoviel schwere Kohlenwasserstoffe (Äthylen, Äthan, Naphthalin usw.) neben geringen Mengen von Kohlensäure und Stickstoff (je ca. 2,5 %). Die Giftigkeit des Leuchtgases wird durch den hohen Gehalt an Kohlenoxyd bedingt, das ja zu 0,2 Volumprozent der Atemluft beigemengt (d. h. also bei 2 % Leuchtgas) bereits nach $1/_2$—1 Stunde zu lebensgefährlichen Erkrankungen Anlaß gibt. Beim Durchtritt durch den Erdboden, Stubendecken usw. verliert das Gas seinen intensiven, durch Naphthalin und Schwefelkohlenstoff bedingten typischen Geruch, wodurch natürlich eine erhöhte Vergiftungsgefahr bedingt wird, zumal wenn man bedenkt, daß 10—20 % Gasverlust durch undichte Leitungen entsteht. Kohlenoxydvergiftungen ereignen sich zuweilen beim Ausbrennen und Ausstoßen der Steigrohre und Retorten wie auch direkt beim Bedienen der Retorten. Eigentliche Leuchtgasvergiftungen sind aber bei Gasanstaltsarbeitern, insbesondere bei Retortenarbeitern sehr selten. Häufiger — wenn auch nicht sehr oft — werden durch Leuchtgas Explosionen hervorgerufen. Diese werden durch die Vermischung von Leuchtgas, das ja reichlich Wasserstoff und Methan enthält, mit der atmosphärischen Luft, wodurch eine hohe Explosivität entsteht, bedingt.

Die Dauer der Arbeit spielt bei der anstrengenden Tätigkeit der Ofenarbeiter natürlich eine große Rolle.

In den anderen Abteilungen des Gaswerks, wo sich die Kühlung und Reinigung des Gases vollzieht, wo ferner das Gas aufgespeichert und verteilt wird, sind die Arbeiter kaum irgendwelchen für den Betrieb spezifischen Gefahren ausgesetzt. Da sich der Betrieb fast automatisch bei der Kühlung, Wäscherei und trockenen Reinigung vollzieht und nur wenige Leute zur Aufsicht in diesen Abteilungen vorhanden sind, so ist schon aus diesem Grunde eine nennenswerte Gesundheitsgefährdung ausgeschlossen. Nur beim Umschaufeln der Reinigungsmasse werden gelegentlich durch die Entwicklung von Staub und Dämpfen Schädigungen der dabei beschäftigten Arbeiter hervorgerufen. Früher, als man sich des Kalkverfahrens zur Reinigung bediente, waren die Belästigungen durch Cyanwasserstoff, schweflige Säure usw. erheblich stärker. Man muß aber dabei auch in Betracht ziehen, daß das Umschaufeln der Reinigungsmasse nur von Zeit zu Zeit vorgenommen wird, und daß schon aus diesem Grunde die Schädigungen nicht zu überschätzen sind. Jedenfalls müssen die Räume, in denen die Regenerierung und das Umschaufeln vorgenommen wird, hoch und luftig sein.

Es kommen ferner noch die Arbeiter, die mit dem Röhrensystem und der öffentlichen Beleuchtung zu tun haben, und die Arbeiter der Gasreviere in Betracht. Die ersteren setzen sich hauptsächlich aus Rohrlegern und Beleuchtern zusammen. Gerade die Rohrleger, welche zum Teil im Freien, zum Teil im Innern von Gebäuden zu arbeiten haben, sind einer Reihe von Schädigungen ausgesetzt. Die schwere Erdarbeit und die anstrengendere Tätigkeit bei wechselnder Temperatur, im Freien oder in ungeheizten Räumen, bedingen viele Erkältungskrankheiten; Vergiftungen durch Blei (beim Löten) und vor allem durch Einatmen von Gas sind gar nicht selten, Hautkrankheiten sind ebenfalls häufig und werden durch die Art der Arbeit bedingt. Die Beleuchter sind — abgesehen von ihrer Tätigkeit bei Wind und Wetter und der teilweisen Arbeit in der Nacht — keinen besonderen Schädigungen ausgesetzt.

Die Gesundheitsverhältnisse der Gasarbeiter werden durch die Zusammenstellungen der Betriebskrankenkasse der Stadt Berlin in der nachstehenden Tabelle dargestellt:

Tabelle 86.

	Erkrankungen				Es entfielen auf je 100 Krankheitsfälle (in %)				Es entfielen auf je 100 Mitglieder (in %)			
	der Gasarbeiter		bei sämtl. Kassenmitgliedern		bei Gasarbeitern		bei sämtl. Kassenmitgl.		bei Gasarbeitern		bei sämtl. Kassenmitgl.	
	1913	1920	1913	1920	1913	1920	1913	1920	1913	1920	1913	1920
Gesamtkrankheitsfälle	2037	5284	8083	20404	100	100	100	100	45,4	74,7	57,0	66,0
Quetschungen, Verletzungen	515	563	1377	1358	25,2	10,6	17,0	6,6	11,4	7,9	9,6	4,4
Krankheiten der Atmungsorgane	332	816	1490	3708	16,3	15,4	18,4	18,1	7,4	11,5	10,4	12,0
Krankh. der Knochen, Muskeln, Gelenke	291	1000	1159	3156	14,3	18,0	14,4	15,4	6,5	14,1	8,1	10,2
Krankheiten der Verdauungsorgane	273	615	1007	2231	13,3	11,4	12,4	11,4	6,1	8,7	7,1	7,6
Geistes- und Nervenkrankheiten	152	265	722	1535	7,4	5,0	8,9	7,5	3,3	3,7	5,1	5,0
Infektionskrankheiten	185	856	850	3555	9,1	16,4	10,5	17,4	4,1	12,0	5,9	11,5
Tuberkulose	—	41	14	291	—	0,8	0,2	1,4	—	0,5	0,1	0,9
Krankheiten der Haut	125	614	557	2140	6,1	11,4	6,9	10,4	2,8	8,7	3,9	7,0
Krankheiten der Zirkulationsorgane	67	223	356	1007	3,3	4,2	4,4	4,9	1,5	3,1	2,5	3,2

Die mit Arbeitsunfähigkeit verbundenen Erkrankungsfälle in den Jahren 1924—1926 ergibt Tabelle 87.

Aus dieser Übersicht geht hervor, daß zunächst die Erkältungskrankheiten unter den Gasarbeitern weitaus an erster Stelle stehen. Man rechnet hierzu die Erkrankungen der Atmungsorgane, einschließlich Grippe, ferner die Erkrankungen rheumatischer Natur, sowohl der Muskeln als auch der Gelenke, ferner spielen die Erkrankungen der Verdauungsorgane eine große Rolle. Durch den Arbeitsprozeß läßt sich ja das häufige Vorkommen der eben genannten Erkrankungen sehr leicht erklären. Gerade der Einfluß der hohen Temperaturen, vor allem aber der plötzliche Temperaturwechsel, die Einatmung von Qualm, Staub und Dämpfen, erklärt ja zur Genüge die zahlreichen Erkältungskrankheiten. Neben diesen schädigenden Ursachen kommen für die Entstehung der Magen- und Darmerkrankungen die Einwirkung der ver-

Tabelle 87.

	1924	1925	1926
Allgemeine Erschöpfungszustände, Blutleere, Chlorosis	—	51	29
Tuberkulose und Tuberkuloseverdacht	55	60	69
Geschlechtskrankheiten	21	12	15
Grippe, Influenza		509	434
Krebs	672	11	9
Andere Infektionskrankheiten		36	22
Krankheiten des Nervensystems.	223	214	230
Krankheiten der Atmungsorgane	254	283	187
Krankheiten des Herzens und der Arterien.	175	145	184
Krankheiten des Magens und Darms und der Leber .	282	349	336
Krankheiten der Niere und Blase	86	67	81
Hautkrankheiten.	87	122	133
Muskel- und Gelenkrheumatismus	322	402	354
Gelenkkrankheiten	191	95	112
Augenkrankheiten	51	41	33
Quetschungen, Verletzungen, Verstauchungen	590	725	746
Gasvergiftung	20	30	22
Andere Krankheiten und unbestimmte Diagnosen. .	139	437	318
zusammen	3170	3589	3314
Mitgliederzahl im Durchschnitt	7053	6869	6733

schiedenen giftigen Dämpfe, wie von Kohlenoxyd, Schwefelwasserstoff, schwefliger Säure, in Frage. Diese letzteren Ursachen begünstigen auch die Entstehung der Krankheiten des Nervensystems. Es kommt noch die Intensivierung der Arbeit im modernen Betriebe in Betracht.

Die Häufigkeit der Unfälle in Kohlengaswerken zeigt

Tabelle 88.

Jahr	In d. Betrieben überhaupt				In Kohlengaswerken						Zahl der Versicherten (Vollarbeiter)		In d. Berufsgenossensch. angemeldete Betriebe	
	Zahl der erstmalig angezeigten Unfälle		Zahl der angezeigten Unfälle		Zahl der erstmalig entschädigt. Unfälle	im Ofenbetrieb	beim Transport der Kohlen bis zur Verw.	Zahl der angezeigten Unfälle	im Ofenbetrieb	beim Transport der Kohlen bis zur Verw.	überhaupt	in Gaswerken	überhaupt	Kohlengaswerke
	absolut	auf 1000 Vollarbeiter	absolut	auf 1000 Vollarbeiter										
1	2	3	4	5	6	7	8	9	10	11	12	13	14	15
1913	400	5,25	5356	70,28	291	54	32	4052	843	374	76214	59235	3641	1349
1914	308	5,36	4948	67,98	287	54	28	2824	800	415	72346	56125	3756	1341
1915	400	6,10	4570	69,74	310	67	48	3755	916	543	65531	52336	3820	1331
1916	419	6,46	4217	65,05	329	69	64	3537	925	484	64826	51773	3999	1331
1917	479	7,60	4414	70,00	379	60	83	3640	935	488	63060	50331	3995	1328
1918	386	6,03	4019	62,76	302	75	41	3248	889	427	64034	50923	3990	1301
1919	433	4,93	6058	68,96	346	72	73	4903	1414	629	87844	69513	3901	1262
1920	462	5,43	6274	73,78	359	78	74	5037	1355	629	85082	66371	3681	1172
1921	473	5,51	6565	76,50	373	82	60	5250	1485	536	85814	66992	3738	1964
1922	377	4,45	5962	70,44	305	44	50	4785	1274	560	84640	66248	3722	1139
1923	282	3,56	4759	60,03	219	35	38	4759	—[1]	—[1]	79278	62243	3625	1091
1924	343	4,62	5294	73,96	272	60	44	4233	837	464	74281	56644	3612	1077
1925	474	6,15	6568	85,32	353	70	43	4938	952	368	76994	57917	3640	1055

[1] Aus dem Jahresbericht der Berufsgenossenschaft der Gas- und Wasserwerke nicht zu ersehen.

Aus dieser Tabelle geht zunächst hervor, daß sich die Zahl der Unfälle, die angezeigt wurden, in den Kohlengaswerken in den letzten Jahren erheblich vermehrt hat und im Jahre 1925 die Zahl der erstmalig entschädigten Unfälle bei Gasarbeitern mit 6,09 pro Mille auch absolut den Durchschnitt der gewerblichen Berufsgenossenschaften erheblich übersteigt, der nur 5,76 pro Mille beträgt.

Eine ausführliche Übersicht über die Verteilung der Unfälle auf die einzelnen Abteilungen in Kohlengaswerken im Jahre 1924 und 1925 ergibt nachstehende Tabelle:

Tabelle 89.

	1924		1925	
	erstmalig entschädigt	angemeldet	erstmalig entschädigt	angemeldet
Transport der Kohlen bis zur Verwendungsstelle	14	464	43	368
Innerer Betrieb: Ofenbetrieb	60	837	70	952
Kondensation, Reinigung u. a.	8	178	17	150
Dampfkessel, Pumpen, Maschinen, Transmission	10	247	12	190
Regulierung, Gasbehälter	6	50	6	49
Koks-, Teer-, Ammoniakwasserverarbeitung und -verkauf	30	391	53	485
Werkstätten	15	473	30	605
Äußerer Betrieb: Rohrnetz und Anschlußleitung	12	329	34	503
Privateinrichtungen, Gasmesser	17	356	21	396
Öffentliche Beleuchtung	17	162	11	255
Verschiedenes	53	746	56	985
	242	4233	353	4938

Neben verschiedenen Vorschriften, die zum Schutze der Gasarbeiter von einzelnen Behörden erlassen sind, ist vor allem die Verordnung des RAM. vom 9. Februar 1927 über die Arbeitszeit in Gaswerken von Bedeutung. Hier wird für die Ofenarbeiter nach dem § 7 der Verordnung über die Arbeitszeit eine Überschreitung der achtstündigen Arbeitszeit nur aus dringenden Gründen des Gemeinwohls gestattet.

Gasglühlichtfabrikation. Durch die Ausdehnung der elektrischen Beleuchtung wird die Bedeutung der Gasglühlichtfabrikation immer geringer. Die Glühkörper bestehen aus einem Stoffgeflecht, das mit gewissen seltenen Erden (Thorium, Cerium) imprägniert wird. Die Körper werden abgebrannt und ausgeglüht, dann in Collodium eingetaucht und getrocknet. Durch die salpetrigen Collodium- und Ätherdämpfe entstehen leicht Vergiftungen, ebenso infolge der Verwendung von bleihaltigem Kitt (Bleivergiftung). Ferner werden häufig Augenschädigungen durch das ausstrahlende Licht beim Abbrennen hervorgerufen, so daß die Augen durch dunkelgefärbte Glasplatten, Schutzbrillen usw geschützt werden müssen.

Entsprechende Vorschriften zur Verhütung von Schädigungen, von Feuersgefahr usw. sind in den vom Berliner Polizeipräsidenten erlassenen „Grundsätzen
für die Einrichtung von Fabriken für Gasglühlichtkörper" vom 24. Juli 1900
enthalten.

2. Elektrizitätsarbeiter. Bei den Elektrizitätsarbeitern ist grund-
sätzlich zu unterscheiden zwischen solchen, die elektrische Maschinen
und Apparate bauen, und solchen, welche mit diesen Maschinen, Kesseln
und Apparaten Strom erzeugen und verteilen. Die letzteren bilden heute
eine Spezialgruppe für sich.

Bei der Elektrizitätsgewinnung und -versorgung wurden 1925 in
4012 gewerblichen Niederlassungen 68891 Personen beschäftigt; darunter waren 6735 technische Angestellte und Beamte und 67797 Arbeiter.

Aus kleinen Elektrizitätswerken haben sich vielfach Überlandzentra-
len und Großkraftwerke gebildet, die große Bezirke mit elektrischer
Kraft versorgen. In Riesenwerken mit Maschinen von 15000 bis 72000
und mehr kW oder 20—100000 PS Leistung wird der Wechselstrom mit
einer Spannung von 6—10000 V erzeugt. Vermittels hochwertiger Transformatoren wird der in der Maschine erzeugte Strom auf 110—220000 V
herauftransformiert, um auf Höchstspannungsleitungen von 110000 bis
220000 V vom Erzeugungsort in die Verbrauchszentren übergeleitet
zu werden. Am Verbrauchsort findet eine abermalige Umwandlung der
Höchstspannung auf diejenige Spannung statt, die gebraucht wird.
Ebenfalls findet dort eine Umwandlung des Wechselstroms in Gleichstrom, soweit solcher gebraucht wird, statt. Die Überleitung vom Groß-
kraftwerk zum Verbrauchsort erfolgt deshalb mit Höchstspannung, um
Ersparnisse an den Fernleitungen durch Anwendung eines geringeren
Querschnittes zu erzielen. Das charakteristische Merkmal bei der Er-
bauung dieser Großkraftwerke ist, daß sie nicht mehr dort angelegt
werden, wo ihr Verbrauchszentrum liegt, sondern daß sie am Gewinnungs-
ort ihres billigsten Brennstoffs (das ist die Braunkohle) gebaut werden.
Während des Krieges und in der Nachkriegszeit sind auf der rheinischen
und mitteldeutschen Braunkohle verschiedene Großkraftwerke erbaut
worden, die heute allein über 50 % unseres gesamten Stromverbrauchs
erzeugen und verteilen, soweit öffentliche Elektrizitätswerke in Frage
kommen.

Die Erzeugung von Energie durch Wasserkraft, deren Ausbau in der
Nachkriegszeit durch den Ausbau der bayrischen Wasserkräfte am Walchen-
see, der mittleren Isar, an der Alz und durch die Main- und Neckar-
regulierung gefördert wurde, kommt gegen die Erzeugung in Dampf-
kraftwerken nicht auf, denn die mit Wasserkraft erzeugte Energie beträgt nur 15 % der gesamten Erzeugung. Die Dampfkraftwerke sind
heute in der Lage, auf Grund ihrer technischen Verbesserungen an
Kesseln und Maschinen den Strom billiger zu erzeugen als die Wasser-
kraftwerke.

In Riesensteilrohrkesseln bis zu 2000 qm Heizfläche und Rostflächen
bis zu 50 qm bei einem Dampfdruck von 15—35 at wird der benötigte
Dampf erzeugt. Durch besondere Überhitzungsanlagen wird der
Dampf auf 350—400° C erhitzt, um so als hochgespanntes, gasförmiges

Produkt in den vorher geschilderten großen Maschinen Arbeit zu leisten, die in Elektrizität umgewandelt wird. Neuerdings wird die Staubkohlenfeuerung angewandt, d. h. die Kohle wird zu feinem Staub zermahlen, welcher dann durch Düsen unter Beimengung von frischer Luft in den Feuerraum eingeführt wird, um dort restlos zu verbrennen.

Durch große Dynamomaschinen wird der Strom erzeugt und der Wechselstrom durch Kommutatoren in Gleichstrom umgewandelt. Die Apparate in den elektrischen Anlagen dienen zur Erzeugung des Stroms, zur Verteilung und endlich zur Schaltung, Regulierung und Messung desselben. Wichtige Teile der Lichtstromanlagen bilden die Akkumulatoren zum Aufspeichern des Stroms und die Schalträume.

Als besonders schmutzige und gesundheitsschädliche Arbeiten gelten:

Innenreinigung der stationären Dampfkessel, sofern dieselben nicht mindestens 36 Stunden außer Betrieb sind, für Außenreinigungen (Reinigung der Züge bis zum Rauchschieber) innerhalb 12 Stunden nach Außerbetriebsetzung; Reparaturarbeiten innerhalb des Kessels, die innerhalb dieser Zeit ausgeführt werden. Reparaturarbeiten an den in Betrieb befindlichen mechanischen Feuerungen, soweit dieselben im Feuerraum des Dampfkessels liegen; die Reinigung der Schlammfänger bei Rückkühlanlagen und der Ölbehälter unter Befahrung derselben.

Eine Hauptquelle der Gesundheitsschädigungen bilden die Verletzungen des Körpers durch den Starkstrom (s. S. 35). Eine umfassende Statistik über die elektrischen Unfälle gibt es in Deutschland bisher noch nicht. Der Oberingenieur Alvensleben von der Berufsgenossenschaft für Feinmechanik und Elektrotechnik hat für das Jahr 1920 1095 elektrische Unfälle zusammengestellt, wozu noch elf tödliche Unfälle aus den Veröffentlichungen der Berufsgenossenschaften kamen.

In 4 Elektrizitätswerken ereigneten sich 1926 folgende Unfälle:

Tabelle 90.

Arbeiter	Unfälle				
	gemeldete	durch Elektrizität	insgesamt tot	entschädigte	Prozent
2970	97	11	4	37	1,24
600	22	5	—	5	0,83
1490	81	17	—	18	1,2
1796	141	13	2	21	1,17
1560	76	8	4	25	1,6
8416	417 (= 4,95 %)	54	10	106	1,26

In der Berufsgenossenschaft für Feinmechanik und Elektrotechnik entfallen von den erstmalig entschädigten Unfällen (1924: 217; 1925: 226; 1926: 192) durch elektrischen Strom:

Tabelle 91.

Gleichstrom						Wechselstrom						Unbestimmt		
Niederspannung			Hochspannung			Niederspannung			Hochspannung					
1924	1925	1926	1924	1925	1926	1924	1925	1926	1924	1925	1926	1924	1925	1926
2	—	6	2	2	3	50	50	45	161	166	163	2	2	2

Sie verteilen sich auf Arbeiten an:

Tabelle 92.

Dynamos und Elektromotoren			Transformatoren			Schaltanlagen und Apparaten			Freileitungen			Isolirten Leitungen			Anderen Teilen		
1924	1925	1926	1924	1925	1926	1924	1925	1926	1924	1925	1926	1924	1925	1926	1924	1925	1926
11	5	6	33	27	16	101	92	98	67	80	67	2	7	1	3	15	4

Und hatten zur Folge:

Tabelle 93.

Tod			Erwerbsunfähigkeit								
			dauernd völlige			dauernd teilweise			vorübergehend		
1924	1925	1926	1924	1925	1926	1924	1925	1926	1924	1925	1926
111	106	106	6	8	2	71	96	73	29	16	11

Aus dieser Tabelle geht zunächst hervor, daß verhältnismäßig zahlreiche Unfälle auch durch Niederspannung verursacht werden.

Als Berufskrankheit der Elektrizitätsarbeiter können ferner auch nervöse Störungen, die in Form von Blutandrang, Neuralgien, Ischias u. a. auftreten, angesehen werden. Nach GRÜN leiden 10% der am Schaltbrett beschäftigten Arbeiter an denselben; möglicherweise spielen blutdrucksteigernde, vagabundierende Ströme als Entstehungsursache eine Rolle. Diese werden auch für das Zustandekommen von zahlreichen Verdauungsstörungen, die sich vor allem in Appetitlosigkeit äußern, verantwortlich gemacht.

Auch durch dauernde Hochspannungsprüfungen werden Appetitlosigkeit, Verdauungsbeschwerden, Magen- und Darmstörungen neben nervösen Reizerscheinungen (Kopfschmerzen usw.) hervorgerufen. Durch Lichtwirkungen von Bogenlampen und starken Glühlampen werden Schädigungen der Augen bedingt. Bei manchen Arbeitergruppen, besonders den in den Akkumulatorenräumen beschäftigten, spielt zweifellos die Einwirkung von Blei, Säuren usw. mit. Auch Benzinvergiftungen sind im Versuchsraum und beim Apparatebau nicht selten. Durch die Temperaturunterschiede in den einzelnen Betriebsräumen und bei der Montage sind die betreffenden Arbeiter häufig Erkältungen ausgesetzt, so daß die Erkältungskrankheiten, besonders Rheumatismus — nach GRÜN 20% aller Erkrankungen — häufig sind.

Nach der Statistik der Leipziger Ortskrankenkasse erkrankten bzw. starben von 1000 Elektrizitätsarbeitern:

Tabelle 94.

Erkrankungen	Elektrizitätsarbeiter	Durchschnitt der Leipziger Arbeiter
Verletzungen	88,5 (0,75 Todesfälle)	78,28
Lungenleiden	45,8 (1,13 Todesfälle)	58,75
Tuberkulose	5,6	—
Verdauungsorgane	50,3 (0,38 Todesfälle)	68,26
Hautkrankheiten	28,9	35,10
Krankheiten der Bewegungsorgane . .	28,9	47,80
Rheumatismus	23,3	—
Nervenleiden	12,0 (1,13 Todesfälle)	15,38
Krankheiten der Kreislauforgane . . .	10,5	11,32
Krankheiten der Augen	8,3	8,33
Krankheiten der Ohren	3,8	1,95

Gerade in den Elektrizitätswerken ist die Verhütung der Gefahren und vor allen Dingen der Einwirkung des elektrischen Starkstroms auf die dort tätigen Arbeiter besonders wichtig. Schon bei der Anlage ist auf die Gefahrlosigkeit des Betriebes und die Verhinderung von Gesundheitsschädigungen, auch bei leichtsinnigem Verhalten, Bedacht zu nehmen. So ist z. B. in den modernen Schalträumen eine automatische Ausschaltung des Stromes vorgesehen. Da es sich aber vielfach um Tätigkeiten handelt, z. B. Ausbesserungsarbeiten, Reinigungen usw., bei denen die Arbeit des einzelnen nicht immer zu überwachen und zu regulieren ist, spielt die Gewissenhaftigkeit des einzelnen Monteurs oder Installateurs usw. eine gewaltige Rolle.

Bei den Akkumulatorenbatterien, die in den Elektrizitätswerken vorhanden sind, muß für entsprechende Ventilation der in Frage kommenden Räume, um Gesundheitsschädigungen der dabei beschäftigten Arbeiter durch Säuredämpfe zu verhüten, gesorgt werden. Im übrigen ist für die erste Hilfeleistung bei Unglücksfällen, besonders auch für Wiederbelebungsapparate zu sorgen; gerade diese sind besonders wichtig, weil die Unfälle durch elektrischen Starkstrom oft stundenlange künstliche Atmung erfordern.

Wenn es auch keine reichsgesetzlichen Vorschriften gibt, so sind doch die vom Verband deutscher Elektrotechniker aufgestellten Vorschriften für die Errichtung und den Betrieb elektrischer Starkstromanlagen durch behördliche Anweisungen in zahlreichen deutschen Bundesstaaten übernommen bzw. eigene Vorschriften — wie z. B. in Preußen durch den Erlaß betr. Sicherheitsvorschriften für elektrische Anlagen vom 20. September 1897, 28. Oktober 1900 — erlassen worden; das gleiche ist in Württemberg, Braunschweig usw. der Fall.

Die „Sicherheitsvorschriften des Verbandes deutscher Elektrotechniker" bezwecken, die Berührung stromführender Anlagen zu verhindern, und zwar schon durch zweckentsprechende Installationen und durch geeignete Betriebsvorschriften. Sowohl die elektrischen Maschinen (Dynamomaschinen, Umformer usw.), Transformatoren, Schalt- und

Verteilungsanlagen usw. müssen nach den anerkannten Regeln der Elektrotechnik unter Benutzung besonders geprüfter Bau- und Isolierstoffe hergestellt sein. Vor allem darf die Bedienung derartiger elektrischer Anlagen nur durch genügend sachverständige Personen erfolgen, die über die Gefahren des elektrischen Stroms und auch über die besonderen Rettungsarbeiten genau unterrichtet und mit der Handhabung der Sicherheitseinrichtungen vertraut sind; Ausbesserungen und Hilfeleistungen während des Betriebes an unter Spannung gegen Erde stehenden Teilen dürfen erst vorgenommen werden, nachdem die Anlagen und Einrichtungen stromlos gemacht worden sind.

3. Die Wasserwerkarbeiter. Die Zahl der Wasserwerke in Deutschland betrug im Jahre 1925 2216 mit 15374 dort versicherten Vollarbeitern. Spezifische Schädigungen durch die Art der Arbeit bestehen nicht, in den Pumpwerken unterscheidet sich die Arbeit in keiner Weise von der in anderen ähnlichen Kraftwerken und Maschinenbetrieben.

Die nachstehende Tabelle gibt eine Übersicht über die Zahl und Art der häufigsten Erkrankungen bei den Arbeitern der Berliner Städtischen Wasserwerke 1913 und 1920:

Tabelle 95.

	Erkrankungsfälle der Wasserwerkarbeiter		Es entfielen auf je 100 Krankheitsfälle (in %)				Es entfielen Erkrankungen auf je 100 Mitgl.			
			bei Wasserwerkarbeitern		bei sämtl. Kassenmitgliedern		bei Wasserwerkarbeitern		bei säm tl. Kassenmitgliedern	
	1913	1920	1913	1920	1913	1920	1913	1920	1913	1920
Gesamterkrankungsfälle . .	160	447	100	100	100	100	34,4	82,4	57	66
Erkrankungen der Atmungsorgane	33	72	20,6	16,1	18,4	18,1	7,1	13,2	10,4	12,0
Erkrankungen der Verdauungsorgane	25	48	25,6	10,8	12,4	11,4	5,3	8,8	7,1	7,6
Erkrankungen der Knochen und Gelenke	22	75	13,7	16,8	14,4	15,4	4,7	13,8	8,1	10,2
Verletzungen usw.	19	31	11,8	9,9	17	6,6	4,0	5,7	9,6	4,4
Hautkrankheiten	3	50	6,9	11,1	6,9	10,4	0,5	9,2	3,9	7,0

Es ergeben sich keinerlei Differenzen zuungunsten der Wasserwerkarbeiter für 1923. Die Gesamterkrankungszahl bezogen auf die Mitgliederzahl beträgt 1913: 34,4% (Durchschnitt 57%), 1920 dagegen 82,4% (Durchschnitt 66%). Worauf dieser Anstieg 1920 beruht, ist nicht klar und findet in den Arbeitsverhältnissen keine Erklärung.

Die Zahl der Unfälle betrug nach den Zahlen der Betriebskrankenkasse der Stadtgemeinde Berlin 1923: 1,8 pro 100 Wasserwerkarbeiter mit durchschnittlicher Krankheitsdauer von 19,7 Krankheitstagen pro Jahr (Durchschnitt für sämtliche Arbeiter 6,26 pro 100 mit Krankheitsdauer von 22 Tagen), 1920 5,3 Unfälle auf 100 Mitglieder mit je 30,2 Tagen Krankheitsdauer (Durchschnitt 6,74 auf 100 Mitglieder mit je 30 Tagen Krankheitsdauer pro Fall).

Auch die Zahlen der Berufsgenossenschaften der Gas- und Wasserwerke zeigen, daß die Betriebsunfälle für die dort versicherten Arbeiter der Wasserwerke nicht nur erheblich geringer sind als die Durchschnittszahlen sämtlicher dort versicherten Betriebe, sondern auch als die des Durchschnitts sämtlicher gewerblicher Berufsgenossenschaften überhaupt.

16. Kapitel.
Nahrungsmittel- und Gastwirtsgewerbe.

In der Industrie der Nahrungs- und Genußmittel waren im Jahre 1925 1 346 398 Erwerbstätige beschäftigt, darunter 420 258 weibliche; die Zahl der Arbeiter betrug in dieser Industrie 799 995, darunter waren 224 078 weibliche.

1. Müller. In der Mühlenindustrie waren 1925 79 716 Personen, darunter 6967 weibliche, tätig.

Auch in der Müllerei macht sich eine Abnahme der Kleinbetriebe, besonders der Windmühlen, bemerkbar, während die Großbetriebe an Zahl und Ausdehnung zunehmen.

Beim Mahlen wird das Getreide von den Bärtchen der Fruchtsamenhaut und Kleberschicht getrennt und zerkleinert. Zum Zerkleinern werden Mühlsteine bzw. in modernen Mühlen Gußstahlwalzen verwandt, als Kraft dient Wind, Wasserkraft, Dampf und Elektrizität. Nachdem die Getreidekörner von Schmutz, Unkrautsamen und anderen Verunreinigungen gereinigt sind, werden sie durch Maschinen gewaschen und gebürstet und gelangen dann auf die Mahlsteine und Mahlwalzen. Das Mehl wird nach dem Mahlen über Sichtmaschinen geleitet. Der gröbere Rückstand wird mehrmals gemahlen, bisweilen bis achtmal. Die Kleie, welche die Schalen enthält, bleibt aber zurück. Heute wird das Mehl häufig mit Bleichmitteln behandelt oder enthält diese und auch Zusätze zur Erhöhung der Backfähigkeit. Das Mehl fällt in die Mehlkammer und wird dann gemischt und gesackt.

In den modernen Großmühlen erfordert der Produktionsprozeß vom Müller nicht nur eine körperliche, sondern auch eine geistige Arbeit. In den Klein-, Wind-, Wasser- und Motormühlen haben die Arbeiter auch die Antriebskraft zu regulieren und zu überwachen, die verschiedenen Reparatur- und Instandsetzungsarbeiten zu verrichten sowie das Schärfen der Mühlsteine zu besorgen. Das Tragen der 2 Zentner schweren Mehl- und Getreidesäcke ist sehr anstrengend. In den Kleinmühlen beträgt die Arbeitszeit oftmals bis zu 18 Stunden täglich.

Da in den Kleinmühlen viel jugendliche Arbeiter (Lehrlinge) beschäftigt werden, wobei die Schlafräume oft mangelhaft sind, machen sich Schädigungen der Gesundheit in verstärktem Maße bemerkbar. Dabei ist zunächst die Staubgefahr zu erwähnen. Wenn auch der Mehlstaub an sich ungefährlich ist, so enthält der Getreidestaub doch zahlreiche spitze Grannen und Halme, ferner Stein- und Eisenteilchen. HESSE fand, daß in Mahlmühlen 1 cbm Luft 47 mg Staub enthält, so daß der Arbeiter also in einem Jahr bei täglich 10 stündiger Arbeitszeit 37,5 g Staub einatmet. Die Staubeinwirkung macht sich in Entzündungen der Augenlider und Bindehäute sowie des äußeren Gehörganges, vor allem aber in Erkrankungen der Atmungsorgane, Katarrhen (Müllerhusten) usw. bemerkbar. Der Einfluß von Wind und Wasser kommt noch hinzu und führt häufig zu Lungenentzündungen. Durch den Staub wird auch die Haut geschädigt; die Müllerkrätze stellt ein chronisches Ekzem dar. Durch Eindringen von Eisenteilchen in die Haut der Handrücken und Unterarme beim früher gebräuchlichen Schärfen der Mühlsteine entstehen braun-schwarze Verfärbungen (Siderosis). Das Tragen der Zweizentnersäcke führt oft zur Bildung von Leistenbrüchen und Verbiegungen der Wirbelsäule, Plattfußbildung und anderen Belastungsdeformitäten. Auch Krampfadern und deren Folgen (Geschwürbildungen usw.) werden häufig beobachtet. Vielfach werden durch die Deformitäten des Brustkorbs usw. auch die inneren Brustorgane in Mitleidenschaft gezogen.

Ärztliche Untersuchungen im Jahre 1927 bei Mühlenarbeitern im Alter von 18 bis 29 Jahren ergaben im Verhältnis erheblich mehr Bruchbildungen als bei dem Durchschnitt der sonstigen männlichen Bevölkerung bei der früheren militärischen Musterung.

Wie die Tabelle 23 S. 45 zeigt, sind die Unfälle im Müllereibetriebe recht häufig. Sie halten sich mit 10,4 entschädigten Unfällen auf 1000 Vollarbeiter (0,8 Todesfällen) im Jahre 1927 an dritter Stelle aller Berufsgenossenschaften. Der Durchschnitt der Verletzten betrug 102,9 auf 1000 Vollarbeiter.

Wenn das durchschnittliche Sterbealter der Müller nach älteren Statistiken auf 43—50 Jahre angegeben wird, so zeigt die Leipziger Statistik vom Jahre 1910, daß die Morbidität und Mortalität der Müller relativ klein ist und sich unter dem Durchschnitt aller Berufe hält.

Gesetzliche Schutzbestimmungen sind über die Arbeitszeit in den Getreidemühlen für das Deutsche Reich durch die Bekanntmachung des Reichskanzlers, betreffend den Betrieb der Getreidemühlen, vom 26. April 1899 und 15. November 1903 erlassen worden. Gehilfen und Lehrlingen ist innerhalb der auf den Beginn ihrer Arbeitszeit folgenden 24 Stunden eine Ruhezeit von mindestens 8 Stunden, bei Dampfmühlen von mindestens 10 Stunden zu gewähren. Lehrlinge unter 18 Jahren dürfen von $8^1/_2$ Uhr abends bis $5^1/_2$ Uhr morgens nicht beschäftigt werden. Weitere Vorschriften sind in einzelnen Bundesstaaten erlassen worden.

2. Bäcker. In Bäckereien, Konditoreien, bei der Herstellung von Keks, Zwieback, Lebkuchen und in der Teigwarenindustrie waren 1925 381 596 Erwerbstätige beschäftigt, darunter 100 090 weibliche; die Zahl der Arbeiter betrug 190 984, darunter waren 16 678 weibliche. Es herrschen hauptsächlich die kleineren und mittleren Betriebe vor.

Die Großbetriebe haben sich nicht in dem Maße im Bäckergewerbe Geltung verschaffen können, wie das in anderen Industriezweigen festzustellen ist. Noch heute ist der Klein- und Mittelbetrieb für die Herstellung der Brot- und Backwaren ausschlaggebend. Die Warenerzeugung in den Großbetrieben beträgt nur einen verschwindend niedrigen Prozentsatz des Gesamtumsatzes von Bäckereiwaren.

Die Bäckereiarbeit setzt sich aus der Backstuben- und Ofenarbeit zusammen. Die Hauptarbeit besteht in der Auflockerung des Teigs unter Zusatz von warmem Wasser oder Milch und Gärungssubstanzen (Hefe oder Sauerteig). Die Bereitung des Vorteigs geschieht gewöhnlich zwischen 7 und 8 Uhr abends. Bevor durch die Verordnung des Bundes-

rats vom 5. Januar 1915 und später des Rates der Volksbeauftragten
vom 23. November 1918 das allgemeine Verbot der Nacht- und Sonntagsarbeit und die Beschränkung der Arbeitszeit auf 8 Stunden in
Bäckereien durchgeführt wurde, spielte sich der Arbeitsvorgang gewöhnlich so ab: Um 11 Uhr, in vielen Gegenden Deutschlands schon um
8 Uhr, begann das Kneten des Teigs, das ca. 1 Stunde dauerte und sehr
anstrengend war, da es die Muskulatur der Finger, Hände, Arme und
des Rumpfes stark in Anspruch nimmt, wobei die vornübergebeugte
Haltung erschwerend ins Gewicht fällt. Während einer kurzen Pause
von $^1/_4$—$^1/_2$ Stunde „geht" der Teig, er wird dann geteilt und geformt
(„fabriziert"). Diese Arbeit nahm je nach der Qualität der Kleinware
verschieden lange Zeit in Anspruch, dann folgt eine zweite Gärung
auf dem Backbrett oder Blech. Bei der Ofenarbeit muß der Backofen
zunächst angeheizt werden, bis er eine Temperatur von 200—300° C
erreicht hat, dann werden die früher verarbeiteten Waren in den Ofen
getan („Einschießen"). In der Zeit von 5—8 Uhr morgens wurde die
Ware von den jüngeren Arbeitskräften und Lehrlingen ausgetragen,
während ein Teil der Gehilfen mit der Schwarzbrot- und der zweiten
Weißbäckerei beschäftigt war. Die Bedienung der Kunden, Aufräumen
usw. dauerte dann bis gegen 12 Uhr.

Die Arbeitsweise in den Großbetrieben ist von der in den Kleinbetrieben grundverschieden. Je nach Größe des Betriebes findet eine
Teilung der Arbeiten in der Weise statt, daß bestimmte Leute bei der
Bereitung der Teige, andere wiederum bei der Formung der Brote und
für die Arbeiten an den Öfen verwendet werden. Die Arbeitsweise in
den Großbäckereien ist viel intensiver als in den kleinen Betrieben, die
durch den Gärungsprozeß stark beeinflußt wird.

Die technische Entwicklung, die durch vollständig neue Ofensysteme
— mit Kettenanlagen und durchlaufenden Herdplatten —, durch Maschinen für die Teigbereitung und -formung gekennzeichnet ist, bedingt
in Verbindung mit der ausgesprochenen Akkordarbeit in den Bäckereigroßbetrieben eine Intensivierung der Arbeit und eine größere Inanspruchnahme der Arbeiter als im allgemeinen in den Klein- und Mittelbetrieben. — In einigen Großbetrieben werden automatische Teigknetmaschinen verwendet, die durch Einstellen einer Uhr auf eine bestimmte
Zeit eingeschaltet werden können und nach Beendigung des Teigknetens
sich wiederum automatisch ausschalten. In solchen Betrieben ist es
möglich, daß bei Antritt der Betriebsbelegschaften der in diesen automatischen Maschinen hergestellte Teig sofort geformt und verarbeitet
werden kann. Die Arbeit in den Morgenstunden erfolgt im schnellsten
Tempo, da die fertige Ware möglichst früh auf dem Markte erscheinen
soll. Nach Verordnungen der Länder und preußischen Regierungspräsidenten darf die Backware vor morgens 7 Uhr nicht aus den Betrieben ausgefahren oder ausgetragen werden. Die Temperatur in den
Großbetrieben ist meist höher als in den kleinen Bäckereien. In den
Großbetrieben stehen die Arbeiter während ihrer ganzen Schichtdauer
entweder an der Teigmaschine, beim Formen der Ware oder in großer
Hitze an den Backöfen.

In den Großbetrieben ist die Betriebsruhezeit von 12 auf 8 Stunden herabgesetzt, so daß in zwei Schichten gearbeitet werden kann. In den Kleinbetrieben vollzieht sich die Arbeit in den Morgenstunden natürlich in der gleichen Hast wie in den Großbetrieben. Es kommt noch hinzu, daß die Lehrlinge und jungen Leute meist die Backware zur Kundschaft austragen und sich dabei in ihrem erhitzten Zustande häufig Erkältungen zuziehen. Wenn auch durch das Verbot der Nacht- und Sonntagsarbeit die Gesundheitsschädigungen geringer geworden sind, so können die Landesbehörden auch heute noch den Arbeitsbeginnn auf 5 Uhr ansetzen und so die Vorteile des Nachtarbeitsverbotes illusorisch machen. Es sei noch darauf hingewiesen, daß auch von den Bäckerinnungen gefordert wird, den Arbeitsbeginn auf 4 Uhr zu verlegen. Mit der Erfüllung dieser Forderung wäre ein erheblicher Rückschritt in hygienischer Hinsicht zu verzeichnen.

Gesundheitsschädigungen. Gesundheitliche Schädigungen wurden früher durch die lange Arbeitszeit und Nachtarbeit bedingt; jetzt kommt besonders die Einwirkung von feuchter Wärme, durch Hitze und Staub in Frage. So kommt es, daß Blutarmut nicht nur im jugendlichen Alter, sondern auch prozentual steigend bis zum 30. Jahre vorkommt. Die häufigen Erkrankungen der Respirationsorgane hängen ebenfalls damit zusammen. Nach den Zahlen der Berliner Ortskrankenkasse der Bäcker erkrankten 1905—1907 4,4 % der Mitglieder an Erkrankungen der Atmungsorgane und 2,4 % an Lungenleiden, hauptsächlich Tuberkulose; andere Statistiken ergeben ähnliche Resultate, z. B. Breslau 1888—1895 5,6 % Erkrankungen der Atmungsorgane. Der „Bäckerhusten" wird durch Mehlstaub hervorgerufen. Die Häufigkeit der Tuberkulose bei Bäckern wird zur Zeit durch die Untersuchungen von EPSTEIN-München bewiesen, der in rund 32 % der von ihm untersuchten Bäcker Lungenspitzenaffektionen nachweisen konnte. Die unregelmäßige Lebensweise und Arbeitseinteilung führt zu Verdauungsstörungen. Auch Hautkrankheiten kommen häufig vor: Mehlstaub, Hitze, Schweiß rufen Hautentzündungen, chronische Ekzeme („Bäckerkrätze") und Geschwürsbildungen, ferner Erkrankungen der Nägel hervor. Das dauernde Stehen gibt zu X-Beinen („Bäckerbein"), Krampfader- und Plattfußbildung Veranlassung. Erkältungskrankheiten, besonders Katarrhe der Atmungsorgane und Rheumatismus, beruhen auf dem Arbeiten in den heißen Werkstätten; abgesehen hiervon wird die Disposition für andere Erkrankungen, besonders Infektionskrankheiten usw., erhöht. Auffällig ist ferner das gehäufte Vorkommen von Geschlechtskrankheiten. Vergiftungen wurden bisweilen durch Kohlenoxyd bedingt. Nach der Leipziger Statistik zeigen die Bäcker kleinere Erkrankungs- und Sterblichkeitsziffern als der Durchschnitt aller Berufe; so betrug die Erkrankungszahl für Bäcker im Alter von 15—34 Jahren 21,6 % (Durchschnitt aller Berufe 36,6 %), von 35—54 Jahren 35,7 % (Durchschnitt 44,4 %). Nachfolgende Tabelle zeigt die Verteilung der Erkrankungsfälle auf die einzelnen Krankheiten (nach der Leipziger Statistik); natürlich herrschen an anderen Orten andere Verhältnisse.

Tabelle 96.

Von 1000 Bäckern erkrankten:

überhaupt	223,9
an Infektionskrankheiten	28,5
an Nervenleiden	4,5
an Erkrankungen der Atmungsorgane	29,9
an Erkrankungen des Blutkreislaufs	4,7
an Erkrankungen der Verdauungsorgane	25,7
an Erkrankungen der Harn- und Geschlechtsorgane	4,0
an Erkrankungen der äußeren Bedeckungen	41,7
an Erkrankungen der Bewegungsorgane	25,9
an Erkrankungen der Augen	4,9
an Erkrankungen durch Verletzungen	49,5
an Gelenk- und Muskelrheumatismus	15,2
an Vergiftungen	0,1

Die englischen Statistiken zeigen, daß die Sterblichkeitszeit der Bäcker sich unter den Standardzahlen der betreffenden Altersklassen hält. Zahlreiche Autoren, zur Zeit EPSTEIN, R. SPATZ u. a., geben jedoch an, daß die durchschnittliche Lebensdauer der Bäcker niedrig zu sein scheint; nach SPATZ beträgt sie nur 36,2 Jahre, nach NEUFVILLE dagegen 51,5 Jahre. Infolge der zunehmenden Bemühungen der gewerkschaftlichen Organisationen haben sich diese Verhältnisse durch die fortschreitende Abschaffung des Kost- und Logiszwangs erheblich gebessert, zumal da die oft schlechten Wohn- und Schlafräume sehr zur Verschlechterung des Gesundheitszustandes beitragen.

3. Fleischer. Bei der Berufszählung von 1925 wurden in der Fleischerei in 88727 gewerblichen Niederlassungen 277700 beschäftigte Personen gezählt; davon waren 185442 Fleischer und Wurstmacher. In selbständigen Stellungen waren 78998, in abhängiger Stellung 106508, davon nur ein verschwindender Teil, nämlich 280, weiblich. — In größeren Städten ist die Tätigkeit des Schlachtens, Fleischzerteilens, der Wurst- und Fleischwarenfabrikation spezialisiert, in kleineren Orten muß der Fleischer alle diese Arbeiten verrichten.

Auch in größeren Städten ist der handwerksmäßige Kleinbetrieb noch vorherrschend. Das Schlachten wird zumeist von Engrosschlächtern oder Lohn- respektive Stück- oder Kopfschlächtern ausgeführt. Die Zahl der Großbetriebe vermehrt sich von Jahr zu Jahr in der Großstadt wie auf dem Lande. Die größten Betriebe beschäftigen bis zu 1000 Personen. In den Großbetrieben, die zumeist mit den neuesten technischen Einrichtungen und Maschinen ausgestattet sind, herrscht die Teilarbeit vor; die gelernten Fleischer werden deshalb immer mehr durch ungelernte Arbeiter und Arbeiterinnen ersetzt werden. Manche Großbetriebe beschäftigen vom gesamten Personal etwa nur noch ein Zehntel gelernte Fleischer. Der Beruf des Fleischers erfordert im allgemeinen große Körperkraft, da das Tragen der schweren Fleischstücke, das Fleischhauen usw. recht anstrengend ist.

Besondere Berufsgefahren sind beim Fleischereibetriebe nicht vorhanden, wenngleich der Aufenthalt in den Kühlräumen, die Hitze und der Luftzug bei der Wurstfabrikation leicht zu Erkältungen führen. Hautkrankheiten werden durch Schlachten und Hantieren mit dem

Fleisch kranker Tiere, die an Perlsucht leiden, bisweilen beobachtet; sie treten in Form von Hauttuberkulose auf. Auch Frostgeschwüre und Hautentzündungen (Erysipeloide) kommen bei Fleischern vor. Betriebsunfälle, Verletzungen usw. sind ebenfalls relativ häufig, wie nachfolgende Tabelle, die LEISER auf Grund der Zusammenstellung der Zahlen der Ortskrankenkasse der Schlächter in Berlin 1903—1905 gibt, zeigt.

Tabelle 97.

Von den erkrankten Schlächtern litten an	Prozentzahl	
	der Erkrankten	der Mitglieder
Betriebsunfällen, Verletzungen, Verbrühungen	38,6	19,5
Geschlechtskrankheiten	19,2	9,8
Erkrankungen der Luftwege	7,2	3,6
Rheumatismus	5,4	2,7
Hautleiden	4,7	2,4

Die Sterblichkeit ist verhältnismäßig gering und betrug nur 0,9% der Erkrankten. Bei der Ortskrankenkasse Leipzig machten die Fleischer usw. nur 0,1% der Mitgliederzahl im Jahre 1927 aus; die bei ihnen vorgekommenen Erkrankungsfälle machten aber 0,42% der Gesamterkrankungen aus. Das häufige Vorkommen der Geschlechtskrankheiten bei Schlächtern hängt neben dem Einfluß der kräftigen Konstitution und reichlichen Ernährung vor allem mit dem Kost- und Logiszwang zusammen, der die Gesellen daran hindert, einen Hausstand zu gründen.

Es bestehen eine Reihe von *gesetzlichen Schutzvorschriften* in den einzelnen deutschen Bundesstaaten, die die Einrichtung und den Betrieb von Schlächtereien regeln. Diese Bestimmungen tragen sowohl der Sorge für die hygienische Herstellung der Fleischwaren usw., als auch der Fürsorge für die beschäftigten Arbeiter Rechnung. Es werden darin einwandfreie Werkstätten, Vorratsräume, Schlaf- und Eßräume, genügende Wascheinrichtungen usw. vorgeschrieben.

4. Zuckerfabrikation. Die Zuckerfabrikation spielt in Deutschland eine große Rolle. Im Jahre 1925 wurden in der Zuckerindustrie 32 916 Erwerbstätige gezählt, davon waren 28 743 Arbeiter, von denen 4593 weiblich waren. — 1926/27 wurden in Deutschland in 251 Rübenzuckerfabriken rund 10,7 Mill. t Rüben, die auf 368 476 ha geerntet waren, verarbeitet. Dabei wurden rund 1,65 Mill. t Rohzucker gewonnen. In Deutschland dient als Rohmaterial die Zuckerrübe, die bei Hochkultur 16—18% Zucker enthält, während das in den tropischen Ländern als Ausgangsmaterial dienende Zuckerrohr 18—20% Zuckergehalt in seinem Safte hat. Für Herstellung von 1 kg Rohzucker sind durchschnittlich 6,4 kg Rüben erforderlich. Die Abfälle der Zuckerproduktion, die sog. Diffusionsschnitzel, bilden ein wertvolles Viehfutter, da sie den ganzen Eiweißgehalt und $^1/_4$ des ursprünglichen Nährwertes der Rüben enthalten.

In zementierten oder eisernen „Schwemmen" werden die Rüben gespült und dann mittels eines Hubrades in große Tröge gebracht und durch Waschen von der anhaftenden Erde befreit. Nachdem sie in den Schnitzelmaschinen geschnitten sind, gelangen die Schnitzel in die „Diffuseuren", eiserne Zylinder von $1^1/_2$—3 t Fassungsvermögen,

die bis zu 12 Stück reihenweise angeordnet sind. Während der Diffusion
wird durch Wasser bei 80° der Zucker aus den Rübenzellen ausgelaugt,
wobei statt dessen Wasser in die Rüben eintritt; gleichzeitig wird die
Zuckersaftlösung erwärmt. Die aus den Diffuseuren mit der Hand oder
durch Wasserspülung entfernten Schnitzel werden in den Schnitzel-
pressen ausgepreßt und entweder direkt als Viehfutter benutzt oder aber
in Darren getrocknet. Der Diffusionssaft wird nun mit Kalkmilch oder
-pulver gekocht, wobei alle Nichtzuckerstoffe als Kohlensäure oder
kohlensaurer Kalk ausgefällt werden (Saturation). In Filterpressen wird
dann der Schlamm vom Saft getrennt; der Schlamm wird dann nochmals gepreßt, während der Saft wiederum saturiert, mit schwefliger
Säure behandelt und dann in Verdampfungsapparaten eingedickt wird.
Bei diesem Prozeß bilden sich die Zuckerkrystalle und Sirup. Nach
einer Abkühlung in großen Trögen oder Zylindern wird die dickflüssige
Masse zentrifugiert und so die Darstellung des Rohzuckers beendigt.
Der Rohzucker wird dann weiter gereinigt und raffiniert. Dabei wird
er zu einer dicken Lösung geschmolzen und über Knochenkohle filtriert
bzw. durch Filterpressen geschickt. Das Filtrat wird weiter in Brot-
formen gefüllt (Raffinade) oder zu Zuckerplatten geformt, die weiter
in Würfel verarbeitet werden. Melasse ist der Sirup, aus welchem kein
Zucker mehr auskrystallisiert; der nicht mehr krystallisierte Zucker, der
noch in der Melasse enthalten ist, wird noch zum Teil durch Osmose
durch Pergamentpapier oder durch Bindung mit Kalk, Strontium usw.
gewonnen. Die Melasse dient — wie bereits erwähnt — mit Weizen-
kleie u. ä. gemischt als Viehfutter oder wird mit Schwefelsäure und
Wasserdampf zur Alkoholbereitung benutzt.

Die Arbeiter in Zuckerfabriken sind zahlreichen Gesundheitsschädigungen ausgesetzt, und zwar vor allem — da die Vorarbeiten wie
Waschen, Putzen usw. im Freien erfolgen — durch die Witterungs-
einflüsse den Erkältungskrankheiten. Dazu kommen die langen Arbeitszeiten, zumal es sich um Saisonarbeiten handelt. Sowohl bei der Diffusion
und der Verarbeitung der Zuckersäfte als auch bei dem Eindampfen
im Vakuumapparat und der Melasseentzuckerung wirkt der Aufenthalt
in den Räumen mit hohen Temperaturen, die bis 40° C und mehr betragen, schädlich, ebenso wie die Temperaturunterschiede, denen die
Arbeiter beim Verlassen der Arbeitsräume ausgesetzt sind. Der Zuckerstaub, der sich besonders bei der Verarbeitung von raffiniertem Zucker,
beim Einsacken, Verpacken und Transport entwickelt, führt zu Hautentzündungen und Ekzemen („Zuckerkrätze"), Furunkeln, ferner zu
Zahncaries, die wiederum zu schweren Ernährungsstörungen Veranlassung geben kann. Bei Zuckerarbeitern wurden bis 78% cariöse
Zähne gefunden. Bei der Scheidung des Rübensaftes und der Melasse-
verarbeitung können Schädigungen durch die sich dabei entwickelnden
Gase wie durch Kohlensäure (bei der Entkalkung), schweflige Säure
(bei der Saturation), Ammoniak usw. entstehen. Bei der Reinigung der
Knochenkohle bilden sich Kohlenwasserstoffe, Schwefelammonium und
Wasserstoff, Kohlensäure, Salzsäure usw. Verdauungsstörungen werden
ferner durch den Genuß von viel Rohzucker bedingt.

Bei der Verarbeitung der Schnitzel kommt beim Pressen derselben die Feuchtigkeit, beim Trocknen die große Hitze und Staubentwicklung als Schädigung in Frage.

Die Zahl der Unfälle und Verletzungen, besonders der Verbrennungen, ist ziemlich groß und betrug bei der Zuckerberufsgenossenschaft 1926 7,91 auf 1000 Vollarbeiter (s. Tabelle 23, S. 45).

Durch Bereitstellung guter Reinigungsmöglichkeiten (Waschvorrichtungen, Bäder usw.), durch Schutz gegen den Zuckerstaub durch Handschuhe und entsprechende Fußbekleidung, durch Absaugung von Dämpfen und Gasen, durch Schaffung von geeignet temperierten Übergangsräumen kann der Entstehung von Berufsschädigungen bei Zuckerarbeitern erfolgreich entgegengewirkt werden.

Gesetzliche Schutzbestimmungen. Durch die Bekanntmachung des Reichskanzlers, betreffend die Beschäftigung von Arbeiterinnen und jugendlichen Arbeitern in Rohzuckerfabriken, Zuckerraffinerien und Melassezuckerungsanstalten, vom 24. November 1911, ist diesen genannten Arbeitern die Beschäftigung bei den Schwemmen, dem Transport des Rübenmaterials, in den Zentrifugier-, Krystallisier- und anderen Arbeitsräumen, in denen außergewöhnlich hohe Wärme herrscht, verboten. Weitere Vorschriften in Preußen regeln die Stapelung von Rohzuckersäcken.

Bei der *Stärkemehl-* und *Stärkezuckerfabrikation* entwickeln sich sowohl beim Gärungsverfahren als auch bei der Schlammverarbeitung der Abwässer giftige Gase, wie Kohlensäure, Schwefelwasserstoff, Sumpfgas und andere schädliche Fäulnisprodukte. Bei der Gewinnung des Stärkezuckers durch Kochen der Stärke mit verdünnter Schwefelsäure können die Schwefelsäuredämpfe, falls nicht für guten Abzug gesorgt wird, zu Schädigungen führen. Auch in diesen Fabriken sind ebenso wie in den Rübenzuckerfabriken Feuchtigkeit, hohe Temperaturen in den Arbeitsräumen und der Temperaturwechsel als schädigende Faktoren für die Arbeiter zu nennen.

5. Brauereien. In der Mälzerei und Brauerei waren im Jahre 1925 in 4049 gewerblichen Niederlassungen 90 846 Personen beschäftigt; davon waren 17 415 Brauer und Mälzer als Arbeiter tätig. Frauenarbeit kommt in diesem Industriezweige fast gar nicht in Frage. — Im Jahre 1926 betrug der Bierverbrauch rund 48 Mill. hl, d. h. auf den Kopf der Bevölkerung 766,5 l, während er 1913 102 l betrug.

Das Bier wird aus Wasser, Hopfen, Hefe und Malz bereitet. Beim Mälzen wird die Gerste geputzt und sortiert, gewaschen, eingeweicht und in luftigen zementierten Räumen bei einer Temperatur von 10 bis 15° C in Haufen von 20—30 cm Höhe ausgebreitet; alle 8—10 Stunden muß die Gerste umgeschaufelt werden. Während des Keimens, das 7—9 Tage in Anspruch nimmt, entwickelt sich reichlich Wärme und Kohlensäure. Das „Grünmalz" wird getrocknet und gedarrt, dann entkeimt und 6—10 Wochen gelagert.

Vielfach ist an die Stelle der eben beschriebenen Tennenmälzerei die Trommelmälzerei getreten, bei der auf erheblich geringerem Raume bedeutend geößere Mengen von Malz hergestellt werden können, wobei allerdings die Qualität nicht ganz so gut sein soll. Die geweichte Gerste wird in langsam rotierende Trommeln aus Eisen gefüllt bis zu zwei

Drittel des Rauminhalts und dann durch entsprechende Luft- und Wärmezufuhr zum Keimen gebracht; der Keimprozeß vollzieht sich bei dieser Art der Mälzerei erheblich schneller.

Bei der nächsten Phase der Fabrikation, der „Würzebereitung", wird das Malz durch Walzen zerkleinert, „geschrotet", mit Wasser in großen Eisenbehältern gemischt („Maischen") und in Maischkesseln mehrmals zum Kochen gebracht; beim Maischprozeß wird bereits der Charakter des Bieres beeinflußt.

Dann wird es von den „Trebern", den unlöslichen Bestandteilen, befreit. Nach Zusatz von Hopfen wird die Würze gekocht, filtriert und schnell abgekühlt. Die Gärung wird durch Hinzutun von Hefe hervorgerufen. Die „Obergärung" vollzieht sich bei Temperaturen von 10 bis 20° C schnell, wobei die Hefezellen oben schwimmen, die Untergärung bei ca. 4° C langsam, dabei sinken die Hefezellen zu Boden. Das untergärige Bier unterliegt in den Lagerfässern noch einer langsamen Nachgärung bei einer Temperatur von 0—1° C. Das in Flaschen gefüllte Bier wird bei 50—70° C pasteurisiert.

Die *Berufskrankheiten* der Brauer werden vor allem durch die Temperaturunterschiede in den Arbeitsräumen und weniger durch den Alkoholgenuß bedingt . Wenn man bedenkt, daß die Temperaturen im Sudhaus 15—20° C, im Kühlraum 3—5° C, im Malzdarraum 70 bis 80° C betragen, so wird das Entstehen der zahlreichen Erkältungskrankheiten, besonders der Katarrhe der Luftwege und der Rheumatismen erklärlich erscheinen, zumal die Arbeiter vielfach ohne entsprechende Übergänge die Räume mit den so verschiedenen Temperaturen betreten müssen. Hinzu kommt noch die große Feuchtigkeit in den Arbeitsräumen und der Luftzug. Ähnliche Verhältnisse finden sich auch in *Zichorienfabriken*, wo die Zichorienschnitzel auf Darren ausgebreitet sind, unter deren unterstem Boden sich die Feuerung befindet; die Verbrennungsgase ziehen dann nach oben. Im Außendienst sind die Brauereihilfsarbeiter, die Kutscher, Bierfahrer usw. den Witterungseinflüssen ausgesetzt. Das Umschaufeln des Malzes, das bei der Hitze der Räume recht anstrengend und schädigend ist, wird in modernen Brauereien meist automatisch durch Maschinen besorgt. Eine weitere Schädigung wird durch die Luftverschlechterung, die auf der Entwicklung von Kohlensäure, schwefliger Säure, Ammoniak (bei Kälteerzeugungsmaschinen), auf der Qualmentwicklung bei der Picharbeit beruht, bedingt. Auch dieser Umstand begünstigt neben Erkältungen das Entstehen von Erkrankungen der Atemwege.

Endlich ereignen sich zahlreiche Betriebsunfälle: 1926 entfielen 7,51 mit 1,03 Todesfällen Unfälle auf 1000 Vollarbeiter. 1909 betrug die Zahl 12,07 mit 1,04 Todesfällen auf 1000 Vollarbeiter.

Während früher das Deputat von Freibier bis zu 81 betrug, wird heute in keiner Brauerei mehr als 31 Freibier pro Tag gewährt, meistens erheblich weniger, ferner ist eine Ablösung des Deputats durch Geld vorgesehen; so ist der Biergenuß der Brauereiarbeiter erheblich zurückgegangen. Neben den Erkrankungen des Nervensystems werden durch den übermäßigen Genuß von dem meist sehr kalten Bier Verdauungsstörungen bedingt.

Die hohe Erkrankungsziffer bei Bierbrauern, die durch eigene Untersuchungen bereits festgestellt wurde, wird auch durch die Leipziger Statistik bestätigt: Dort betrug die Zahl der Erkrankungen bei 100 Bierbrauern im Alter von 15—34 Jahren 56,5 % (Durchschnitt aller Berufe: 40,5 %). Die Erkrankungen verteilen sich, abgesehen von Unfällen nach eigenen Untersuchungen, wie nachfolgende Tabelle zeigt:

Tabelle 98.

Von 100 Erkrankungen (mit Erwerbsunfähigkeit) von Brauereiarbeitern entfielen auf:

Rheumatismus, Erkrankungen der Bewegungsorgane . .	21,69 %
Erkrankungen der Atmungsorgane	16,33 %
(davon Tuberkulose)	4,28 %
Infektionskrankheiten (Influenza)	7,86 %
Erkrankungen der Verdauungsorgane	7,06 %
Erkrankungen der Haut	6,13 %
Erkrankungen des Nervensystems	1,85 %
Erkrankungen des Herzens und der Gefäße	1,73 %

Dabei waren natürlich noch viele Brauereiarbeiter trotz ihrer Erkrankung in Rheumatismus, leichteren Katarrhen, Emphysem usw. erwerbsfähig und wurden deshalb bei der Statistik nicht berücksichtigt.

Nach Sommerfeld sterben 1,09 % der Mitglieder der Berliner Ortskrankenkasse der Bierbrauer in einem Durchschnittsalter von 32,6 Jahren; als Todesursache kommen in 52,4 % der Todesfälle Erkrankungen der Atmungsorgane, davon in 47,2 % Tuberkulose in Betracht.

Durch prophylaktische Maßnahmen, wie kurze Arbeit in den heißen Räumen (Darräumen usw.), mechanisches Umschaufeln des Malzes, Abschaffung des Freitrunkes durch Geldablösung usw., läßt sich eine erhebliche Besserung der Gesundheitsverhältnisse erzielen.

6. Spiritus- und Branntweinfabrikation. Im Jahre 1925 waren in der Branntweinbrennerei, Likör- und Preßhefefabrikation rund 28 200 Personen beschäftigt. Es wurden im Jahre 1925/26 33 899 Brennereien gezählt, die zusammen 2 229 916 hl Weingeist erzeugten und hierzu über 1,5 Mill. t Kartoffeln, über 95 000 t Getreide, 146 431 t Melasse und Rübenstoffe; rund 300 000 hl Obst- und Kernobsttreber, ca. 106 000 hl Traubenweine, 227 788 sonstige nicht mehlhaltige Stoffe und rund 22,5 Mill. Zellstoffablaugen verarbeiteten. — Der Branntweinverbrauch, berechnet auf 100 teiligen Weingeist, betrug auf den Kopf der Bevölkerung 3,0 l, davon hauptsächlich zum Trinkverbrauch 1,1 l zu gewerblichen und anderen Zwecken 1,9 l.

Die landwirtschaftlichen Brennereien sind meist Nebenbetriebe und nur vielfach zeitweise in Betrieb, so daß die dabei tätigen Arbeiter auch mit anderer Arbeit beschäftigt werden.

Spiritus wird aus Lösungen von Zucker oder Stärkekörper enthaltenden Vegetabilien, wie Kartoffeln, Roggen, Weizen, Reis, Mais und anderem mehr, die erst durch Einwirkung von Diastase in Zucker umgewandelt werden, gewonnen. Nach dem Gären werden die Lösungen destilliert. Die Fabrikation von rohem Spiritus und von Branntwein aus Getreide zeigt viel Ähnlichkeit mit der Bierbrauerei, ebenso sind auch die Berufsschädlichkeiten der Arbeiter denen der Brauereiarbeiter ähnlich; besonders kommt die Kohlensäureentwicklung in den Gärkellern in Frage. Die Liköre werden durch Verdünnen des konzentrierten Alkohols und Zusatz von Zucker und aromatischen Essenzen hergestellt. Der Volumenprozentgehalt der Branntweine und Liköre schwankt zwischen 20 und 70%; so enthält Arrak (Reisbranntwein) ca. 60%, Kognak (Weindestillat) bis 70%, guter Rum (aus Zuckerrohrmelasse) 60—65%, Kümmel ca. 30% Alkohol usw. Methylalkohol wird bei der trockenen Destillation des Holzes neben Kreosot, Essig u. a. gewonnen, ist zum menschlichen Genuß wegen seiner Giftigkeit nicht geeignet, er wird aber zu technischen Zwecken viel gebraucht. Zu gewerblichen Zwecken benutzter Alkohol wird mit einer erheblich geringeren Steuer belegt, muß aber durch Zusatz von mindestens 0,5% giftigen Pyridinbasen und 2% acetonhaltigem Holzgeist „denaturiert“ werden. Wird solch denaturierter Spiritus getrunken, so können erhebliche Vergiftungen verursacht werden.

Gesetzliche Schutzbestimmungen über den Betrieb der Spiritusbrennereien sind in einzelnen preußischen Provinzen erlassen worden.

7. Seifen-, Margarine-, Stearinfabrikation. Die Fette sind chemische Verbindungen von Glycerin mit Fettsäuren, z. B. Ölsäure, Stearin-, Palmitinsäure u. a. m. Die Reinigung der Fette — sowohl der festen (Talg) als auch der flüssigen (Öle) — erfolgt durch Schwefelsäure, wobei sich schädigende Gase, besonders schweflige Säure und Akrolein entwickeln. Durch Zusatz von Alkalien werden die Fette in Seife verwandelt; dabei werden die Fette zunächst in Kesseln unter gleichzeitigem Zusatz von Kali- oder Natronlauge und calciniertem Soda erwärmt. Nach diesem Prozeß, dem „Vorsieden“, erfolgt das „Aussalzen“: durch Hinzutun von kochsalzhaltiger Sodalauge wird das Glycerin und das überschüssige Wasser von der Seife getrennt. Durch weiteres Sieden, eventuell in frischem Wasser, wird die Seife weiter verarbeitet („Klarsieden“). Dann werden beim „Marmorieren“ Farbstoffe, bisweilen auch Eisenvitriol hinzugesetzt und endlich beim „Schleifen“ eine kochende schwache Laugenlösung. Die einzelnen Seifensorten unterscheiden sich nur durch ihren verschiedenen Gehalt an Alkalien. Bei den „Leimseifen“ (Oberschalseifen) wird Talg und Kokosöl in Verbindung mit verschiedenen Laugen verarbeitet; die weichen Schmierseifen werden aus Ölen und Alkalien hergestellt.

Zur *Margarine- und Stearinerzeugung* dienen hauptsächlich tierische Fette. Die Fette, die noch zum Teil durch anhaftende Fleischteile usw. verunreinigt sind, werden zerkleinert, gewaschen, gereinigt und in offenen Kesseln über dem Feuer ausgeschmolzen. Nach anderen Verfahren geschieht das Ausschmelzen auch mit verdünnter Schwefelsäure oder mittels Wasserdampf in Vakuumapparaten. Zur Margarinefabrikation werden statt tierischer Fette wie Rindertalg usw. jetzt hauptsächlich Pflanzenfette, z. B. Sesam-, Soja-, Kokosöl usw., verwendet. Es bildet sich zunächst Oleomargarine, welche gepreßt und von den Rückständen befreit, sodann mit Milch in ovalen doppelwandigen Kesseln, deren Mäntel einen Dampf- und einen Wasserzufluß haben und in dem sich zwei vertikale Rührer gegeneinander bewegen, verrührt wird („Kirnen"). Es erfolgt dann das Abkühlen durch Abbrausen mit Eiswasser bzw. durch gekühlte Zylinder (Kühlwalzen). Dann wird der Überschuß an Wasser und Milchsäure durch Auswalzen und Kneten beseitigt. Ein Teil der Fettsäuren bleibt zurück — hauptsächlich die Stearinsäure — und wird mit Paraffin zu Kerzen verarbeitet.

Bei der Fabrikation von Margarine und Kerzen, entwickeln sich reichlich übelriechende Dämpfe, z. B. Schwefelwasserstoff und -ammonium, das auf die Schleimhäute der Atmungsorgane, der Augen, auf der Haut ätzend wirkende Akrolein usw., für deren guten Abzug gesorgt werden muß. Von Gesundheitsschädigungen in Margarine- und Kerzenfabriken sind besonders die Erkrankungen der Atmungs- und Verdauungsorgane spezifischer Natur. Die Dämpfe usw. bedingen Reizungen der Atemwege, Katarrhe usw., ebenso das Arbeiten in den heißen Räumen und die dadurch bedingte Erkältungsgefahr dazu. Verdauungsstörungen werden andererseits durch die alkalischen Dämpfe, die den Magensaft neutralisieren, ferner auch durch die direkte Einwirkung von Fettsäuren hervorgerufen. Mitunter werden auch die Fleischabfälle, die mit dem Fett in die Fabriken gelangen, genossen und geben zu Magen- und Darmkatarrhen Veranlassung. Die Laugen und Säuren bedingen ferner entweder durch die Dämpfe oder direkt Reizungen der Augen und Hautkrankheiten (Ekzeme usw.). Durch das Hantieren mit den tierischen Fetten und den Abfällen kommen vielfach Erkrankungen von Erysipeloid und auch echter Wundrose vor.

8. Abdeckerei und Leimfabrikation. Die *Abdeckereien* — auch Wasenmeistereien genannt — dienen dazu, Tierleichen zu beseitigen. In kleinen Verhältnissen kann neben dem Vergraben auch das Verbrennen über offenem oder tiefgründigem Feuer geschehen. Sind größere Mengen von Abfallgut zu verarbeiten, so geschieht dies jetzt meist auf thermochemischem Wege. In einem Dampfapparat werden die Tierleichen usw. unter Druck von 4—5 Atm. und bei 150—160° C vier Stunden lang gekocht. Das aus dem Rohmaterial ausgeschiedene Fett und die Leimbrühe werden dann in einen Fettabscheider abgelassen. Nach 8 bis 10 Stunden sind alle Teile der Tierleiche im Dampfapparat gedörrt und durch eine im Trommelinnern rotierende Eisenwalze pulverisiert. Das so gewonnene Tierkörpermehl wird durch Siebwerke ausgeschieden und weiter in Feinmühlen vermahlen. Das Fett wird in Fässer abgefüllt. Dieses Fett wird vielfach zur Seifenfabrikation gebraucht. Aus der Leimbrühe wird Leimgallerte gewonnen, die zur Herstellung von Stuckarbeiten usw. dient oder durch Mischung mit Torfmull usw. als Düngermittel aufbereitet wird.

In *Leimsiedereien* werden die Rohstoffe wie Knochen, Sehnen, Hautabfälle usw. gewaschen und dann gekocht. Das Kochen von Knochenleim darf nur in geschlossenen Räumen stattfinden. Die Knochenkohle, welche besonders in Zuckerfabriken gebraucht wird, wird in den Knochenbrennereien hergestellt.

Die *Schädigungen der Arbeiter* in Abdeckereien, Leimsiedereien usw. werden vor allem durch die Verunreinigung der Luft durch Gase und Dünste bedingt. Bei den modernen gut abgeschlossenen Dampfapparaten fallen diese Übelstände jedoch fort. Das Hantieren mit oft an Seuchen verendeten Tieren führt bisweilen zu Infektionen mit Milzbrand usw.

9. Tabakindustrie. Im Jahre 1926 verarbeiteten in Deutschland 13711 Betriebe 127556 t Rohtabak. Von den Betrieben arbeiteten 638 nur mit Maschinenarbeit, 1744 mit Maschinen- und Handarbeit, 11329 nur mit Handarbeit. 1629 Betriebe beschäftigten Heimarbeiter. Die weit überwiegende Zahl von Betrieben waren Klein- und Mittelbetriebe, denn es verarbeiteten Rohtabakmengen bis 0,6 t: 8024 Betriebe (zusammen 1465 t), bis 3 t: 3165 Betriebe (zusammen 4371 t), bis 6 t: 743 Betriebe (3152 t), bis 12 t: 584 Betriebe (4845 t), bis 24 t: 464 Betriebe (8062 t), bis 60 t: 387 Betriebe (14240 t), bis 120 t: 161 Betriebe (13212 t), bis 600 t: 152 Betriebe (36159 t), bis 1200 t: 19 Betriebe (15938 t) und über 1200 t verarbeiteten 12 Betriebe (26112 t).

In Deutschland wurden im Jahre 1926 von 62573 Pflanzern 6605 ha mit Tabak bepflanzt und dabei ein Ertrag von 14411 t an getrockneten Tabakblättern erzielt. — In 24156 gewerblichen Niederlassungen wurden 214555 Personen beschäftigt. Es entfielen auf die Herstellung von

Tabelle 99.

	Zigarren		Zigaretten		Rauch-, Kau- und Schnupftabak	
	Beschäftigte	davon weiblich	Beschäftigte	davon weiblich	Beschäftigte	davon weiblich
Selbständige	22719	9555	1059	117	919	89
Angestellte und Beamte . .	13705	2501	9471	3960	3609	912
Arbeiter	121809	90254	30148	23312	10437	6312
Mithelfende Familienangeh.	40586	3674	56	49	76	47

Über die Verhältnisse der Heimarbeit in der Tabakindustrie gab die Heimarbeiter-Ausstellung im Jahre 1925 nähere Aufschlüsse. Heimarbeit kommt fast ausschließlich nur noch bei der Herstellung von Zigarren in Frage. Die Zahl der Heimarbeiter wird auf ungefähr 28000 geschätzt, d. h. etwa 16—20% aller in der Zigarrenherstellung beschäftigten Arbeiter. Ungefähr 75% der Heimarbeiter sind Frauen; der Anteil der Kinderarbeit ist im Gegensatz zu früheren Jahren — 1898 wurden noch 22668 in der Zigarrenindustrie außerhalb der Fabrik arbeitend gezählt — ganz erheblich zurückgegangen und in manchen Bezirken fast völlig verschwunden. Immerhin sind die Angaben, die bei den Berufszählungen und Umfragen in dieser Hinsicht gemacht werden, nicht immer zutreffend. In *Baden* betrug die Zahl der Berufstätigen unter 16 Jahren 1889 noch 23%, 1925 dagegen nur noch 2%. Die Heimarbeit ist am stärksten in Westfalen und Sachsen verbreitet, ferner in Hamburg, Bremen, Hessen und auch in Mitteldeutschland. In einzelnen Bezirken (z. B. Hamburg) stellt ein Arbeiter, der die Aufträge bekommt, den Arbeitsraum und auch die Hilfsarbeiter und fungiert so als Zwischenmeister. Wird in der Heimarbeit die ganze Zigarre hergestellt und nicht nur Teilarbeit, wie Entrippen usw., verrichtet, so wird häufig der von der Fabrik gelieferte trockene und zugewogene Tabak vom Arbeiter erst zugerichtet, d. h. angefeuchtet, entrippt, getrocknet und gemischt. Beim Entrippen der Einlage müssen häufig die Kinder mithelfen.

Die Blätter der Tabakpflanzen werden nach der Ernte getrocknet und ändern dabei ihre chemische Beschaffenheit; an den Rippen zeigen die Blätter eine Behaarung. Diese Haare haben entweder spitze Endigungen oder aber — besonders bei den in Süddeutschland gebauten Tabaken — mehrzellige Drüsenköpfchen. Die Tabakblätter werden hierauf fermentiert. Durch diesen Gärungsprozeß wird das bisher an Säuren gebundene Nicotin frei und es entwickelt sich der typische Nicotingeruch. Der Nicotingehalt beträgt in grünen Blättern 1,5—9%, in getrockneten 1—8%, in fermentierten Blättern bis 4%. Beim Lagern verliert der Tabak ständig von seinem Nicotingehalt, je nachdem daraus Zigarren oder Zigaretten, Rauch-, Kau- oder Schnupftabake hergestellt werden. Vor der Verarbeitung muß aller Tabak angefeuchtet werden, das geschieht entweder mittels Nebeldüsen oder durch Wasserdampf oder durch Eintauchen in Wasserbehälter.

Bei der *Zigarrenfabrikation* wird das Umblatt und das Deckblatt feucht verarbeitet. Die Einlage wird gefeuchtet, dann entrippt und wieder getrocknet. Die trockene Einlage wird in feuchten Umblatttabak gewickelt und in einer Wickelform gepreßt oder in Papier eingeschlagen (Handarbeit). Die Wickel werden dann in das Deckblatt gerollt, wobei die Spitzen durch einen Tragantklebestoff befestigt werden. Maschinen werden nur in ganz geringem Umfange zur Zigarrenfabrikation verwendet.

Zigarettenfabrikation. Der feingeschnittene Tabak wird in Papierhülsen, die aus feinstem Material hergestellt sind, geschoben. Heute vollzieht sich die Zigarettenherstellung fast ausschließlich durch Maschinenarbeit. Der Tabak wird dabei auf Gurten gleichmäßig verteilt, passiert dann einen Tubus und wird dann vom Papier umhüllt.

Rauchtabakfabrikation. Nach dem Anfeuchten werden die Blätter in Haufen geschichtet, damit die Feuchtigkeit auf alle Blätter gleichmäßig verteilt wird. Dann werden die Blätter durch Maschinen, die den Häckselmaschinen ähneln, geschnitten. Der geschnittene Tabak kommt hierauf in Darren oder Rösttrommeln, wo ihm die Feuchtigkeit entzogen wird, hierauf wird er schnell abgekühlt, gesiebt und in Päckchen verpackt. In geringem Umfange wird Rauchtabak in Rollenform mittels Spinnmaschinen hergestellt. Das Schneiden muß dann der einzelne Raucher selbst besorgen.

Kautabak wird entweder in gesponnenen Röllchen oder als feingeschnittener Tabak (sog. Krauser) hergestellt. Zur Verarbeitung gelangen vornehmlich Kentucky-Tabake. Aller Kautabak wird einer Behandung mit „Sauce" ausgesetzt, die das Aroma günstig beeinflussen und ihm den eigentümlichen Geschmack verleihen soll. Diese „Saucen" bestehen aus Tabaklauge (die von Kentucky-Tabakblättern gewonnen wird, welche zu Zigarren verarbeitet werden sollen), Zuckerstoffen, Gewürzen, Salzen und Färbemitteln.

Bei der *Schnupftabakfabrikation* werden die sehr stark fermentierten Tabakblätter durch Rundmessermaschinen zerkleinert und in feuchtem Zustand in Tabaksmühlen vermahlen. Die Staubentwicklung fällt bei dem feuchten Material ganz fort. Auch der Nicotingehalt ist durch starke Fermentation sehr verringert.

Berufsschädigungen in der Tabakverarbeitung. Die Hauptgefahr bildet die Entwicklung von Tabakstaub; dieser ruft nicht nur mechanische, sondern auch chemische Reizungen hervor. Die bereits erwähnten Härchen, die holzigen, scharfkantigen Bestandteile, die Blattzellen mit Calciumoxaleinlagerungen, die Beimengungen von Sand usw. reizen die Schleimhäute, besonders die Atmungswege, und bedingen bräunliche Verfärbungen und Verhärtungen des Lungengewebes (Tabakosis). Die chemische Reizwirkung beruht auf dem Gehalt von Nicotin und Tabaköl. Neben der Staubentwicklung führt hauptsächlich die Schädigung durch Nicotin zu Berufskrankheiten bei der Tabakverarbeitung. Außer durch den Staub, gelangt das Nicotin vor allem beim Rauchen und Kauen des Tabaks in den Organismus. Die Tabakblätter erhalten im Durchschnitt 2 % Nicotin, beim Rauchen geht ein Teil in die Luft über; das Nicotin, das in den Mund kommt, wird nur zu 10—20 % resorbiert. Bei einer mittleren Tagesleistung eines Zigarrenarbeiters werden 500—600 Zigarren von je 10 g angefertigt. Es gehen also täglich 5 kg Tabak in einer Entfernung von höchstens 50 cm von Mund- und Nasenöffnung durch die Hand des Arbeiters. In diesen 5 kg sind mehr als 100 g Nicotin enthalten. Die *chronische Nicotinvergiftung* äußert sich in Übelkeit, Magen- und Darmstörungen, Schwindel, Herzstörungen, besonders Unregelmäßigkeit und Verlangsamung der Herztätigkeit und Herzklopfen, Zittern, Seh- und Gehörstörungen; ferner stellen sich Schädigungen der Sexualorgane ein.

Die häufigsten Krankheitszustände, die bei Tabakarbeitern gefunden werden, sind neben der Blutarmut die Erkrankungen der Atmungsorgane. Nach der Leipziger Ortskrankenkassenstatistik sind die Erkrankungen der Atmungsorgane bei den Tabakarbeitern um 40 %, bei den 25—34 jährigen sogar um 100 % erhöht. Rachen- und Bronchialkatarrhe, vor allem Tuberkulose sind als Berufskrankheiten anzusehen und treten namentlich bei Kindern und jugendlichen Arbeitern in schwerer Form auf. STEPHANI fand, daß 1898—1900 in einzelnen Orten Badens, wo viele Zigarrenarbeiter wohnten, 2,21 % der versicherten Zigarrenarbeiter und nur 0,16 % der anderen Arbeiter an Tuberkulose erkrankten. HOLTZMANN behauptet allerdings, daß die auch von ihm festgestellte Erhöhung der Tuberkulosemorbidität und -mortalität bei Tabakarbeitern nicht durch die Tabakarbeit an sich, sondern durch die schlechten sozialen Verhältnisse bedingt ist. Die Nicotineinwirkung bedingt auch Erkrankungen des Nervensystems — Kopfschmerzen, Schwindel, Neuralgien — und der Verdauungsorgane, wobei die sitzende Lebensweise und schlechte Ernährungsverhältnisse einwirken. Das gehäufte Vorkommen von Unterleibsleiden bei Tabakarbeiterinnen, insbesondere Menstruationsstörungen, Blutungen, Geburtsstörungen durch Wehenschwäche usw., ist bereits erwähnt worden. Auch Furunkel und Ekzeme werden öfters durch spezifische Schädigungen des Tabaks gefunden, besonders durch Einwirkung des Sitzens und des Tabakstaubes. Die Unfallgefahr ist gering: 1925 wurden bei 145057 Versicherten der Tabak-Berufsgenossenschaft nur 1775 Unfälle gemeldet (s. auch Tabelle 23 S. 45).

Auf 1000 Versicherte entfielen:

1922: 8,5 angemeldete und 0,51 entschädigte Unfälle
1923: 7,3   „   „ 0,60   „   „
1924: 9,1   „   „ 0,45   „   „

Nach den Zusammenstellungen von ROSENFELD wurde die Häufigkeit der verschiedenen Erkrankungen bei Arbeitern in Tabakfabriken im Vergleich zu allen Fabrikarbeitern, wie folgende Tabelle ergibt, festgestellt.

Tabelle 100.

Auf je 100 Fabrikarbeiter kommen	bei allen Fabrikarbeitern	in Tabakfabriken
Infektionskrankheiten	18,53	21,22
Tuberkulose	1,25	1,73
Erkrankung des Nervensystems	2,08	2,42
Erkrankungen der Zirkulationsorgane	0,62	0,66
Erkrankungen der Verdauungsorgane	10,70	11,61
Erkrankungen der Harn- und Geschlechtsorgane	0,66	1,53
Frühgeburten	0,14	0,27

Nach den Zusammenstellungen von HOLTZMANN erkrankten 1912 und 1924 bei 50 badischen Krankenkassen von 100 versicherten Tabakarbeitern an:

Tabelle 101.

	1912		1924	
	männlich	weiblich	männlich	weiblich
Tuberkulose	0,5	0,9	0,3	0,4
Hals- und Kehlkopfleiden	2,0	1,8	1,1	1,6
Lungen-, Rippenfell-, Bronchienerkrankungen. .	4,2	3,8	2,5	3,8
Herzleiden	0,3	0,6	0,4	1,4
Erkrankungen der Verdauungsorgane	2,1	3,3	1,1	3,8
Augenleiden	0,3	0,4	0,4	0,5
Rheumatismus	1,7	1,2	1,4	1,5
Gelenkrheumatismus	0,5	0,4	0,4	0,7
Nerven- und Gehirnleiden	0,6	1,1	0,1	1,1
Influenza	1,7	1,8	1,4	4,4
Hautleiden (Furunkel, Phlegmonen)	2,6	2,0	3,2	3,3
Unterleibsleiden	—	1,4	—	1,9
Aborte	—	0,9	—	1,3
Blutarmut	0,1	3,8	—	1,1
Verletzungen	3,1	1,0	2,7	1,6
Verschiedenes	1,6	2,0	2,9	3,3

Die hygienischen Verhältnisse sind in der Tabakindustrie durch Einführung guter Entstaubungsanlagen in den Fabriken, durch maschinellen Betrieb, geeignete Arbeitstische, Badeeinrichtungen usw., erheblich gebessert worden. In der Hausindustrie und den kleinen Betrieben lassen die Arbeitsbedingungen auch heute noch viel zu wünschen übrig, zumal die elenden sozialen Verhältnisse in der Hausindustrie in bekannter Weise ungünstig wirken.

Gesetzliche Schutzbestimmungen sind für das Deutsche Reich durch die Bekanntmachung des Reichskanzlers, betreffend die Einrichtung und den Betrieb der zur Anfertigung von Zigarren bestimmten Anlagen, vom 17. Februar 1907, erlassen worden. Es wird darin bestimmt, daß Arbeits-, Lager- und Trockenräume nicht als Wohn-, Schlaf-, Koch- oder Vorratsräume benutzt werden dürfen, daß die Arbeitsräume bestimmten Anforderungen entsprechen und täglich dreimal mindestens eine halbe Stunde lang gelüftet werden müssen, daß entsprechende Kleiderablagen und Reinigungsmöglichkeiten vorhanden sein müssen usw. Auch für die Kautabaksfabriken sind ähnliche Vorschriften erlassen; ferner ist die Bundesratsverordnung über die Heimarbeit in der Tabakindustrie vom 7. November 1913 erlassen.

10. Gast- und Schankwirtschaftsgewerbe. 1925 entfielen auf das Gast- und Schankwirtschaftsgewerbe 1004817 Berufszugehörige, d. h. 1,6% der Gesamtbevölkerung. In 255918 gewerblichen Niederlassungen wurden 716096 beschäftigte Personen gezählt. Die Zahl der Selbständigen (Besitzer, Pächter usw.) betrug 194861, davon waren 63297 weiblich. Arbeiter (das gesamte technische Hilfspersonal) wurden 246564 gezählt, darunter 143644 weibliche. Von 100 Erwerbstätigen im Gast- und Schankwirtschaftsgewerbe waren 29 Selbständige, 11,7 Angestellte und Beamte, 36,8 Arbeiter und 22,5 mithelfende Familienangehörige. Die mithelfenden Familienangehörigen sind zumeist weiblich: 137427 von insgesamt 150838. — Das Gastwirtsgewerbe wird in der Hauptsache noch immer in Kleinbetrieben ausgeführt, doch zeigt die Konzentration der Betriebe, d. h. die Entwicklung von Klein- zu Mittel- und Großbetrieben immer weitere Fortschritte.

Der größte Teil der im Gastwirtsgewerbe tätigen Arbeitnehmer hat keine regelrechte Lehre durchgemacht; vielfach sind es nur Angelernte, die sich in diesem Berufe betätigen. Nur die Köche und der größte Teil der Kellner sind als gelernte Facharbeiter zu bezeichnen, ebenso wie ein größerer Teil des Bureau- und höheren Hotelpersonals.

Wenn auch infolge der gesetzlichen Bestimmungen und der tariflichen Vereinbarungen die Arbeitszeit im allgemeinen im Verhältnis zur Vorkriegszeit eine wesentliche Einschränkung erfahren hat, so sind doch noch vielfach, namentlich in Provinzorten, Arbeitszeiten von 12—16 Stunden üblich.

Besonders die Nachtarbeit bei künstlichem Licht, in rauch- und dünstegeschwängerten, oft niedrigen und schlecht ventilierten Räumen wirkt schädlich auf die Gesundheit der in den Gasträumen und Küche beschäftigten Personen ein.

Das ständige Gehen und Stehen verursacht namentlich bei schwächlichen Personen Muskelübermüdung, Verkrümmungen der unteren Gliedmaßen, X- und O-Beine und Plattfußbildung. Durch das anhaltende Stehen entwickeln sich ferner Stauungen im Blutkreislauf der unteren Gliedmaßen und als Folge Krampfadern, Venenentzündungen und Beingeschwüre.

Das Kost- und Logiswesen, wie es noch vielfach üblich ist, trägt außerordentlich dazu bei, die gesundheitlichen Verhältnisse zu verschlechtern. Der Mangel an regelmäßigen Pausen zum Einnehmen der Mahlzeiten zwingt die Angestellten, oft in aller Hast während ihrer Tätigkeit und unregelmäßig zu essen. Diese unregelmäßige Lebensweise führt allmählich zu Magenleiden und anderen Erkrankungen der Verdauungsorgane.

Bei den Köchen und Köchinnen kommt noch hinzu, daß sie ständig den hohen Temperaturen und oft auch dem der Feuerung entweichenden Kohlenoxyd ausgesetzt sind; hierauf wird auch die festgestellte große Reizbarkeit insbesonders der älteren Personen zurückgeführt.

Unter diesen Umständen ist es auch verständlich, daß bei den Gastwirtsangestellten eine hohe Morbilität gefunden wird. Nach GAST betrug die Erkrankungsziffer bei der Ortskrankenkasse der Gastwirte in Berlin 1903—1905 ca. 110 % (wobei Krankheitsfälle mit und ohne Erwerbsfähigkeit gezählt wurden). Über die Häufigkeit der einzelnen Erkrankungen siehe folgende Tabelle, in der die Zahlen nach GAST (1903 bis 1905, Berlin) und der Leipziger Statistik (1887—1904) zusammengestellt sind:

Tabelle 102.

Es erkrankten von je 100 an	Berlin (einschließlich Erwerbsfähiger) Gastwirtsangestellten %	Leipzig (nur Erwerbsunfähige)		
		Kellner $^{0}/_{00}$	Kellnerinnen $^{0}/_{00}$	Hilfsarbeitern $^{0}/_{00}$
Erkrankungen der Verdauungsorgane .	11,5	33,7	56,2	35,5
Erkrankungen der Atmungsorgane . .	11,52	38,2	32,7	34,3
(darunter Tuberkulose	1,2	6,2	4,6	3,6)
Erkrankungen der Bewegungsorgane .	10,4	34,3	16,2	40,7
(Muskelrheumatismus	5,2	25,0	9,9	30,5)
(Plattfuß usw.	0,16	—	—	—)
Unfällen	7,9	33,9	15,5	80,9
Hautkrankheiten	1,5	35,5	27,1	48,2
Geschlechtskrankheiten	7,1	8,7	33,4	7,4
Nervenkrankheiten	5,1	7,0	9,4	8,2
Blutarmut	5,0	—	22,8	—
Herz- und Gefäßleiden	2,8	9,7	7,5	8,3
insgesamt		260,4	294,7	320,3

Die Sterblichkeit bei den Gastwirtsangestellten betrug nach GAST in Berlin 1903—1905 7,16 $^{0}/_{00}$ (10,2 für Männer, 4,8 für Frauen), nach der Leipziger Statistik für Kellner 6,7 $^{0}/_{00}$, für Kellnerinnen 2,66 $^{0}/_{00}$, für Hilfsarbeiter 5,89 $^{0}/_{00}$. Der größte Teil der Todesfälle, 45,5 $^{0}/_{00}$, wurde in Berlin (nach GAST) durch Tuberkulose und Erkrankungen der Atmungsorgane verursacht, 13 % durch Herzkrankheiten, die als Wirkung des Alkohols aufzufassen sind. Am größten ist die Sterblichkeit bei den Kellnern. Die hohe Zahl der Geschlechtskrankheiten beruht zweifellos auf dem Einfluß des starken Alkoholgenusses. Es sei jedoch betont, daß diese Zahlen nicht mehr den jetzigen Verhältnissen entsprechen; neue brauchbare Krankenstatistiken stehen jedoch noch nicht zur Verfügung.

Gesetzliche Bestimmungen. Für die Arbeitnehmer im Gast- und Schankwirtschaftsgewerbe gelten die einschlägigen Vorschriften der Gewerbeordnung und die sonstigen allgemeinen Bestimmungen des Arbeiterrechts und Arbeiterschutzes. Die Unfallversicherung findet auf das Gast- und Schankgewerbe allerdings nur teilweise Anwendung. Hingegen hat noch eine Bundesratsverordnung vom Jahre 1902 Geltung, die bestimmt, daß Gehilfen und Lehrlinge unter 16 Jahren von 10 Uhr abends bis 6 Uhr morgens nicht beschäftigt werden dürfen, und daß weibliche Personen zwischen 16 und 18 Jahren, welche nicht zur Familie des Arbeitgebers gehören, während dieser Zeit nicht zur Bedienung der Gäste verwandt werden dürfen. Außerdem ist seit dem 15. Januar 1920 ein Reichsgesetz in Kraft, das die Landeszentralbehörden verpflichtet, im Interesse der Gesundheit und der Aufrechterhaltung der guten Sitten, der Ordnung und des Anstandes in Gast- und Schankwirtschaften, insbesondere über die Zulassung, die Beschäftigung und die Art der Entlohnung weiblicher Angestellter Vorschriften zu erlassen.

17. Kapitel.

Krankenpflegepersonal, Feuerwehrleute.

Bei der Berufszählung vom Jahre 1925 wurden im Gesundheitswesen 360370 beschäftigte Personen gezählt, davon in den Krankenanstalten 155442 und in der offenen Krankenpflege 20860. Krankenpfleger und Krankenschwestern wurden 126151 gezählt, davon waren 16309 männliche, 109842 weiblich. In den Krankenanstalten waren davon rund 89000 beschäftigt, der Rest in der offenen Krankenpflege.

Sowohl in der Berufstätigkeit als auch bezüglich der wirtschaftlichen Verhältnisse ist zwischen den Ordensschwestern und dem freien Krankenpflegepersonal zu unterscheiden. Das macht sich schon bezüglich der Dauer der Arbeitszeit geltend. Gerade durch die Länge der Arbeitszeit und ungenügende Ruhepausen wird eine frühere Abnutzung des Organismus bedingt, die sich nicht nur in einer früheren Erwerbsunfähigkeit, sondern auch in einer größeren Disposition für die Erkrankung an Infektionen der verschiedenen Art äußert. — Während nun eine besondere für das Personal im Gesundheitswesen geltende Arbeitszeitverordnung vom 13. Februar 1924 eine Höchstarbeitszeit von 60 Stunden pro Woche vorsieht, sind die den charitativen Mutterhäusern angehörenden Pflegepersonen, sowie die Beamten und Beamtenanwärter davon ausgeschlossen. Abgesehen davon, daß bei der mangelnden Definition des Begriffes Beamtenanwärter jede Möglichkeit der Auslegung offensteht, ist durch zahlreiche Statistiken festgestellt, daß die Arbeitszeit des charitativen Krankenpflegepersonals durchweg 14—16 Stunden pro Tag beträgt. — In den Provinzialheil- und Pflegeanstalten der Provinz Sachsen wurde im Jahre 1927 das Pflegepersonal einschließlich Dienstbereitschaft bis zu 137 Stunden in der Woche in Anspruch genommen. Nach den amtlichen Erhebungen der Provinz Brandenburg wurde eine Mindestarbeitszeit von $68^1/_2$ und eine Höchstarbeitszeit von $122^1/_2$ Stunden pro Woche einschließlich Dienstbereitschaft im Jahre 1927 festgestellt.

Nach einer Erhebung des Verbandes der Gemeinde- und Staatsarbeiter nach dem Stande vom 1. Januar 1928, die sich auf 1151 Anstaltsverwaltungen mit 59457 Beschäftigten erstreckte, hatten

45,2 %	eine	48stündige	Arbeitszeit
25,3 %	„	48—54 „	„
17,1 %	„	54—60 „	„
12,4 %	„ mehr als 60	„	„

Von besonderer Wichtigkeit scheint die Tatsache zu sein, daß das weibliche Krankenpflegepersonal im Gegensatz zu den Verhältnissen in allen anderen Berufen in vielen Anstalten bis zu 20 % länger beschäftigt wird als das männliche Krankenpflegepersonal.

Bei diesen langen Arbeitszeiten ist es verständlich, daß die Tuberkulose unter dem Pflegepersonal besondere Ausbreitung findet, zumal hier noch die erhöhte Infektionsgefahr durch den dauernden Umgang mit den Kranken hinzukommt. Nach den Untersuchungen des Landessanitätsreferenten KUTSCHERA, Innsbruck wurden bei 635 Todesfällen katholischer Schwestern 489 = 77 % auf Tuberkulose zurückgeführt, davon starben im Alter bis zu 30 Jahren 44 %, von 30—40 Jahren 38 %. Bei der Untersuchung sämtlicher Mutterhausschwestern ergaben sich 46,5 % Erkrankungen an Tuberkulose. — Daß Infektionen mit Diphtherie, Scharlach, sowie anderen Infektionskrankheiten bei Ärzten und Krankenpflegepersonal häufig vorkommen, bedarf keiner weiteren Erklärung. Wenn vielfach Erkrankungen der Verdauungsorgane unter dem Krankenpflegepersonal beobachtet werden, so liegt das an der Art der Beköstigung. Nicht etwa, als ob diese unzureichend wäre, sondern weil die Nachteile der in Krankenanstalten kaum vermeidbaren Massen- und Dampfkost in Erscheinung treten.

Durch das Heben der Kranken in gebückter Stellung beim Umbetten, Baden usw. entstehen besonders beim weiblichen Pflegepersonal Zerrungen der Bauch- und Rückenmuskulatur. Ein Teil der Gebärmutterverlagerungen und ähnlicher Erkrankungszustände bei den Pflegerinnen beruht sicherlich auf dieser Ursache. Krampfadern, Platt- und Senkfüße kommen sehr oft vor.

Durch die dauernde Überanstrengung entstehen nicht nur Erkrankungen der Zirkulationsorgane, besonders vorzeitige Arteriosklerose, sondern auch Nervenerkrankungen der verschiedenen Art; gefördert wird die Entstehung dieser Leiden noch durch die vielfach mangelhaften Unterkunftsverhältnisse, da in fast allen Krankenanstalten die Schwestern zu mehreren in relativ kleinen Räumen untergebracht sind.

Die Unfallgefahren sind ziemlich groß, besonders bei der Wartung von Geisteskranken und Delirierenden.

Genaue Statistiken über die Morbidität des Krankenpflegepersonals liegen nicht vor. Immerhin hat die Betriebskrankenkasse der Stadt Berlin festgestellt, daß die durchschnittliche Erkrankungsziffer des Personals in den Berliner Anstalten 30 % über der der übrigen Arbeitnehmer liegt; in einzelnen Anstalten waren 11 % des Personals erkrankt.

Die Kranken-, Invaliden- bzw. Angestelltenversicherung findet nur auf das nicht charitative Personal Anwendung; ebenso war das gesamte Krankenpflegepersonal noch nicht in der Reichsunfallversicherung. Erst im Dezember 1928 wurden durch das „dritte Gesetz über Änderungen in der Unfallversicherung" unter die Betriebe, die der Unfallversicherung unterliegen, auch Krankenhäuser, Heil- und Pflegeanstalten, Entbindungsheime und sonstige Anstalten, die Personen zur Kur oder Pflege aufnehmen, ferner Einrichtungen und Tätigkeiten in der öffentlichen und freien Wohlfahrtspflege und im Gesundheitsdienst, ferner Laboratorien für naturwissenschaftliche, medizinische oder technische Untersuchungen und Versuche aufgenommen. — Die Mitglieder geistlicher Genossenschaften und Schwestern von Diakonissenmutterhäusern sind versicherungsfrei, wenn ihnen nach den Regeln der Gemeinschaft lebenslängliche Versorgung gewährleistet wird. Wenn aber eine solche wegen Versicherungsfreiheit nicht entschädigte Person aus der Gemeinschaft ausscheidet, so kann sie für die Zeit nach dem Ausscheiden von der geistlichen Genossenschaft oder dem Mutterhaus die Leistungen verlangen, die ihr ohne die Versicherungsfreiheit gegen den Träger der Unfallversicherung zustehen würden.

1. **Barbiere.** Im Barbiergewerbe wurden im Jahre 1925 in 56 224 gewerblichen Niederlassungen 115 442 beschäftigte Personen gezählt. Eigentliche Barbiere waren davon 111 766, unter diesen 61 056 in abhängiger Stellung (einschließlich 14 341 weiblicher). Es herrscht hier der Kleinbetrieb vor.

Das Barbier- und Friseurgewerbe gehört zu den Berufstätigkeiten, in denen eine intensive Lehrzeit erforderlich ist. Die Gesundheitsverhältnisse in dem Berufe sind nicht ungünstig und haben sich gebessert, seitdem durch Verkürzung der früher sehr langen Arbeitszeiten und seit der Einführung der Sonntagsruhe die Überanstrengung der Berufstätigen nicht mehr im gleichen Maße wie früher erfolgt. Es sind daher die in nachstehender Übersicht enthaltenen Zahlen nicht mehr durchaus beweiskräftig, ergeben aber immerhin eine orientierende Übersicht über die *Erkrankungen der Barbiere* (nach W. FISCHER) in Berlin 1901—1906.

Tabelle 103.

	1901	1902	1903	1904	1905	1906
Mitgliederzahl	640	690	759	913	1016	·1077
Hiervon erkrankten in Prozent an:						
Lungenleiden	8,6	8,0	9,9	7,5	7,0	5,4
Geschlechtsleiden	4,5	4,8	5,0	3,9	5,2	5,5
Äußere u. chirurgische Erkrankungen	3,3	3,8	4,9	3,1	3,9	3,9
Rheumatismus	2,8	4,1	3,3	2,4	1.8	1,1
Influenza Halsleiden	2,2	1,9	3,6	2,8	2,0	1,6
Handverletzungen	2,0	1,3	2,0	1,6	1,5	1,3
Hautleiden	1,9	1,9	1,3	1,5	1,8	1,4
Magen-Darmleiden	2,2	1,9	2,2	2,4	2,1	1,9
Nervenleiden	0,3	1,2	1,4	1,2	1,1	1,3

Wenn man von der Tuberkulose absieht, die nicht in direktem Zusammenhang mit der Berufstätigkeit steht und die in die Zahl der Lungenleiden einbezogen ist, so kann aus dieser allgemeinen Zusammenfassung von Lungenkrankheiten kein beweisender Schluß gezogen werden. Wahrscheinlich kann ein erheblicher Teil der Lungenleiden zu den auf Erkältung zurückzuführenden Erkrankungen gehören, die ja bei den Barbieren relativ häufig sind (vgl. auch die Erkrankungen an Rheumatismus sowie Influenza und Halsleiden). Gerade durch die Bedienung der Kunden im Hause und den damit bedingten Wechsel der Temperatur (Arbeitsraum—Straße), besonders in der kalten Jahreszeit bei nicht genügend warmer Kleidung werden zahlreiche Erkältungskrankheiten bedingt.

Das Vorkommen von vielen Hauterkrankungen wird durch die dauernde Einwirkung von Seife, Wasser, spirituösen Lösungen, ätherischen Ölen usw. hervorgerufen. Das Hantieren mit den verschiedenen Haarfärbungsmitteln, die Anilin- und andere Farben enthalten, der Einfluß der keineswegs indifferenten Reinigungsmittel, die zur Entfernung der Farblösungen von den Händen dienen, bedingt das häufige Vorkommen von Gewerbeekzemen. Auch Frostentzündungen, Frostbeulen und Geschwüre kommen öfters vor. — Verletzungen der Hände, besonders durch das Hantieren mit Rasiermessern, Brenneisen usw., sind häufig.

Die Beschäftigung im Stehen führt vielfach zu Plattfußbeschwerden sowie anderen Fuß- und Beinleiden, Krampfaderbildung usw.

Auffällig ist das verhältnismäßig häufige Auftreten von Geschlechtskrankheiten bei den Friseuren.

2. Feuerwehrleute. Die Tätigkeit der Berufsfeuerwehrleute ist mit einer Reihe von Gesundheitsschädigungen verbunden. Die mechanischen Verletzungen und Unfälle spielen eine Hauptrolle. Es kommen hierbei nicht nur die Unfälle, die sich an der Brandstelle ereignen, in Frage, sondern auch solche beim Alarm, bei der schnellen Fahrt zur Brandstelle, beim Autobetrieb bzw. die mit dem Pferdebetrieb verbundenen. Unter den Unfällen nehmen die Vergiftungen eine besondere Stellung ein, zumal die Einwirkung von Vergiftungen sich erst nach mehr oder weniger langer Zeit, ja selbst noch nach Jahren als bisweilen schwere Gesundheitsschädigungen bemerkbar machen können. Die Verqualmung bei Bränden und die Einatmung der bei der Verbrennung entstehenden Giftstoffe führt häufig zu „*Rauchvergiftungen*". Bei vollkommener Verbrennung entstehen: Kohlensäure, Salpetersäure, salpetrige Säure, Ammoniak, oft auch schweflige Säure, bei der unvollkommenen Verbrennung Kohlenoxyd, Kohlenwasserstoffe, Formaldehyd, Ameisensäure und andere organische Gase und Dämpfe. Die Dämpfe bestehen u. a. in ihren schwarzen Schichten aus den phenolhaltigen chemischen Körpern des Teers, während sie in den helleren Schichten chemische Substanzen mit niedrigem Siedepunkte in wässeriger Lösung, Methylalkohol, Aceton, Essigsäure u. a. enthalten. Gerade derjenige Rauch, der reich an diesen phenolhaltigen Körpern ist, wie er z. B. bei Bränden von Dachpappe, Teer u. ä. entsteht, ist besonders schädlich. Bei den Erkrankungen der Ernährungsorgane, die ferner eine erhebliche Rolle spielen, kommt neben Einwirkung von Rauch- und anderen Vergiftungen das durch die Tätigkeit bedingte unregelmäßige und schnelle Essen, das

Trinken von kalten Getränken, die Einwirkung von Kälte, Hitze und Durchnässung usw. in Frage. Die häufigen Erkältungen bedingen auch zum Teil das Vorkommen der zahlreichen Erkrankungen der Atmungsorgane und Rheumatismen der verschiedenen Art. Sehr häufig ist ferner die Neurasthenie und Arteriosklerose bei Berufsfeuerwehrleuten, ferner Augenerkrankungen. Im Jahre 1924 erkrankten bei 47 Berufsfeuerwehren mit 4353 Mann Personal 72,8 %, wobei auf den Fall 16,2 Krankentage entfielen. Bei 127 Berufsfeuerwehrmännern, die in den Jahren 1920—1925 im aktiven Dienst verstorben waren, betrug das durchschnittliche Lebensalter $44^1/_2$ Jahre, das durchschnittliche Dienstalter $17^1/_2$ Jahre, 21,3 der Todesfälle wurden durch Erkrankungen der Atmungsorgane, 20,4 durch mechanische Verletzungen (davon 17,3 durch Betriebsunfälle, 15,7 durch Erkrankungen der Kreislauforgane, 9,4 durch Erkrankungen der Verdauungsorgane) bedingt. Durch das dritte Gesetz über Änderungen der Unfallversicherung vom Dezember 1928 wird die Unfallversicherung auch auf den Betrieb der Feuerwehren und Betriebe zur Hilfeleistung bei Unglücksfällen ausgedehnt.

18. Kapitel.
Handelsangestellte, Verkehrswesen, Hausangestellte.
A. Handelsangestellte.

Das Handels- und Versicherungsgewerbe umfaßte 1925 einschließlich der Berufszugehörigen 5394613 Personen. Für Groß-, Einzel-, Hausier- und Straßenhandel, Geld- und Bankwesen, Verlags- und Verwaltungsbetriebe, Versicherungswesen und mehrere andere Einzelzweige wurden im Jahre 1925 insgesamt 1148000 Betriebe (die Betriebe, nicht die Unternehmungen sind gezählt) festgestellt, in denen 3212000 Personen beschäftigt waren. Davon waren 1033922 Einzelgeschäfte mit 2333501 Beschäftigten (90,1 bzw. 72,6 % der Gesamtzahl), 28649 Hauptniederlassungen (Mutterfirmen) mit 465504 Beschäftigten (2,5 bzw. 14,5 %) und 85510 Zweigniederlassungen mit 415305 Beschäftigten (7,4 bzw. 12,9 %).

Der Vergleich der Ergebnisse von 1925 mit den Ziffern der letzten Berufszählung von 1907 ergibt folgende Entwicklung:

Tabelle 104.

| | 1907 | | 1925 | | 1925 mehr oder weniger in Prozent | |
| | (heutiges Reichsgebiet ohne Saar) | | | | | |
	Betriebe	Personen	Betriebe	Personen	Betriebe	Personen
Groß-Einzelhandel u. Verlagsgewerbe	582068	1642097	851107	2397799	+ 46,2	+ 46,0
Geld-u.Bankwesen,einschl. Immobilienhandel . . .	10058	66804	43280	227394	+330,3	+240,4
Vermittler-, Verwalter-, Verleih- usw. Gewerbe .	65631	201602	134496	314258	+104,9	+ 55,9
Hausier- u. Straßenhandel	39035	45181	95296	114462	+144,1	+153,3
Versicherungswesen . . .	22466	66161	20246	96702	— 9,9	+ 46,2
zusammen	719258	2021845	1144425	3150615	+ 59,1	+ 55,8

Die Angestellten und Beamten im Handelsgewerbe und Versicherungswesen gehören fast ausschließlich zum kaufmännischen und Bureaupersonal. Es wurden 1925 gezählt:

Tabelle 105.

Angestellte und Beamte	Überhaupt	Davon kaufmännisches u. Bureaupersonal		
		insgesamt	männlich	weiblich
im Handelsgewerbe	1319537	1288727	737470	551257
im Versicherungswesen . . .	95960	94342	72768	21574

Die Zahl der weiblichen Angestellten hat auch im Handel sich 1925 nahezu verdreifacht. Die soziale Lage der Handlungsangestellten ist sehr verschieden: oft sind sie schlechter gestellt als die Arbeiter, und die Bezeichnung als „Stehkragenproletarier" ist nicht übertrieben.

Bei den Handelsangestellten sind die *Handlungsgehilfen* und die *Handelshilfsarbeiter* zu unterscheiden. Zu den Handlungsgehilfen gehören Kontoristen, Buchhalter, Kassierer, Reisende, Verkäufer, Maschinenschreiber, Stenographen, gleichviel ob männlich oder weiblich, zu den Handelshilfsarbeitern Hausdiener, Packer, Kassenboten, Speditions-, Lager- und Transportarbeiter, Geschäftskutscher, Packerinnen, Sortiererinnen, Austrägerinnen usw.

Wenn auch bei den Handelsangestellten spezifische Berufskrankheiten, wie sie z. B. bei Arbeitern der chemischen Industrie usw. vorkommen, fehlen, so sind doch Erkrankungen nicht spezifischer Natur, die in einem den Durchschnitt sämtlicher Arbeiterkategorien übersteigenden Maße bei den Handlungsgehilfen bzw. Handelshilfsarbeitern auftreten, als besondere Berufserkrankungen anzusehen. Für das Entstehen von Gesundheitsschädigungen kommen eine Reihe von Faktoren in Frage: Die sitzende Lebensweise und die lange Arbeitszeit begünstigen das Entstehen von Erkrankungen der Lunge und der Verdauungsorgane. Wenn auch die Arbeitszeit ebenso wie die Festlegung der Pausen durch gesetzliche Bestimmungen (s. S. 101) und durch Tarifverträge geregelt ist, auch der 7-Uhr-Ladenschluß bedeutet eine erhebliche Besserung gegen frühere Zeiten, so wird im Handelsgewerbe oft eine übermäßig lange Arbeitszeit durch Überstunden bedingt. Zugluft in Ladengeschäften, besonders der Lebensmittelbranche, und Staub in Wäsche-, Posamentier- und ähnlichen Geschäften, führen ebenfalls zu Erkrankungen der Atmungsorgane. Die unregelmäßigen Mahlzeiten und die Erschwerung des regelmäßigen Austretens rufen vielfach Verdauungsstörungen hervor. In Warengeschäften müssen die Angestellten öfters die Mahlzeiten ohne eigentliche Mittagspause während des Bedienens genießen. Die „englische" Tischzeit führt dazu, daß oft erst in den späten Abendstunden eine warme Mahlzeit eingenommen werden kann. In den Großstädten erweist sich auch bei den weiten Entfernungen der Wohnung von der Arbeitsstelle die Mittagspause als zu kurz, so daß die Mittagsmahlzeit hastig verzehrt werden muß und keine Zeit zur Erholung bleibt. Die stehende Beschäftigung bedingt das Zustandekommen von Plattfuß, Krampfadern, Unterschenkelgeschwüren usw.;

von SCHULTES wurden unter 14000 Gestellungspflichtigen bei 12,7% der Verkäufer, Kellner u. a. Personen mit stehender Berufstätigkeit Plattfüße, Krampfadern usw. festgestellt. Bei den Handelshilfsarbeitern ereignen sich auch verhältnismäßig zahlreiche Unfälle. Auffallend ist ferner bei den Handlungsgehilfen das Vorkommen von Nervenleiden und Selbstmorden. Neben der nervenangreifenden intensiven Tätigkeit mögen auch die schwierigen — oben geschilderten — wirtschaftlichen Verhältnisse daran schuld sein.

Die Erkrankungsziffern sind bei den Handelsangestellten kleiner als bei dem Durchschnitt der anderen Berufe. In Berlin entfielen auf 100 Mitglieder bei der Ortskrankenkasse der Kaufleute 1911—1912 42,1 Erkrankungsfälle der männlichen Mitglieder (Durchschnitt aller Kassen 44,5) und 44,6 der weiblichen Mitglieder (Durchschnitt 47,9). Nach der Leipziger Statistik entfielen auf 100 Personen im Jahre bei Bureau- und Kontorpersonal (männlich) 21,0% Krankheitsfälle und 7,48 $^{0}/_{00}$ Sterbefälle; bei Verkäufern und Kommis 18,7% Erkrankungsfälle und 4,82 $^{0}/_{00}$ Sterbefälle; bei weiblichem Bureau- und Kontorpersonal 23,1% Erkrankungsfälle und 2,40 $^{0}/_{00}$ Sterbefälle, bei Verkäuferinnen 29,9% Erkrankungsfälle und 3,42 $^{0}/_{00}$ Sterbefälle.

Die folgende Tabelle zeigt die Häufigkeit der verschiedenen Erkrankungen bei der Ortskrankenkasse der Kaufleute in Berlin in den Jahren 1906—1912, und zwar gesondert für Handlungsgehilfen und Handlungshilfsarbeiter angegeben (in Prozenten):

Tabelle 106.

Krankheitsgruppen	Handelshilfs-arbeiter		Handlungs-gehilfen		Handelshilfs-arbeiterinnen		Handlungs-gehilfinnen	
	1912	Durch-schnitt 1906-12	1912	Durch-schnitt 1906-12	1912	Durch-schnitt 1906-12	1912	Durch-schnitt 1906-12
1. Vergiftungen	0,29	0,41	0,21	0,27	0,09	0,19	0,08	0,11
2. Störungen der Entwicklung und Ernährung	1,86	1,74	3,72	3,62	12,26	12,72	17,64	18,38
3. Krankheiten der Haut, Knochen, Muskeln, Sehnen	23,85	22,70	5,83	15,98	13,45	13,70	10,68	11,48
4. Krankheiten des Gefäß-systems	3,87	4,14	5,25	5,29	3,89	4,75	3,08	3,28
5. Krankheiten des Nerven-systems	8,27	7,57	15,11	14,63	11,86	11,38	11,09	11,22
6. Krankheiten der Respira-tionsorgane	16,76	17,66	18,22	18,89	16,71	17,61	14,96	15,82
7. Krankheiten des Verdau-ungsapparates	10,35	11,24	14,10	15,24	12,23	12,79	16,14	17,30
8. Krankheiten der Harn- und Geschlechtsorgane	4,37	4,36	6,81	7,13	14,93	14,59	10,89	10,54
9. Infektionskrankheiten	9,50	8,20	12,49	10,58	9,03	7,79	11,45	8,71
10. Verletzungen und andere äußere Einwirkungen	20,77	21,59	8,14	8,01	4,49	4,38	3,95	3,73
11. Nicht festgestellte bzw. nicht ermittelte Krank-heiten	0,11	0,38	0,12	0,35	0,06	0,19	0,04	0,19

Zum Vergleich gibt nachstehende Tabelle die Leipziger Zahlen, wobei unter a) alle pro 1000 Arbeiter beobachteten Erkrankungen, unter b) die Zahl der hierauf fallenden Krankheitstage, unter c) die darauf entfallenden Todesfälle pro Mille zu verstehen sind:

Tabelle 107.

Erkrankung	Beruf			
	Bureau- und Kontorpersonal männlich	Konto-ristinnen	Verkäufer (Kommis)	Verkäufe-rinnen
1. Überhaupt	a) 210,00	231,90	187,50	299,10
	b) 5107	5597	4004	7333
	c) 7,48	2,40	4,82	3,42
2. Entwicklungskrankheiten	a) —	2,40	—	2,70
	b) —	60	—	89
	c) —	0,08	—	0,05
3. Infektionskrankheiten	a) 39,80	31,00	36,40	39,30
	b) 1205	884	1003	1508
	c) 2,80	1,03	2,26	1,31
4. Allgemeine Erkrankungen	a) 6,30	53,60	5,40	68,00
	b) 185	1331	142•	1869
	c) 0,19	0,06	0,12	0,14
5. Nervenleiden	a) 15,60	14,70	12,60	12,90
	b) 609	504	388	372
	c) 0,50	—	0,24	0,18
6. Erkrankungen der Atmungsorgane .	a) 34,30	30,00	26,60	33,20
	b) 944	870	737	927
	c) 1,29	0,25	0,92	0,54
7. Erkrankungen des Blutkreislaufes .	a) 10,00	7,00	9,80	9,90
	b) 360	202	273	339
	c) 0,96	0,25	0,37	0,18
8. Erkrankungen der Verdauungsorgane	a) 38,20	49,30	35,40	62,50
	b) 577	879	492	1157
	c) 0,50	—	0,31	0,36
9. Erkrankungen der Harn- und Geschlechtsorgane	a) 5,50	10,10	5,80	16,50
	b) 128	308	103	470
	c) 0,26	0,17	0,06	0,18
10. Erkrankung der äußeren Bedeckung	a) 14,70	9,10	16,70	17,10
	b) 206	130	197	268
	c) 0,01	—	—	—
11. Erkrankungen der Bewegungsorgane	a) 17,00	10,00	12,60	16,00
	b) 380	217	231	370
	c) 0,07	—	—	—
12. Erkrankungen des Auges	a) 6,00	3,40	6,00	4,60
	b) 134	47	110	120
	c) 0,01	—	—	—
13. Verletzungen	a) 19,30	8,00	17,00	12,90
	b) 343	120	249	223
	c) 0,22	0,08	0,18	0,09
14. Tuberkulose (überhaupt)	a) 7,70	4,10	5,70	2,80
	b) 608	308	455	264
	c) 2,49	0,91	2,02	1,04
15. Blutarmut	a) 3,90	53,10	—	67,00
	b) 99	1316	—	1830
	c) 0,02	0,08	—	0,05
16. Herzleiden	a) 8,80	4,70	6,60	6,60
	b) 2730	145	200	260
	c) —	0,25	0,37	0,18
17. Gelenk- und Muskelrheumatismus .	a) 9,70	7,00	8,70	16,80
	b) 180	160	155	230
	c) 0,01	—	—	—
18. Vergiftungen	a) 7,00	0,30	0,50	0,30
	b) 396	0,90	14	1,80
	c) —	—	0,06	0,03

Auch die Sterblichkeitsverhältnisse der Handelsangestellten sind günstiger als in anderen Berufen. Nach den Zahlen der Berliner Ortskrankenkasse entfielen in den Jahren 1911—1912 auf 1000 männliche Kassenmitglieder im Durchschnitt 8,17 Todesfälle, auf 1000 weibliche 5,33. Die meisten Sterbefälle wurden durch Erkrankungen der Respirationsorgane und der Verdauungsorgane herbeigeführt. Auffallend groß ist die Zahl der Selbstmorde, die 4,61 % der Todesfälle bei männlichen, und 1,60 % bei weiblichen Mitgliedern bedingten.

Nach den neuen Zahlen der Allgemeinen Ortskrankenkasse für die Stadt Leipzig aus dem Jahre 1927 wurde die Mitgliederzahl des kaufmännischen Personals und der Krankenbestand in folgender Höhe festgestellt:

Männliche Mitglieder: 13755 = 5,7 % der Gesamtmitgliederzahl mit 4132 Krankheitsfällen = 6,27 % sämtlicher Krankheitsfälle

Weibliche Mitglieder: 21644 = 8,7 % der Gesamtmitgliederzahl mit 8112 Krankheitsfällen = 16,40 % sämtlicher Krankheitsfälle

Die Dauer des einzelnen Krankheitsfalles (mit Erwerbsunfähigkeit) betrug bei den männlichen kaufmännischen Mitgliedern 32 Tage (Durchschnittsdauer aller Mitglieder 33 Tage), bei den weiblichen 27 Tage (Durchschnitt 35 Tage). Die Dauer des einzelnen Erwerbsunfähigkeitsfalles ist aber bei dem kaufmännischen Personal beiderlei Geschlechts geringer als beim Durchschnitt sämtlicher Mitglieder.

Nachstehende Tabelle zeigt die Zahl der Erkrankungen mit Erwerbsunfähigkeit (gesondert nach den verschiedenen Erkennungsgruppen) für männliche und weibliche Mitglieder, die Dauer des einzelnen Erkrankungsfalles, die Häufigkeit der einzelnen Krankheitsgruppen berechnet auf 100 Mitglieder und auf 100 Erkrankungsfälle.

Tabelle 108.

	Männliche Mitglieder					Weibliche Mitglieder				
	Fälle	Tage	Tage per Fall	auf 100 Mitgl.	auf 100 Erkg.	Fälle	Tage	Tage per Fall	auf 100 Mitgl.	auf 100 Erkg.
Allgemeine Erkrankungen .	103	4682	45,4	0,7	2,5	628	16927	26,9	2,9	7,7
Erkrankungen d. Atmungsorgane	693	20022	28,8	5,0	16,5	1521	38665	25,4	7,0	18,7
Erkrankungen des Nervensystems	532	22208	41,7	3,9	12,9	857	29725	34,6	3,0	10,5
Erkrankungen der Verdauungsorgane	386	11808	30,5	2,8	9,3	630	18940	30,0	2,9	7,7
Erkrankungen d. Blutkreislaufs	228	10128	44,4	1,6	5,5	333	10412	31,2	1,5	4,1
Erkrankungen der Unterorgane	118	4616	38,6	0,8	2,8	892	24881	27,8	4,1	10,9
Erkrankungen der Bewegungsorgane	281	9265	32,9	2,0	6,8	408	12351	32,6	1,8	5,0
Erkrankungen der Haut .	222	5619	25,3	1,6	5,3	270	6099	22,5	1,2	3,3
Geschlechtskrankheiten . .	51	1350	26,6	0,4	1,2	6	371	61,8	0,02	0,1
Infektionskrankheiten . . .	788	21615	27,4	5,7	19,1	1683	38746	23,0	7,7	20,7
Augenkrankheiten	39	1395	35,7	0,3	0,9	52	952	18,3	0,2	0,6
Ohrenerkrankungen	21	677	32,2	0,1	0,5	56	1288	23,0	0,2	0,6
Sonstige Erkrankungen . .	670	18494	27,6	4,1	16,2	776	19314	24,8	3,5	9,5

Die Betriebsunfälle betrugen bei den Handels- und Bureauangestellten zusammen 257; davon entfielen 144 auf 13755 männliche, d. h. 1,04 %, 113 auf 21644 weibliche, d. h. 0,52 %. Von den 144 Unfällen männlicher Mitglieder waren 127 mit einer Erwerbsunfähigkeit unter 8 Wochen verbunden, also leichterer Art; bei den 113 weiblicher Mitglieder 105.

Aus Tabelle 108 geht hervor, daß bei den männlichen Mitgliedern — abgesehen von den Infektionskrankheiten einschließlich Grippe — die Erkrankungen der Atmungsorgane, dann die der Nervensystems stehen, dann die der Verdauungsorgane und dann die des Bewegungsorgane folgen. Auch bei den weiblichen Mitgliedern sind — abgesehen von den Infektionskrankheiten — die Krankheiten der Atmungsorgane, ferner

die des Nervensystems und der Verdauungsorgane am häufigsten; in
der Zahl der Unterleibserkrankungen sind die Geschlechtskrankheiten
zum großen Teil enthalten.

Nach den Leipziger Erfahrungen überwiegen bei dem weiblichen
Kontorpersonal die Erkrankungen des Nervensystems und Lungentuberkulose (s. Tabelle 108), bei dem weiblichen Ladenpersonal Erkrankungen der Atmungs- und Verdauungsorgane. Häufig ist ferner das
Vorkommen von Geschlechtskrankheiten bei den Handelsgehilfen
(männlichen und weiblichen). Die nachstehende Tabelle zeigt, wieviel
von den mit Erwerbsfähigkeit verbundenen Erkrankungen im Jahre
1912 in der Ortskrankenkasse der Kaufleute (Berlin) auf Unfälle, Tuberkulose, Geschlechtskrankheiten und Alkoholismus beruhten:

Tabelle 109.

	Unfälle	Tuberkulose	Geschlechts-krankheiten	Alkoholis-mus
Handelshilfsarbeitern	22,14	3,96	3,09	0,77
Handlungsgehilfen	8,76	4,44	5,42	0,68
Handelshilfsarbeiterinnen	4,91	5,33	1,70	0,03
Handlungsgehilfinnen	4,29	4,30	1,96	0,01

Unfallsgefahren. Naturgemäß entfallen mehr Unfälle auf die
Handelshilfsarbeiter — besonders im Transportbetriebe — als auf die
Handlungsgehilfen.

Nach der Statistik des Zentralverbandes des Handels- und Trans-
portarbeiterverbandes in Berlin wurden 1905 29,5 % aller Erkrankungsfälle durch Betriebsunfälle herbeigeführt, bei Kutschern sogar 35,4 %.
Wenn auch im Speditionsgewerbe die Unfallgefahr am größten ist,
so zeigt doch die nachstehende Tabelle der Ortskrankenkasse der Kaufleute (Berlin), daß auch in anderen Betrieben des Handelsgewerbes die
Unfälle häufig sind.

Tabelle 110.

Es ereigneten sich Unfälle					
Betrieb	1906	1907	1908	1909	1910
Brennmaterialien	430	438	446	433	403
Konfektion usw.	102	93	111	116	117
Eisenlager	379	376	261	259	239
Werkzeuge usw.	93	87	102	132	167
Produkten	58	70	57	67	67
Spedition	568	639	513	439	457
Unfälle in sämtlichen Betrieben . .	2833	2838	2685	2888	2987

Gesetzliche Schutzbestimmungen für Handelsangestellte
finden sich in der Reichsgewerbeordnung (s. Kapitel III), ferner in
der Bekanntmachung des Reichskanzlers, betr. die Einrichtung von
Sitzgelegenheit für Angestellte in offenen Verkaufsstellen vom 28. November 1900.

B. Verkehrswesen.

Die Angestellten im Verkehrswesen, besonders im Eisenbahn-,
Straßenbahn- und Postwesen, unterscheiden sich von den andern

Beamtenkategorien in vieler Beziehung. Natürlich bestehen auch zwischen den verschiedenartigen Beamten oder Angestellten dieser Betriebe große Unterschiede. Teilweise unterscheidet sich ihre Tätigkeit, z. B. bei den höheren Beamten, in keiner Weise von andern Verwaltungszweigen, auch Arbeiter, z. B. in Eisenbahnwerkstätten, üben unter den gleichen Bedingungen wie andere Maschinenarbeiter, Schlosser, Tischler usw. ihren Beruf aus; teilweise aber sind die Beamten und Angestellten besonderen Einflüssen ihrer Berufstätigkeit ausgesetzt, die auch die hygienischen Verhältnisse in bestimmter Richtung beeinflussen. Da eine ärztliche Auslese vor dem Eintritt stattfindet, so zeigen diese Berufsgruppen im allgemeinen auch günstige Krankheits- und Sterbeziffern, weil eben die körperlich Ungeeigneten von vornherein ausgeschaltet sind. Ferner kommt noch die Stetigkeit der Arbeitsverhältnisse dazu, die eine sichere — wenn auch oft recht bescheidene — Existenz verbürgt.

Im Verkehrswesen waren bei der Berufszählung vom Jahre 1925 1454713 Personen beschäftigt; einschließlich der Berufszugehörigen belief sich die Zahl auf 4162546, d. h. $67\,^0/_{00}$ der Gesamtbevölkerung. Davon entfallen auf die Reichsbahn mit rund 2352000 und die Reichspost mit rund 826000 Berufszugehörigen zusammen $5,1\,^0/_0$ der Bevölkerung.

1. Eisenbahnwesen. Beim Eisenbahnwesen waren 1925 797388 Beamte und Arbeiter beschäftigt. Im Jahre 1927 war der Bestand des Gesamtpersonals bei der Reichsbahn 706016 Personen, davon waren 313672 Beamte und 390344 Arbeiter. Das Personal verteilte sich auf Verwaltung 32327 ($= 4,6\,^0/_0$), Bahnunterhaltung 124731 ($= 17,7\,^0/_0$), Bahnbewachung 32272 ($= 4,6\,^0/_0$), Bahnhofs- und Abfertigungsdienst 224750 ($= 31,9\,^0/_0$), Zugbegleitung 52332 ($= 7,4\,^0/_0$), Lokomotivfahrdienst 68508 ($= 9,7\,^0/_0$), Maschinentechnischer Dienst ausschließlich Lokomotiv- und Werkstattdienst 52705 ($= 7,5\,^0/_0$), Werkstattdienst in Betriebswerkstätten 20957 ($= 3,0\,^0/_0$), Hauptwerkstätten 95434 ($= 13,6\,^0/_0$).

In hygienischer Beziehung muß natürlich zwischen den Handwerkern und Arbeitern in den Werkstätten usw., die keinen besonderen dem Eisenbahnbetriebe eigentümlichen Schädlichkeiten ausgesetzt sind, den im Bureau- und Abfertigungsdienst Beschäftigten und dem eigentlichen Zugbeförderungspersonal unterschieden werden.

Das *Zugbeförderungspersonal* hat oft unter der Länge und Unregelmäßigkeit des Dienstes zu leiden. Unregelmäßige Nachtruhe und unregelmäßiges Einnehmen der Mahlzeiten führen zu nervösen und Verdauungsstörungen. Beim Lokomotivpersonal findet sich relativ häufig Schwerhörigkeit, verursacht durch Witterungsschäden, Lärm, Erschütterung usw. Durch den Außendienst werden vielfach Erkältungen bedingt, die auch durch das Übernachten in nicht geeigneten Unterkunftsräumen entstehen können. Unfallgefahren sind besonders Schaffner, Rangierer u. a. ausgesetzt. Es ist immer zu bedenken, daß bei der Einstellung des Eisenbahnpersonals eine strenge ärztliche Auslese stattfindet, die zunächst die gesundheitlich schwächeren Individuen ausschaltet.

Trotzdem ist der Prozentsatz der Krankheitstage und der Todesfälle etwas größer als bei der übrigen Bevölkerung. Auf 100 Reichsbahnbeamte und -angestellte entfielen im Jahre 1927 62,20 Krankheitsfälle und auf jeden Krankheitsfall 23,60 Krankheitstage. Die Sterbefälle machten in demselben Jahre bei diesen beiden Personengruppen auf 1000 5,53 aus. Sehr hoch ist die Krankenziffer auch bei den Reichsbahnarbeitern.

Bei einem Vergleich mit dem Krankenstand in den Ortskrankenkassen stellen sich folgende Unterschiede heraus:

Tabelle 111.

Im Jahre	In den Reichsbahn-betriebskrankenkassen %	In den Ortskranken-kassen %	Verhältnismäßig in den Reichsbahnbetriebs-krankenkassen mehr %
1925	5,41	3,84	41
1926	4,97	3,21	54
1927	5,01	3,55	41

Die Erkrankungen, welche am häufigsten Dienstunfähigkeit bedingen, sind Verletzungen, Rheumatismus und Gicht, Herzkrankheiten. Die Tuberkulose ist relativ gering beim Außenpersonal und spielt mehr bei Bureaupersonal eine Rolle. — Die Zahl der Unfälle beim Bahnbetrieb auf Vollspurbahnen ergab für das Bahnpersonal nach den Geschäftsberichten der Deutschen Reichsbahngesellschaft nachstehende Zahlen:

Tabelle 112.

	1925	1926	1927
Zahl der getöteten Bahnbediensteten	409	380	447
davon durch angeblich eigene Unvorsichtigkeit .	393	375	431
Zahl der verletzten Bahnbediensteten	1042	1110	1296
davon durch angeblich eigene Unvorsichtigkeit .	939	1015	1221

In diesen Zahlen sind aber nur diejenigen Unfälle enthalten, welche mindestens 14 Tage Dienstunfähigkeit zur Folge hatten und durch in *Bewegung* befindliche Fahrzeuge verursacht wurden.

Für das Entstehen von Unfällen, die sich 3—4mal so häufig als im gemeinen Leben ereignen, ist das Rangieren, Kuppeln, Beschreiten der Gleise, Auf- und Absteigen im Fahren usw. verantwortlich zu machen. Am gefährdetsten sind die Rangierer, die im allgemeinen mit 40 Jahren die notwendige Gewandtheit verlieren und deshalb zu anderen Dienstleistungen, z. B. beim Zugbegleitungsdienst usw., übergeführt werden sollten.

Für die Entstehung von Erkrankungen spielen die Einwirkung der unregelmäßigen Ernährungen, weite Entfernung der Wohnung vom Dienstort und oft ungenügende Unterkunftsverhältnisse außerhalb der Wohnung eine nicht geringe Rolle.

2. Straßenbahnangestellte. Bei den Straßen-, Untergrund- und Hochbahnen waren in Deutschland im Jahre 1925 in 412 Betrieben 84165 Personen versichert. Die Straßenbahnangestellten setzten sich aus den im Fahrdienst Tätigen, den Betriebs-, Werkstätten- und Bauarbeitern, sowie dem Aufsichts- und Bureaupersonal zusammen.

Die Betriebs- usw. Arbeiter und die Bureaubeamten sind keinerlei besonderen Schädigungen ausgesetzt, welche mit dem Straßenbahndienste verbunden sind. Anders verhält es sich mit den im Fahrdienst Beschäftigten; diese sind den Einflüssen von Wind und Wetter unterworfen, haben keine feststehenden Ruhe- und Essenpausen, wodurch das Entstehen von Verdauungskrankheiten begünstigt wird, und müssen bei ihrer Tätigkeit dauernd stehen oder gehen. Die Aufsichtsbeamten (Kontrolleure) haben meist sehr lange Arbeitszeit.

Als *Berufskrankheiten* findet man Nervenkrankheiten, besonders funktionelle Störungen, wie Platzangst usw., Erkältungskrankheiten (Erkrankungen der Atmungsorgane, Rheumatismus usw.), Plattfüße, Krampfadern, Unterschenkelgeschwüre und Augenentzündungen, ferner Überanstrengung bestimmter Muskelgruppen, z. B. der Arme.

Tabelle 113.

Bei der Großen Berliner Straßenbahn entfielen 1904—1906 Krankheitsfälle auf je 100:

Bureaubeamte	51	Bauarbeiter	65
Aufsichtsbeamte	115	Werkstättenarbeiter	89
Fahrer, Schaffner	81	Alle Berufsarten	80
Betriebsarbeiter	61		

Auf je 100 Krankheitsfälle in dem betreffenden Berufe kamen Krankheiten:

Tabelle 114.

	Aufsichtsbeamte	Fahrer und Schaffner	Betriebsarbeiter	Werkstättenarbeiter	Bauarbeiter	Bureaubeamte
Erkältungskrankheiten	39,7	38,3	41,9	28,8	26,9	38,2
Krankheiten der Verdauungsorgane	14,2	20,7	14,2	17,9	6,9	14,0
Krankheiten der Atmungsorgane .	9,0	9,3	7,9	9,0	5,7	11,7
Krankheiten des Nervensystems . .	3,4	4,0	2,7	1,9	1,9	10,9
Verletzungen	11,9	9,7	19,1	26,8	47,0	4,6
Hautkrankheiten.	6,2	6,2	3,7	4,4	5,7	2,3
Plattfüße, Leistenbruch usw. . . .	4,5	1,9	2,9	1,2	0,9	2,3
Augenkrankheiten	3,4	2,4	1,7	3,1	0,9	3,9
Krampfadern	1,1	0,9	—	—	—	1,5
Infektionskrankheiten	—	0,04	0,2	0,1	—	0,7

Todesfälle entfielen 1904—1906 0,4 auf 100 Mitglieder, davon wurden ein Viertel (24,8 %) durch Lungentuberkulose verursacht.

3. Berufskraftfahrer. Nach der Berufszählung von 1925 wurden 105 403 Kraftfahrer gezählt, davon war nur ein verschwindender Teil, nämlich 91, weiblich. Bei der ständigen Zunahme des Kraftwagenverkehrs ist die Zahl natürlich heute sicher weit überholt und betrug nach Angabe des Deutschen Verkehrsbundes am 1. Januar 1928 rund 140 000.

Unter den Berufsschädigungen sind vor allem der Einfluß der Witterung und der der nervösen Beanspruchung hervorzuheben. — Der ständige Aufenthalt in Wind und Wetter zu jeder Jahreszeit auf dem meist nicht geschützten Führersitz, die Tätigkeit beim Auf- und Abladen der Lastfahrzeuge, die ja meist mit von dem Kraftwagenführer besorgt

werden muß, bedingt die Häufung von rheumatischen Erkrankungen
der verschiedenen Art und von anderen Erkältungskrankheiten, besonders der Atmungsorgane in ähnlicher Weise wie bei den Kutschern.
Die intensive nervöse Anspannung, besonders im Verkehr der Groß-
städte und anderer verkehrsreicher Bezirke, bedingt eine Häufung von
nervösen Erkrankungen der verschiedenen Art. Auch die Vergiftungsgefahr, besonders durch Kohlenoxyd und Benzin und Benzol, trägt zum
Vorkommen der nervösen Erkrankungen bei. Die häufig beobachteten
Todesfälle durch Einatmen von Kohlenoxyd — besonders beim Laufen
des Motors in geschlossenen Garagen usw. — bilden einen nur geringen
Teil der Unfallgefahren, die gerade für die Kraftwagenführer von erheblicher Bedeutung sind und mit der Steigerung des Verkehrs stetig
zunehmen. Endlich kommt noch die oft lange Arbeitszeit hinzu, die
einerseits durch Übermüdung das Nervensystem schädigt, andererseits
wieder eine Vermehrung der Unfälle bedingt (s. S. 46).

Eine weitere Gefahr besteht in dem Zurückschlagen der Andrehkurbel beim Andrehen des Motors ohne elektrische Anlaßvorrichtung
oder bei dem Versagen derselben. Brüche des Radius und des
Mittelhandknochens, sowie Schädelbrüche sind die Folgen des Zurück-
schlagens. Hier sollte die rückschlagsichere Andrehkurbel gesetzlich
vorgeschrieben werden.

Für die Begleiter der Motorwagen hat sich als große Gefahr auch das
Ankuppeln der Anhängewagen ohne automatische Kupplung erwiesen.
Rippenquetschungen mit tödlichen Folgen sind häufig zu verzeichnen.

4. **Postbeamte.** Die Zahl der im Post- und Telegraphenwesen tätigen
Personen betrug 1925 755 529 Personen. Soweit überhaupt Verschieden-
heiten zwischen der Tätigkeit der Postbeamten und der im allgemeinen
im Bureaudienst stehenden Personen besteht, beruhen diese auf folgenden
Umständen: Überanstrengung durch lange Dienstzeit, besonders durch
die intensive Tätigkeit beim Schalterdienst, wobei neben Nervosität
auch Erkältungen durch Zugluft zustande kommen; auch der Nacht-
dienst trägt zur Entstehung von Nervenkrankheiten bei. Durch andauerndes Stehen werden Krampfadern, Plattfüße hervorgerufen. Der
Außendienst bedingt Erkältungen, das andauernde Treppensteigen bei
Briefträgern führt zu Herzstörungen und -erweiterungen. Die Unter-
beamten leiden häufiger an Infektionskrankheiten, Tuberkulose, Erkrankungen der Bewegungsorgane und an Verletzungen; bei den mittleren und höheren Beamten treten dagegen die Erkrankungen des
Nervensystems häufiger auf.

Die amtlichen Zahlen der Reichspostverwaltung geben über die
Gesundheitsverhältnisse der Postbeamten in den Jahren 1925 und
1926 eine Übersicht in Tabelle 115.

Die Erkrankungsziffern der einzelnen Kategorien der weiblichen
Beamten und Angestellten zeigen nachstehende Zahlen für das Jahr 1925.
Es erkrankten

im Telegraphendienst . . . . 23,56 %
im Fernsprechdienst . . . . 28,70 %
im Postscheckdienst . . . . 21,66 %

Tabelle 115.

	1925	1926
Beamte (Durchschnitt)	247094	258883
Gesamtarbeitstage	90190310	94492664
Gesamtkrankheitstage	3989607	4033587
Krankenbestand (Durchschnitt) . .	4,42 %	4,26 %
Von den Krankentagen entfallen:		
auf männliche Beamte	2769607 = 69,4 %	2957954 = 73,5 %
und zwar auf die Gruppen		
V—XIII	22,6%	24,8 %
II—IV	48,4 %	48,7 %
auf weibliche Beamte und Ange-		
stellte als Posthelferinnen . . .	1220000 = 30,6 %	1065633 = 26,5 %
auf 1 Beamten entfielen Kranken-		
tage im Gesamtdurchschnitt		
bei den männlichen Beamten .	16,1	15,5
bei den Gruppen V und höher	12,12	12,83
bei den Gruppen II—IV . .	15,36	15,56
bei den weiblichen Beamten und		
Angestellten insgesamt . . .	22,48	19,34
die Kosten betragen pro Kopf . .	64 RM	71 RM

Die Dauer der Erkrankungen bei den einzelnen Beamtenkategorien zeigt nachstehende Übersicht:

Tabelle 116.

Es waren krank im Jahre 1925	männliche Beamte		weibliche Beamte
	Gruppe V und höher	Gruppe II—IV	
Mehr als 3 Tage	27,2 %	43,5 %	48,5 %
1—3 Tage	9,6 %	6,9 %	32,6 %
Auf 1 Beamten entfallen Krankheitstage . . .	47,4	37,6	53,6
Auf 1000 Beamte kamen Krankheitsfälle			
von mehr als 3 Tagen	319,7	543,5	648,3
von 1—3 Tagen	168,0	118,0	1355,5
Auf 1000 Arbeitstage entfielen Krankheits-			
tage	32,1	42,1	68,3

Die Sterblichkeitsverhältnisse, und zwar für die Jahre 1922 und 1925 wurden durch nachstehende Tabelle erläutert

Tabelle 117.

Es starben	1922	1925
Zahl der Beamten	286969	247094
davon starben insgesamt	1433 = 4,99⁰/₀₀	998 = 4,04⁰/₀₀
männliche Beamten		
Gruppe V und höher	594 = 2,07⁰/₀₀	446 = 1,89⁰/₀₀
Gruppe II—IV	708 = 247⁰/₀₀,	447 = 1,81⁰/₀₀
weibliche Beamten	131 = 0,46⁰/₀₀	85 = 0,34⁰/₀₀

5. Telephonangestellte. Der elektrische Strom bildet bei den Telephonangestellten eine häufige Ursache von Berufsschädigungen. Abgesehen von Unfällen, die durch Übergang von Starkströmen in die Telephonleitung und in den Körper des Telephonierenden vorkommen, z. B. durch Blitzschlag, Verbindung mit benachbarten Starkstromleitungen bei Reißen von Drähten usw. und zu Lähmungen und langwierigen nervösen Störungen führen, ist auch der normale Telephonbetrieb auf die Dauer sehr schädigend. Neben Gehörstörungen treten typische Beschwerden auf, die sich in allgemeiner Nervenschwäche äußern und auf der dauernden gespannten Inanspruchnahme von Auge, Ohr und Sprechwerkzeugen beruhen. Die englischen Feststellungen, daß bei der Hälfte der Berufstelephonistinnen allmählich eine Berufsneurasthenie entsteht, werden auch von deutschen Beobachtern bestätigt. Die häufigste Berufsschädigung nur die Neurose. Es ist deshalb erforderlich, daß nur Personen mit völlig gesundem Nervensystem sich dem Telephondienst widmen.

6. Luftfahrpersonal. Die ständige Zunahme des Luftverkehrs hat eine neue Kategorie von Berufstätigen geschaffen, die in besonderem Maße gesundheitlichen Schädigungen durch ihre Berufstätigkeit ausgesetzt sind.

Zunächst sind die Unfallgefahren — sowohl durch Absturz als auch durch Verletzungen besonders des Propellers — zu erwähnen. Wenn auch die Absturzgefahr mit dem Fortschreiten der Technik wohl verringert wird, so ist doch die Gefahr der schweren Verletzungen und Todesfälle durch Absturz die gleiche geblieben.

Weiter kommt die Gesundheitsgefährdung durch verminderten Luftdruck in Betracht. In ähnlicher Weise wie bei der „Bergkrankheit“ verursacht der verminderte Sauerstoffgehalt des Blutes, der die Folge der Atmung in der Luft mit vermindertem Druck ist, starkes Ohrensausen und Einschränkung des Hörvermögens. Kopfschmerzen, Schwindel, Müdigkeit, Zittern stellen sich ein, ebenso Herzklopfen und Atemnot sowie Nasenbluten. Diese Beschwerden steigern sich durch Kälte, Anstrengungen, Schaukeln des Fahrzeugs. Ebenso verstärkt sich der Schwindel beim schnellen Absteigen aus der Höhe. Die Kälte und Trockenheit in den hohen Luftschichten schädigt die Haut und macht sie spröde; ebenso werden Hautentzündungen, ähnlich dem Gletscherbrand, bei nicht genügendem Schutz der Haut durch Salben usw. durch die intensiven Lichtstrahlen in den hohen Luftschichten bedingt. Ferner werden giftige Gase in der Höhe leichter resorbiert, was für die Bedienung der Motoren und bei der Gasfüllung der Luftschiffe von Bedeutung sein kann. Bei langsamem Aufsteigen in die Höhe und langsamem Niedergehen treten die genannten Beschwerden nur in geringem Maße auf; sie können bei vielen Personen durch eine gewisse Gewöhnung, vor allen Dingen durch Einatmen von Sauerstoff überwunden werden.

Eine Auslese des Flugpersonals ist erforderlich, Ausschaltung von Herz- und Lungenkranken, Nervösen, ohren- und augenkranken Personen ist notwendig. Gegen die Kälte ist warme Lederkleidung bereitzustellen, ferner sind Sturzkappen, farbige Schutzbrillen Vorschrift.

Die Flugzeug- und Motorenwärter sind in ähnlicher Weise wie die Chauffeure Unfallgefahren, Einatmung von giftigen Gasen usw. ausgesetzt. Die Unfälle durch sich bewegende Propeller sollen dadurch verhütet werden, daß nur bei stehendem Propeller an den Flugzeugen gearbeitet werden darf und daß der Propeller erst dann in Gang gesetzt werden darf, wenn sämtliche Personen sich außerhalb des Bereichs des Propellerkreises befinden. In der Praxis wird jedoch leider sehr oft gegen die Bestimmung verstoßen.

C. Hausangestellte.

Trotz des Anwachsens des Wohlstandes vor dem Kriege hat die Berufszählung im Jahre 1907 eine erhebliche prozentuale Verminderung der Hausangestellten gegen die vorangegangenen Zählungen ergeben. Es wurden gezählt im Jahre 1907 1249383 weibliche Hausgehilfen, d. h. 13 % aller weiblichen Erwerbstätigen, 1925 dagegen 1310439 = 11,4 %. Die männlichen Hausangestellten machten 1907 0,05 % der männlichen Erwerbstätigen aus, 1925 betrug ihre Zahl 15148 = 0,1 %. Insgesamt machte die Schicht der Hausangestellten im Jahre 1925 rund 1,3 Mill., d. h. 4,1 % aller Erwerbstätigen aus. — Die Zahl der im Haushalt des Arbeitgebers lebenden Angestellten ist gegen 1907 um rund 12 % zurückgegangen.

Als Grund für die Verringerung der Anzahl der Dienenden im Haushalte sind verschiedene Faktoren anzunehmen: Die Löhne der freien Arbeiter in Handel, Verkehr und Industrie sind ständig gestiegen; besonders im Kriege hat eine große Abwanderung der weiblichen Hausangestellten in die hohe Löhne zahlende Kriegsindustrie stattgefunden, der allerdings in den Nachkriegsjahren ein Rückstrom gefolgt ist. Die Verarmung des Mittelstandes hat jedoch ein geringeres Angebot der Stellen zur Folge, zumal eine erhebliche Erhöhung der Löhne gegen die Vorkriegszeit erfolgt ist, mit der das Einkommen des Mittelstandes nicht Schritt gehalten hat. — Ferner spielte die Beschränkung der Bewegungsfreiheit, die durch die Unterkunft und Beköstigung im Hause der Dienstherrschaft bedingt ist, und die ständige Arbeitsbereitschaft, zu der die Hausangestellten meist verpflichtet sind, eine wichtige Rolle.

Soziale Verhältnisse. Die *Ernährungsverhältnisse* der Hausangestellten sind im allgemeinen günstig. Das Kostgeld, welches früher gewährt wurde und oft nicht genügend bemessen oder nicht entsprechend verwandt wurde, ist fast vollkommen fortgefallen und durch die im Durchschnitt genügende Naturalverpflegung seitens des Dienstherrn ersetzt worden. Immerhin kommen durch den oft plötzlichen Übergang von der ländlichen in die städtische Ernährung, besonders bei jugendlichen Personen, bisweilen Schädigungen der Verdauungsorgane vor.

Die *Arbeitszeit* der Hausangestellten ist im allgemeinen sehr lang. Nach der Umfrage von STILLICH vom Jahre 1902 in Berlin betrug die Arbeitszeit für über die Hälfte der Dienstboten 16 Stunden, nur 2 % hatten eine geringere Arbeitszeit als 12 Stunden. Aber auch heute kann sie im Durchschnitt auf 13—15 Stunden beziffert werden, wobei es sich allerdings nicht um eine durchweg intensive Tätigkeit, sondern zum Teil nur um eine Arbeitsbereitschaft handelt. Nach einer Umfrage des Zentralverbandes der Hausangestellten vom Jahre 1924 betrug die Bruttoarbeitszeit zwischen 12—18^1/$_2$ Stunden, die Nettoarbeitszeit 13^1/$_4$ Stunde pro Tag. Ein freier Nachmittag wurde in 70% der Fälle, Urlaub in rund 64% der Fälle gewährt. Die *Löhne* haben nach dem Kriege eine nennenswerte Steigerung erfahren, wobei allerdings in Betracht zu ziehen ist, daß Kleidung, Wäsche usw. ebenfalls erheblich teurer geworden sind. Die *Wohnungsverhältnisse* sind ebenfalls im Laufe der letzten zwei Jahrzehnte besser geworden; das Schlafen der Hausangestellten in Küche, auf Hängeböden und Bodenkammern gehört heute wohl in den Großstädten zu den Ausnahmen, wurde aber noch vor 10—20 Jahren in einer Reihe von Städten sehr häufig angetroffen.

Gesundheitsverhältnisse. Besondere Berufsschädigungen sind bei den Hausangestellten mangels eingehender Statistiken nicht festzustellen. Im allgemeinen gehört ja die Hausarbeit durch ihre Vielseitigkeit, das Fehlen spezifischer Schädigungen durch Körperhaltung, Staubgefahr usw. zu den gesündesten Beschäftigungen. Natürlich kann die lange Arbeitszeit, besonders wenn sie mit ungenügender Ernährung und Mangel an Schlaf verknüpft ist, zumal für jugendliche Personen Körperschädigungen, besonders Blutarmut hervorrufen. Die Hausgehilfen sind nicht gegen Unfälle versichert, obwohl die Unfallgefahren durchaus nicht so gering sind, wie vielfach angenommen wird. Es sei nur auf die Verbrennungen, Verätzungen durch Putzmittel, Absturzgefahr beim Putzen der Fenster und Arbeiten auf Leitern u. a. m. hingewiesen.

Nach der *Leipziger Statistik* betrug z. B. die Erkrankungszahl bei Köchinnen im Alter von 15—34 Jahren 30,6%, von 35—54 Jahren 51,8% (Durchschnitt aller weiblichen Berufe 40,4 bzw. 51,8%).

Über die Häufigkeit der einzelnen Erkrankungen bei Dienstboten geben zunächst die älteren Zahlen der Krankenkasse Frankfurt a. M. aus dem Jahre 1896 Auskunft.

Tabelle 118.

	Es entfielen			
	auf 100 Dienstboten		auf 100 Mitglieder aller weiblich. Berufe	
	erwerbsfähig	erwerbsunfähig	erwerbsfähig	erwerbsunfähig
Infektionskrankheiten	1,5	3,3	1,6	4,0
Anämie, Chlorose	9,6	1,9	14,6	5,0
Syphilis	0,3	0,5	0,4	0,2
Nervenleiden	2,3	0,3	4,5	1,2
Krankheiten der Verdauungsorgane	8,3	4,1	9,5	6,1
Krankheiten der Zirkulationsorgane	0,9	0,5	1,2	0,8
Krankheiten der Geschlechtsorgane	2,1	1,0	3,0	1,6
Krankheiten der Atmungsorgane	6,0	3,3	7,8	5,8
Krankheiten der Bewegungsorgane	4,7	4,1	4,9	3,9
Krankheiten der Haut	6,1	4,1	7,5	3,4
Krankheiten der Augen	3,8	0,6	5,8	0,6
Unfälle und Verletzungen	3,2	2,3	2,4	1,9
Alle Erkrankungen	58,6	29,6	79,0	39,4

Die Zahlen der Allgemeinen Ortskrankenkasse München ergaben für 1919 folgendes Bild:

Tabelle 119.

Krankheitsart	Von 100 Dienstboten waren erkrankt	Von 100 übrigen weiblichen Versicherten waren erkrankt
Akuter Gelenkrheumatismus	1,71	0,69
Geschlechtskrankheiten	3,98	1,31
Erschöpfung vor Entkräftung	0,69	0,32
Geisteskrankheiten (einfache Seelenstörungen) . .	1,02	0,32
Hysterie.	1,18	0,54
Halsentzündung.	5,29	4,20
Kropf	4,33	2,16
Magenkatarrh.	2,33	2,94
Darmkatarrh	1,39	2,93
Panaritium.	3,45	2,02
Sehnenscheidenentzündung.	1,15	0,39
Verbrennungen	0,64	0,52
Erfrierungen.	0,29	0,08
Krätze.	2,83	0,82
Lungenschwindsucht.	3,64	4,82

Ein besonders instruktives Zahlenmaterial veröffentlicht PRYLL aus dem Jahr 1926 bei der Allgemeinen Ortskrankenkasse der Stadt Berlin. Es bezog sich auf 39138 Hausgehilfen (314 männliche und 28824 weibliche), die 5,96 % des gesamten Mitgliederbestands ausmachten (0,14 % der männlichen und 11,09 % der weiblichen). Während die Gesamtzahl der mit Arbeitsunfähigkeit einhergehenden Krankheitsfälle sich unter dem Durchschnitt hielt, ist die Zahl der Unterstützungstage erheblich höher, ebenso die Dauer des Krankenhausaufenthaltes. Die Einnahmen der Kasse an Hausgehilfenbeiträgen betrugen 1,11 Mill. $\mathcal{RM}$, die Ausgaben für Leistungen für die Hausgehilfen dagegen 1,919 Mill. $\mathcal{RM}$.

Die nachstehende Tabelle 120 zeigt

Tabelle 120.

Die häufigsten, Arbeitsunfähigkeit veranlassenden Krankheiten aller Mitglieder der Krankenkasse 1926.

Nr.	Name	absol. Zahl	%	Nr.	Name	absol. Zahl	%
11 b	Influenza	21 240	9,06	157	Krankheiten der Gelenke	4001	1,71
84 a	Neurasthenie	18 049	7,70	202	Sonstige äußere Verletzungen	3621	1,55
158 C	Muskelrheumatismus . .	14 792	6,31				
31 a	Lungenspitzenkatarrh .	9 777	4,17	153 A	Phlegmone	3148	1,34
58 b	Anämie und Chlorose .	8 321	3,55	201 C	Knochenbrüche	2988	1,28
114 a	Akuter Magendarmkatarrh	7 508	3,20	89 b	Herzneurose.	2974	1,27
				31 B	Lungentuberkulose . . .	2946	1,26
109 B	Krankheiten d. Mandeln	7 407	3,16	201 B	Verstauchungen	2937	1,25
82 Ab	Neuralgie	6 538	2,79	90 b	Herzklappenfehler . . .	2628	1,12
52 A	Chronischer Gelenkrheumatismus . . .	6 280	2,68	99 b	Chronischer Bronchitis .	2430	1,04
				117	Blinddarmentzündung .	2384	1,02
99 d	Bronchitis ohne nähere Bezeichnung	6 186	2,64	153 B	Panaritium	2375	1,01
				152 A	Furunkel, Karbunkel. .	2193	0,94
205 A	Ungenügend bezeichnete Krankheiten	5 860	2,50	185	Verletzung durch Fall .	2078	0,89
				99 a	Akute Bronchitis . . .	2020	0,86
188	Verletzung durch Zerquetschung.	4 001	1,73	111 a	Magengeschwür	1945	0,83
				91 b	Arterienverkalkung . .	1827	0,78

Dagegen ergibt

Tabelle 121.

Die häufigsten, Arbeitsunfähigkeit veranlassenden Krankheiten der Hausgehilfen 1926.

(Die in Spalte 11 und 12 verzeichneten Zahlen zeigen die Häufigkeit dieser Krankheiten bei dem Bestande aller arbeitsunfähig erkrankten Mitglieder der Kasse 1926 an.)

Krankheitsbezeichnung (nach dem internationalen Verzeichnis)		Vorkommen bei den Hausgehilfen								Vork. beim Gesamtbestande an Erkrankungsfällen	
		Zahl der Erkrankungsfälle		Zahl der Krankengeldtage			Zahl der Krankenhaustage				
Nr.	Name der Krankheit	absolute Zahl	%	absolute Zahl	%	Durchschn. pro Erkrankungsfall	absolute Zahl	%	Durchschn. pro Erkrankungsfall	absolute Zahl	%
1	2	3	4	5	6	7	8	9	10	11	12
11b	Influenza (Grippe)	559	6,91	9706	4,47	17,36	2560	2,59	4,58	21240	9,06
84a	Neurasthenie	380	4,70	10908	5,02	28,71	2510	2,54	6,61	18049	7,70
143Ba	Fehlgeburt (Abortus) . . .	379	4,69	6373	2,93	16,82	3169	3,21	8,36	5237	2,23
31A	Lungenspitzenkatarrh . . .	330	4,08	15316	7,05	46,41	5934	6,01	17,98	9777	4,17
58b	Anämie und Chlorose . . .	320	3,96	8262	3,80	25,82	1368	1,39	4,28	8321	3,55
117	Blinddarmentzündung . . .	308	3,81	9025	4,16	29,30	6421	6,51	20,85	2384	1,02
109B	Krankheiten der Mandeln .	302	3,73	4076	1,88	13,50	1996	2,02	6,61	7407	3,16
153B	Panaritium	267	3,30	4966	2,29	18,60	727	0,74	2,72	2375	1,01
158C	Muskelrheuma	243	3,01	4332	1,99	17,83	1715	1,74	7,06	14792	6,31
153A	Phlegmone (Zellgewebsentzündung)	187	2,31	3715	1,71	19,87	1195	1,21	6,39	3148	1,34
114a	Akuter Magendarmkatarrh .	163	2,02	3425	1,58	21,01	877	0,89	5,38	7508	3,20
52A	Chron. Gelenkrheuma . . .	153	1,89	4809	2,21	31,43	1270	1,29	8,30	6280	2,68
126a	Akute Bauchfellentzündung.	142	1,76	4381	2,02	30,85	2567	2,60	18,08	842	0,36
205A	Ungenügend bezeichnete Krankheiten	133	1,64	4169	1,92	31,35	1872	1,90	14,08	5860	2,50
99d	Bronchitis ohne nähere Bezeichnung	128	1,58	3297	1,52	25,76	844	0,86	6,59	6186	2,64
188	Verletzungen	125	1,55	2280	1,05	18,24	584	0,59	4,67	4047	1,73
157	Krankheiten der Gelenke. .	115	1,42	2596	1,20	22,57	2843	2,88	24,72	4001	1,71
138C	Adnexentzündungen	104	1,29	3505	1,61	33,70	2244	2,27	21,58	1474	0,63
111a	Magengeschwür	100	1,24	3257	1,50	32,57	2038	2,07	20,38	1945	0,83
140	Gebärmutterblutung	85	1,05	1767	0,81	20,79	753	0,76	8,86	1328	0,57
138B	Eierstockentzündung	83	1,03	2101	0,97	25,31	2389	2,42	28,78	1806	0,77
201C	Knochenbrüche	83	1,03	3561	1,64	42,90	1278	1,30	15,40	2988	1,28
38E	Syphilis ohne Angabe des Stadiums	82	1,01	3030	1,39	36,95	1626	1,65	19,83	1012	0,43
90B	Herzklappenfehler	79	0,98	3225	1,48	40,82	1011	1,02	12,80	2628	1,12
89b	Herzneurose	78	0,96	2216	1,02	28,41	216	0,22	2,77	2975	1,27
207h	Allgemeine Unterleibsleiden .	72	0,89	2329	1,07	32,35	1528	1,55	21,22	1007	0,43
97	Krankheiten der Nasenhöhle	69	0,85	1829	0,84	26,51	794	0,80	11,51	1428	0,61
155D	Sonstige Krankheiten der Haut, Haare, Nägel . .	68	0,84	1307	0,60	19,22	589	0,60	8,66	1367	0,58
94	Krankheiten der Lymphdrüsengefäße	61	0,75	2035	0,94	33,36	378	0,38	6,20	373	0,16

Bezüglich der *Sterblichkeit* der Hausangestellten ergeben die verschiedenen Statistiken Zahlen, die weit günstiger als der Durchschnitt der weiblichen Bevölkerung sind.

19. Kapitel.
Land- und Forstarbeiter.

Nach der Berufszählung von 1925 wurden im Deutschen Reiche gezählt:

Tabelle 122.

Wirtschaftszweige	Hauptberuflich Erwerbstätige		Berufs-zugehörige	Nebenberuflich Erwerbstätige	
	Summe	davon weiblich		Summe	davon weiblich
Landwirtschaft	9413920	4895701	13676296	4001763	1383244
Gärtnerei und Gartenbau	187671	55533	314557	18771	5346
Zucht nichtlandwirtschaft-licher Nutztiere	1785	325	3280	2349	130
Forstwirtschaft	131460	14458	314958	34901	2133
Fischerei	27590	3262	64165	3727	273
Land- und Forstwirtschaft	9762426	4969279	14373256	4061511	1391126

Die Erwerbstätigen in der Land- und Forstwirtschaft verteilten sich nach der Stellung im Beruf:

Tabelle 123.

Summe	Hauptberuflich			Nebenberuflich		
	Erwerbstätige					
	Summe	männlich	weiblich	Summe	männlich	weiblich
Selbständige . . .	2202861	1877362	325499	2444498	2196316	248182
Angestellte und Be-amte	161777	149825	11952	5311	4571	740
Arbeiter	2607282	1553385	1053897	73095	53711	19384
Mithelfende Fami-lienangehörige .	4790506	1212575	3577931	1538607	415787	1122820
Insgesamt	9762426	4793147	4969279	4061511	2670385	1391126

Von den 2607282 Arbeitern, die hauptberuflich in der Land- und Forstwirtschaft im Jahre 1925 tätig waren, entfielen auf „Landwirtschaft, Tierzucht, Milchwirtschaft" 2390323, darunter über 1 Million weibliche. Zur „Gärtnerei und zum Gartenbau" gehörten 109078, zur „Forstwirtschaft" (im Sommer 1925) 97120 Arbeiter. In der Arbeiterschaft der eigentlichen Landwirtschaft waren 50754 Handwerker, Maschinisten, Kraftfahrer usw. enthalten.

Die Landarbeiterschaft (ohne Betriebshandwerker) setzten sich zusammen aus:

115303 Knechten und Mägden, d. h. Arbeitnehmer, die in häuslicher Gemeinschaft mit dem Betriebsinhaber wohnen,

830280 Landarbeitern ohne eigenen Landbesitz,

218477 Landarbeitern mit Deputat oder Dienstland,

101683 Landarbeitern mit eigenem oder gepachtetem Land,

65971 Melkern (Stallschweizern),

7855 Winzern.

Die Zahl der nebenamtlich als Arbeiter tätigen Personen ist in der Forstwirtschaft von verhältnismäßig großer Bedeutung: hier kommen

zu 97120 hauptberuflichen Arbeitern noch 29538 nebenberufliche Forstarbeiter hinzu.

Im Vergleich zum Jahre 1907 hat die Landarbeiterzahl abgenommen;
es sind 271379 hauptberufliche Landarbeiter und 214496 nebenberufliche weniger gezählt worden als vor dem Kriege. Dieser Ausfall an
fremden Arbeitskräften ist zum großen Teil durch die verstärkte Mitarbeit der Familien ersetzt worden. Der Rückgang der Landarbeiterzahl ist beim weiblichen Geschlecht mit 159428 Personen oder 13,1 %
stärker als bei den Männern, die nur eine Abnahme von 111951 oder
um 6,7 % zu verzeichnen haben (Statistik der Dt. Reiches, 402, II).

Die Verteilung der landwirtschaftlichen Betriebe auf Klein-, Mittel-
und Großbetrieb in den Jahren 1907 und 1925 zeigt nachstehende
Übersicht:

Tabelle 124.

	1907[1]	1925
Kleinbetriebe (bis zum Umfange von 20 ha)	4393165	4878038
Mittelbetriebe (bis zum Umfange von 100 ha) . . .	228456	199825
Großbetriebe (über 100 ha)	18933	18671

Bei den Arbeitern unterscheidet man verschiedene Gruppen, deren
soziale Verhältnisse recht verschieden sind:

Instleute, Dienstleute, Tagelöhner usw. sind gewöhnlich durch Ver-
träge von längerer Dauer — 1 Jahr und darüber — eingestellt, erhalten
Wohnung, Land, Deputat, d. h. Naturalien und Geld, als Lohn. Dafür
müssen aber auch die Frau und die Kinder sowie die Hofgänger ihre
Arbeitskraft dem Gutsherrn zur Verfügung stellen. Ähnliche Verhältnisse herrschen auch bei kleinen Besitzern, die ihr kleines Grund-
stück von Frau und Kindern zum größten Teil besorgen lassen, während
sie selbst gegen Tagelohn arbeiten. Vor dem Kriege waren in Deutschland alljährlich ca. $^3/_4$ Mill. *Wanderarbeiter*, zumeist Ausländer, als
Saisonarbeiter beschäftigt. Diese waren im allgemeinen viel schlechter
versorgt, d. h. verpflegt und untergebracht, als die einheimischen Landarbeiter. Die große Zahl von eingewanderten Ausländern hatte auch
die Einschleppung von ansteckenden Krankheiten, z. B. Pocken, zur
Folge. Endlich ist noch als weitere Gruppe das landwirtschaftliche
Gesinde zu erwähnen, das für Deputat und Lohn tätig ist (Instleute).

Die *Wohnungsverhältnisse* der Landarbeiter sind im allgemeinen
dürftig. Heizung und Beleuchtung bereiten oft Schwierigkeiten; besonders die Wohnungsverhältnisse der Saisonarbeiter sind auch heute
— trotz der preußischen Verfügung von 1901, die Mindestforderungen
für die Unterbringung der Wanderarbeiter stellt — noch recht mangelhaft, worunter natürlich auch die sittlichen Verhältnisse leiden.

Die *Ernährungsverhältnisse* der Landarbeiter gleichen durch das zunehmende Schwinden des Naturlohnes denjenigen der Industriearbeiter,
nur mit dem Unterschiede, daß auf dem Lande die Möglichkeit des
bequemen und zweckmäßigen Einkaufens im allgemeinen fehlt. Nach
den Ansichten hervorragender Sozialhygieniker, z. B. von KAUP,

---

[1] Jetziger Gebietsstand ohne Saargebiet.

GROTJAHN u. a., war vor dem Kriege die Ernährung der Lohnarbeiter auf
dem Lande dürftig, da zuviel Eiweiß und Fett (Butter, Milch) verkauft
wurde und auch die Zubereitung der Speisen im allgemeinen mangelhaft
war. Der Hauptbestandteil der Nahrung waren die Hülsenfrüchte.

Frauen- und Kinderarbeit ist in der Landwirtschaft sehr ausgebreitet;
1907 waren in Landwirtschaftsbetrieben 47,6 % der Hauptberufstätigen
weiblich, 1925 49 %; besonders die Saisonarbeiterinnen während der
Rübenkampagne, beim Kartoffelhacken, bei der Rübenernte usw. sind
Frauen tätig; ebenso wird Viehfüttern, Melken, Kartoffellegen, Gras-
und Grummetrechen, Flachs- und Erntearbeit vielfach von Frauen verrichtet. Auch der Anteil der Kinderarbeit ist recht groß. In den landwirtschaftlichen Betrieben wurden 1907 601637 beschäftigte Personen
unter 14. Jahren gezählt, davon waren als Familienangehörige 116814
ständig, 347398 vorübergehend beschäftigt, als Fremde 56664 und 80761
nicht ständig tätig, d. h. von der landwirtschaftlichen Bevölkerung im
Alter von 6—14 Jahren, deren Zahl ca. $2^1/_2$ Mill. betrug, waren 25 %
landwirtschaftlich tätig. In Betrieben von 5—200 ha Größe waren 1907
512328 Personen unter 14 Jahren tätig, 1925 dagegen nur 390412
(202108 männliche und 188314 weibliche), d. h. um 23,8 % weniger.
Die Hütekinder haben wenig Schlaf, da sie nur eine Nachtruhe von
6—7 Stunden haben; bei anderer Arbeit, z. B. Jäten, Lesen usw., bringt
die gebückte Körperhaltung vielfach Schädigungen der Gesundheit mit
sich; auch die Unfallsgefahr für die Kinder ist bei den Futterschneidema-
schinen usw. nicht gering. Die ländlichen Unfallverhütungsvorschriften
lassen die Beschäftigung von Jugendlichen an Landmaschinen vom
12. Lebensjahr an zu. In Schlesien ist sogar die Verwendung von Kindern
im Alter von 12 Jahren an zum Treiben der Zugtiere am Göpel zulässig!

    1. Ackerbau. Beim Anbau von Getreide, Öl- und Hülsenfrüchten,
Wurzelpflanzen, wird zunächst die *Pflugarbeit* ausgeführt. Das Pflügen
ist wohl anstrengend, aber nicht mit Gefahren verbunden; nach dem
Pflügen wird der Boden durch Eggen geebnet und bisweilen durch glatte
oder gegliederte Walzen bearbeitet. Unfallsgefahren ereignen sich bei
diesen Arbeiten selten und sind nicht für die Arbeit spezifisch.

    2. Düngung. Zur Düngung wird Naturdünger (Stallmist, Jauche,
Kompost, d. i. Straßenkehricht, Schlamm und tierische Abfälle, Abtritt-
dünger) gebraucht. Neuerdings wird der Kunstdünger in immer weiterem
Umfang gebraucht; man unterscheidet dabei Stickstoffdünger (Chilisalpeter, schwefelsauren Ammoniak, Blutmehl usw.), Phosphordünger
(Thomasschlackenmehl, Superphosphate), Stickstoffphosphordünger
(Guano, Knochenmehl), Kalidünger (Kainit usw.), Kalkdünger (Kalksteinpulver, Ätzkalk) und Schwefelsäuredünger (Gips). Die verschiedenen Düngerarten werden je nach der Beschaffenheit des Bodens und
den Anforderungen der angebauten Fruchtarten verwendet. Zahlreiche
Sorten von Kunstdünger, z. B. Chilisalpeter, Kainit, Ätzkalk, Superphosphat, Cyanamid, Calciumcyanamid u. ä., üben eine Ätzwirkung auf
die Haut und Schleimhäute aus. Bei nicht genügender Vorsicht beim
Mischen, Schaufeln, Streuen usw., werden Verätzungen der Haut, Bindehautentzündungen der Augen, und Verätzungen der Hornhaut, Rei-

zungen der Atmungsorgane hervorgerufen. Bei Anwendung von Streumaschinen usw. werden diese Schädigungen gemindert.

3. Die Saat und ihre Pflege. Das Säen ist keine mit Schädigungen
verknüpfte Arbeit; in größeren Betrieben bedingen Sämaschinen jedoch
häufiger Unfälle. Die Arbeit an Sämaschinen ist sehr anstrengend, da
an einem Tage 25—40 km auf losem Acker zurückgelegt werden müssen.
In neuerer Zeit werden die Maschinen, wenn es der Boden gestattet,
mit Trittbrettern ausgerüstet, dadurch fällt das Laufen zum Teil fort,
so daß die Arbeit erleichtert ist. Beim Säen von Kartoffeln kann jedoch
das Arbeiten in gebückter Stellung die Gesundheit schädigen. Bei der
Pflege der Saat muß das Unkraut durch Jäten vertilgt werden; auch
hier findet die Arbeit im Bücken und Hocken statt. Eisenvitriol
wird zur Vertilgung des Unkrautes benutzt und kann dabei schädigen.
Wenn auch die Arbeit in gebückter und kniender Stellung im allgemeinen
nicht besondere Schädigungen hervorruft, so treten diese doch auf, falls
die Frauen und Kinder — diesen fallen diese Verrichtungen hauptsächlich zu — mehrere Wochen hindurch oft 12—14 Stunden lang, z. B.
beim Hacken und „Verziehen" der Rübenpflanzen usw. in dieser Stellung
arbeiten. Es treten dann Schmerzen in den Beinen und im Rücken auf,
Druckerscheinungen an den Knien, häufig auch durch den Einfluß der
Witterung Erkältungen usw.

4. Die Erntearbeit. Beim Mähen mit Sense, Sichel und Mähmaschine
ereignen sich zahlreiche Unfälle, ebenso infolge von Verletzungen durch
Strohhalme, Stoppeln, Dornen usw. Beim Binden der Garben kommt
es durch Überanstrengung bisweilen zu Sehnenscheidentzündungen an
den Unterarmen. Zahlreiche Unfälle passieren ferner beim Einfahren.
Beim Umschaufeln des Korns im Speicher usw. entwickelt sich reichlich
Staub, der viele Härchen, Spelzen, darunter auch Stärkekörner und
Sandteilchen enthält und daher ziemlich reizend wirkt.

5. Viehhaltung. Bei der Viehhaltung überwiegt von spezifischen
Berufsschädigungen die Unfallgefahr, bei der Futterbereitung durch
Häckselmaschinen und Ölkuchenbrecher, beim Füttern, Reinigen, bei
der Zucht, beim Beschlagen der Pferde ist die Gelegenheit zu Unfällen
reichlich gegeben. Beim Melken kommt es zu Überanstrengungen der
ersten drei Finger beider Hände, zum sog. Melkerkrampf. Auch tuberkulöse und parasitäre Hauterkrankungen werden von kranken Tieren
häufig übertragen, z. B. ist die auftretende Bartflechte oft tierischen
Ursprungs.

6. Gartenbau. In Gärtnerei und Gartenbau waren nach der Berufszählung im Jahre 1925 187 671 Berufstätige hauptberuflich tätig, darunter 55 533 weibliche. Es wurden 134 270 Gärtner gezählt, davon waren
96 665 (einschließlich 3704 weiblicher) in abhängiger Stellung und 37 605
(davon 4110) selbständig. Die relativ große Arbeitslosigkeit im Gärtner-
beruf ist nach dem Krieg besonders auffallend. Die allgemein verbreitete
Ansicht, daß der Beruf des Gärtners leicht ist, ist durchaus irrig. Nur
ganz gesunde und kräftige Personen sollten diesen schweren und durchaus nicht „gesunden" Beruf, der auch hohe geistige Regsamkeit erfordert, ergreifen!

Insbesondere ist bei der Berufsberatung der weiblichen Personen, die den Gärtnereiberuf ergreifen wollen, auf gesunde und kräftige Konstitution zu achten.

Das Umgraben des Bodens mit dem Spaten ist recht anstrengend; bei der Düngung, die z. B. bei der Gemüsezucht mit Latrinendünger, oder sonst mit dem staubförmigen Poudrettedünger oder künstlichen Dünger vollzogen wird, kommt neben der Staubentwicklung und chemischen Reizungen der Haut und Atmungsorgane auch die Übertragung von Infektionskrankheiten, z. B. Typhus u. ä. in Betracht. Beim Pflanzen im Frühjahr wirkt neben der dauernd gebückten Haltung auch der Einfluß der Witterung schädigend. Bei der Bodenbearbeitung mittels Motorfräsen, ebenso durch Explosionen der Druckspritzdampfkessel bei der Schädlingsbekämpfung im Obst- und Gemüsebau werden bisweilen sehr schwere Unfälle bedingt. Als weitere Gesundheitsgefährdung kommt die Vergiftungsgefahr durch die Verwendung der verschiedenen Arsenpräparate zum Spritzen bei der Schädlingsbekämpfung, ferner durch blausäurehaltiges Calciumcyanamid bei der Durchgasung der Gewächshäuser in Betracht. Treibhausarbeiten bedingen besonders im Winter infolge des Temperaturwechsels — in den Blumen- und Gemüsetreibhäusern herrscht sehr oft eine feuchtwarme Temperatur von 25—35° C — Erkältungskrankheiten. Sehr anstrengend ist ferner das Veredeln von Obst- und Rosenkulturen; diese Arbeit muß in anhaltend gebückter oder knieender Stellung vorgenommen werden und 10 % der Gärtner müssen diese Tätigkeit nach mehr oder weniger langer Zeit wegen Kopfschmerzen, Blutandrang nach dem Kopf oder rheumatischer Beschwerden aufgeben. Manche Pflanzenarten, z. B. Primeln, Tulpen, Hyazinthen, der Sumachstrauch (Rhus toxicodendron) rufen Hautentzündungen hervor.

Nach LOTH fielen auf 1000 Gärtner 480 Erkrankungsfälle und 8,8 Todesfälle, während die von ihm angegebenen Durchschnittszahlen aller Berufe nur 444⁰/₀₀ bzw. 6,3⁰/₀₀ betrugen. Unter den Erkrankungen standen — den Berufsschädlichkeiten entsprechend — Krankheiten der Lungen und andere Erkältungskrankheiten (Rheumatismus usw.) an erster Stelle.

GERBIS fand bei einer Betriebskrankenkasse einer Großgärtnerei nachstehendes Verhältnis der Erkältungskrankheiten zu den Gesamterkrankungen:

Tabelle 125.

	1920	1921	1922
Bei den Arbeitern in Feldkolonnen	33,2 %	37,3 %	29,7 %
Bei den anderen Kassenmitgliedern	3,5 %	5,5 %	4,7 %

Die Krankheiten verliefen bei den Gärtnern schwerer als bei den übrigen versicherungspflichtigen Arbeitern.

7. Weinbau. Die Arbeit beim Weinbau ist besonders anstrengend, da die Arbeiten in hügeligem Gelände verrichtet werden, wobei das Tragen schwerer Lasten doppelt anstrengend ist und auch der oft reichliche Alkoholgenuß zur Schädigung des Körpers beiträgt. Herzerkrankungen sind daher recht häufig. Oft werden durch die Anwendung von Schwefel-

präparaten bei der Vertilgung von Ungeziefer usw. Schädigungen durch
Dämpfe schwefliger Säure verursacht, ferner durch Kupfervitriol,
Arsenpräparate usw. Auch ereignen sich Unfälle durch Ausrutschen,
Pfählen usw. häufig.

8. **Forstwirtschaft.** Die Forstarbeiter haben neben der anstrengenden
Bodenverarbeitung durch Hacken, Anhauen und Fällen von Bäumen,
Abbrennen usw. das Säen von Pflanzen zu besorgen. Beim Forstschutz
kommt die schwere Erdarbeit in Betracht. Durch das Holzhauen im
Herbst und Winter kommen zahlreiche Unfälle zustande, ferner Kälte-
schädigungen. In Kohlenmeilern sind die Arbeiter den schädigenden
Dämpfen, die Kohlenoxyd, Kohlensäure, Kreosot u. a. enthalten, aus-
gesetzt.

9. **Torfgewinnung und Moorkultur.** Die Arbeiten bei der Torfgewinnung und bei der Moorkultur spielen sich auf wasserhaltigem
Boden ab, wodurch das Entstehen von Erkältungskrankheiten, besonders
aber von rheumatischen Erkrankungen begünstigt wird. Beim Torf-
stechen werden nach dem Freilegen der Torfschicht von Rasen und Erde
mit dem Spaten die einzelnen Stücke Torf herausgeholt, wobei die anstrengende Arbeit in gebückter Haltung schädigend wirkt. Beim Abbrennen des Moores, das zur Herstellung von Dünger ausgeführt wird,
entwickelt sich reichlich Rauch, der die Atmungsorgane reizt.

10. **Fischerei.** Der Fischereiberuf kann für kräftige und gesunde Personen zu den gesündesten Berufen gerechnet werden. Als Berufsschädigungen kann die Einwirkung der Witterungsverhältnisse (Hitze
und Kälte) sowie die Nachtarbeit angesehen werden.

11. **Krankheits- und Sterblichkeitsverhältnisse der Landarbeiter usw.**
Gegenüber der gewerblichen und industriellen Betätigung hat die Arbeit
in Land- und Forstwirtschaft etliche gesundheitliche Vorteile: den
Aufenthalt im Freien und die Schonung der Nerven. Leider kommen
diese Vorteile nicht so zur Auswirkung, da die meist zu engen Wohnungen
und die Überanstrengung bei der Arbeit den Gesundheitszustand stark
beeinflussen. Dementsprechend ist auch die Sterblichkeit der Landbevölkerung — die allerdings nicht direkt identisch mit der Landwirtschaft treibenden Bevölkerung ist — relativ gering.

WESTERGARD gibt an, daß in England von 100 Menschen 1890—1892
jährlich starben:

Tabelle 126.

Alter Jahre	Ganze Bevölkerung	Landleute	Feldarbeiter
15—25	0,74	1,09	0,51
25—35	0,98	0,88	0,87
35—45	1,30	0,90	1,08
45—55	1,85	1,25	1,51
55—65	3,22	2,34	2,73
65—75	6,70	5,70	6,10
darüber	16,60	17,00	18,30

Es ergab sich ferner, daß — im Gegensatz zur industriell tätigen
Bevölkerung — bei der Landbevölkerung nur geringe Unterschiede in
der Sterblichkeit zwischen Arbeitgebern und Arbeitnehmern bestehen.

Es starben nach BALLOD in England 1890—1892 von 1000 Personen:

Tabelle 127.

	15—20 Jahre	20—25 Jahre	25—35 Jahre	35—45 Jahre	45—55 Jahre	55—65 Jahre
Landwirte	1,3	2,4	4,3	7,0	11,2	24,0
Feldarbeiter	1,7	3,9	5,2	8,3	12,8	24,6
Alle Ackerbautreibende . .	1,6	3,5	4,8	7,7	12,2	24,2

Ähnliche Ergebnisse haben auch die Statistiken in der Schweiz (HERKNER) und in Holland.

In Preußen starben 1906/08 vom 1000 jeder Arbeiterklasse jährlich (nach BALLOD):

Tabelle 128.

	15—20 Jahre	20—25 Jahre	25—30 Jahre	30—40 Jahre	40—50 Jahre	50—60 Jahre	60—70 Jahre	Über 70 Jahre	Überhaupt
Landwirtschaft . .	3,18	4,75	4,21	5,4	8,60	16,30	38,20	148,5	14,11
Industrie und Handwerk	3,94	5,47	4,88	6,32	11,41	24,35	56,31	216,17	11,50
Handel und Verkehr	4,69	6,30	5,83	7,85	14,02	28,26	55,54	155,0	14,25

Diesen Zahlen entsprechend ist auch die *Tuberkulosesterblichkeit* bei der Landwirtschaft treibenden Bevölkerung günstiger als bei den in Industrie, Handwerk usw. Tätigen. Man darf allerdings nicht vergessen, daß an sich die Landbevölkerung weniger zur Tuberkulose disponiert ist, wo jedoch sehr schlechte Wohnungsverhältnisse sind und durch diese oder industrielle Nebenarbeit und andere Verhältnisse ein Ausgleich durch die Arbeit im Freien nicht mehr stattfinden kann, findet ein Anstieg der Tuberkuloseerkrankungsziffer statt.

Als *Berufsschädigungen* bei Land- und Forstarbeitern kommen zunächst infolge der Witterungsverhältnisse rheumatische Erkrankungen (Muskel-, Gelenkrheumatismus), ferner Gicht in Betracht. Von anderen Krankheiten des Skeletsystems und der Bewegungsorgane werden durch die Arbeit in gebückter Haltung Verkrümmungen der Wirbelsäule, ferner Bauernbein (Coxa vara), Plattfuß und andere Mißbildungen hervorgerufen.

Erkrankungen des Herzens und der Gefäße (Arteriosklerose, Tübinger Weinherz u. a.) als typische Abnutzungskrankheiten spielen ebenfalls eine große Rolle; es ist ja bereits bei vielen anderen Berufsarten geschildert worden, daß Krampfadern, Unterschenkelgeschwüre usw. auf dauerndes Stehen zuückgeführt werden. Es spielt hier ferner die Überanstrengung durch Saisonarbeit ein große Rolle; damit hängt auch das frühe Altern der Landarbeiterinnen zusammen. Hautleiden sind ziemlich häufig; abgesehen von Schwielenbildungen bei Melkern, durch Tragen schwerer Lasten usw. werden Hautentzündungen und Ekzeme durch die Einwirkung künstlichen Düngers, von Sonne und Witterungseinflüssen hervorgerufen, die bisweilen von Hautatrophie gefolgt sind. Durch Pflanzenteile, Pilze, Milben usw. werden ebenfalls öfters Hautentzündungen bedingt. Auch die verschiedenen bei den Schädlingsbekämpfungen angewandten Chemikalien wie Kupfervitriol, Arsenik u. a. m. rufen Hautschädigungen hervor.

Die Übertragung ansteckender Krankheiten von Tieren ist bereits erwähnt worden: Milzbrand, Maul- und Klauenseuche, Rotz, Rotlauf, Tuberkulose, Kuhpocken, Krätze, Bartflechten entstehen auf diesem Wege häufig. Durch Strahlenpilze, welche in den Getreidegrannen vorkommen, wird bisweilen die Aktinomykose hervorgerufen; von Hunden wird der Hundebandwurm übertragen (Echinococcus).

Unfallgefahren. Über die Häufigkeit der Betriebsunfälle in der Landwirtschaft gibt nachstehende Übersicht Auskunft:

Tabelle 129.

	1925	1926
Betriebe	4 601 916	4 604 900
Versicherte Personen	14 246 773	14 140 068
Erstattete Unfallanzeigen	122 453	178 799

Erstmalig entschädigt wurden:

Tabelle 130.

	überhaupt	davon waren getötet	dauernd völlig erwerbsunfähig	teilweise erwerbsunfähig
a) in den gewerblichen Berufsgenossenschaften:				
1925	56 054	5285	463	50 306
1926	59 656	4865	472	54 319
b) in den landwirtschaftlichen Berufsgenossenschaften:				
1925	46 065	2238	412	43 275
1926	60 011	2682	1328	56 001

Aus diesen Zahlen geht hervor, daß die Unfallgefahr in den landwirtschaftlichen Betrieben geringer ist als in den gewerblichen. Die meisten Unfälle in der Landwirtschaft ereignen sich in der Erntezeit, ferner durch Viehhaltung und Maschinen. Von 46065 Unfällen im Jahre 1925 und 60011 im Jahre 1926, die von den landwirtschaftlichen Berufsgenossenschaften erstmalig entschädigt wurden, sind bedingt worden (die Zahlen für 1926 sind in Klammern beigefügt): durch Fall von Leiternusw. in Vertiefungen usw. 11 886 (17 214), durch Überfahren und Absturz von Wagen usw. 9234 (11 960), durch Tiere, Stoß, Schlag, Biß usw. 6981 (8916), durch Motoren und Arbeitsmaschinen 4123 (4968), durch Handwerkszeug und einfache Geräte 2867 (3286) usw. Die oben angeführten Zahlen zeigen eine erhebliche Vermehrung der Unfälle im Jahre 1926 gegen 1925, wobei die vermehrte Anwendung von Maschinen und die damit verbundene intensivere Arbeitstätigkeit sicherlich eine erhebliche Rolle spielt.

Bei Erkrankungen und Unfällen auf dem Lande kommt als erschwerendes Moment die Tatsache hinzu, daß der Mangel an ärztlicher Hilfe die Ursache ist, daß leichtere Erkrankungen usw. zu spät in ärztliche Behandlung kommen und dadurch einen ungünstigen Verlauf nehmen.

20. Kapitel.

Berufswahl und Berufsberatung.

Die Schilderung der Berufstätigkeit und der gesundheitlichen Verhältnisse der einzelnen Berufe hat gezeigt, daß die Ausübung der verschiedenen Berufe mit verschieden großen Gefahren für die Gesundheit verbunden ist. Dementsprechend ist naturgemäß die Wahl des Berufs von außerordentlich großer Bedeutung für die Zukunft jedes Menschen. Der moderne Mensch ist in der Wahl des Berufs viel weniger beschränkt, als es noch vor Jahrhunderten, ja noch vor Jahrzehnten der Fall war. Damals ergriff der junge Mann meist aus Neigung oder Zweckmäßigkeitsgründen den väterlichen Beruf, zumal auch die Wahl der einzelnen ihm offenstehenden Berufe nicht allzu groß war. Wenn man vom Kleinhandwerk absieht, ist dieses Festhalten an der Tradition heute fast völlig verschwunden, und wenn die Söhne von Glasbläsern, Schleifern usw. vielfach den väterlichen Beruf ergreifen, so liegt es meist an der Unmöglichkeit in einzelnen Orten oder Gegenden einen anderen Broterwerb zu finden. Bei der Berufswahl ist heute zumeist der Wunsch ausschlaggebend, möglichst bald viel zu verdienen und selbständig zu werden. Leider werden bei diesem Bestreben die Aussichten für die spätere Zukunft zugunsten der bald erreichbaren Erfolge vernachlässigt und kaum Rücksichten auf Gesundheit und körperliche Entwicklung genommen. So kommt es denn, daß viele junge Leute einen Beruf ergreifen, dem sie körperlich nicht gewachsen sind oder der ihnen nicht die notwendige Befriedigung bietet. Bleiben sie dann in dem ihnen nicht zusagenden Berufe, so verringert sich ihre Leistungsfähigkeit, oder sie wechseln den Beruf: dann verlieren sie oft kostbare Jahre, abgesehen von der Einbuße an Geld und Gesundheit. Lipmann hat auf Grund der Volkszählung von 1910 festgestellt, daß im ganzen innerhalb von 3 Jahren 9,31% der Erwerbstätigen, d. h. 3,1% im Jahre, ihren Beruf wechselten; der Berufswechsel fand bei Männern stärker als bei Frauen statt, während in der Industrie die Zahl der berufswechselnden Frauen größer als die der Männer war. Die meisten Berufswechsel finden bis zum 20. Lebensjahr zum Ausprobieren der angemessenen Tätigkeit statt; auch die Beendigung des Militärdienstes zwischen 21.—24. Lebensjahr bot vor dem Kriege eine bequeme Gelegenheit zum Berufswechsel, zumal viele Landbewohner die städtischen Verhältnisse kennengelernt hatten, die ihnen mehr zusagten, neue Beziehungen angeknüpft hatten usw. Die Umfragen des Vereins für Sozialpolitik, des Sekretariats für Berufs- und Wirtschaftspsychologie usw. haben u. a. ergeben, daß im Jahre 1910 42% der männlichen und 44% der weiblichen Arbeiter ihren Beruf gewechselt haben.

Infolge des Bestrebens, möglichst bald eine höher bezahlte Tätigkeit auszuüben, ist die Zahl der Lehrlingsstellen im Kriege im Handwerk im Vergleich zur Gesamtzahl der Gehilfen und Arbeiter zurückgegangen, ist aber dann wieder gestiegen. Im Bezirk der Handwerkskammer Berlin wurden z. B. am 30. September 1923: 43888 Lehrlinge gezählt gegen 34861 im Jahre 1914, das bedeutet eine Zunahme von 26%. Eine Zunahme des Lehrlingsstandes ergab sich im Nahrungsmittelgewerbe, ferner bei den Friseuren, ferner beim Metallgewerbe (Schlosser, Mechaniker), ferner bei den Tischlern. Von den weiblichen Lehrlingen (d. s. 4,5%) wandten sich die meisten der Putzmacherei und dem Schneiderhandwerk zu, fast der zehnte Teil wurden Friseusen.

Für die Berufswahl sollten neben sozialen Gesichtspunkten — der allgemeinen Lage der einzelnen Berufe, den Aussichten für die Zukunft

in den betreffenden Berufen usw. — die gesundheitlichen Verhältnisse
ausschlaggebend sein. Die körperlichen Anlagen der Berufstätigen und
die hygienischen Verhältnisse in den einzelnen Berufen müssen berücksichtigt werden, soll die Berufswahl eine richtige sein. Von den einzelnen Faktoren bezüglich der körperlichen Beschaffenheit müssen
folgende berücksichtigt werden: *Körperbau*: kräftiger Körperbau ist
erforderlich für „schwere" Berufe, z. B. Land-, Garten-, Lastarbeit,
Maurer, Schmiede, Bierfahrer usw.; schwächliche Personen eignen sich
für Textilindustrie, Feinmechanik, Schreibarbeiten usw. Besonders bei
jugendlichen Personen ist aber zu berücksichtigen, daß vielfach eine
Kräftigung durch die Entwicklung und Übung bei anscheinend anfäng-
lich zu schweren Berufen eintreten kann. Bei Verkrümmungen der
Wirbelsäule müssen Berufe, bei denen schwere Lasten getragen werden
oder bei denen eine dauernde Tätigkeit im Sitzen erforderlich ist,
z. B. Uhrmacher, Schneider, Schuster usw., vermieden werden. Bei
Mißbildungen der Beine (X-Beine, Plattfuß) darf keine stehende Beschäftigung gewählt werden, z. B. Schaffner, Kellner usw. Die mangelhafte Beschaffenheit der *Kreislauforgane* verlangt eine Tätigkeit, bei der
keine allzu lange Arbeitszeit oder Nachtarbeit erforderlich ist; schwere
körperliche Arbeit, wie z. B. bei Maurern, Zimmerern, Schmieden usw.,
ist dabei nicht zuträglich, ebenso müssen Berufe mit hoher Erkältungsgefahr, z. B. Wäscherei, Plätterei, Gruben- und Hüttenarbeit usw., vermieden werden, desgleichen Berufe, bei denen starker Alkoholgenuß
häufiger vorkommt, wie z. B. bei der Brennerei, Brauerei, dem Gastwirtsgewerbe. Radfahren, besonders Dreiradfahren ist für Herzkranke
äußerst schädlich. Bei mangelhafter Beschaffenheit der Kreislauforgane
ist ein „leichter" Beruf wie Bureautätigkeit usw. zu wählen. Auch bei
geringer Widerstandsfähigkeit der *Atmungsorgane* spielen ähnliche Erwä-
gungen wie bei den Leuten mit schwachen Kreislauforganen mit: bei der
Berufswahl ist auf die dadurch bedingte Körperhaltung, Gefahr von Staub,
Gasen, Dämpfen und Erkältung zu achten; ebenso sind Berufe, die die
Lungen sehr anstrengen, wie z. B. Glasblasen usw., zu vermeiden. Liegen
Störungen oder Schwächezustände der *Verdauungsorgane* vor, so ist eine
Tätigkeit, bei der Vergiftungen, besonders durch Blei, Quecksilber usw.,
vorkommen können, auszuschließen. Auch diejenigen Berufe, die mit
unregelmäßigen Arbeitszeiten verbunden sind, z. B. Bahndienst usw.,
kommen nicht in Betracht. Besonders bei weiblichen Personen muß
auf die Geschlechtsreife und die *Beschaffenheit* der *Unterleibsorgane*
Rücksicht genommen werden; deshalb ist für Personen mit derartigen
Störungen Nähmaschinenarbeit und ähnliches nicht ratsam. Eine große
Rolle bei der Berufswahl spielt die *Beschaffenheit des Nervensystems*.
Wenn man bedenkt, daß bei den Berliner Gemeindeschulkindern durch
schulärztliche Untersuchungen rund 3% nervöse Störungen durch die
Schulärzte festgestellt werden und noch mehr durch Wahl ungeeigneter
Berufe zutage treten, so wird gerade in dieser Hinsicht die Wichtigkeit
der Wahl eines geeigneten Berufes nicht unterschätzt werden. Für
derartige Personen kommen deshalb Berufe, die mit starker Inanspruchnahme der Sinnesorgane und Nerven, gewerblichen Giften, Saisonarbeit

usw. verbunden sind, nicht in Betracht, ebensowenig wie unfallgefährliche Berufe; an Krämpfen Leidende sind besonderes von der Arbeit an Maschinen fernzuhalten und der Tätigkeit in der Landwirtschaft, Gärtnerei, Korbmacherei, Schneiderei u. a. m. zuzuführen. Auf die *Sinnesorgane* ist natürlich ebenfalls bei der Berufswahl zu achten. Da nicht weniger als 20—30% der schulpflichtigen Kinder auf einem oder beiden Ohren schwerhörig sind und nur ein Drittel normales Gehör besitzen — eine Folge der meist nicht genügend beachteten Kinderkrankheiten —, so dürfen Nichtnormalhörige nicht Berufe ergreifen, in denen sie häufigen Erkältungen, Lärm, Ohrenschädigungen durch Druckluft- und Sprengarbeit usw. ausgesetzt sind. Für solche Personen ist die Uhrmacherei, Buchdruckerei, kurz jeder Beruf, der eine nicht scharfes Gehör erfordernde Einzelarbeit verlangt, zu empfehlen. Von großer Wichtigkeit ist ferner die *Beschaffenheit der Augen*. Zahlreiche Untersuchungen haben die zuerst von Prof. Cohn beobachtete Tatsache bestätigt, daß Naharbeit, zumal bei ungenügender Beleuchtung, zu Kurzsichtigkeit führt; so sind nach Hamburger bei Lithographen 36% bei Schriftsetzern 37,5%, bei Feinmechanikern 18%, bei Schneidern und verwandten Berufen bis 43,9% Kurzsichtige festgestellt worden. Bei der Landbevölkerung sind mindestens 3%, bei der Stadtbevölkerung — Volksschülern — 7—10%, bei der wohlhabenden Bevölkerung mit höherer Schulbildung rund 26—40% Kurzsichtige festgestellt worden. Wenn auch nach den modernen Anschauungen die hereditäre Anlage für die Entstehung der Kurzsichtigkeit die Hauptrolle spielt, so weisen doch die eben genannten Beobachtungen auf die große Bedeutung der Wahl eines richtigen Berufes hin. Personen mit schwachen Augen sollen daher Bäcker, Gärtner, Heizer, Schmiede usw. werden.

Das Ziel einer zweckentsprechenden Berufsberatung bildet die Zuführung des einzelnen Individuums in den geeigneten Beruf unter Berücksichtigung der gesundheitlichen und wirtschaftlichen Gesichtspunkte und des Interesses der Gesamtheit.

Es ist nun erforderlich, daß die Berufswahl nicht dem freien Spiel des Zufalls überlassen wird, sondern unter Berücksichtigung der körperlichen und geistigen Eignung der Berufswählenden, ferner unter Berücksichtigung der wirtschaftlichen Momente erfolgt. Das kann natürlich nicht die Schule allein oder die Handwerkskammer oder sonst eine einzelne Person oder Organisation für die Menge der Schulentlassenen besorgen, sondern hier müssen Organisationen geschaffen werden, in welchen alle maßgebenden Faktoren zusammenarbeiten. Das geschieht in den *Berufsberatungsstellen* oder in den *Berufsämtern*. Zunächst ist zu fordern, daß an der Spitze dieser Stellen unabhängige Persönlichkeiten stehen, die im Wirtschaftsleben die nötige Erfahrung besitzen. Daneben ist die Mitwirkung des Arztes (Gewerbearzt, Schularzt usw.), der Schule, des Psychotechnikers, der wirtschaftlichen Organisationen (derjenigen der Arbeitgeber und Arbeitnehmer), auch der einschlägigen Wohlfahrtsorganisationen notwendig. Die Art des Zusammenwirkens wird am besten vom Leiter des Berufsamts bzw. der Berufsstelle geregelt. Arbeitsvermittlung und Berufsberatung gehören neuerdings in das Arbeitsgebiet der Reichsanstalt für Arbeitsvermittlung und Arbeitslosenversicherung (s. S. 133).

Mit dem Ausbau der Berufsberatung hat sich auch die Erkenntnis immer mehr Bahn gebrochen, daß eine richtige Berufsberatung ohne Mitwirkung geeigneter Ärzte nicht erfolgen kann, wobei allerdings hervorgehoben werden muß, daß der Arzt nur der Mitarbeiter, nicht der Alleinbestimmende in einem Kollegium gleichberechtigter und gleichwertiger Personen, die bei der Berufsberatung tätig sind, sein soll und darf.

Um eine ärztliche Berufsberatung ausüben zu können, genügt aber nicht die *gewöhnliche ärztliche* Vorbildung, welche dazu bestimmt ist, aus dem Arzt einen möglichst erfolgreichen Krankheitsdiagnostiker und Krankenheiler zu machen. Wer als Arzt die gesundheitliche Vorbedingung für die Ausübung bestimmter Berufe umschreiben will, muß zunächst die *Berufskunde* in genügendem Maße beherrschen, ferner die mit der Ausübung bestimmter Berufe einhergehende normale Inanspruchnahme des Organismus, d. h. *Gewerbephysiologie*, endlich aber die durch die Ausübung der Berufstätigkeit entstehenden Gesundheitsschädigungen, d. h. *Gewerbepathologie*.

Bisher hat man im allgemeinen nur aus den Schädigungen, die auf die Berufstätigkeit geschoben wurden, auf die Berufsanforderungen in körperlicher Hinsicht geschlossen und diese gewissermaßen von der negativen Seite her beurteilt. Man sagte: da ein bestimmter Beruf besondere Schädigungen, z. B. der Atmungsorgane usw. verursacht, sollen Personen mit schwacher Lunge diesen Beruf nicht ergreifen. Die Ergebnisse der Arbeitsphysiologie werden uns aber eine positive Grundlage für die Beurteilung der Berufsanforderungen schaffen, indem sie unter Zugrundelegung des Arbeitsprozesses und der dadurch bedingten Inanspruchnahme der einzelnen Organe und des gesamten Körpers Normen schaffen, die eine wissenschaftlich und praktisch stichhaltige Grundlage für die ärztliche Berufsberatung bilden. *Ein Beispiel* möge diese Verhältnisse beleuchten: Bisher wußte man wohl, daß *Glasbläser* gesunde und kräftige Lungen haben müssen; wo aber bei der Beurteilung die unterste Grenze liegen sollte, war ganz in das subjektive Urteil des betreffenden Arztes gestellt. Gelingt es nun — und das ist bereits in der Fabrik von SCHOTT-Jena der Fall — durch entsprechend konstruierte Apparate auf Grund zahlreicher Untersuchungen gewisse Normen für objektiv zu bestimmende Anforderungen an die Lunge, das Herz usw. von Glasbläsern aufzustellen, so wird man leichter ungeeignete Personen von der Ergreifung eines für sie nicht passenden Berufes abhalten können. Daß dabei das Gesamturteil des Arztes immer berücksichtigt werden soll, braucht wohl nicht betont zu werden; es wird aber dem berufsberatenden Arzt von großem Nutzen sein, wenn er solche objektive Unterlagen für sein Gutachten zur Verfügung hat.

Ferner muß die Tatsache beachtet werden, daß bei *Jugendlichen eine Berufswahl und Berufsberatung in einem Alter stattfinden,* in dem die körperliche Entwicklung vielfach noch kein abschließendes Urteil zuläßt. Gerade zwischen dem 14. und 16. Lebensjahr entwickelt sich der Körper am schnellsten, was z. B. auch aus den Gewichtszunahmen in

diesem Zeitraum hervorgeht. Es kann nun aus einem verhältnismäßig
schwächlichen Knaben von 14 Jahren unter günstigen sonstigen Verhältnissen, wobei die Ernährung eine besondere Rolle spielt, sich ein
kräftiger Jüngling entwickeln, der wohl geeignet ist, den anstrengenden
Beruf eines Schmiedes usw. zu ergreifen. Logischerweise müßte daher
auch gefordert werden, daß der Übergang von der Schule in die Berufstätigkeit zu einem späteren Zeitpunkt erfolgen sollte, und daß bei besonders schwächlichen Individuen ein Aufschub des Beginns der Berufstätigkeit, ähnlich wie es bei den schwächlichen Kindern mit der
Einschulung der Fall ist, erfolgen sollte. Natürlich wird das bei den
modernen wirtschaftlichen Verhältnissen bis auf verschwindende Aus-
nahmefälle nur ein frommer Wunsch bleiben. Bei der Berufsberatung
wird aber der Arzt besonders darauf zu achten haben, daß außer den
Einflüssen der Berufstätigkeit selbst auch die sozialen Verhältnisse,
in denen der zu Beratende lebt (Wohnung, Ernährung, Großstadt bzw.
Kleinstadt, Land), als wichtige Faktoren für die körperliche Entwicklung
in gebührender Weise berücksichtigt werden.

Außer den Jugendlichen müssen aber von dem berufsberatenden
Arzt auch Erwachsene, nämlich Kriegsbeschädigte, Arbeitsuchende mit
Gebrechen aller Art, Berufswechselnde, beurteilt und beraten werden.
In diesen Fällen kommt zu der Schwierigkeit der Beurteilung der körper-
lichen Beschaffenheit noch die Berücksichtigung der psychischen Mo-
mente, welche die Mentalität der zu Beratenden beeinflussen, hinzu.

Während der *Zeitpunkt* der Berufsberatung bei allen außer den Jugendlichen ohne weiteres gegeben ist, soll er bei letzteren *möglichst früh einsetzen, nicht erst bei der Schulentlassung*, wenn in vielen Fällen schon
die Entschlüsse der Eltern feststehen und eine Beratung vielfach nur als
Formsache betrachtet wird. Richtiger ist es, wenn die Berufsberatung
bereits im letzten Schuljahr und in besonders liegenden Fällen, wie z. B.
bei bestimmten körperlichen Gebrechen oder Vorzügen, deren Änderung
in absehbarer Zeit nicht zu erwarten ist, noch früher stattfindet.

Die Kenntnis der Berufskunde und die daraus sich ergebenden Anforderungen an die Leistungsfähigkeit des Berufswählenden bilden auch
das *Arbeitsgebiet* des *Psychotechnikers*. Die *Psychotechnik will die Lehre
vom Bewußtseinsleben des Menschen, deren Methoden und Ergebnisse in
ähnlicher Weise für die Bedürfnisse des praktischen Lebens verwerten, wie
es z. B. die Elektrotechnik mit der Elektrizitätslehre tut.* Neben der Rationalisierung, d. h. der zweckmäßigen, den psychophysischen Fähigkeiten
des Menschen angepaßten Gestaltung des Arbeits-, Auslese- und Ab-
satzverfahrens, bildet die *Eignungsprüfung* das Hauptarbeitsgebiet der
Psychotechnik (Moede). Gerade dieses Bestreben, den richtigen Mann
an die richtige Stelle zu bringen, dient letzten Endes ebenso wie die
Rationalisierung dazu, den höchstmöglichen Leistungsgrad der Volks-
wirtschaft zu erzielen. Für die Berufsberatung spielt die *psychotechnische
Eignungsprüfung* eine wichtige Rolle.

Hierdurch soll die besondere Beanlagung des Berufswählenden auf
Grund einer planmäßigen Mitwirkung festgestellt werden. Es handelt
sich dabei um zwei Gesichtspunkte: 1. *im Hinblick auf die Frage*, ob

der zu Untersuchende für eine ganz bestimmte Tätigkeit geeignet ist; 2. *im Hinblick auf die Frage, welche der zahlreichen Berufe* bei bestimmten Eigenschaften des zu Untersuchenden in Frage kommen. Während die erste Aufgabe verhältnismäßig leicht zu lösen ist, ist es bei der zweiten erheblich schwieriger, da die wissenschaftliche Berufskunde — in obenerwähntem Sinne — weder vom psychotechnischen und noch viel weniger vom medizinischen Standpunkte aus genügend erforscht ist.

Notwendig für das Prüfverfahren ist, daß durch möglichst eichfähige Apparate und sonst einwandfrei kontrollierbares Prüfgerät eine vom Orte unabhängige Kontrolle der vergleichsfähigen Ergebnisse gezeitigt werde. Nur die Nachprüfung an verschiedenen Orten seitens verschiedener Prüfer ermöglicht es ja erst, gewisse Normen von allgemeiner Gültigkeit aufzustellen, die dann mit Recht der Berufsberatung zugrunde gelegt werden können.

Durch die Eignungsprüfung wird nicht etwa nach den bisher bekannten allgemeinen Begriffen, z. B. nach mathematischer oder fremdsprachlicher Befähigung gefahndet, es wird die menschliche Individualität in viel elementarere Fähigkeiten zu zerlegen versucht, um so zu den letzten Elementen zu kommen, deren Kombination erst die bekannten Begabungen und Tüchtigkeiten ausmacht.

In Anbetracht der Wichtigkeit der Berufsberatung sieht das Arbeitsnachweisgesetz vom 22. Juli 1922 vor, daß die Arbeitsnachweise berechtigt sind und dazu verpflichtet werden können, die öffentliche Berufsberatung durchzuführen. Für die Einrichtung von Berufsberatungsstellen, die durch Kommunen, öffentliche Berufsvertretungen und andere Organisationen mehr eingerichtet werden können, gelten die „Allgemeinen Grundsätze für Berufsberatung und Lehrstellenvermittlung außerhalb der Arbeitsnachweisämter" vom Jahre 1923. Eine gesetzlich festgelegte Mitwirkung des Arztes bei der Berufsberatung besteht bisher in Deutschland noch nicht. Durch das Gesetz über Arbeitsvermittlung und Arbeitslosenversicherung vom 16. Juli 1927 ist die gewerbsmäßige Berufsberatung verboten.

In Deutschland bestanden im Jahre 1926/27 nach der Berufsberatungsstatistik über 610 Berufsberatungsstellen, in denen 426092 (252931 männliche und 173161 weibliche) Ratsuchende beraten wurden. 49,6 % der Schulentlassenen suchten im Berichtsjahr 1926/27 die Beratungsstellen auf. Wichtig ist ferner die Verbindung der Berufsberatung mit einer öffentlichen *Lehrstellenvermittlung,* welche die Gewähr für geeignete Lehrstellung durch entsprechende Mitarbeit von Arbeitgeber- und Arbeitnehmerorganisationen, Überwachung der Lehrstellen usw. übernimmt.

Durch die erwähnten „Allgemeinen Grundsätze" vom Jahre 1923 ist auch diese gemeinsame Bearbeitung von Berufsberatung und Lehrstellenvermittlung geregelt. Im Jahre 1926/27 standen 219152 männlichen Lehrstellensuchenden nur 142263, 144000 weiblichen nur rund 63000 Lehrstellen offen.

Endlich ist noch zur Ergänzung der Wirksamkeit der Berufsberatung der obligatorische Besuch der Berufsberatungsstellen zu fordern, damit auch die heute noch nicht beratene Hälfte der Schulentlassenen erfaßt wird.

Anhang.

Übersicht über die Berufsgefahren sowie die Erfordernisse und Gegenanzeigen bei der Wahl der einzelnen Berufe.

Beruf	Berufsgefahr	Erfordernis	Gegenanzeige
Agent (Reisender).	Unregelmäßige Tätigkeit, Witterungseinflüsse, Überanstrengung der Bewegungsorgane (Plattfuß, Krampfadern), oft Notwendigkeit starken Alkoholgenusses.	Gutes Aussehen, deutliche Sprache, Redegewandtheit.	Fußleiden, äußere Verunstaltungen.
Akkumulatorenarbeiter.	Bleischädigungen, Reizungen der Schleimhäute durch Schwefelsäuredämpfe.	Gesunde Atmungsorgane, kräftige Konstitution.	Konstitutionsstörungen (Nierenleiden, Diabetes, allgemeine Schwäche).
Anstreicher.	Hauterkrankungen, Vergiftungen durch Blei usw., Witterungseinflüsse (Erkältungskrankheiten), Unfallgefahr, Staubgefahr.	Mittlere Sehschärfe, Schwindelfreiheit, gesunde Gliedmaßen.	Neigung zu Hautkrankheiten, schwache Atemorgane, Rheumatismus und Erkältungskrankheiten, Nervenleiden, Kurz- und Schwachsichtigkeit, Farbenblindheit, Fußleiden und Beinleiden.
Apotheker.	Schädigungen durch Gifte und Chemikalien, dauerndes Hantieren mit Giften (Gefahr der Giftsüchte).	Guter Geruchs- und Geschmackssinn.	Neurasthenie und andere die Energie schwächende Nerven- und sonstige Leiden.
Appreteur.	Hantieren mit ätzenden Flüssigkeiten, Arbeit in feuchter Wärme, Erkältungsgefahr, Erkrankungen der Atmungsorgane, Rheumatismen, Erkrankungen der Verdauungsorgane (Vergiftungen), Staubberuf, Hautkrankheiten.		Neigung zu Hautkrankheiten, Krankheiten der Atmungsorgane und Rheumatismus.

Architekt (Bautechniker, Bauingenieur, Baumeister).	Unfallgefahr auf der Baustelle, Erkältungskrankheiten.	Technische Begabung, Zeichentalent, mittlere Gesundheit.	Für Arbeiten auf dem Bau: Neigung zu Schwindel, starke Kurz- und Schwachsichtigkeit, Neigung zu Erkältungskrankheiten.
Artist.	Unfallgefahr, Überanstrengung.	Gewandtheit, Körperkraft, Konzentrations- und Entschlußkraft.	Körperliche Defekte verschiedener Art, Neurasthenie.
Aufwärterin, s. Hausgehilfen.			
Ausrufer.	Witterungseinflüsse, Überanstrengung der Bewegungsorgane.	Gute Stimme.	Neigung zu Erkältungskrankheiten, Fuß- und Beinleiden.
Austräger, s. Bote.			
Aviatiker, s. Luftfahrtpersonal.			
Badediener.	Arbeit in feuchter Wärme.	Kräftige Muskulatur.	Neigung zu Erkältungskrankheiten, Hautkrankheiten und entstellende Leiden.
Bäcker.	Lange Arbeitszeit, stehende Haltung bei angestrengter Tätigkeit der Muskeln des Oberkörpers, hohe Wärmegrade, Temperaturwechsel, Einwirkung des Mehlstaubes auf die Atmungsorgane, die Augen und die Haut, Bäckerkrätze, „Bäckerhusten“. Häufig Tuberkulose. Infolge des dauernden Stehens X-Beinbildung, Plattfuß- und Krampfaderentstehung. Kohlenoxydvergiftungen.	Kräftiger Körperbau, gesunde Atmungsorgane.	Fuß- und Beinleiden, Unterleibsbrüche oder Veranlagung dazu. Hautkrankheiten. Hyperhidrosis. Erkrankungen der Atmungsorgane.
Bahnmeister und Bahnarbeiter, Bahnwächter.	Unfallgefahr, Witterungseinflüsse, unregelmäßige Lebensweise bei weiter Entfernung der Wohnung vom Dienstorte.	Kräftige Konstitution, normale Sehschärfe, Farbentüchtigkeit, normales Gehör.	Trunksucht, Nervenleiden.

Beruf	Berufsgefahr	Erfordernis	Gegenanzeige
Bandagist.	Überanstrengung der Beine (Plattfüße, Krampfadern).	Gute Muskelkraft, Geschicklichkeit, technische Begabung.	Fuß- und Beinleiden.
Barbier, Friseur.	Stehende Arbeit, Gefahr der Ansteckung bei Bedienung hautkranker Kunden, Hauterkrankung der Hände (Ekzeme, Frostbeulen usw.).	Mittelkräftige Konstitution, Sehschärfe von $2/3$ beiderseits. Mäßige Grade von Herzfehlern sind kein Ausschließungsgrund.	Tuberkulose und andere chronische Erkrankungen der Luftwege, übelriechender Atem, chronische Erkrankung der sichtbaren Hautpartien oder Neigung zu Ekzem, Schweißhände, Zittern der Hände. Kurzsichtigkeit stärkeren Grades.
Bauarbeiter.	Unfallgefahr, Heben und Tragen schwerer Lasten, Witterungseinflüsse und Arbeiten mit nassem Material (Erkältungskrankheiten, Rheumatismus), Staubeinatmung, Hautschädigungen, „Zementkrätze". Stehende Arbeit; bisweilen Alkoholmißbrauch.	Kräftiger Körperbau, Schwindelfreiheit, normale Sehstärke.	Neigung zu Erkältungskrankheiten und Rheumatismus. Fuß- und Beinleiden, Wirbelsäulenverkrümmung.
Bauer, s. Landwirt.			
Baumeister, s. Architekt.			
Baumwollarbeiter, s. Weber, Spinner.	Staubarbeit, feuchte Wärme, Erkältungskrankheiten.	Gesunde Atmungsorgane.	Nasenverengerung, empfindliche Atmungsorgane, Neigung zu Rheumatismus.
Baupolier, s. Bauarbeiter.			
Bautechniker, s. Architekt.			

Bergführer.	Unfallgefahr, Witterungseinflüsse.	Kraft, Gewandtheit, Ausdauer, Verantwortungsgefühl, Schwindelfreiheit, normales Hör- und Sehvermögen.	Erkrankungen der Atemwege, Fuß- und Beinleiden, reizbares Nervensystem.
Bergmann, Grubenarbeiter.	Unfallgefahr: Arbeit unter Tage, Explosionen. Erkältungsgefahren beim Ein- und Ausfahren. Ungünstige Körperhaltung bei der Arbeit, schädliche Grubenluft und -klima, Staubgefahr. Augenerkrankungen, Nystagmus, Wurmkrankheit.	Kräftiger Körperbau, normales Seh- und Hörvermögen.	Neigung zu Erkältungskrankheiten und Rheumatismus, Fuß- und Beinleiden.
Bettwarenerzeuger.	Staubgefahr.		
Bibliotheksbeamter.		Auch für Taubstumme, falls kein Außendienst zu leisten.	
Bienenzüchter.	Gefahr durch Bienenstiche (allmähliche Immunisierung!).	Auch für schwächliche Personen geeignet.	
Bildhauer.	Staubgefahr, Unfallgefahr besonders auf Bauten.	Künstlerische Begabung, gutes Sehvermögen.	Schlechtes Sehvermögen, Fußleiden.
Blasmusiker, Hornist.	Emphysem, Lähmung und krampfartige Zustände der Kehlkopfmuskulatur, Überanstrengung der Brust- und Bauchmuskulatur.	Normale Atmungsorgane.	Störungen in der Gesichtsmuskulatur, Asthmatiker, Leisten- od. sonstige Brüche.
Bleichereiarbeiter.	Arbeit in feuchter Wärme (Erkältungskrankheiten). Reizung der Schleimhäute durch Säuredämpfe und Gase, Hautschädigungen durch ätzende Flüssigkeiten, Erkrankungen der Verdauungsorgane.	Gesunde Atmungsorgane.	Neigung zu Erkältungskrankheiten und zu Hautkrankheiten.

Beruf	Berufsgefahr	Erfordernis	Gegenanzeige
Blumenmacher.	Staub, giftige Farben, Bleischädigung durch die Bleiformen. Überanstrengung der Muskulatur der Arme und Beine, oft Heimarbeit	Geschicklichkeit. Auch für Kurzsichtige geeignet.	Farbenblindheit, Tuberkulose.
Bootsbauer, s. Zimmermann.			
Böttcher.	Körperliche Anstrengung, insbesondere bei der Herstellung großer Fässer; vielfach gebückte Haltung. Druck des Brustkorbes beim Aufschneiden der Dauben, Staubentwickelung beim Glätten der Innenfläche der Bottiche. Schädigung des Gehörorgans durch mechanisch-akustische Eindrücke. Zahlreiche Verletzungen und Unfälle.	Kräftiger Körperbau, gesundes Herz, gesunde Lungen.	Unterleibsbruch, Fuß- und Beinleiden.
Bote, Laufbursche.	Überanstrengung der Bein- und Fußmuskulatur, Witterungseinflüsse.	Kräftiger Körperbau, Zuverlässigkeit.	Fuß- und Beinleiden, Neigung zu Erkrankungen der Atmungsorgane.
Boxer, s. Artist.			
Brauer (Brauereiarbeiter).	Anstrengende stehende Tätigkeit, erheblicher Temperaturwechsel in den einzelnen Arbeitsräumen, Einatmung von Kohlensäure usw. in den Gärräumen, Unfallgefahr, Verleitung zum Alkoholmißbrauch.	Kräftiger Körperbau.	Tuberkulose, Herzleiden, Unterleibsbrüche, Anlage zu rheumatischen Erkrankungen und Erkrankungen der Atmungsorgane, Krampfadern.
Braunkohlenbergarbeiter, s. Bergmann.			

Bremser.	Gehörschädigungen. Erkältungen, Unfallgefahr, unregelmäßige Lebensweise.	Geistesgegenwart, gutes Seh- und Hörvermögen, Farbenunterscheidungsvermögen, gesunde Verdauungsorgane.	Neurasthenie.
Briefträger.	Treppensteigen, Überanstrengung des Herzens.	Kräftiger Körperbau.	Asthmatiker. Fuß- und Beinleiden, Herz- und Gefäßerkrankungen.
Brillantenschleifer, s. Schleifer.			
Bronzierer, Gürtler.	Angestrengte Tätigkeit aller Muskelgruppen, stehende, gezwungene Haltung, Einengung des Brustkorbs beim Drücken, Metalldämpfe beim Gießen und Säuredämpfe, Schmirgel- und Metallstaub, Vergiftungen, Unfallgefahren, Hautkrankheiten.	Mittelkräftiger Körperbau; gesunde Lungen, gesundes Herz.	Fuß- und Beinleiden, Neigung zu Hautleiden.
Brunnenbauer.	Körperliche Anstrengung beim Bohren des Brunnenrohres, Einwirkung der Nässe beim Ausschachten, giftige Gase im Brunnenkessel, Verletzungen.	Kräftiger Körperbau, völlige Gesundheit, gutes Seh- und Hörvermögen.	Neigung zu Erkältungskrankheiten, Rheumatismus; Herzleiden.
Buchbinder und Kartonnagenarbeiter.	Meist sitzende Lebensweise, Papier- und Pappstaub, Kleister- und Leimgeruch, oft kleine, niedrige Arbeitsräume.	Geeignet auch für mittelkräftige und selbst schwächliche, ebenso für taubstumme und mit äußeren körperlichen Gebrechen behaftete Personen.	Schweißhände, Tuberkulose.
Buchdrucker.	Stehende Haltung (Plattfuß, Krampfadern, Verkrümmung der Wirbelsäule), Hantieren mit bleihaltigem Material, Anstrengung der Augen, Unfälle, Erkältungsgefahr durch hohe Tempe-	Mittelkräftiger Körperbau, gute Sehschärfe, gesunde Lungen.	Fuß- und Beinleiden. Erkrankungen der Atmungsorgane. Neigung zu Rheumatismus. Schweihände. Neigung zu Erkrankungen der Haut.

Beruf	Berufsgefahr	Erfordernis	Gegenanzeige
	ratur in den Arbeitsräumen, Bleigefahr. Behinderung der Atmung durch das Anpressen des Arms. Durch chemische Schädigungen (Terpentinersatz, Druckerschwärze) Ekzeme. Nachtarbeit.		
Buchhalter, s. kaufm. Berufe, Buchhändler, Musikalienhändler.	Körperliche und geistige Anstrengung.	Mittelkräftige Konstitution, gute Intelligenz-Vorbildung.	Starke Kurzsichtigkeit, Tuberkulose, Schwindelgefühl, Fuß- und Beinleiden.
Büchsenmacher.	Technik und gesundheitliche Verhältnisse ähnlich denen der Kunstschlosserei.	Mittelkräftiger Körperbau, gesundes Herz, volle Sehschärfe oder mindestens $^2/_3$ beiderseits, Geschicklichkeit, sichere Hand. Auch für Schwerhörige geeignet.	
Bügler(in), Plätter(in).	Arbeit im Stehen, schlechte Luft in den Bügelräumen, ständige Hitze. Überanstrengung der Muskulatur der Arme und Hände. Schädigungen durch Ausströmen von Gas und CO. Verbrennungen. Blutarmut.	Kräftige Konstitution.	Krampfadern, Fußleiden, Frauenleiden, Gesichtsekzem, Blutarmut.
Bürstenbinder.	Sitzende Lebensweise, Einatmung von Staub verschiedenster Herkunft (Haare, Borsten, Pflanzenteilchen, Sand usw.), bisweilen Verwendung von Bleiunterlagen beim Zurichten der Borstenhaare, Reizung der Augen und Augenlider durch Staubteilchen, Ansteckung durch milzbrandbacillenhaltiges Material.	Mittelkräftiger Körperbau, gesunde Atmungsorgane, auch für Blinde und Schwerhörige geeignet.	Tuberkulose und andere chronische Erkrankungen der Atmungsorgane.

Caissonarbeiter.	Arbeiten bei erhöhtem Luftdruck. ·Gehörschädigungen und Gefäß- und Herzschädigungen, trockene Katarrhe und Atrophie der Schleimhäute. Einfluß der Nässe; geringe Staubgefahr.	Kräftiger Körperbau, gesundes Hörvermögen, gesunde Atmungs- und Zirkulationsorgane.	Neurasthenie, Ohrenleiden, Herzleiden.
Celluloidarbeiter.	Hautschädigungen, Schädigungen durch nitrose Gase, Kohlenoxyd, Staubgefahr.	Gesunde Haut.	Empfindliche Atmungsorgane.
Chauffeur.	Witterungseinflüsse. Frostgefahr. Starke Nervenanspannung (Folgen: Augen- und Nervenleiden). Einatmung giftiger Gase (Kohlenoxyd). Bei Privat- und Droschkenchauffeuren übermäßig lange Arbeitszeit. Unfallgefahr besonders durch Übermüdung. Bei Last- und Geschäftskraftfahrern Überanstrengung durch Auf- und Abladen.	Kräftige Konstitution, Geistesgegenwart, absolut gutes Seh- und Hörvermögen, Farbentüchtigkeit, Zuverlässigkeit.	Farben- und Nachtblindheit, Nervosität, Trunksucht.
Chemiker.	Beschäftigung mit Gift- und Explosivstoffen.	Technische Begabung, gutes Rechnen, exaktes Arbeiten, Farbentüchtigkeit, normaler Geschmacks- und Geruchssinn.	
Chemischer Putzer.	Ekzem durch Reinigungsmittel (Haut, Atmungsorgane), Gefahr der Vergiftung (Benzol, Benzin usw.).		Farbenblindheit, widerstandsfähige Haut, Atmungs- und Verdauungsorgane.
ChirurgischerInstrumentenmacher, s. Mechaniker.			
Chromatarbeiter.	Verätzungen durch Chromatstaub, besonders Hauterkrankungen.	Gesunde Atmungsorgane, widerstandsfähige Haut.	Nicht für Jugendliche.

Beruf	Berufsgefahr	Erfordernis	Gegenanzeige
Ciseleur und Graveur.	Sitzende, meist etwas nach vorn gebeugte Haltung. Anstrengung der Armmuskeln und Augen.	Mittelkräftiger Körperbau, gesunde Lungen, Sehschärfe normal oder mindestens $\frac{2}{3}$ beiderseits.	
Dachdecker.	Unfälle, Einfluß der Witterung, Zugluft. Überanstrengung der unteren Extremitäten und nervöse Störungen infolge der zusammengekauerten Haltung auf abschüssiger Fläche.	Mittelkräftiger Körperbau, Freisein von Krämpfen und Schwindelgefühl.	Kurzsichtigkeit, chronische Gelenkerkrankungen, Neigung zu Erkältungskrankheiten und Rheumatismus.
Dachpappenfabrikarbeiter.	Einatmen der Teerdämpfe, Hauterkrankungen.	Gesunde Atmungsorgane, widerstandsfähige Haut.	Neigung zu Katarrhen und Hautleiden.
Dekorateur und Tapezierer.	Reichliche Entwickelung mannigfacher Staubarten, auch beim Abreißen alter Tapeten; Hantieren mit giftigen Stoffen bei Herstellung des Kleisters. Unfälle, Ansteckungsgefahr beim Aufarbeiten alter Polsterwaren und Abreißen alter Tapeten.	Mittelkräftige Konstitution, gesunde Lungen, Freisein von Schwindelgefühl.	Farbenblindheit, Neigung zu Katarrhen der Atmungsorgane, Fuß- und Beinleiden.
Diener.	Stellung als Hausdiener körperlich meist anstrengend. Schädlichkeiten hängen von der Eigenart des Betriebes ab. Die Stellung des sog. herrschaftlichen Dieners weniger anstrengend und ohne besondere Schädigungen.	Für Hausdiener in Geschäften: Kräftiger Körperbau, gesundes Herz, gesunde Atmungs- und Bewegungsorgane. Für herrschaftliche Diener: Mittelkräftiger Körperbau, gesunde, nicht zu grobe Hände (Servieren), Gewandtheit.	Unterleibsbrüche, Erkrankungen der Beine. Entstellende Gebrechen oder auffällige Schönheitsfehler.
Dienstboten, s. Hausgehilfen.			
Dienstmann.	Witterungseinflüsse. Überanstrengung.	Kräftiger Körperbau.	Neigung zu Erkrankungen der Atmungsorgane, Herzleiden.

Drahtarbeiter.	Unfallgefahr. Arbeit mit sehr starkem Geräusch der Maschinen (Schwerhörigkeit). Bleivergiftung.	Auch für Schwerhörige geeignet, wenn keine Erkrankungen des Innenohres(Schnecke) vorliegen.	Schwächliche Konstitution.
Drechsler.	Stehende Tätigkeit, besondere Inanspruchnahme der Brust- und Armmuskulatur, bei nichtmaschinellem Betrieb der Drehbank auch der Muskeln des tretenden Beines. Verkrümmungen der Wirbelsäule, X-Beinbildung, Krampfadern, Plattfüße, Unfallgefahr. Vielfach reichliche Entwickelung von Staub, und zwar mineralischem oder organischem, je nach der Natur des Rohmaterials (Schädigungen der Haut- und Schleimhäute).	Kräftiger Körperbau; gesunde Atmungsorgane.	Höhere Kurzsichtigkeit, Fuß- und Beinleiden.
Dreher (Metalldreher).	Beschäftigung in staubiger Luft und Hitze. Hauteinwirkungen. Erkältungen, Erkrankungen der Atmungsorgane.	Mittelkräftiger Körperbau.	Neigung zu Ekzem und Erkrankungen der Atmungsorgane.
Drogist.	Ähnliche Arbeit wie Kaufleute in offenen Verkaufsläden. Hantieren mit giftigen Stoffen.	Normales Geruchs- und Geschmacksorgan.	
Eisenbahnarbeiter, siehe Schlosser, Mechaniker, Maschinenbauer usw.			
Eisenhüttenarbeiter, s. Arbeiter.			
Elektromonteur und Mechaniker, s. Mechaniker und Elektrizitätsarbeiter.			

Beruf	Berufsgefahr	Erfordernis	Gegenanzeige
Elektrizitätsarbeiter.	Starkstromeinwirkungen. Nervöse Störungen: Blutandrang, Neuralgien, Ischias; durch Temperaturunterschiede in den einzelnen Arbeitsräumen Erkältungsgefahr. Unfallgefahr.	Kräftiger Körperbau.	Neurasthenie. Neigung zu Schweißausbrüchen, zu Erkältungskrankheiten.
Emailarbeiter.	Staub (auch bleihaltiger!), Hitze der Brennöfen im Arbeitsraum, Hauterkrankungen durch Eintauchen in die flüssige Emailmasse. Bleivergiftungen, Erkältungskrankheiten.	Gesunde Atmungsorgane, widerstandsfähige Haut.	
Fächerarbeiterin.	Sitzender Beruf in geschlossenen Räumen.	Technische Gewandtheit.	Stärkere Kurzsichtigkeit, Schweißhände.
Färber.	Staubentwickelung beim Herstellen von Farben, Hantieren mit Beizen und teilweise giftigen Farbstoffen. Dämpfe verschiedener Herkunft; heiße feuchte Luft; häufige, oft erhebliche Temperaturunterschiede, daher Rheumatismus und Katarrhe. Hautkrankheiten. Unfallgefahr.	Mittelkräftige Konstitution, gutes Seh- und Farbenunterscheidungsvermögen.	Tuberkulose, Herzfehler, Neigung zu Rheumatismus und Ekzem, Farbenblindheit.
Faßbinder, s. Böttcher.			
Feilenhauer.	Erhebliche körperliche Anstrengung, sitzende Haltung. Einatmung von Eisen-, Sand- und Bleistaub. Bleivergiftungen. Durchnässung. Verletzungen. Atrophie einzelner Muskeln der Daumenballen. Neuritis.	Kräftiger Körperbau, gesundes Herz, gesunde Atmungsorgane, mittlere Sehschärfe.	Einäugigkeit, Neigung zu Katarrhen.

Feinmechaniker, Optiker.	Sitzende Haltung; Anstrengung der Lungen beim Blasen mit Lötrohr; Glasstaub. Beim Anfertigen von Thermo-, Baro-, Manometern und sonstigen Messern Quecksilberdämpfe. Anstrengung der Augen.	Mittelkräftige Konstitution, gesunde Lungen, Sehschärfe mindestens $^2/_3$ beiderseits. Gutes Augenmaß, Tast- und Muskelsinn, Ruhe und Sicherheit der Bewegung.	Schweißhände, Nagelerkrankungen, höhere Kurzsichtigkeit.
Feuerwehrmann.	Unfallgefahr, Verbrennungen, Absturz, Erstickungen (Kohlenoxyd), Rauchvergiftung; nervöse Abspannung; öfters Erkrankungen der Verdauungsorgane, Erkältungskrankheiten.	Kräftige Konstitution, scharfe Sinnesorgane, Mut, Geistesgegenwart.	Neurasthenie, chron. Katarrhe der Atmungsorgane.
Filmschauspieler und Kinooperateur.	Arbeiten in sehr grellem Licht, Unfallgefahr, Lichtschädigungen.		Äußere Verunstaltungen, Neigung zu Augenentzündungen.
Firnisarbeiter, s. Lackierer.			
Fischer.	Einfluß der Witterung, anstrengende Tätigkeit, zumeist zur Nachtzeit oder in früher Morgenstunde. Günstig wirkt der reichliche Aufenthalt in staubfreier Luft.	Kräftiger Körperbau.	Neigung zu Erkältungskrankheiten und Rheumatismus.
Flaschenbierfüller, s. Brauer			
Fleischer, s. Schlächter.			
Flieger, s. Luftfahrtpersonal a).			
Fliesenleger, s. Maurer.	Schleimbeutelentzündung an den Knien.		
Flößer.	Schwere körperliche Arbeit, Witterungseinflüsse, Unfallgefahren.	Kräftiger Körperbau.	Neigung zu Erkältungskrankheiten und Rheumatismus.

23*

Beruf	Berufsgefahr	Erfordernis	Gegenanzeige
Flußschiffer.	Aufenthalt in Kälte und Nässe (Erkältungen).	Kräftige Konstitution. Normales Seh- und Hörvermögen.	
Former.	Hantieren mit feuchtem Material; Staubeinatmung (Kohle, Graphit); heiße Arbeitsräume; Metalldämpfe; Unfallgefahr; Erkältungen.	Mittelkräftiger Körperbau, gesunde Atmungsorgane.	Unterleibsbrüche, Krämpfe, chronische Augenbindehaut- u. Liderkrankungen, Neigung zu Erkältungen.
Förster.	Witterungseinflüsse, Überanstrengung der unteren Extremitäten.	Kräftiger Körperbau. Scharfe Sinnesorgane.	Fuß- und Beinleiden, Kurzsichtigkeit.
Friseur, s. Barbier.			
Fuhrmann, s. Kutscher.			
Gärtner, Blumenbinder.	a) *Treibhausgärtnerei:* Unterschiede in der Temperatur im Treibhause und im Freien; Einwirkung von feuchter, heißer Luft. Erkältungsgefahr.	Mittelkräftiger Körperbau.	Farbenblindheit, Neigung zu Erkältungskrankheiten und Rheumatismus.
	b) *Freilandgärtnerei:* Wechsel von leichterer und schwerer Arbeit; Einwirkung der Sonnenglut in heißer Jahreszeit, Arbeiten auf meist feuchtem Boden. Durch die staubförmigen Dünger Reizung der Haut und der Atmungsorgane. Dauernd gebückte Arbeitshaltung. Hautentzündung durch manche Pflanzenarten.	Geeignet sind hierfür auch mittelkräftige Personen.	Schwächliche Konstitution (kein leichter Beruf).
Galvaniseur.	Hautschädigung durch die ätzende Einwirkung der Säurebäder usw. Reizung der Atmungsorgane durch die Säuredämpfe, Zahnerkrankungen.	Gesunde Atmungsorgane; widerstandsfähige Haut.	Neigung zu Ekzem und Katarrhen.

Gasarbeiter.	Entspricht der Klempner- und Schlosserarbeit; Einwirkung von Blei, von Gas (bes. bei Rohrlegern). Erkältungsgefahr. Unfallgefahr.	Kräftiger Körperbau.	Gelenkleiden, Rheumatismus und Neigung zu Katarrhen der Atmungswege.
Gastwirtsgewerbe, s. Kellner.			
Gelb-, Glocken- und Metallgießer.	Hitze, Erkältungsgefahr, Einwirkung von Gasen und Dämpfen (Gießfieber), Staubeinwirkung (Sand, Kohle, Schmirgel, Metall), Vergiftungsgefahren, Unfallgefahr.	Kräftiger Körperbau.	Herzfehler, Lungenleiden, Neigung zu Erkältungskrankheiten und Rheumatismus.
Gendarm.	Witterungseinflüsse, Überanstrengung der Bewegungsorgane (Plattfuß, Krampfadern).	Kräftige Konstitution, Geistesgegenwart.	Neurasthenie, Fuß und Beinleiden; starke Kurzsichtigkeit und andere Fehler der Sinnesorgane.
Gepäckträger.	Witterungseinflüsse, Überanstrengung der gesamten Körpermuskulatur.	Kräftiger Körperbau.	Herzleiden, Asthmatiker, Fuß- und Beinleiden.
Gerber.	Durchnässung, körperliche Anstrengung, Hauterkrankungen, Milzbrandinfektionen; Hantieren mit giftigen, ätzenden und fauligen Stoffen; Einatmung übelriechender, reizender und giftiger Gase; Staub von mineralischen Substanzen und Haarpartikelchen.	Kräftiger Körperbau; widerstandsfähige Haut.	Lungenleiden, Herzfehler, Unterleibsbrüche, Hautleiden.
Gießer, s. Gelbgießer.			
Gipsbildhauer und Modelleur.	Staubentwicklung.	Mittelkräftige Konstitution; künstlerische bzw. technische Veranlagung.	Schlechtes Sehvermögen.

Beruf	Berufsgefahr	Erfordernis	Gegenanzeige
Glasbläser.	Schädigung des Sehvermögens (Linsentrübung, Augenbindehautentzündung); Anstrengung der Atmungsorgane, der Arm- u. Brustmuskeln. Erkältungs- und Unfallgefahr. Infolge strahlender Hitze Kopfschmerzen, Schwindelanfälle. Verkrümmungen der Finger. Erkrankungen der Ohrspeicheldrüse. Gefahr von Infektionsübertragung. Chalikosis infolge Einatmung von Glasstaub.	Kräftiger Körperbau.	Herzkrankheiten, Erkrankungen d. Atmungsorgane, Neigung zu Augenbindehaut- und Lidrandentzündung, Fuß- und Beinleiden.
Glaser.	Unfälle. Erkältungsgefahren. Hantierung mit bleihaltigem Kitt; in der Bleiverglasung andauerndes Umgehen mit Bleireifen, Bleilot; Zinndämpfe (beim Verzinnen).	Mittelkräftige Konstitution.	Neigung zu Erkältungskrankheiten.
Glasmaler.	Schädigung durch Farben, auch Bleivergiftungen.	Mittelkräftige Konstitution, künstlerische Begabung.	Augenleiden und -schwäche.
Glasschleifer.	Anstrengende Tätigkeit; Einengung des Brustkorbes, Glasstaub; Verletzungen. Erkrankungen der Atmungsorgane. Erkältungen.	Kräftiger Körperbau, gesundes Herz, gesunde Atmungsorgane, wenigstens $^2/_3$ Sehschärfe.	Krämpfe, Schwindelanfälle.
Glühlampenarbeiter.	Entwickelung schädlicher Dämpfe (Reizung der Atmungsorgane, Kopfschmerzen), Erkältungsgefahr, Augenschädigungen durch Licht und Hitze.	Gesunde Atmungsorgane.	Neigung zu Erkältungskrankheiten.
Goldarbeiter.	Sitzende Haltung mit etwas nach vorn gebeugtem Oberkörper;	Auch für muskelschwache Personen; gesunde Atmungsorgane;	

	Anstrengung der Augen; Quecksilberverdunstung bei der Feuervergoldung; Säuredämpfe beim Goldfärben. Vergiftungen und Reizungen der Atmungsorgane. Oft mangelhafte Arbeitsräume.	besondere künstlerische Begabung.	
Graveur, s. Ciseleur.			
Grubenarbeiter, s. Bergmann.			
Gürtler, s. Bronzierer.			
Hafenarbeiter.	Witterungseinflüsse, Überanstrengung.	Sehr kräftige Konstitution.	Neigung zu Erkältungskrankheiten und Rheumatismus, Unterleibsbrüche, Fuß- und Beinleiden.
Handelsagent, s. Agent.			
Handlungsgehilfe, s. kaufmännische Berufe.			
Handschuhmacher.	Oft Heimarbeit. Staubgefahr. Hautschädigungen beim Färben. Arbeit in hochtemperierten, mit Wasserdampf erfüllten Räumen (Erkältungsgefahr).	Gesunde Atmungsorgane.	Neigung zu Erkältungen und Hautkrankheiten.
Hasenhaarschneider, s. Hutmacher.	Vergiftungen durch Quecksilber, Salpetersäure bzw. nitrose Gase.		
Hausdiener, s. Diener.			
Hausgehilfen, Dienstboten.	Lange Arbeitszeit und -bereitschaft. Überanstrengung (Blutarmut, Neurasthenie). Hautentzündungen an den Händen,	Mittelkräftige Konstitution.	Tuberkulose, Herzkrankheiten, Fuß- und Beinleiden, Neurasthenie, entstellende Körperfehler.

Beruf	Berufsgefahr	Erfordernis	Gegenanzeige
	Schleimbeutelentzündungen an Ellenbogen und Knien.		
Heilgehilfe und Masseur.	Körperliche Anstrengung, Infektionsgefahr. Nachtwachen.	Kräftige Muskulatur, besonders der Arme; gesundes Herz; auch für blinde Personen geeignet.	Entstellende Körperfehler.
Heizer.	Hitzeeinwirkung, Gefahr der Verbrennung, Zugluft. Schädigung des Gehörorgans durch mechanische und akustische Einwirkungen, Ekzeme des äußeren Ohres, Affektionen des Mittelohrs. Vergiftung durch Feuergase. Überanstrengung.	Gesunde Atmungsorgane. Kräftige Muskulatur.	Neigung zu Erkältungskrankheiten und Rheumatismus, Fuß- und Beinleiden.
Hochofenarbeiter, s. Hüttenarbeiter.			
Holzarbeiter, s. Tischler.			
Holzbildhauer.	Mäßige Staubentwicklung (Holz und Schmirgel), Verletzungen.	Mittelkräftiger Körperbau, gesunde Lungen und Kreislauforgane, gute Sehschärfe; künstlerische Begabung.	Fuß- und Beinleiden.
Hornist, s. Blasmusiker.			
Hüttenarbeiter, Eisenhüttenarbeiter.	Unfallgefahren, Überanstrengung, Nachtarbeit. Verbrennungen, Schädigungen durch Hitze und Zugluft, durch blendendes Licht (Augenerkrankungen), Staubgefahr, Gasvergiftungen.	Kräftiger Körperbau.	Neigung zu Erkältungskrankheiten und Rheumatismus.
Hufschmied.	Verletzungsgefahr, Überanstrengung, Schädigung des Gehörs	Sehr kräftiger Körperbau.	Neigung zu Erkältungskrankheiten, Fuß- und Beinleiden.

	durch mechanische und akustische Einwirkungen, Erkältungsgefahr; infolge dauernden Stehens Krampfader- und Plattfußbildung, Wirbelsäulenverkrümmung; Reizung der Atmungsorgane durch Rauch, Staub usw.		
Hutmacher.	Aufenthalt in .trockener, heißer Luft, Einatmung von Dämpfen. Im Fabrikbetriebe: Entwickelung von Staub, Einwirkung von Quecksilber (Hasenhaarschneiderei) und Blei (Stohhutfabrikation), Hautkrankheiten.	Mittelkräftiger Körperbau, gesunde Handgelenke, gute Sehkraft.	Tuberkulose und sonstige chronische Erkrankungen der Luftwege, Fuß- und Beinleiden.
Imker, s. Bienenzüchter.			
Installateur, s. Gasarbeiter.			
Jäger, s. Förster.			
Jockei.	Unfallgefahr. Witterungseinflüsse.	Sehr kräftige Beinmuskeln, robuste Gesundheit; leichtes Gewicht.	
Juwelier.	Sitzende Tätigkeit, oft ungenügende Arbeitsräume, Anstrengung der Augen.	Künstlerische Begabung.	Neigung zu Lungenleiden, starke Kurzsichtigkeit und Astigmatismus.
Kalkarbeiter.	Staubgefahr (Hautentzündungen). Kohlenoxydvergiftungen. Erkältungsgefahr durch die strahlende Hitze der Kalköfen.	Normale Atmungsorgane.	Neigung zu Erkältungskrankheiten und Rheumatismus.
Kammacher.	Sitzende gebückte Haltung, Staubentwickelung, Entwickelung von Dämpfen (Essigsäure usw.).	Mittelkräftiger Körperbau. Gesunde Atmungsorgane.	Tuberkulose.

Beruf	Berufsgefahr	Erfordernis	Gegenanzeige
Kammerdiener, s. Hausgehilfen.			
Kanalarbeiter.	Aufenthalt in feuchter, ungesunder Luft; Erkältungskrankheiten, Überanstrengung der Bewegungsorgane, Bindehautentzündung, Vergiftungsgefahr.	Kräftige Konstitution.	Nachtblindheit, Fuß- und Beinleiden, Neigung zu Erkältungen.
Kartonnagenarbeiter.	Unfallgefahr, evtl. Staubgefahr.		
Kaufmännische Berufe. a) Detailgeschäft.	Oft stehende Haltung, Krampfadern, Plattfüße. Öfters im Winter häufig mangelhafte oder gar nicht erwärmte Verkaufsräume (Frostbeulen, Rheumatismus, Luftröhrenkatarrh). Oft Erkrankungen der Verdauungsorgane.		Entstellende Körperbildung, Schwerhörigkeit, Herzkrankheiten bei Geschäften, in denen schwere Lasten zu heben sind. Fuß und Beinleiden, Hautleiden an sichtbaren Körperstellen.
b) Kontorarbeit.	Sitzende Haltung mit oft nach vorn gebeugtem Oberkörper, hierdurch schlechte Entfaltung des Brustkorbes, Trägheit des Darmes (Hämorrhoiden), Erkältungskrankheiten. Vielfach geistige Anstrengung und Abspannung; nervöse Erkrankungen; Erkrankungen der Verdauungsorgane.	Gesunde Atmungsorgane.	Kurzsichtigkeit bedeutenden Grades; nervöse Leiden; Lungenleiden.
Kellner.	Überanstrengung der Bewegungsorgane, lange Arbeitszeit, Fortfall der Sonntagsruhe, ständiger Aufenthalt in heißen, staubigen und rauchigen Räumen; unregelmäßig und hastig eingenommene	Gesunde Lungen, gut entwickelte untere Extremitäten, technische Gewandtheit, gutes Rechnen, schnelles Auffassungsvermögen, Sprachtalent, Charakterfestigkeit.	Fuß- und Beinleiden, entstellende Körperbildung, Hautausschläge, Tuberkulose oder sonstige chronische Erkrankungen der Atemwege, Neurasthenie.

	Mahlzeiten (Krankheiten der Verdauungsorgane), Verleitung zum Alkoholmißbrauch.		
Kindermädchen.	Lange Arbeitszeit.	Gute Schulbildung, Geduld, Verantwortungsgefühl, kräftige Konstitution.	Geschlechtskrankheiten, Epilepsie, Nervosität, Sprachfehler, Tuberkulose.
Kinodarsteller, s. Filmschauspieler.			
Kleidermacher, s. Schneider			
Klavier- und Orgelbauer.	Vgl. Tischler.	Musikalisches Gehör.	
Klempner.	Zink- und Säuredämpfe beim Löten, Bleivergiftung. Oft kleine, niedrige Arbeitsräume in Kellern usw.; Unfälle auf Bauten. Verletzungsgefahr. Infolge großer Licht- und Wärmeentwicklung beim Schweißen Augenentzündungen, Verbrennungen; Hautkrankheiten.	Mittelkräftiger Körperbau. Gesunde Atmungsorgane.	Neigung zu Erkrankungen der Augenlider und Bindehäute sowie der Haut.
Koch (Hotel u. Restauration).	Lange Arbeitszeit, anstrengender Dienst, heftige Hitzestrahlung, stehende Haltung.	Kräftiger Körperbau und gute Muskulatur, gute geistige Fähigkeit, Formensinn und bildnerische Fähigkeiten, guter Geschmack.	Neigung zu Erkältungskrankten und Rheumatismus, Fuß- und Beinleiden, Nervosität.
Kommis, s. Kaufmann.			
Konditor, s. Bäcker.			
Kontorist, s. Kaufmann.			
Korbmacher u. Korbflechter.	Sitzende, vielfach gebückte Haltung. Werkstätten vielfach in Kellern.	Mittelkräftige Konstitution. Auch für Blinde und Taubstumme.	

Beruf	Berufsgefahr	Erfordernis	Gegenanzeige
Kraftfahrer, s. Chauffeur.			
Krankenpfleger, -schwester, -wärter.	Körperliche Anstrengung, Nachtwachen, Infektionsgefahr, Beschäftigung mit Giften.	Kräftige Konstitution, Verantwortungsgefühl, gute Auffassung, normales Seh- und Hörvermögen.	Lungenleiden, Fuß- und Beinleiden, Nervosität.
Kunstblumenerzeuger, s. Blumenmacher.			
Kunstschlosser, s. Schlosser.			
Kupferschmied.	Körperliche Anstrengung. Schädigung des Hörvermögens. Hitzeeinwirkung. Erkältungsgefahr.	Kräftiger Körperbau.	Herzfehler, Unterleibsbrüche.
Kupferdrucker u. Kupferstecher, s. Steindrucker.			
Kurbelstickerei (mechan.).	Überanstrengung; Unterleibsstörungen bei Frauen.	Kräftiger Körperbau.	Unterleibsleiden.
Kürschner, Mützenmacher.	Sitzende Lebensweise, gebückte Haltung bei der Arbeit. Staub von Haaren und Textilfasern. Einwirkung der Farbstoffe und Konservierungsmittel (Ursolschädigungen). Hautkrankheiten. Erkrankungen der Luftwege.	Mittelkräftige Konstitution.	Neigung zu Katarrhen der Atmungsorgane, Tuberkulose und Hautkrankheiten.
Kutscher, s. Fuhrmann.			
Landbriefträger.	Witterungseinflüsse. Überanstrengung der Bewegungsorgane.	Kräftige Konstitution.	Neigung zu Erkältungskrankheiten und Rheumatismus, Fuß- und Beinleiden, Herzleiden.

Landarbeiter.	Meist Saisonarbeiter. Anstrengende Tätigkeit, schlechte Wohnverhältnisse, bisweilen ungenügende Ernährung. Unfallgefahren. Verätzungen von Haut und Schleimhäuten durch künstlichen Dünger, Arbeiten in gebückter Stellung, Witterungseinflüsse. Infektionsgefahr bei dem Umgang mit Tieren.	Kräftiger Körperbau.	Herz- und Lungenkrankheiten, Fuß- und Beinleiden, Neigung zu Erkältung und Rheumatismus.
Landwirtschaftlicher Inspektor, Gutsverwalter, Ökonom.	Zeitweise lange Arbeitsdauer, Witterungseinflüsse, sonst kaum Schädigungen.	Kräftiger Körperbau, gutes Seh- und Hörvermögen.	
Lastträger, s. Gepäckträger.			
Laufbote, s. Bote.			
Lebensmittelhändler, siehe Kaufmann a).			
Lederhandschuhmacher.	Meist Arbeit im Stehen. Anstrengung der Armmuskulatur und Entwickelung von Staub beim Dollieren; Erkältungsgefahren. Einwirkung von Chemikalien, Hautkrankheiten.	Mittelkräftige Konstitution.	Fuß- und Beinleiden, Unterleibsbrüche.
Lederarbeiter, s. Gerber.			
Lehrer.	Geistige Anstrengung, Überanstrengung der Stimme, Erkrankungen der Luftwege, Nervosität.	Mittelkräftige Konstitution.	Nervosität, Sprachstörungen, Erkrankungen der Atmungsorgane.
Lithograph u.Steinzeichner.	Sitzende Haltung, Einengung der Brust, Staubgefahr, Hautkrankheiten, Anstrengung der Augen; Schädigungen durch Blei und Säuren.	Mittelkräftiger Körperbau. Gut entwickelter Brustkorb.	Tuberkulose und Neigung zu anderen Erkrankungen der Atmungsorgane.

Beruf	Berufsgefahr	Erfordernis	Gegenanzeige
Lokomotivführer.	Augen- und Gehörschädigungen, Witterungseinflüsse, unregelmäßige Arbeitszeit, sehr große Anforderungen an das Nervensystem, Unfallgefahr, Erkrankungen der Verdauungsorgane.	Kräftige Konstitution, gute Sehkraft, Farbenunterscheidungsvermögen.	Nervosität, Nachtblindheit.
Lumpensortierer.	Staubgefahr, Infektionsgefahr, Verletzungen.	Mittelkräftige Konstitution.	
Luftfahrtpersonal. a) Flugzeugführer.	Starke Nervenbeanspruchung durch dauernde konzentrierte Aufmerksamkeit sowie durch das starke Motorengeräusch. Stärkste Beanspruchung von Lunge und Herz durch schnelle Höhenlagenveränderung sowie durch Luftdruck. Erkältungsgefahr durch ständigen Luftzug, durch plötzlichen Temperaturwechsel bei Auf- und Abstiegen in bzw. von größeren Höhen (Ohren-, Hals- und Augenentzündungen), im Winter infolge mangelnder Bewegungsmöglichkeit im Dienst Erfrierungsgefahr an Gesicht und Händen. Erhöhte Unfallgefahren, da plötzliches Nachlassen der Nervenspannkraft unmittelbare Lebensgefahr bedeutet.	Kräftige Konstitution, körperliche Durchbildung. Normale Sehkraft, normales Gehör, starke Nerven, Geistesgegenwart, schnelle Entschlußkraft.	Veranlagung zu Erkältungskrankheiten, Rheumatismus, Gicht, Fuß- und Beinleiden.
b) Flugzeug- und Motorenwarte.	Meist stehende Arbeitsweise, anstrengende Tätigkeit. Einatmen von Benzindämpfen, von Metall- und Schleifmaterial (Schmirgel usw.). Erhöhte Unfallgefahr	Kräftige Konstitution. Gesunde Atmungsorgane. Schwindelfreiheit.	Fuß- und Beinleiden.

	durch Verletzungen, insbesondere durch Ingangsetzen der Propeller, sowie bei Bedienung des sich bewegenden Flugzeuges.		
Maler.	Bleivergiftung, Staubeinatmung, Zugluft, Kälte und Nässe auf Neubauten, Hautentzündungen, Unfallgefahr.	Fachliche Begabung, mittelkräftiger Körperbau, gesunde Atmungsorgane, gutes Farbenunterscheidungsvermögen.	Neigung zu Erkältungskrankheiten und Rheumatismus.
Mälzer.	Starke Temperaturschwankungen in den Arbeitsräumen, Erkältungsgefahr. In Kleinbetrieben sehr anstrengende Tätigkeit. Arbeiten in heißer, stark verunreinigter Luft. Unfallgefahr.	Gesunde Atmungsorgane.	Neigung zu Erkältungskrankheiten und Rheumatismus.
Marinedienst, s. Matrose.			
Maschinenbau, s. Schlosser.			
Maschinist.	Arbeit in großer Hitze, Erkältungsgefahr.	Mittelkräftige Konstitution.	Epilepsie.
Maschinenschreiber(in), Stenograph(in).	Sitzende Lebensweise; Anstrengung der Handmuskulatur (Schreibkrampf), geistige Anstrengung und Abspannung. (S. auch kaufmännische Berufe.)	Gesunde Handgelenke.	Stärkere Kurzsichtigkeit, Nervosität.
Maschinenstrickerei.	Körperliche Anstrengung beim Hand- resp. Fußbetrieb der Maschinen.	Kräftige Konstitution.	Lungen- und Herzleiden.
Masseur, s. Heilgehilfe.			
Matrose.	Körperliche Anstrengung, Einfluß von Witterung und Temperatur. Unfallgefahr. Tropen-	KräftigerKörperbau ohne nennenswerte Gebrechen.	Kurzsichtigkeit, körperliche Gebrechen jeder Art, Brüche.

Beruf	Berufsgefahr	Erfordernis	Gegenanzeige
	krankheiten. Häufige Geschlechtskrankheiten. Gefahr des Alkoholismus.		
Maurer.	Temperaturwechsel; Zugluft. Staubeinatmung, Rheumatismus, Erkrankungen der Atmungsorgane, Hautkrankheiten, Unfallgefahr. Stehende Arbeit (Plattfüße, Krampfadern). Bei Steinträgern Druckgeschwüre auf den Schultern, Verkrümmungen der Wirbelsäule.	Mittelkräftiger Körperbau.	Tuberkulose, Herzfehler, Neigung zu Erkältungskrankheiten und Rheumatismus. Erkrankungen des Skelettsystems.
Mechaniker.	Unfallgefahr, Verletzungen.	Technische Gewandtheit, gute Auffassungsgabe.	Schweißhände, starke Kurzsichtigkeit.
Messerschmied, s. Schmied.			
Metallarbeiter, -brenner, -drucker, -schläger, -gießer (s. a. Gelbgießer).	Arbeit in strahlender Hitze, Einatmung von Rauch und giftigen Gasen, Gießfieber, bisweilen Staubarbeit, Unfallgefahr, sehr große Anstrengungen; oft Hauterkrankungen.	Gesunde Atmungsorgane, kräftige Muskulatur.	Neigung zu Erkältungen und Rheumatismus.
Metallinstrumentenmacher (s. auch Metallarbeiter).	Anstrengende Arbeit. Einwirkung von Dämpfen beim Löten und Abbrennen (Katarrhe der Luftwege), Hauterkrankungen.	Kräftiger Körperbau, gesunde Atmungsorgane.	
Militärdienst, Soldat.	Bisweilen Überanstrengung des Herzens und der Bewegungsorgane, lange Dienstzeit, Witterungseinflüsse.	Kräftige Konstitution (besondere Vorschriften).	

Modistin, s. Schneiderin.			
Möbelpacker, s. a. Transportarbeiter.	Verletzungsgefahr.	Mittelkräftiger Körperbau.	Erkrankungen des Skeletts und der Gelenke.
Möbelpolierer.	Stehende, zumeist gebückte Körperhaltung, Anstrengung der Armmuskulatur, Hautentzündungen.	Mittelkräftiger Körperbau.	Fuß- und Beinleiden, Neigung zu Hauterkrankungen.
Modelleur, s. Gipsbildhauer			
Molkereibetrieb (Milchmeier, Milchhändler).	Ausgedehnte Arbeitszeit, Überanstrengung der Finger beim Melken, „Melkerkrampf". Übertragung von tierischen Infektionen. Unfallgefahr.	Mittelkräftige Konstitution.	Tuberkulose, Bacillenträger jeder Art, Hautkrankheiten.
Monteur, s. Mechaniker.			
Motorfahrer, s. Chauffeur.			
Müller.	Staubeinwirkung(Getreide-, Mehl-, Stein-, Eisenstaub). Entzündungen der Augenlider und Bindehäute, Katarrhe der Atmungsorgane, „Müllerhusten", Schädigungen der Haut, „Müllerkrätze", Siderosis. Anstrengende, lange Arbeitsdauer; vielfach Durchnässung bei Wassermühlen. Unfallgefahr.	Kräftige Konstitution, gesundes Herz, gesunde Lungen.	Fuß- und Beinleiden, Unterleibsbrüche.
Musiker.	Anstrengung der Lungen und Gefäßmuskeln beim Blasen, vielfach Nachtarbeit, besonders reichliche Gelegenheit zum Alkoholgenuß, Aufenthalt in rau-	Mittelkräftiger Körperbau. Gesunde Atmungsorgane; gute Sehkraft, gutes musikalisches Gehör.	Nervosität, starke Kurzsichtigkeit.

Beruf	Berufsgefahr	Erfordernis	Gegenanzeige
	chiger, staubiger Luft (Kaffeehausmusiker).		
Musikinstrumenten- und Pianomacher. a) Klaviermacher.	Kombination von Tischler- und Mechanikertätigkeit, keine besonderen stärkeren Anstrengungen.	Klavier-Tischler, s. Tischler. Klaviermacher: Mittelkräftiger Körperbau, gesunde Atmungsorgane, gutes musikalisches Gehör.	
b) Metallinstrumentenmacher.	Anstrengende Tätigkeit (Drücken des Metalls), Einwirkung von Gasen und Dämpfen, Staubentwickelung.	Kräftiger Körperbau, gesunde Atmungsorgane.	Neigung zu katarrhalischen Erkrankungen.
Musterzeichner.	Sitzende Tätigkeit, keine besonderen Schädigungen.	Keine besonderen körperlichen Anforderungen, gute zeichnerische und geistige Fähigkeiten.	Starke Kurzsichtigkeit.
Mützenmacher, s. Kürschner.			
Nadler, s. Metallarbeiter.			
Nagelschmied, s. Schmied.			
Näherin, s. Schneiderin.			
Ökonom, s. Landwirt.			
Ofenarbeiter, s. a. Töpfer.	Ofenhitze, Körperhaltung und Einengung der Brust (Arbeit an der Drehscheibe). Einwirkung von Staub, Bleivergiftung bei Glasur. Hauterkrankungen.	Mittelkräftiger Körperbau, gesundes Herz, gesunde Atmungsorgane.	Erkrankungen der Atmungsorgane, und der Haut.
Optiker, s. Feinmechaniker.			
Orgelbauer, s. Klavierbauer.			

Papierfabrikarbeiter.	Einwirkung von ätzenden Dämpfen, Bleivergiftung beim Färben des Buntpapiers, Gefahren der Lumpenverarbeitung (s. oben), häufig Verletzungen. Erkältungsgefahren.	Mittelkräftiger Körperbau.	Neigung zu Rheumatismus und Katarrhen.
Paraffinarbeiter, s. Seifenfabrikation.			
Parfümerie- und Seifenherstellung.	Einwirkung von Hitze, Feuchtigkeit, Dämpfen und Laugen. Erkältungskrankheiten. Schleimhautaffektionen durch Einatmen von schwefliger Säure und Akroleindämpfen, Nitrobenzol und ätherischen Ölen; Hautkrankheiten. Unfallgefahr.	Mittelkräftige Konstitution. Gesundes Herz.	Erkrankungen der Atmungsorgane Hautkrankheiten.
Pferde- und Viehzuchtarbeiter, s. Landarbeiter, Makler.			
Pflaster- und Steinsetzer.	Anstrengende Tätigkeit; Einwirkung der wechselnden Witterungs- und Temperaturverhältnisse. Unfallgefahr. Erkrankungen der Atmungsorgane; Schleimbeutelentzündungen an den Knien.	Kräftiger Körperbau.	Tuberkulose, Herzfehler, Leistenbrüche, Neigung zu rheumatischen Erkrankungen.
Photograph.	Anstrengung der Augen durch Arbeit im Dunkeln. Gewerbeekzeme; stehende Tätigkeit (Krampfadern, Plattfußbildung).	Gute Sehschärfe, gutes Farbenunterscheidungsvermögen.	Schweißhände, chronische Ekzeme an den Händen, starke Krampfadern und Plattfußbildung.
Plätterin, s. Büglerin.			
Polizist.	Witterungseinflüsse. Verletzungsgefahr. Überanstrengung.	Scharfe Sinnesorgane, Geistesgegenwart, Mut.	Psychopathen und Neurastheniker.

24*

Beruf	Berufsgefahr	Erfordernis	Gegenanzeige
Porzellanarbeiter (Porzellandreher, -former).	Einatmung scharfkantigen Porzellanstaubes, sitzende Haltung bei gleichzeitiger Anspannung der Muskeln der Arme (Drehen der Waren) und des rechten Beines (Bewegung der Drehscheibe), Behinderung einer ergiebigen Ausdehnung des Brustkorbes. Sehr anstrengende Arbeit. Staubeinwirkung (Staublunge). Erkrankungen der Luftwege. Arbeit mit nassem Material und in der Hitze (Erkältungskrankheiten!).	Kräftiger Körperbau, völlig gesunde Atmungsorgane, gesundes Herz.	Tuberkulose, Neigung zu Erkrankungen der Atmungsorgane.
Porzellanmaler.	Sitzende Haltung; Einwirkung von Bleifarben.	Mittelkräftige Konstitution, gutes Farbenunterscheidungsvermögen, technische Gewandtheit.	
Posamentier- und Seidenknopfarbeiter.	Anstrengende Tätigkeit, gezwungene, meist sitzende Körperhaltung, häufig ungenügende Arbeitsräume. Staubgefahr besonders bei Bearbeitung von Wolle.	Mittlere Sehschärfe, gutes Farbenunterscheidungsvermögen.	Lungenleiden.
Präparator.	Einwirkung von Chemikalien, Giften (Arsen, Sublimat). Hautkrankheiten.	Technische Begabung.	Hautkrankheiten.
Putzmacherin.	Vielfach sitzende Lebensweise; vielfach kleine Arbeitsräume. Anstrengung der Augen, Staubentwicklung nur sehr geringe.	Ausreichend auch schwächliche Konstitution. Mäßiger Herzfehler kein Ausschließungsgrund.	Entzündliche Zustände der Augenlider und Bindehaut, Schweißhände, Farbenblindheit.
Radfahrer.	Witterungseinflüsse. Überanstrengung der Bewegungsorgane und des Herzens, besonders bei Jugendlichen, Unfallgefahr.	Gesunde Atmungsorgane, gesundes Herz. Scharfes Gehör, normale Sehkraft.	

Raseur, s. Barbier.			
Rauchfangkehrer, s.Schornsteinfeger.			
Rauchwarenfärber, siehe Kürschner.			
Reisender, s. Agent.			
Retuscheur, s. Photograph.			
Riemer, s. Sattler.			
Roßhaararbeiter.	Staubentwickelung,Bindehautentzündung, katarrhalische Affektionen, Asthma; Milzbrand.	Gesunde Atmungsorgane.	Neigung zu Katarrhen der Luftwege und Bindehaut.
Sägewerksarbeiter.	Staubarbeit. Verletzungen; große Unfallgefahr, Staubexplosion.	Kräftige Konstitution. Gesunde Atmungsorgane.	Erkrankungen der Luftwege, starke Kurzsichtigkeit.
Salinenarbeiter.	Verätzungen der Haut, der Schleimhäute, katarrhalische Affektionen, rheumatische Erkrankungen. Unfallgefahr.	Gesunde Atmungsorgane.	Hauterkrankungen.
Sattler, Riemer.	Meist sitzende Haltung; bei Handarbeit anstrengende Tätigkeit. Häufig Heimarbeit. Hauterkrankungen, gelegentlich Milzbrand.	Auch für schwächliche aber sonst gesunde Personen geeignet.	Neigung zu Ekzemen, Lungenkrankheiten.
Schaffner (Bahn).	Überanstrengung der Bewegungsorgane. Starke Anforderungen an das Nervensystem. Witterungseinflüsse.Erkältungskrankheiten.	Kräftige Konstitution.	Neigung zu Erkältungskrankheiten und Rheumatismus, Nervosität, Krampfader- und Plattfußbildung.
Schieferarbeiter.	Staubeinwirkung, Erkrankungen der Atmungsorgane, oft Staub-	Mittelkräftiger Körperbau, gesunde Atmungsorgane.	Erkrankungen der Atmungsorgane.

Beruf	Berufsgefahr	Erfordernis	Gegenanzeige
	lunge (Chalikosis). Erkältungsgefahren. Unfallgefahr. Vielfach Heimarbeit.		
Schiffs- und Bootsbau, s. Zimmermann.			
Schilder- und Schriftenmaler, s. Maler.			
Schirm- und Stockmacher, s. Drechsler.			
Schlächter, Fleischer.	Anstrengende Tätigkeit, Tragen schwerer Lasten, stehende Tätigkeit. Erkältungskrankheiten, Hauttuberkulose beim Hantieren mit Fleisch perlsuchtkranker Tiere; Frostgeschwüre an den Händen. Unfallgefahr.	Kräftiger bis mittelkräftiger Körperbau.	Entstellende Erkrankungen, Herzfehler, Krämpfe, Plattfüße, Unterleibsbrüche, chron. Hautleiden.
Schleifer (Stahl-, Glas-, Halbedelstein-, Edelstein-).	Staubgefahr (Erkrankungen der Schleimhäute der Atemwege), je nach dem Material Vergiftungen (durch Bleistaub usw.). Staublunge. Lärmschädigungen. Verletzungen durch absplitterndes Material.	Gesunde Atmungsorgane, normale Sehkraft.	Hauterkrankungen, Schweißhände.
Schlosser.	Stehende Haltung, anstrengende Tätigkeit, Staubeinwirkung. Entwickelung von Blei-, Salzsäure-, Zinndämpfen. Infolge großer Licht- und Wärmeentwickelung Schädigung der Augen, Verbrennungen usw. Erkältungsgefahr, Unfallgefahr, Gewerbeekzeme.	Kräftiger Körperbau; normale Sehschärfe, gesunde Atmungsorgane.	Erkrankungen der Atmungsorgane, Krampfadern, Unterschenkelgeschwüre, Plattfuß, Krämpfe, Schwindelgefühl, Neigung zu Augen-, Lid- und Bindehautkatarrhen.

Schmied (Grob-, Huf-, Nagelschmied).	Große Anstrengungen, dauernde Hitze, Zug, Erkältungsgefahr, Staub- und Raucheinwirkung (Erkrankungen der Atmungsorgane), Unfälle; häufige Erkrankungen des Herzens; Lärmschädigung. In Handschmieden durch Treten des Blasebalgs Überanstrengung. Gefahr des Alkoholismus.	Kräftiger Körperbau, gesundes Herz, gesunde Atmungsorgane.	Einäugigkeit, Krampfadern, Plattfüße, Leistenbruch u. Ohrleiden.
Schneider.	Vielfach Heimarbeit. Oft ungenügende Arbeitsräume. Sitzende Arbeitsweise, teilweise mit nach vorn gebeugtem Oberkörper. Bei Schneiderinnen vielfach Störungen der Verdauungsorgane. Unfälle durch Verletzungen mit Nadel, Schere und Verbrennungen.	Mittelkräftige Konstitution.	Lungenkranke, schwächlicher Körperbau. Krampfadern, Hämorrhoiden, Unterleibsleiden, Herzkranke, starke Kurzsichtigkeit.
Schornsteinfeger.	Unfallgefahr. Verbrennungen. Rußeinatmung und -einwirkung auf die Haut, bes. der Geschlechtsteile. Chronische Ekzeme, Schleimbeutelentzündungen an Knien und Ellenbogen.	Kräftiger Körperbau.	Neigung zu Erkrankungen der Atmungsorgane und der Haut.
Schreiber.	Sitzende Tätigkeit, bisweilen Überanstrengung der Hände und Arme. Nervosität.	Auch für schwächliche Personen geeignet.	Tuberkulose, schlecht entwickelter Brustkorb, Kurzsichtigkeit.
Schreiner, s. Tischler.			
Schriftgießer.	Hitze und Temperaturunterschiede, Dämpfe von Akrolein, Blei, Antimon und zuweilen auch Arsen. Staubentwickelung. Unfallgefahr, bes. durch Verbrennungen.	Kräftiger Körperbau, gesundes Herz, gesunde Lungen.	Chronische Augenbindehaut- und Augenlidentzündung.

Beruf	Berufsgefahr	Erfordernis	Gegenanzeige
Schriftsetzer, siehe Buchdrucker.			
Schuhmacher (Schuster).	Sitzende Haltung mit etwas nach vorn gebeugtem Oberkörper, Verunstaltung des Brustkorbs (Schusterbrust); im Kleinbetrieb nicht selten ungeeignete Arbeitsräume und ungenügende Beleuchtung. „Schusterkrampf". Verletzungsgefahr. Hautschädigungen.	Mittelkräftiger Körperbau, gesunde Atmungsorgane, gesundes Herz.	Lungen- und Hautleiden.
Schutzmann, Sicherheitswachmann, s. Polizist.			
Schwarzblech- und Zeugschmied.	Arbeit ähnlich des Schmieds, nur etwas leichter.	Mittelkräftiger Körperbau, gesundes Herz.	Tuberkulose, Epilepsie, Schwindelanfälle, Plattfüße.
Schwertfeger.	Arbeitsweise stehend, Einwirkung von Säuren und Dämpfen, insbesondere Quecksilber bei Feuervergoldung. Unfallgefahr. Hautkrankheiten.	Mittelkräftiger Körperbau, gesunde Atmungsorgane.	Fuß- und Beinleiden, Hautleiden.
Seemann, s. Matrose.			
Segelmacher (Fabrikation von Planen, Zelten).	Anstrengende Tätigkeit, sitzende, gezwungene Körperhaltung.	Kräftiger Körperbau.	Lungenleiden, Erkrankungen der Wirbelsäule.
Seifenhersteller, s. Parfümeriehersteller.			
Seiler.	Stehende Haltung. Staubentwickelung, Erkrankungen der Luftwege, Hechelfieber. Anstrengendes Hin- und Hergehen. Ekzeme.	Mittelkräftiger Körperbau, gesunde Atmungsorgane, gesundes Herz.	Plattfüße und Krampfadern.

Beruf	Gefahren der Beschäftigung	Körperbeschaffenheit	Krankheiten
Senkgrubenräumer, s. Kanalräumer.			
Sicherheitsbeamter, s. Polizist.			
Spengler, s. Klempner.			
Spielwarenerzeuger.	Meist Heimarbeit, sehr lange Arbeitszeit, meistens ungünstige Arbeitsräume. Einwirkung von Leim- und anderen Dämpfen, Bronzestaub usw. Elende soziale Verhältnisse.		
Spinnereiarbeiter.	Beim Trockenspinnen Staubgefahr, sonst hohe Temperaturen und Feuchtigkeit. Ekzeme.	Gesunde Atmungsorgane.	Neigung zu Erkältungskrankheiten und Ekzemen.
Stahl- und Metallschleifer.	Staub, der metallische und mineralische Bestandteile enthält. Durchfeuchtungen und Erkältungen. Reizung der Atmungsorgane durch Wollfasern, Schleifstein- und Metallstaub (Silikosis). Stehende Beschäftigung, Fuß- und Beinleiden.	Kräftiger Körperbau.	Fuß- und Beinleiden, Neigung zu Erkrankungen der Atemwege.
Stationsbeamter, s. Eisenbahner.			
Steinbildhauer, Steinmetz.	Staubgefahr, Erkältungsgefahr. Erkrankungen der Lungen, Staublungen. Sehr anstrengend, Unfallgefahr.	Kräftiger Körperbau. Gesunde Atmungsorgane.	Erkrankungen der Lungen, Rheumatismus.
Steinbrucharbeiter.	Schwere körperliche Arbeit. Staubgefahr (Chalikosis). Verletzungen, Unfallgefahr. Witterungs-	Kräftiger Körperbau. Gesunde Atmungsorgane.	

Beruf	Berufsgefahr	Erfordernis	Gegenanzeige
	einflüsse. Erkältungskrankheiten.		
Steindrucker.	Stehende Arbeit, Hautkrankheiten. Überanstrengung der Augen. Unfälle.	Mittelkräftiger Körperbau, gute Sehschärfe.	Fuß- und Beinleiden, Neigung zu Ekzem und Katarrhen der Atemwege, Hautleiden.
Steinschleifer, s. Schleifer.			
Steinsetzer, s. Pflasterarbeiter.			
Steinzeichner, s. Lithograph.			
Stellmacher u. Wagenbauer.	Anstrengende Tätigkeit, Arbeit im Stehen (Plattfuß, Krampfaderbildung), Staubeinwirkung. Haltung und Andrücken des Brustbohrers an den Brustkorb beim Einbohren der Löcher in die Felgen. Unfallgefahr.	Kräftige Konstitution, gesunde Atmungsorgane.	Plattfuß- und Krampfaderbildung, Erkrankung der Atmungsorgane.
Stenograph, s. Maschinenschreiber.			
Steuerbeamter.			
Sticker(in).	Sitzende Lebensweise (Störung der Verdauungs- und Sexualorgane), Anstrengung der Augen.	Mäßig kräftige Konstitution, mittlere Sehschärfe.	Lungentuberkulose u. schwache Entwicklung des Brustkorbes, Schweißhände, starke Kurzsichtigkeit.
Strickerin, s. Maschinenstrickerei.			
Straßenarbeiter.	Anstrengende Tätigkeit, häufiges Bücken. Witterungseinflüsse,	Gesunde Atmungsorgane.	Neigung zu Erkältungskrankheiten und Rheumatismus.

	Staubeinatmung, Erkältungsgefahr.		
Straßenbahnführer.	Witterungseinflüsse. Stehende Tätigkeit. Starke Belastung des Nervensystems; unregelmäßige Dienstzeiten.	Kräftiger Körperbau, normale Sehschärfe, gutes Gehör, Farbenunterscheidungsvermögen.	Fuß- und Beinleiden, Veranlagung zu Erkältungskrankheiten und Rheumatismus, Neurasthenie.
Stukkateur.	Stehende Arbeit, Staubgefahr. Unfallgefahr bei Anbringung von Stuck, in der Werkstatt durch Verbrühen beim Leimkochen.	Mittelkräftiger Körperbau.	Krankheiten der Atmungsorgane.
Tabakarbeiter.	Entwickelung von Tabakstaub, Erkrankungen der Atmungsorgane (Tabakosis). Nicotinschädigung. Häufig Tuberkulose, besonders bei jugendlichen Unterleibsleiden bei Tabakarbeiterinnen. Ekzeme. Einseitige Inanspruchnahme der Arm- und Handmuskeln. Vielfach Heimarbeit.	Gesunde Atmungsorgane.	Veranlagung zu Tuberkulose, schlecht entwickelter Brustkorb.
Tapezierer, s. Dekorateur.			
Techniker, s. Architekt.			
Telegraphenarbeiter.	Anstrengende Tätigkeit im Stehen. Unfallgefahr. Witterungseinflüsse.	Kräftige Konstitution.	Neigung zu Erkältungskrankheiten und Rheumatismus, Fuß- und Beinleiden.
Telegrammbesteller, siehe Briefträger.			
Telephonist, Telegraphist.	Anstrengende geistige Tätigkeit, oft überhastetes Arbeiten, öfters Nachtdienst. Organische und	Mittelkräftige Konstitution, gesundes Herz, gutes Hörvermögen.	Fuß- und Beinleiden, Nervenschwäche.

Beruf	Berufsgefahr	Erfordernis	Gegenanzeige
	funktionelle Innenohraffektion infolge Schalltraumas; nervöse Überreizung.		
Tierausstopfer, s. Präparator.			
Tischler.	Stehende Haltung, anstrengende Tätigkeit, Staubentwickelung (Lungenkrankheiten). Häufig Plattfuß- und Krampfaderbildung, Sehnenscheidenentzündungen der Hand, Nervenlähmungen am Unterarm. Hauterkrankung durch Politur, Firnis, Beizen, ferner durch exotische Hölzer. Unfallgefahr.	Kräftiger Körperbau, gesunde Lungen, mittlere Sehschärfe.	Fuß- und Beinleiden, Unterleibsbrüche, Neigung zu Hautleiden.
Töpfer.	Staubentwickelung. Anstrengende Tätigkeit (Transport des Arbeitsmaterials). Kälte und Zugluft auf Bauten. Hantieren mit nassem Material (Hautentzündung, Frostbeulen). Vergiftungen, bes. beim Bleiglasieren.	Mittelkräftige Konstitution.	Neigung zu Erkältungskrankheiten und Rheumatismus, Ekzembereitschaft.
Transportarbeiter u. Handelsarbeiter.	Anstrengende körperliche Arbeit. Schädigung der Herzgefäße und Atmungsorgane, Venenentzündungen; Skelettveränderungen, Krampfaderbildung. Unfallgefahren.	Kräftige Konstitution.	Fuß- und Beinleiden, Erkrankungen der Wirbelsäule.
Tuchscherer.	Staubgefahr. Feuchte Wärme, Erkältungsgefahr.	Gesunde Atmungsorgane.	
Tunnelarbeiter.	Unfallgefahr (Explosionen), Augen- und Bindehauterkrankungen.	Sehr kräftige Konstitution, gesunde Atmungsorgane.	Neigung zu Erkältungskrankheiten und Rheumatismus.

	Große körperliche Überanstrengung. Hitze und Feuchtigkeit (Erkältungskrankheiten).		
Uhrmacher.	Dauernd sitzende Haltung mit vornüber gebeugtem Körper, oft Überanstrengung der Augen, oft schlechte Werkstätten.	Geeignet noch für mittelkräftige und selbst etwas schwächliche Personen.	Tuberkulose, starke Kurzsichtigkeit.
Vergolder.	Staubeinwirkung; Vergiftungsgefahr; Hautkrankheiten. Erkrankungen der Atmungsorgane. Vielfach Heimarbeit.	Mittelkräftiger Körperbau.	Neigung zu Erkrankungen der Atmungsorgane und der Haut.
Verkäufer, s. kaufm. Angestellter.			
Verkehrsdienst, s. Eisenbahner, Straßenbahner.			
Vertreter, s. Agent.			
Wächter, s. Sicherheitswachtmann.			
Wagenbauer, s. Tischler.			
Wagenlackierer.	Meist stehende, oft gebückte Haltung. Staubentwickelung beim Schleifen. Gefahr der Bleivergiftung. Einwirkung der Lacke, bes. beim Spritzverfahren.	Mittelkräftige Konstitution.	Fuß- und Beinleiden.
Wäscherei, s. Plätterei.			
Wäschezuschneider.	Stehende Haltung. Anstrengung der Hand- und Armmuskulatur.	Mittelkräftige Konstitution, zeichnerische Gewandtheit, gesunde Handgelenke.	Fuß- und Beinleiden, starke Kurzsichtigkeit.

Beruf	Berufsgefahr	Erfordernis	Gegenanzeige
Walzwerkarbeiter.	Hitze. Überanstrengung. Erkältungsgefahr.Unfallgefahr.Staubeinwirkung. Erkrankungen der Atmungsorgane, Rheumatismus.	Kräftige Konstitution.	Herz- und Lungenleiden, Rheumatismus, Plattfuß und Beinleiden.
Wasseranlagen- und Gaseinrichtung, s. Gasarbeiter.			
Weberei und Wirkerei.	Mittelschwere Tätigkeit. Einwirkung von Staub, Feuchtigkeit, Wärme. Bleivergiftungen. Unfallgefahr. Lärmschädigungen. Erkältungskrankheiten.	Mittelkräftiger Körperbau, gesunde Atmungsorgane.	Lungenleiden.
Weichensteller, s. Eisenbahner.			
Weinküfer.	Aufenthalt in feuchten Kellern. Ausschwefeln bedingt Reizung der Schleimhäute. Schädigung durch Kohlensäure. Übermäßiger Alkoholgenuß.	Mittelkräftiger Körperbau, sehr feinesGeruchs- und Geschmacksvermögen.	
Weißwarenarbeiter, siehe Schneider.			
Wirkerei, s. Weberei.			
Zahntechniker.	Bei operativer Tätigkeit stehende und gebeugte Haltung. Einwirkung von Dämpfen und Chemikalien.	TechnischeGewandtheit, gute Sehkraft, mittelkräftigerKörperbau.	
Zeugschmied, s. Schwarzblechschmied.			
Zementarbeiter.	Hitze bei der Ofenarbeit. Staubgefahren (Zementstaub wirkt	Kräftiger Körperbau.	Neigung zu Augen- und Bindehautkatarrhen, zu Erkrankun-

	ätzend), Augenentzündungen, Schleimhautkatarrhe, Nasengeschwüre; Hautentzündungen.		gen der Atemorgane und der Haut.
Ziegelarbeiter.	Witterungseinflüsse, Arbeit mit feuchtem Material, Hitze bei der Ofenarbeit. Große körperliche Anstrengungen bei langer Arbeitszeit. Hauterkrankungen. Feuchtigkeit. Unfallgefahr.	Kräftiger Körperbau.	Neigung zu rheumatischen Erkrankungen und Hautleiden.
Zigarren-, Zigarettenarbeiter, s. Tabakarbeiter.			
Zimmermaler, s. Maler.			
Zimmerer, Zimmermann.	Anstrengende Arbeit. Stehende, oft gebückte Haltung. Unfallgefahr.	Kräftiger Körperbau.	
Zinngießer.	Erkrankungen der Atmungsorgane und der Haut. Bleivergiftung. Häufig Heimarbeit mit ihren Schädigungen.		
Zuckerbäcker, s. Bäcker.			
Zuckerfabrikarbeiter.	Witterungseinflüsse, da Vorarbeiten im Freien. Lange Arbeitszeit. Temperaturunterschiede zwischen den einzelnen Arbeitsräumen (Erkältungskrankheiten). Staubgefahren. „Zuckerkrätze“. Entwickelung giftiger Gase. Unfallgefahr, bes. Verbrennungen.	Kräftiger Körperbau.	Neigung zu Erkältungskrankheiten und Rheumatismus, Ekzembereitschaft.

Literaturangaben.

Handbücher und Sammelwerke.

FRAENKEN, C., u. A. GAERTNER: Weyls Handbuch der Hygiene, Bd. 7, Allgemeiner und besonderer Teil. Leipzig 1914 u. 1921.

GOTTSTEIN, A., A. SCHLOSSMANN u. L. TELEKY: Handbuch der sozialen Hygiene und Gesundheitsfürsorge, Bd. 2: Gewerbehygiene und Gewerbekrankheiten. Berlin 1926. (Mit ausführlicher Literaturangabe.)

Hygiene du Travail, Encyclopédie d'hygiène, de pathologie et d'assistance sociale, envisagées au point de vue du travail, de l'industrie et des professions, herausgegeben vom Internationalen Arbeitsamt in Genf, beginnend 1925. (Mit ausführlicher Angabe der internationalen Literatur.)

LAUBER, H.: Handbuch der ärztlichen Berufsberatung. Berlin u. Wien 1923.

LEHMANN, K. B.: Kurzes Lehrbuch der Arbeits- und Gewerbehygiene. Leipzig 1919.

Literatur der Gewerbehygiene, herausgegeben vom Internationalen Arbeitsamt, Genf, erscheint ungefähr vierteljährlich.

Statistik des Deutschen Reiches Bd. 402: Berufszählung Berlin 1927.

Statistisches Jahrbuch für das Deutsche Reich, erscheint alljährlich.

SYRUP, FR.: Handbuch des Arbeiterschutzes und der Betriebssicherheit. 3 Bde. Berlin 1926—27. (Mit ausführlicher Literaturangabe.)

WEYL, TH.: Handbuch der Arbeiterkrankheiten. Jena 1908.

Zeitschriften.

Reichsarbeitsblatt, Berlin.

Wirtschaft und Statistik, herausgegeben vom Statistischen Reichsamt, erscheint halbmonatlich.

Zentralblatt für Gewerbehygiene und Unfallverhütung, Berlin.

Namen- und Sachverzeichnis.

Abbe 23, 24.
Abbeizen 186.
Abdeckerei 303.
Aborte 17, *18*.
Abraumsalz 78.
Abwrackbetrieb 62.
Acetaldehyd 72.
Aceton 279.
Acetylcelluloselack 181, 270, 272.
Acetylen 72, 142.
Acetylenbereitung 78.
Acetylengasgebläse 165.
Achatschleifer 239.
Achtstundentag 25.
Ackerbau 332.
Agasse-Lafont 195.
Agent 344.
Ago-Klebstoff 279.
Akridin 72.
Akrolein 72, 192.
Akkumulatoren 288.
Akkumulatorenarbeiter 344.
Akkumulatorenbatterie 290.
Akkumulatorenfabrikation 62, 75, 100, 104, 106, 107, *181*.
Akkumulatorenräume 289.
Aktinomykose *51*, 337.
Alabaster 231.
Alaun 278.
Alaunfabrikation 94.
Alkohol 31, 47, 74.
Alkoholgenuß 19, 310, 339.
Alkoholismus 21, *30*, 32, 145.
Alkoholkonsum 31.
Alkoholmißbrauch 31, 32.
Alpaka 86.
Altersrente 126.
Altersversicherung 99, *125*.
Aluminium *72*, 85.
Aluminiumgewinnung *162*.
Aluminiumoxyd 72, 162.
Aluminiumchlorid 72.
Aluminiumsilikat 72.
Amalgamierverfahren 158.

Amidoerkrankungen 68, *70*.
Amidoverbindungen der aromatischen Reihe 68.
Ammoniak 52, 72, *204*, 241, 281.
— salpetersaures 92.
— schwefelsaures 332.
Ammoniakgewinnung 204.
Ammoniak-Sodafabrikation 73.
Ammonium, kohlensaures 72.
Ammoniumphosphat 72.
Ammoniumsulfat 72.
Amylacetat 73.
Amylalkohol 73.
Amylnitrit 92.
Angestelltenversicherung *128*, 132.
Anilin 52, 69, 73, 95, *211*, 279.
Anilinfabrikation 73, 74, 80, 95, *211*.
Anilinfarben 85, 89, 253.
Anilismus 69.
Ankleideraum 100.
Anklopfer 279.
Ankylostomiasis s. Wurmkrankheit.
Anstreicher *183*, 344.
Anthracen 57.
Anthrakose 145, 146.
Anthrazit 141.
Antimon 74.
Antimonarbeiter 161.
Antimonbutter 75.
Antimongewinnung *161*.
Antimonoxyd 75.
Antimonpentasulfid 75.
Antimonvergiftung *74*, 161.
Apotheker 102, 128, 344.
Apparatebau 163.
Appreteur 344.
Appretur 249.
Arbeit *19*, 20.
Arbeiter 5, 41, 110, 119, 125.
— jugendliche 103.
— weibliche 105.
Arbeitersamariterbund 50.

Arbeiterschutz *147*.
— für Minderjährige *102*.
— für Weibliche *102*.
— Geschichte des *98*.
Arbeiterschutzgesetze 109.
Arbeitsamt, Internationales 109.
Arbeitsdauer 19, 25, 97.
Arbeitsgang 28.
Arbeitskleidung 42.
Arbeitskonferenz, internationale 109.
Arbeitskurve 21.
Arbeitsleistung *21*, 22, 27.
Arbeitslohn 106.
Arbeitslosenfürsorge 99.
Arbeitslosenunterstützung 132.
Arbeitslosenversicherung *138*.
— Gesetz über 131.
Arbeitsmarktstatistik 133.
Arbeitspause 21, *27*, 101, 104.
Arbeitsphysiologie 21, 28.
Arbeitsproduktion 23.
Arbeitsraum *99*, 107.
Arbeitsschutzgesetz 102.
Arbeitsstätte 102.
Arbeitsteilung 20.
Arbeitsvermittlung 133, 134, 340.
Arbeitsvorgang 21.
Arbeitswille 19.
Arbeitszeit *20*, 21, 23, 26, 28, *100* 101.
Architekt 345.
Arens 36.
Argentum nitricum 95.
Arnoldi 42, 142, 234.
Arnstein 220.
Arsen 43, 57, *67*, 75, 82, 122, 253, 258, 274, 335, 336.
Arsenerkrankung 67.
Arsenglas, weißes 161.
Arsenhütte 161.
Arsenige Säure 67, 161.
Arsenmehl 161.
Arsennachweis 67.
Arsenverbindungen *75*, 157.

Arsenvergiftung *67*, 199, 257.
Arsenwasserstoff *67*, 75, 184.
Arsenwasserstoffvergiftung *67*, 78.
Arterienverkalkung 22.
Artist 345.
Asbest 250.
Asbestschutz 48.
ASCHER 227.
Äthan 283.
Äthylen 283.
Atlasholz 53.
Ätzammonium 73.
Ätzdruckverfahren 79.
Ätzen 237.
Ätzgift 82.
Ätzkalk *78*, 156, 252, 332.
ATZLER 21.
Ätzmittel 96.
Ätznatron 86, 261.
Aufklärung 48.
Aufsichtsbeamter 48, 108, 109.
Aufwärterin 344.
Augenverletzung 46.
Augenzittern 33, 144, 146.
Auripigment *67*, 161, 272.
Automobilverkehr 32.
Auskerner 168.
Ausrufer 345.
Austräger 345.
Aviatiker s. Luftfahrpersonal.

Bäcker *293*, 345.
Bäckerbein 295.
Bäckerei 17, 33, 36, 100, *293*.
— Schwarzbrot- 294.
— Weißbrot- 294.
Bäckerkrätze 295.
Badeanlage 18.
Badediener 345.
Bahnpersonal *339*, 346.
BALLOD 336.
Balsame 214.
Bandagist 346.
Barbier *312*, 346.
Barium 76.
Bariumcarbonat 76.
Bariumchlorid 76.
Bariumhydroxyd 76.
Bariumnitrit 76.
Bariumsalz 76.
Bariumsuperoxyd 76.
Bartflechte 51, 337.
Baryt, salpetersaures 92.
BASS 221.

Bastfaser 242.
BATELLI 35.
Bauarbeiter 346.
Bauer 346.
Bauernbein 336.
BAUGRAND 276.
Bauhandwerk 78.
Bauhilfsarbeiter 345.
Bauingenieur 345.
Baumeister 345.
Baumwollarbeiter 346.
Baumwolldruckerei 85.
Baumwolle 243.
Baumwollfärberei 75.
Baumwollstaub 41.
Baumwollverarbeitung 243.
Bautechniker 345.
Bauxit 162.
Bedürfnisanstalt s. Abort.
BEINTKER 153.
Beitzeisen 219.
Beize 89.
Beizen 167.
Beizmittel 75.
Bekleidungsindustrie 12, 15, 241, *255*.
Beleuchter 196.
Beleuchtung 17, 33, 55.
BENDER 102, 253.
Benzidin 73.
Benzin 52, *76*, 77, 82, 215, 244, 245, 251, 272, 323.
Benzinvergiftung *76*, 212, 289.
Benzol 43, 52, 57, 69, 77, 122, 215, 281, 272, 328.
Benzolhomologe 68.
Benzolrausch 68.
Benzolvergiftung *68*, 211.
Bergarbeiter 36, 43, 113, 122, *135*, 143, 144, 225, 348.
Bergbau 57, 122, *136*, 137, 147.
Bergbaugesetz 100.
Bergführer 348.
Bergkrankheit 35.
Bergwerk 33, 39, 50, 55, 56, 94, 101, 105, 107.
Bergwerksarbeit 26.
BERLEPSCH 99.
BERNAYS 26.
Berner Konvention 109.
Berufsamt 340.
Berufsarbeit 26.
Berufsauslese 15.
Berufsberatung 11, 133, 134, 334, *337*.

Berufsberatungsstelle *340*, 343.
Berufsfürsorge 122, 123.
Berufsgenossenschaft 48, 49, 117, *122*, 130.
Berufshygiene, allgemeine *15*.
Berufsstatistik 16.
Berufskraftfahrer 322.
Berufsumschulung 133.
Berufsunfähigkeit 128.
Berufswahl 110, 337.
Berufszählungen 1.
Besatz 136.
Bessemerverfahren *150*.
Bestoßer 168.
Betriebe, gewerbliche *16*.
— Anlage der 16.
Betriebsbeamter 110, 119, 128.
Betriebseinrichtung *99*.
Betriebsrätegesetz 107.
Betriebssystem 20.
Betriebsunfall 32, *43*, 58, 110.
Bettwarenerzeuger 348.
Bibliographie der Gewerbehygiene 109.
Bibliotheksbeamter 348.
Bienenzüchter 348.
Bierbrauer 94.
Bierverbrauch 299.
Bijouteriefabrik 73.
Bildhauer 348.
Bimsen 277.
Bims (Glase) maschine 279.
Binnenschiffahrt 119.
Binitrobenzol 205.
BISMARCK 99.
Blasebalg 163.
Blasmusiker 348.
Blattmetallfabrikation 169.
Blausäure 81.
Blecherzeugung 151.
Blechspielwaren 173.
Blei 8, 43, *57*, 77, 122, 192, 213, 233, 258, 265, 277, 339.
Bleiacetat 58, 77.
Bleianämie 64.
Bleiarbeiter 36.
Bleibergwerk 147.
Bleicarbonat 58, 78.
Bleicherei 78, 94, *251*.
Bleichereiarbeiter 347.
Bleichlorid 58.
Bleichmittel 76, 88, 292.
Bleichromat 59, 62, 78.

Bleidepot 60.
Bleidioxyd 77.
Bleieklampsie 62.
Bleiessig 58, 77.
Bleifarbenfabrikation 14, 62, 100, 104, 107, *177.*
Bleigelb 156.
Bleigewinnung *156.*
Bleiglanz 78, 156.
Bleiglätte 62, 77, 156, *177*, 213.
Bleigicht 61, 64.
Bleiglasur 62, 232 ff.
Bleihirnleiden 61.
Bleihütte 62, 95, 100, 104, 106, 107, 148, *156*, 160.
Bleihüttenarbeiter 157, 158.
Bleikammer 94, 199.
Bleikolik 61, 64.
Bleilöter 188.
Bleinitrat 58, 77.
Bleioxyd 58, 77, 157, 277.
Bleirauch 159, 160.
Bleisaum 61.
Bleisilikat 59, 78.
Bleistaub 42, 166, 167, 177.
Bleistein 157.
Bleistrom 60.
Bleisulfat 78.
Bleisulfid 59, 61, 78.
Bleisuperoxyd 58.
Bleitetraäthyl 60.
Bleivergiftung *60*, 157, 158, 160, 166, 179, 187, 188, 193, 232, 250, 286.
Bleiweiß 59, 78, *178*, 183, 187.
Bleizucker 58, 62, *179.*
Blendung 196.
Blitzschlag 325.
Blumen, künstliche 75, *258.*
Blumenarbeiter 348, *258.*
Blumenbinder 356.
Blutkörperchen, rote granulierte 81.
Blutlaugensalz 81.
Blutmehl 332.
Bogner 235.
Bohrer 164.
Bohrmaschine 137, 164.
Boken 242.
Bootsbauer 348.
Borax 165.
Borstenzurichterei 276.
Boruttau 35.
Bosse 229.

Bote 103, 348.
Böttcher 273, 348.
Boxer 348.
Branntweinbrennerei 301.
Branntweinverbrauch 301.
Brauer 31, *300*, 338, 348.
Brauerei 26, 82, *299.*
Braunkohlenbergbau *135*, 139, 143, 147.
Braunkohlenbergbauarbeiter 348.
Braunschweiger Grün 67.
Braunstein 78.
Braunsteinbergwerk 84.
Brauseeinrichtung 42, 100.
Brechweinstein 74.
Bremser 349.
Brennerei 339.
Brennstoffwerke 93.
Briefträger 349.
Brillantschleifer 239, 349.
Britanniametall 161.
Brom 78.
Brommethyl 78.
Bromnatrium 78.
Bronchiektasien 40.
Bronze 167.
Bronzeherstellung 92, 96, *172.*
Bronzestaub 38, 169, 265.
Bronzieren 258.
Bronzierer 349.
Brunnenbauer 349.
Brunnenschacht 55.
Buchbinder 7, *266*, 349.
Buchdrucker 36, *193*, 349.
Buchdruckerei 62, 100, 104, *189.*
Buchhalter 315, 350.
Buchsbaumholz 53.
Büchsenmacher 350.
Bügler(in) 252, 350.
Bühnenmitglieder 128.
Bürstenbinder *276*, 350.
Bürstenmacherei 276.
Büttengeselle 262.

Cadmium 78.
Cadmiumamalgam 78.
Cadmiumgelb 78.
Cadmiumchlorid 78.
Cadmiumsulfid 78.
Caissonarbeit 26, *34*, *146*, 351.
Calcinierofen 159.
Calcium 78.
— salpetersaures 92.
Calciumcarbid 78.
Calciumchlorid 78.

Calciumcyanamid 78, 332, 334.
Calciumsulfat 78.
Calwer 221.
Campherherstellung 96.
Carbinol 85.
Carbolsäure 211.
Carbonisieren 245, 249.
Carbonyle 79, 83.
Carbusator 281.
Carburieren 281.
Carozzi 195.
Celluloid 88, 196, *208*, 272, 279.
Celluloidlack 73, *185*, 270.
Celluloselack 79, *185*, 270.
Cellulosenitrat 92.
Cementwerk 78.
Cerium 286.
Chajes 61.
Chalikose 145, *220*, 237.
Chance-Claus-Verfahren 198.
Chaney 146.
Chardonnet 247.
Chauffeur 351.
Chemiker 351.
Chemische Industrie 73, 78, 81, *197* ff.
Chilesalpeter 86, 92, 332.
Chlopin 212.
Chlor 79, *202*, 251, 261, 265.
Chloralhydrat 79.
Chlorammonium 72.
Chloracne 202.
Chloräthyl 79.
Chlorbenzol 79.
Chlorgewinnung nach Deacon 202.
— durch *Elektrolyse* (Billiterverfahren) 202.
Chlorkalk 78, 79, *202*, 251, 252.
Chlorkohlenstoff 79.
Chlormethyl 79.
Chloroform 79, 278.
Chlorsaure Salze 93.
Chlorzink 96.
Chokwirkung 35.
Chrom 80, *202*, 253, 258.
Chromatarbeiter 351.
Chromate *202.*
Chromatstaub 42.
Chromätzungen 273.
Chromgelb 59, 78.
Chromgeschwüre 273.
Chromgrün 80.
Chromsaures Kali 80, 273, 275.

388   Namen- und Sachverzeichnis.

Ciseleur 352.
Cohn 340.
Corund 165.
Coxa vara 336.
Curschmann 198, 216, 217, 218.
Cyanamid 332.
Cyangas 81.
Cyankali 81, 166.
Cyannatrium 81.
Cyanverbindungen 81, 149, 157.
Cyanwasserstoff 281, 283.

Dachdecker 229, 352.
Dachpappenfabrikation 95, 352.
Dämpfen 250.
Dämpfereien 259.
Dampfkessel 139.
Dampfkesselrevisions-verein 48.
Dampfmangeln 251.
Darre 298.
Dekatieren 250.
Dekorateur 352.
Deputat 330, 331.
Desinfektion 79, 82.
Detonation 34.
Diamantenschleiferei 239.
Diazomethan 81.
Diener 352.
Dienstboten (s. Hausge-hilfen) 26, 352.
Dienstleute 331.
Dienstmann 352.
Diffuseure 297.
Diffusionsschnitzel 297.
Dimethylsulfat 82.
Dockarbeiter 31.
Dollieren 277.
Dolomitbrennerei 56.
Domann 220.
Drahtarbeiter 353.
Drahterzeugung 151.
Drahtleier 151.
Drechsler 36, *273*, 353.
Dreher *164*, 353.
Dreyfuss 246.
Drogist 353.
Drücken 167.
Drucker 190.
— Flach- 190.
— Rotations- 190.
Druckerei 89, 90, *191* ff.
Druckereihilfsarbeiter(in) 191.
Drucklüftung 18.
Dünger 78.
— künstlicher 93.

Düngerfabrik 83, 95.
Düngung 332.
Dunkelräume 195.
Dynamit 56, *206*.
Dynamitsprenggelatine 89.
Dynamomaschine 288.

Eau de Javelle 79, 251.
Echinococcus 337.
Edelmetalle 173.
Edelmetallverarbeitung *171*.
Eggen 332.
Egrenieren 243.
Eignungsprüfung 342.
Eisen 82.
— salpetersaures 92.
Eisenbahn 119.
Eisenbahnbetrieb 139, 319.
Eisenbahnwesen 320.
Eisencarbonyl 79.
Eisenerzbergleute 41.
Eisengewinnung 148.
Eisengießerei 37, 148.
Eisenherstellung 162.
Eisenhütte 122.
Eisenhüttenarbeiter 152.
Eisenindustrie 41, *100*.
Eisenlunge 40.
Eisenverarbeitung *163*.
Ekzem 42.
Elektrischer Strom 324.
Elektrizitätsarbeiter 175, *287*, 354.
Elektrizitätsgewinnung 287.
Elektrizitätsversorgung 287.
Elektrizitätswerke 287.
Elektromonteur 353.
Elektrostahl 166.
Elektrotechnik 173.
Elfenbeinmasse 231.
Emailarbeiter *182*, 354.
Emailfabrikation 75.
Emaillieranstalt 93.
Entfettungsanlage 76.
Enthaarungsmittel 76, 80.
Entlüftung 18.
Entrippen 305.
Entwesung 81.
Epstein 256, 296.
Erdarbeit 19.
Erdöl 82.
Erdölgewinnung 135.
Erdölindustrie 212.
Erfrierung 34.
Erholung 22.

Erholungsfürsorge 29.
Erholungsurlaub 29, 30.
Erismann 255.
Erlenmayer 60.
Ermüdung *19*, 46.
Ermüdungsgift 20.
Ernährung 10.
Erntearbeit 332, 333.
Ersatzkasse 111, 113.
Erschöpfungszustand 21.
Erysipeloid 51, 297.
Erzauflader 152.
Erzgewinnung 57, *135*, 139.
Erzieher 128.
Exhaustor 156.
Explosion 34, 139, 140.

Fabrikarbeiter 174.
Fabrikbrand 100.
Fabrikinspektion 98.
Fachausschuß für Heim-arbeit 12.
Fachen 257.
Fächerarbeiterin 354.
Faktis *215*.
Familienangehörige 113, 115, 117.
Familiengeld 122.
Familienhilfe 111.
Familienversicherung *117*.
Farben 184.
Farbenindustrie 72, 93, 95, 96, 177, 211.
Färber 354.
Färberei 62, 68, 72, 79, 80, 89, 90, 92, 252.
Färberei, Kunstseiden- 75.
Fairhall 60.
Faßbinder 354.
Fayence 234.
Federnfabrikation 258.
Federnstaub 41.
Fehlgeburten 193.
Feilen 163.
Feilenanfertigung *166*.
Feilenhauer 36, *166*, 174, 354.
Feinmechaniker 162, 168, 173, 340, 355.
Feinspinnen 242.
Feinspinnmaschinen 244.
Fellstaub 41.
Fellzurichter 276.
Fensterfläche 17.
Fensterglas 17.
Fernsprechdienst 323.
Ferrocyankali 81.
Feuchtigkeitsgehalt der Luft 18.

Feuergase 163.
Feuersgefahr 17.
Feuersicherheit 16.
Feuerungsanlage 95.
Feuervergoldung 66, 171.
Feuerwehrleute 119, *313*, 353.
Feuerwerkerei 74.
Film 56.
Filmaufnahme 32, 103, 196.
Filmindustrie 17, 79, *196*.
Filmschauspieler 32, *196*, 355.
Filzerinnen 257.
Filzhutfabrikation 257.
Firnisarbeiter 355.
Firnisbereitung 85.
Firnisindustrie 76, *213*.
Firnisse 184.
Firnissiederei 69, 72.
FISCHER, R. 49, 203, 355.
Fischerei 330, 335.
Fischhändler 51.
Fixiermittel 75, 89.
Flachbau 16.
Flachs 241.
Flachsarbeit 332.
Flaschenkapselfabrik 62.
FLECK 181.
Fleischer 51, *296*, 355.
Fleischmilchsäure 20.
Flieger 355.
Fliesenleger 355.
Florettseide 247.
Flößer 355.
Flugstaub 75.
Flugstaubkammer 158.
Flugzeugführer 366.
Flugzeugindustrie 79.
Flugzeugwart 366.
Fluor 82.
Fluorcalcium 82.
Fluorwasserstoff 82.
Flußsäure 237.
Flußschiffer 356.
Flyer 244.
FORD 26.
Förderkorb 136.
Formaldehyd 83, 272.
Former 168.
Formieren 181.
Formstecher 168.
Förster 356.
Forstwirtschaft 105, 132, 330, 335.
Fräser 164, 175.
Frauenarbeit 5, 332.
FREESE 25.
Freibier 300.

Freizeit, Bedeutung der 26.
FREUDENBERG 143, 145.
Friseur 346, 356.
Friseuse 338.
Frostbeulen 195, 226.
Frostgeschwüre 297.
Fuhrmann 356.
Füllwerkstatt 91.
Fuhrwerk 139.
Fuhrwerksbetrieb 26.
Furniere 270.
Fürsorgestelle 114.
Fuselöl 73.

Gärkeller 55.
Gärung 300.
— Ober- 300.
— Unter- 300.
Galmei 159.
Galvaniseur 54, *171*, 356.
Galvanisierung 81, 122, *170*.
Galvanoplastik *170*.
Galvanotechnik *170*.
Garderobe 17.
Garkupfer 159.
Gärtner *334*, 356.
Gärtnerei (Gartenbau) 330, 334.
Gasanstalt 71, 72, 81, 210, *281*.
Gasarbeiter *281*, 357.
Gasglühlichtfabrikation 286.
GAST 309.
Gastwirt 31, *308*, 339.
Gastwirtschaft 100, 103.
Gastwirtsgewerbe *308*.
Gaswerk s. Gasanstalt.
Gay-Lussac-Turm 199.
Gebläsehochofen 157.
Gebläsemaschine 149.
Geburt, Erschwerung der 8.
Gelbbrenner 92, 167.
Gelbgießer *168*, 357.
Gelbglas 161.
Gendarm 357.
Genehmigung, polizeiliche 16.
Gepäckträger 357.
Gerber 357.
Gerberei 68, 78, 80, 81, 94, *274*.
— Alaun- 275.
— Loh- 274.
— Öl- 275.
— Sämisch- 275.
— Schnell- 275.

Gerberei, Weiß- 275.
GERBIS 238.
Geselle 119, 125.
Gesundheitsfürsorge 127, 129.
Getreidemühle 100, 104, *292*.
Getreidestaub 38.
Gewerbearzt 108, 340.
Gewerbeaufsicht 98, 102, *108*, 109, 114.
Gewerbeaufsichtsamt 108.
Gewerbeaufsichtsbeamte 48.
Gewerbeekzem *54*, 272.
Gewerbeinspektor 98.
Gewerbepathologie 341.
Gewerbephysiologie 341.
Gezähe 160.
Gicht 31.
Gichtgase 149, 153, 154.
Gichtstaub 75.
Gießer *167*, 168, 193, 357.
Gießerei 163.
Gießfieber 96, 168.
Gifte, gewerbliche 51.
Gifteinwirkung 14.
GILCHRIST 150.
Gips 78, 93, 226, 231, 332.
Gipsarbeiter 231.
Gipsbildhauer 229, 357.
Gipsbrennerei 231.
Gipser 229.
Glasarbeiter 235.
Glasätzerei 82.
Glasbläser 32, 175, *236*, 338, 339, 341, 358.
Glaser 238, 358.
Glasfabrik 26, 33, 57, 68, 75, 102, 104, 106, 235.
Glasindustrie 12, 80.
Glasmacher 43, 57, 122, *235*, 358.
Glasmaler 186.
Glasöfen 235.
Glasschleifer 36, *236*, 237, 358.
Glasseide 236.
Glasur 232, 233, 234.
— Blei- 233.
— gefrittete 233.
Glaubersalz 86.
Gloverturm 199.
Glühlampen 89.
Glühlampenarbeiter 358.
Glühlampenfabrikation 18, 66, *176*.
Gold 83.
Goldarbeiter 171, 358.
Goldfärben 171.

Goldgewinnung 158.
Goldschwefel 74.
GOTTSCHALK 224.
GRANDHOMME 216.
Graphitgewinnung 135.
Grasrechen 332.
Graveur 32, 36, *168*, 172, 174, 352, 359.
Griffelmacher 222.
Großkraftwerke (elektrische) 287.
GROTJAHN 332.
Grubenarbeiter 36, *135*, 348.
Grubenbrand 142.
Grubeneinfahrt 140.
Grubengas 141, 142.
Grubenklima 142.
Grubenlampe 146.
GRÜN 289.
Grünmalz 299.
Guano 332.
Gummifabrikation 69, 71, 76, 79, 100, *214*.
Gummigewebe 100, 250.
Gürtler 36, 92, *167*, 349.
Guttapercha 215.
GUTZEIT 61.

Haarbearbeitung 75.
Haarhutfabrikation 257.
HABER-BOSCH-Verfahren 204.
Häckselmaschine 333.
Hadern s. Lumpen.
Hafenarbeiter 359.
Hafner 232.
Halbnaßspinnen 242.
Halbstoffe 262.
HALFORT 1.
Hallenbau 17.
Hämatoporphyrin 69.
HAMEL 61.
Hammerwerk 26.
HAMBURGER 340.
Handelsangestellte 128, *314*.
Handelsgewerbe 22, 103, *314*.
Handelshilfsarbeiter 315.
Handfeuerlöschapparat 79.
Handlungsgehilfe s. Handelsangestellte.
Handschuhmacher 359.
Handschuhwäscherei 82.
Handwerkszeug 139.
Handweberei 249.
Hanfstaub 38, 242.
HANNA 46.

HANNOVER 276.
HARMS 235.
Hartblei 156.
Härterei 76.
Hartlot 164, 165.
Hartlöten 14.
Harze 54.
Harzseife 263.
Hasenhaarschneider 359.
Hausangestellte 326.
Hausarbeitgesetz 13, 106.
Hausdiener 359.
Hausgehilfen 110, *326*, 359.
Hausgewerbe s. Heimarbeit.
Hauspflege 122.
Hausweberei 15.
Hauswirtschaft 105.
Hautentzündung *53*, 272.
Hautkrebs 43, 57, 122, 177, 213.
Hauttuberkulose 297.
Hautverfärbungen 42.
Hebemaschine 139.
Hechelfieber 242, 253.
Hecheln 242.
Hechelraum 104.
Heilgehilfe *310*, 360.
Heilverfahren 126, 128, 130.
Heimarbeit (Heimindustrie, Hausarbeit) 10, *11*, 106, 232, 238, 241, 250, 255, 257, 278, 308.
Heimarbeiterausstellung 11.
Heimweberei 13.
Heizanlage 56.
Heizer 340, 360.
Heizung der Arbeitsräume 18.
Heringssalzerei 86.
HESSE 37, 292.
HEYMANN 143, 145.
Hinterbliebenenrente 124, 129.
Hirschhornsalz 72.
HIRT 1, 276.
Hitze, trockne 33.
Hobeln 164.
Hochofen *33*, 82, *148*, 149.
Hochofenarbeiter 149, 360.
Höchstarbeitszeit 98.
Höchsturlaub 30.
Holländer 260.
HOLTZMANN 306, 307.
Holzarbeiter 360.
Holzarten 42, 122.

Holzbearbeitung 44, 91, 95, 268, *270*.
Holzbildhauer 360.
Holzgeist 85, 272, 302.
Holzindustrie 13, 14, 90, *268*.
Holzstaub 14, 38, 41, *270*.
Holzstoffabrikation 94, 261.
Holzzellstoffabrikation 259.
Hornist 348, 360.
Hörvermögen 34.
Hotelbediensteter 31.
Hufschmied 360.
Hundebandwurm 337.
Hutindustrie 66, 73, 89, 92, 255.
Hutmacher 7, 36, *257*, 361.
Hütte 50, 101.
Hüttenarbeiter 36, *148*, 154, 360.
Hydrazinchlorhydrat 73.

Imker 361.
Industrie, chemische 75, 84, *197*.
— elektrotechnische 172, 175.
Infektionsgefahr *50*.
Innungskrankenkasse 113.
Installateur 180, 361.
Installationsbetrieb 62.
Instleute 331.
Invalidenhauspflege 126.
Invalidenrente 54, 125.
Invalidität 110.
Invaliditätsversicherung 99, *125*, 127, 130.

Jacquard-Webstuhl 248.
Jäger 361.
JELLINEK 35.
Jockey 361.
Jod 83.
Jodmethyl 83.
JÖTTEN 42, 142.
Jugendamt 102.
Jugendliche 10, 102.
Jupiterlampe 32, 196.
Jute 242.
Jutearbeiter 242.
Jutekrankheit 253.
Juwelier 172, 361.

Kabelfabrikation *181*.
Kainit 332.
Kalidünger 332.
Kalisalze *204*.

Kalium bichromatum 209, 278.
Kaliumchlorat 79, 209.
Kalium chromatum 273.
— salpetersaures 92.
Kaliumsulfit, saures neutrales 94.
Kalk *78*, 225, *231*, 274.
Kalkarbeiter *231*, 361.
Kalkäscher 274, 276.
Kalkbank 225.
Kalkbrenner 231.
Kalkdünger 332.
Kalkmilch 261.
Kalkstaub 36.
Kalksteinarbeiter 41.
Kalksteinpulver 332.
Kalkwerk 78.
Kalomel 65, 92.
Kälte *34*.
Kälteindustrie 72.
Kaltvulkanisierung 71.
Kammacher 361.
Kammerjäger 81.
Kammgarn 245.
Kanalarbeiter 362.
Kaolin 233, 234.
Karden 243.
Kartoffelhacken 332.
Kartoffellegen 332.
Kartonnagenarbeiter 349, 362.
Kartonnagenfabrikation 264.
Kartonnagenindustrie 13.
Kartonnagenmaschinen 264.
Kassierer 315.
Katathermometer 18.
Kattundruckerei 73, 93.
Kaufmann 35.
Kaufmännische Berufe 362.
KAUP 179, 331.
Kautabak 305.
Kautschuk *214*.
Kautschukfabrikation 69, 71, 75, 76, 93, *213*.
Keimgifte 8.
Kellner 351, 362.
Kernmacher 168.
Kesselheizanlage 33.
Kesselschmied 34, 164.
Kette 248.
Kieselsandstein 36.
Kinderarbeit *10*, *102*, 332.
Kindermädchen 362.
Kinderschutz 98, 102.
Kinderschutzgesetz 102.
Kinooperateur 355.

Kirnen 303.
Klavierbauer 363, 370.
KLEIN 242.
Kleineisenindustire 173.
Kleisterfabrik 83.
Klempner 56, *165*, 167, 363.
Klempnerei 62.
Knallgasgebläse 164.
Knallquecksilber 65, 92, 140, *206*.
Knappschaftsberufsgenossenschaft 135, 137.
Knappschaftskrankenkasse 113.
Knappschaftsverein 144.
Knappschaftsversicherung 111.
Knochenkocherei 72.
Knochenmehl 332.
Koalitionsfreiheit 97, 99.
Kobalt 83, 86.
Kobaltcarbonyl 79.
KOBERT 52.
Koch 309, 363.
Köchin 51, 309.
Kochsalz 79, 86.
KOELSCH 27, 53, 70, 220, 234, 235.
Kohle 37.
Kohlenbergbau 24, 142.
Kohlenbergleute 41.
Kohlendunst 83.
Kohlenfabrikation, elektrische 176.
Kohlenförderung 147.
Kohlengaswerke 285.
Kohlengrube 56, 141.
Kohlenlunge 40.
Kohlenmeiler 56, 335.
Kohlenoxydchlorid 79.
Kohlenoxyd *56*, 83, 122, 140, 141, 149, 157, 231, 252, 283, 285, 295, 323.
Kohlensäure *55*, 56, 83, 84, 141, 142, 147, 149, 157, 299.
Kohlenstaub 145, 151.
Kohlenstaubexplosion 39, 142.
Kohlenwasserstoff 56, 84.
Koks 281, 282.
Kokslöschvorrichtung 282.
Kokerei 147, 154.
Kokons 247.
Kokskorb 151.
Koksofen 57.

Kollodiumbaumwolle 92.
Kolophonium 214.
Konditor 363.
Konditorei 100, 293.
Konfektion 102, 105, 255.
Konfektionsarbeiter 15.
Königswasser 79.
Konservenfabrikation 94, 96.
Kontorist 315, 363.
Kontrolleure 322.
Konverterarbeiter 150.
Kopal 213, 214.
Korbmacher 340, 363.
Korbwarenindustrie 13.
Korrektor 191.
KRAEPELIN 22.
Kraftfahrer 364.
Kränel 219.
Krankenbehandlung 122, 124.
Krankenfürsorge 126.
Krankengeld 111.
Krankenhilfe 111.
Krankenkasse 97.
Krankenpflegepersonal 310, 364.
Krankenversicherung 105, *110*, 130.
Krankenversicherungsgesetz 99.
Krankheitsstatistik 114.
Krankheitszahl 27.
Krätze 337.
Kratzmaschinen 243.
Krempeln 243.
Kriegsbeschädigte 134.
Kriegshinterbliebenenfürsorge 134.
Krisenunterstützung 133.
Kugelmühle 155.
Kunstdünger 332.
Kunstleder 214.
Kunstschlosser 364.
Kunstseidenfabrikation 56, 71, 94, 247.
Kunstwolle 245.
Kunstwollfabrik 37.
Kupfer 84, 158.
Kupferbearbeitung 167.
Kupferdrucker 364.
Kupfergewinnung *159*.
Kupferhütte 148, 159, 160.
Kupferindustrie 41, 172.
Kupferschiefergrube 141.
Kupferschmied 364.
Kupferstecher 168, 364.
Kupferstecherei 89.
Kupfervergiftung 159.
Kupfervitriol 335, 336.

Kupferwalzwerk 84.
Kupolofen 150.
Kuppeln 321.
Kurbelsticker 364.
Kürschner 276, 364.
Kürschnerei 75.
Kurzarbeiter 132.
Kurzschluß 35.
Kurzsichtigkeit 17, 33, 340.
Kurzstunden 28.
Kutscher 319, 364.
KUTSCHERA 311.

Lacke 185.
Lackfabrikation 75, 76, 85.
Lackierer 167, *183*, 186, 355.
Lackschleifen 186.
Lacksiederei 69.
Ladenschluß 99.
Lähmungen 34.
Lampen 17.
Landarbeiter 365.
Landbriefträger 364.
Landesgewerbearzt 108.
Landesversicherungsanstalt 117.
Landkrankenkasse 113.
Landwirt 346.
Landwirtschaft 82, 105, 119, 132, 330, 340.
LAQUER 30.
Laufbursche 348.
LAYET, ALEX. 1.
Lebensdauer 21.
Lebensmittelindustrie 94, *292*.
Lederarbeiter 278.
Lederhandschuhmacher 277, 365.
Lederindustrie 274.
Lederstaub 41.
Lederwarenherstellung 12.
Lederwarenindustrie 13, 14, *278*.
LEGGE 60, 179.
LEHMANN, K. B. 52, 53, 60, 179, 199, 202, 203.
Lehrer 128, 365.
Lehrlinge 104, 110, 119.
Lehrstellenvermittlung 343.
Leichtbenzin 76.
Leichtöl 77, 212.
Leimsiederei 94, 303.
Leistungsfähigkeit 19.
Leistungskurve 26, 27.

Letternmetall 161.
Leuchtgas 83, 84, 283.
Leuchtgasexplosion 283.
Leuchtgasfabrikation 95, 280.
Leuchtgasvergiftung 283.
LEWIN, K. 61.
— L. 52.
LEYMANN 200, 201, 203, 216.
Licht 99.
Lichtbogen 165.
Lichteinwirkung *32*, 196.
Lichtquelle 32.
Lichtscheu 32.
Lichtspielbetrieb 119.
Lichtspielwesen 196.
Likörfabrikation 301.
LINDEMANN 143.
Linoleumfabrikation 72, *213*.
Linoleumindustrie 274.
Linoleumzement 213.
LIPMANN 338.
Lithograph 194, 340, 365.
LOCHTKEMPER 42.
Lohnarbeiter 4.
Lokomotivführer 366.
Lokomotivpersonal 320.
Löten 164, 284.
LOTH 334.
Lötzinn 164.
Luftdruck 34.
Luftdruckschädigung *34*.
Luftfahrtpersonal 325, 344, 345.
Luftfeuchtigkeit 18.
Luftklappen 18.
Luftraum 99.
Luftverkehr 325.
Luftwechsel 99.
Luftzufuhr 137.
Lumpensortieranstalt 261.
Lumpensortierer 36, 245, 366.
Lungenheilstätte 127.
Lunte 244.
Lüstrieren 242.
LUXsche Masse 281.

MACAULAY 25.
Mahagoniholz 269.
Mähen 333.
Mähmaschine 333.
Mahlmühle 37.
Maischen 300.
Maischprozeß 300.
Makassaholz 53, 269.

Maler 36, 54, 75, 80, 96, 100, 104, *183*.
Malerfarbe 83.
Mälzer 367.
Mälzerei 299.
— Tennen- 299.
— Trommel- 299.
Mangan 84, 149.
Mangandioxyd 84.
Manganstahlfabrik 85.
Margarine 302.
Margarinefabrikation 302.
Marineverwaltung 119.
Martinschlacke 156.
Martin-Siemens-Verfahren *150*.
Martinstahl 166.
Maschinenbau 162, 173.
Maschinenindustrie 162.
Maschinenpapierfabrikation 262.
Maschinenpappenfabrikation 264.
Maschinenschreiber(in) 367.
Maschinensetzer 193.
Maschinenstricker 367.
Maschinenweberei 249.
Maschinist 367.
Masseur 360, 367.
Massicot 58.
Matrose 367.
Maul- und Klauenseuche 51, 337.
Maurer 41, *225*, 339, 368.
Maximalleistung 21.
Mechaniker *174*, 175, 338, 339, 368.
Mehlstaub 38.
MEISSNER 141.
Melasse 298.
Melken 332, 334.
Melker 330.
Melkerkrampf 333.
Mennige 58, 62, 77, 78, 177.
Menstruation, Störungen der 7.
Mercurinitrat 92.
Mercurisulfat 92.
Mercurochlorür 92.
Mercuronitrat 92.
Mesothorium 33.
Messerschmied 36, 165.
Messing 84, 167.
Messingfabrik 92, 172.
Metallarbeiter 162, *172*, 368.
Metallbeizung 93.

Metallfabrikation 68, 86, 94, 95.
Metallfadenherstellung 73.
Metallgießerei 56, 168.
Metallindustrie 92.
Metallinstrumenten- macher 368, 370.
Metallschläger 169.
Metallschleiferei 36, 122.
Metallschmelzerei 122.
Metallstaub 38, 40, 41, 164.
Metallverarbeitung 162, 163, 173.
Metallwarenfabrik 81.
Methylalkohol 85.
Methylbromid 85.
Methyljodid 85.
Methylwasserstoff 141.
Mikanitarbeiter 181.
Militärdienst 368.
Milzbrand 50, 245, *275*, 337.
Milzbrandkarbunkel 271, 276.
Mindestlohn 106.
Mindestluftraum 17.
Mindesturlaub 30.
Minenkrankheit 141.
Mineralstaub 38, 41.
Mirbanöl 69.
Mißbildungen 11.
Mittagspause 27, 28.
Moahholz 269.
Möbelpacker 369.
Möbelpolierer 53, 82, 369.
Möbelpoliererei 85.
Modelleur 357, 369.
Modistin 369.
Moede 342.
Molkereibetrieb 369.
Möllerarbeiter 149.
Molybdäncarbonyl 79.
Monotonie 20.
Monteur 165, 369.
Moorkultur 335.
Mörtelbereitung 225.
Motorfahrer 369.
Motorfräsen 334.
Motze 236.
Müdigkeitsgefühl 19.
Muffeln 159.
Mühle 39.
— Klein-, Motor-, Was- ser-, Wind- 292.
Mühlstein 292.
Müller 292, 369.
Müllerei 26, 292.
Müllerhusten 292.
Müllerkrätze 292.

Munitionsindustrie 27, 66.
Musiker 128, 369.
Mustern 250.
Musterzeichner 370.
Mützenmacher 364.

Nachschwaden 142.
Nachtarbeit *25*, 98, 109, 238, 308, 339.
Nachtarbeitsverbot 99.
Nachtbackverbot 99.
Nachtschicht 108.
Nadelschleifstaub 36.
Nadler 370.
Näherin 80.
Nähnadelfabrikation 167.
Nahrungsmittel 106.
Naphtylamid 73.
Naphthalin 85, *211*, 274, 281.
Naßspinnen 242.
Natrium 86.
Natriumcarbonat 86.
Natriumchlorid 79.
Natriumchromat 80.
Natriumhydroxyd 86.
Natriumnitrat 86, 92.
Natron(Sulfat)Zellstoff- verfahren 259.
Nebenpausen 28.
Neufville 296.
Neusilber 86.
Nickel 86.
Nickelbetrieb 148.
Nickelcarbonyl 79, 86.
Nickelsalze 86.
Niederschlagsverfahren 156.
Nieten 164.
Nikotin 305, 306.
Nikotinvergiftung 306.
Nitrate 86.
Nitriersäure 92.
Nitrobenzol 52, 69, 73, 86, *211*, 205, 279.
Nitrocellulose 56, 89, 104, 208, 247.
Nitrocelluloselacke 186, 187.
Nitroglycerin 87, 140, *206*.
Nitrose Gase 52, 88, 167.
Nitroverbindung 57, 68.
— aromatische 68, 121, 122.
Nitroverbindungserkran- kungen *70*.
Noppen 257.
Norgesalpeter 92.
Nutztierzucht 330.

Obergärung 300.
Oberlicht 17.
Oberversicherungsamt 112, 123, 129.
Obstkulturen 334.
Ofenarbeit 235.
Ofenarbeiter 160, 280, 370.
Ofensetzer 232.
Ohrspeicheldrüsenerkran- kungen 237.
Okomaholz 269.
Öle, ätherische 54.
Ölfirnis 213.
Ölkuchenbrecher 333.
Öllackfirnis 213.
Onyx 239.
Opener 243.
Optiker *162*, 238, 355, 370.
Optimalleistung 21.
Optische Industrie 238.
Ordensschwester 310.
Orgelbauer 363, 370.
Oropon 274.
Ortskrankenkasse 110, 113.
Osmium 89.
Osmiumsäure 89.
Osmiumtetraoxyd 89.
Osteomyelitis 242.
Owen, Robert 98.
Oxalsäure 89.
Ozon 18, 89.

Papiererzeugungsindu- strie 259.
Papierfabrikation 75, 79, 263.
Paraffin 43, 57, 71, 82, 122, 250.
Paraffinarbeiter 371.
Paraffinkrätze 213.
Paraffinraffinerie 84.
Paranitranilin 73.
Paraphenylendiamin 90.
Paraphenyldiamin 277.
Parfümerie 73, 86, 371.
Parkettwichse 69.
Parkes'sches Verfahren 158.
Patentflaschenverschlüsse 182.
Patronenfabrik 79.
Pattinsonieren 158.
Pausen 27.
Pech 43, 57.
Peel, Robert 98.
Pektose 241.
Pelzfabrikation 79.
Pensionsversicherung 130.
Perlmutter 273.
Perlmutterperiostitis 273.

Perlmutterstaub 273.
Petroleum 76, 212.
Petroleumindustrie 84.
Petroleumkrätze 213.
Petroleumraffinerie 93, 94.
Petroläther 82.
Petrolnaphtha 82.
Pflugasbest 332.
Pharmazeutische Fabrik 73, 78, 79, 82, 83, 85, 86, 93.
Phenol 90.
Phenylhydrazin 90.
Phosgen 90.
Phosphor 43, 51, 57, 64, 90, 122, 149.
Phosphor, roter 65, 209.
— weißer 65, 209, 210.
Phosphorbronze 65, 90.
Phosphordünger 332.
Phosphorfabrikation 65.
Phosphornekrose 52.
Phosphorpentasulfid 91.
Phosphorpillen 65.
Phosphorsäure 155.
Phosphorsesquisulfid 91.
Phosphorvergiftung *64*, 65, 210.
Phosphorwasserstoff 90, 91.
Photograph 195, 371.
Photographie 78, 80, 81, 83, 95, 96.
Photographische Artikel, Fabrik 73.
Pikrinsäure 69, 89, 91, *212*.
Pinselfabrikation 276.
PITCHFORD, WATKINS 145.
Plätterei 56.
Plätter(in) 350, 371.
Plattfuß 11.
Pocken 321, 337.
Polierbänke 259.
Polieren *165*, 270.
Polierer 54.
Polisanderholz 53.
Polizeibehörde 100.
Polizist 371.
Portlandzement 230.
Porzellan 233, 234.
Porzellanarbeiter 36, 41, *233*, 372.
Porzellanbetrieb 122.
Porzellanmaler *186*, 235, 372.
Posamentierarbeiter 372.
Posamentierwaren 250.
Post 119.

Postbeamte 323.
Postscheckdienst 323.
Poussière 159.
Präparator 372.
Pressen 167, 250.
Preßhammer 164.
Preßluftwerkzeug 122, 136, 140, 151.
Preßhefefabrikation 301.
PREVOST 35.
Primeln 334.
PRINZING 153, 230.
PRYLL 328.
Psychotechnik 342.
Psychotechniker 340, 342.
Pubertät 11.
Puddelarbeiter 153.
Puddelprozeß *149*.
Puddelwerk 148.
Puder, bleihaltig 62.
Pulver, rauchloses *206*.
Pulverfabrikation 91.
Pumpwerk 137.
Putzer 229.
Putzer, chemischer 168, 351.
Putzmacherin 257, 338, 372.
Putzmittel 79.
Pyridin 91.
Pyridinbasen *211*, 257, 272, 302.

Quarzstaub 38, 40, 220.
Quecksilber 8, 43, 57, 92, 206, 339.
Quecksilberchlorid 92.
Quecksilberhütte 161.
Quecksilberjodid 92.
Quecksilberjodur 92.
Quecksilberlegierungen 65.
Quecksilbernitrat 92, 253, 257.
Quecksilberoxyd, rotes 92.
Quecksilberoxydul 92.
Quecksilberspiegelbeleg-anstalt 107.
Quecksilberstaub 42.
Quecksilbersulfat 92.
Quecksilbervergiftung 52, *65*, 66, 257.
Querschlag 136.
Quickwasser 172.

Radfahrer 339, 372.
Radierer 89.
Radium 33.
Radiumwirkung 96.
Raffinade 298.

Raffinierstahl 150.
RAMAZZINI, BERNARDINO 1.
Rammklotzarbeit 19.
Rangieren 320, 321.
Raseneisenstein 281.
Rauchfangkehrer 31.
Rauchhaube 163.
Reichblei 157.
Rauchtabakfabrikation 305.
Rauchvergiftung 313.
Realgar 67.
Reichsanstalt für Arbeitsvermittlung u. Arbeitslosenversicherung 133, 341.
Reichsarbeitsminister 111.
Reichsgewerbeordnung *99* ff.
Reichsknappschaft 129.
Reichsknappschaftsgesetz 130.
Reichspostverwaltung 323.
Reichsversicherunsgamt 112, 129.
Reichsversicherungs-anstalt 129, 130.
Reichsversicherungsordnung 43, 57, 110.
Reichszuschuß 128.
Reißwolf 243, 245.
Rente 122, 123, 124, 128.
Retortenarbeiter 282.
Revolverfarbspritze 258.
Rhodanammoniak 281.
Rhodanquecksilber 92.
Rhus toxicodendron 334.
Richtlinien zur Verordnung des RAM. vom 12. Mai 1925 58.
Riemer 278, 373.
Roburit *205*.
Roburitfabrikation 205.
Rohbenzol 77.
Rohparaffin 82.
Rohrleger 180. 284.
Rollenzinn 161.
Röntgenröhrenfabrikation 177.
Röntgenstrahlen 33, 43, 57, 122, *177*.
ROSENFELD 307.
ROSENTHAL-DEUSSEN 37.
Roßhaararbeiter 373.
Roßhaarspinnerei 17, 37, 104, *276*.
Röstarbeiter 158.
Rösten 242.

Röstofen 160.
Röstreduktionsverfahren 157.
Rotguß 167.
Rotlauf 337.
Rotlicht 33.
Rotten 241.
Rotz 50, 337.
Rübenernte 332.
Rückgratsverkrümmungen 11.
Ruhegeld 128, 129.
Ruhepause 27.
Ruhezeit 102, 104.
Ruß 43, 57, 122, 239.
Rußbereitung 90.

Säen 333.
Sägewerk 37.
Sägewerksarbeiter 373.
Saline 101.
Salinenarbeiter 373.
Salinenwesen 135.
Salmiak 72, 73, 250.
Salpeter, indischer 92.
Salpetersäure 88, 92, *204*.
Salzbergwerk 86.
Salzmüller 86.
Salzsäure 93, *201*, 246.
Salzsäureindustrie 89, 94.
Sämaschine 333.
Sandstaub 153.
Sandstein 166, 218, 219, 220.
Sandsteinarbeiter *219*.
Sandsteinmetz 41.
Sandsteinstaub 219, 220, 221, 222.
Sandstrahlgebläse 237.
Satinholz 42, 53, 269.
Sattler 278, 373.
Sauerstoffmangel 21.
Sauglüftung 18.
Saupe 220.
Schacht 136.
Schachtofen 156, 159.
Schaffner 320, 373.
Schall *34*.
Schamottsteine 224.
Scharriereisen 219.
Schauspielunternehmen 119.
Schellack 170, 209, 214.
Scherbenkobalt 67.
Schieferarbeiter 36, 222, 223, 373.
Schieferbrecher 41.
Schieferdach 223.
Schieferindustrie 222.
Schiefertafel 223.

Schießbaumwolle 92, *206*.
Schießpulverfabrikation 16, 93, *205*.
Schiffbauer 164.
Schiffahrt 44.
Schiffchenküssen 254.
Schiffsbesatzung 128.
Schilling 280.
Schimmelpilze 39.
Schlächter 374.
Schlacke 157.
Schlackenfahrer 153.
Schlackenmehl 156.
Schlafraum 107.
Schlageisen 219.
Schlagwetter 39, 141.
Schlagwettergrube 137.
Schleifer *165*, 166, 374.
Schleiferei 102.
Schleifmethode, deutsche 165.
— englische 165.
— französische 165.
Schleifstein 165.
Schlesinger, G. 20.
Schlichte 248.
Schlosser *163*, 167, 174, 175, 338, 374.
Schlosserei 62, *163*.
Schmelzarbeiter 158.
Schmelzer 153, 168, 193.
— Glas- 236, 237.
Schmelzhütte 57.
Schmidt 237.
— P. 60.
Schmied *163*, 174, 175, 339, 340, 375.
Schmiede 33.
Schmiedearbeit *163*.
Schmiedeeisen 150.
Schmiedehammer 163.
Schmieröl 82.
Schminke 59.
Schmirgel 72, 166.
Schmirgelbereitung 223.
Schnapsbrenner 31.
Schneeberger Lungenkrankheit 43, 57, 83, 122, 161.
Schneider(in) 17, *255*, 257, 338, 340, 375.
Schnellessigfabrikat 72.
Schnitzelmaschinen 297.
Schnupftabakfabrik 37, 306.
Schornsteinfeger 44, *239*, 375.
Schott 341.
Schreiber 375.
Schreibkrampf 20.

Schreiner 375.
Schriftgießer *191*, 375.
Schriftgießerei 62, 100. 104.
Schriftsetzer 74, *190*, 343, 376.
Schrotfabrikation 180.
Schuhindustrie 12, 278.
Schuhmacher 17, *279*, 339, 376.
Schularzt 340.
Schuler-Burckhardt 253.
Schulentlassung 342.
Schuß 248.
Schusterbrust 279.
Schusterkrampf 279.
Schutzblech 47.
Schütte 240.
Schutzgesetzgebung 97, *108*.
Schutzkleidung 48.
Schutzvorrichtung 48.
Schwabbelscheibe 166.
Schwadenbildung 18.
Schwangerenschutz 105, 110.
Schwarz 61.
Schwarzblechschmied 376.
Schwarzlacke 187.
Schwarzpulver 56.
Schwefel 93, *198*, 251.
Schwefelammonium 275.
Schwefelantimon 209.
Schwefelblei 156.
Schwefelcalcium 274.
Schwefelchlorür 93.
Schwefeldioxyd 93.
Schwefeleisen 159.
Schwefelkies 141.
Schwefelkohlenstoff 43, 57, *70*, 93, 122, *200*, 244, 245, 251, 283.
Schwefelnatrium 274.
Schwefelquecksilber 65.
Schwefelsäure 52, 93, 157, 158, *181*, *198*, 237, 245, 246, 247.
Schwefelsäurefabrikation 89, *198*.
Schwefelsäureindustrie 94.
Schwefeltrioxyd 93.
Schwefelwasserstoff *52*, 93, 94, 122, 141, 241, 247, 275, 285, 299, 303.
Schweflige Säure 93, 94, *198*, 246, 258, 283, 285.
Schweinfurter Grün 67.
Schweißeisen 149.

Schweißen 164, 165.
— autogenes 32, 72.
— elektrisches 32.
Schweißhände 202, 212.
Schwemmen 297.
Schwerbenzin 76.
Schwerbeschädigtenfürsorge 134.
Schweröle 212.
Schwertfeger 376.
Schwielenbildung 275.
Schwitzkammer 274.
Seekrankenkasse 117.
Seemann 110, 113.
Seeschiffahrt 119, 132.
Seeunfallversicherung 119.
Segelmacher 376.
Segeltuchfabrikation 250.
Seide 246.
Seidenraupen 246.
Seifenfabrikation 72, 86, *302*.
Seifenhersteller 376.
Seilbahn 150.
Seiler 36, 243, 376.
Seilerei 243.
Seilfahrt 140.
Selbständige 4.
Selbständigkeit, berufliche 4.
Selbstmorde 317.
Selfaktor 244.
Sengen 242, 250.
Setzer 190, 193.
— Hand- 190.
— Maschinen- 190.
Sheddach 18.
Sicherheitslampe 142.
Siderosis 293.
Sikkativ 213.
Silber 92, 95.
Silberarbeiter *171*.
Silberbromid 95.
Silberchlorid 95.
Silbercyanid 95.
Silbergewinnung *158*.
Silberhütte 148.
Silbernitrat 92, 95.
Silberoxyd 95.
Silbersulfid 95.
Silicium 149.
Siliciumcarbid 166.
Siliciumfluorid 82.
Silikose 122.
Skrofulose 10.
Smalte 83.
Sodafabrikation 93, *200*.
— nach Chance 201.
— nach Leblanc 200.

Sohle 136.
Solventnaphtha I, II 77.
Sommerfeld 40, 170, 173, 187, 220, 221, 227, 233, 239, 256, 301.
Sonnenstrahlung 32.
Sonnenwirkung 25.
Sonntagsarbeit 25, 98, 101.
Sorer 26.
Spätschuß 140.
Spatz, R. 296.
Speditionsgewerbe 319.
Speiskobalt 83.
Spengler 174, 377.
Spiegelindustrie 52, 66, 95.
Spielwarenindustrie 12, 13, 14, 96, 377.
Spindelbank 244.
Spinnerei 18, 33, 244.
Spinnereiarbeiter 377.
Spinnmaschine 243.
Spitzenindustrie 15.
Spitzenklöppelei 250.
Sprengarbeit 140, 218, 219.
Sprenggase 56.
Sprenggelatine 140.
Sprengstoff 91, 101, 139.
Sprengstoffindustrie 86, 92, 95, *205*.
Sprengung 136, 137.
Spritzfärbung 270.
Spritzlackierung 270.
Spritztechnik 188.
Stahlbeizerei 75.
Stahlfederfabrikation 167.
Stahlschleifer 377.
Stahlverarbeitung *163*.
Stahlwerk 148.
Stallschweizer 330.
Stanzen 167.
Star, grauer 32, 43, 57, 122.
Stärkemehlfabrikation 299.
Stärken 242.
Stärkezuckerfabrikation 299.
Starkstrom, elektrischer 175, 288, 290, 325.
Statistik der Krankenkassen *14*.
Staub 18, *36*, 41, 60, 242, 269, 292.
— Reizwirkung des *38*.
— Träger von Krankheitskeimen 38.
Staubabsaugung 42.
Staubbeseitigung 39.

Staubeinatmung 166.
Staubentwicklung 14, 170, 232.
Staubexplosion 37, *39*.
Staubgefahr 36, 253.
Staubkohlenfeuerung 288.
Staublungenkrankheit 122, 145, 235.
Staubmenge 36.
Staubschädigung *39*, 165, 234, 235, 237.
Staubwirkung 37.
Stearin 71.
Stearinfabrikation 303.
Stearinsäure 303.
Steinarbeiter 36, *218*.
Steinbildhauer *219*, 377.
Steinbruch 100, 104, 105, 106, *218*, 219.
Steinbrucharbeiter *219*, 379.
Steingutwaren 234.
Steindrucker 194, 378.
Steinhauer 100, *219*.
Steinhauerlunge 145.
Steinkohlenbergbau *135*, 139, 147.
Steinkohlengrube 84.
Steinkohlenteer 77, 86.
Steinkohlenteerdestillation 69, 210.
Steinlunge 40, *220*.
Steinmetz 41, *219*.
Steinsetzer 371.
Steinstaub 14.
Steinzeug 232.
Stellmacher 273, 378.
Stephani 306.
Sterblichkeitskurve 21.
Sterbegeld 111, 123.
Stereotypeure *190*, 193.
Sticker 227.
Sticker(in) 378.
Stickereiindustrie 15.
Stickoxyd 88, 204.
Stickstoff 142.
Stickstoffdünger 332.
Stillgeld 111, 112.
Stillich 26.
Stillpause 106.
Stockhammer 219.
Stoffbütten 203.
Stollen 136.
Strahlenpilz 337.
Straßenarbeiter 95, 378.
Straßenbahnangestellte 321.
Straßenbahnführer 379.
Straßenreiniger 36.
Streckerschwäche 61.

Streichgarn 245.
Streumaschinen 333.
Strickerei 15.
Strohhutfabrik 89, 95, 258.
Strohindustrie 76.
Strohpapier 261.
Strohstoffherstellung 261.
Strohzellstoffabrikation 260.
Strom, elektrischer *35*, 139.
Strontium 76.
Stukkateur 229, 379.
Stumpen 257.
Sturzkappen 325.
Sublimat 65, 66, 92.
Sulfate, neutrale 93.
— saure 93.
Sulfatfabrik 94.
Sulfatzellstoffverfahren 259, 260.
Sulfitspritherstellung 261.
Sulfitzellstoffverfahren 259, 260.
Sumachstrauch 334.
Superphosphat 90, 332.
Superphosphatfabrik 82, 93.
Süssmann 36.
Syrup 152.

Tabakarbeiter 7, 36, *306*, 379.
Tabakindustrie 13, 106,
Tabaklunge 40.   [304.
Tabaköl 306.
Tabakosis 306.
Tabakstaub 41.
Tagegeld 122.
Tagelöhner 332.
Tagesleistung 22, 23.
Talgschmelze 16, 72.
Tapetenfabrikat 75, 265.
Tapezierer *240*, 352.
Tariflohn 12.
Tarifvertrag 12, 29.
Täschner 278.
Taylor 19, 20, 26.
Teakholz 53, 269.
Techniker 119.
Teer 57, 95, 281.
Teerdestillation 94, *210*, 281.
Teerfarbenindustrie 83, 86, *211*, 212.
Teerfarbstoff 85, *211*, 252.
Teerindustrie 78, *210*.
Teerkrätze 211.
Teerkrebs 211.
Teeröle 79.
Teig 293, 294.

Teigwarenindustrie 293.
Telegraphenarbeiter 379.
Telegraphendienst 323.
Telegraphist 379.
Telephonist 324, 379.
Teleky 16, 59, 60, 114, 179.
Temperatureinfluß 33.
Teppichfabrikation 249.
Terpentin 170, *214*.
Terpentinersatz 69, *185*, 191.
Terpentinöl 96, 185, 191, 272.
Tetame 279.
Tetrachloräthan 79.
Tetrachlorkohlenstoff 52, 79, 279.
Tetrachlormethan 79.
Tetralin 257.
Tetranitromethan 88.
Tetraphosphorheptasulfid 91.
Tetraphosphortrisulfid 91.
Textilarbeiter 7, 36.
Textilindustrie 12, 14, 15, *241*.
Theater 103.
Thiele 42, 220, 235.
Thomas 150.
— Albert 109.
Thomasschlacke 78, 91, 100, 105, 122, 150, *155*.
Thomasschlackenmehl 332.
Thomasschlackenmühle 106, 107, *155*.
Thomasverfahren *150*.
Thorium 286.
Tiefbauarbeit 228.
Tiegelgußstahl 166.
Tischler 36, 53, 85, 175, *269*, 338, 380.
Tischzeit, englische 315.
Tolidin 73.
Toluol 68, 73, 77.
Tonindustrie 83.
Tonstaub 36.
Tonwarenarbeiter 232.
Töpfer 36, *232*, 380.
Töpferscheibe 232.
Torfgewinnung 335.
Toxikodermie 272.
Transformatoren 287.
Transmission 139.
Transportarbeiter 93, *315*, 380.
Treber 300.
Trichloräthylen 80, 279.
Trinitrophenol 69, *212*.

Trinitrotoluol 88, 207.
Trinkwassersterilisation 78.
Trockenschleifen 165.
Tuberkulose 10, 40, 168, 169, 174, 235, 238, 240, 241, 269, 270, 273, 301, 306, 308, 311, 321, 322, 323, 337.
Tuchscherer 380.
Tunnelarbeiter 225, 228, 380.
Tunnelbau 137.
Tünchen 186.
Typhus 334.

Überarbeitung 7, 21, 22.
Überdruck 34.
Übermüdung 21, 26.
Überstunden 21, 108.
Uhrmacher 32, *168*, 172, 174, 381.
Ultramarinlunge 40.
Unfälle, gewerbliche 27.
Unfallgefährdung 44.
Unfallgefahr 11, *43*.
Unfallhäufigkeit 32.
Unfallstation 50.
Unfallstatistik 44.
Unfalltod 44.
Unfallverhütung *47*, 109, 125.
Unfallversicherung 43, *119*, 122.
— drittes Gesetz über Änderungen der 312, 314.
Unfallversicherungsgesetz 109.
Ungeziefervertilgung 71.
Unfallzahl 27.
Unterchlorige Säure 79.
Unterernährung 47.
Untergärung 300.
Unterstützungstage 8.
Uran 96.
Uranpecherz 96.
Urlaub 11, 25.
Ursol 277.
Ursolasthma 277.

Vanadium 96.
Vanadiumdichlorid 96.
Vanadiumpentoxyd 96.
Vanadiumtrioxyd 96.
Varlez, Louis 131.
Vaseline 82.
Ventilation 18, 157.
Verbandkasten 50.
Verbrennung 35.

Vergiftung, gewerbliche 43ff.
Vergolder 36, *169*, 381.
Verkehrsgewerbe 103.
Verkehrssicherheit 16.
Verkehrswesen *319*.
Verkohlung 35.
Vernicklungsbetrieb 78.
Vernon 46.
Verordnung der RAM. vom 12. Mai 1925 33, 101, 121, 154, 160, 177, 207, 211, 222, 235, 240.
Versicherung, freiwillige 125.
Versicherungsgesetzgebung 99, 110.
Versicherungsträger 117.
Versilberei *169*.
Vervielfältigungsgewerbe
Verzinkung 75.   [189.
Verzinnung 75, 79.
Viehfüttern 332.
Viehhaltung 333.
Violinespielen 20.
Viscoseverfahren 247.
Vorspinnen 242.
Vorspinnmaschine 244.
Vulkanisieranstalt 105.
Vulkanisieren 74, 100.
Vulkanisierraum 17.

Wachs 71.
Wachstuchfabrik 72, 75, *186*, 214.
Wagenlackierer 381.
Wagner 273.
Waisenhauspflege 126.
Walken 249.
Walkererde 249.
Walkfässer 274.
Walzen 332.
Walzwerk 33, 102, 107, 148, *151*, 154, 163.
Walzwerkarbeiter 153, 382.
Wandbekleidung 17.
Wanderarbeiter 331.
Wanderversicherung 128.
Wärme *33*.
Wärmeabgabe 33.
Wärmeregulierung 18.
Wärmestauung 33.
Waschanlage 18.
Wäschefabrikation 257.
Wäscherei 18, 69, 72, 76, 79, 251.
Wäschezuschneider 381.
Waschraum 17, 100.
Wassergas 83, 281.

Wassersaige 136.
Wasserwerkarbeiter 291.
Wattefabrikation 243.
Weber 36.
Weberei 34, 248. 249.
Webereiarbeiter 382.
Wechselstrom 36.
Weichblei 157.
Weinbau 334.
Weinkäfer 382.
Weißbleierz 156.
Weißen 186.
Weldonschlag 85.
Werft 62, 101, 105.
Werkblei 156, 158.
Werkmeister 110, 119, 128.
Werkstahlindustrie 96.
Werkzinn 161.
WESTERGARD 335.
Wetter, schlagendes 137, 142.
WEYL 212.
Whipper 243.
Wiederbelebungsapparate
Wiener Kalk 166.   [291.
Wildhändler 51.
Willow 243.
Wirkerei 15, 248, 249.
Wirkereiarbeiter 382.
Wirtschaftskrise 131.
Witherit 76.
WITTGEN 246.
Witwenrente 125, 129.
Wochengeld 111, 112.
Wochenhilfe 99, 111, 112.
Wohnungsverhältnisse 10,
Wolfram 176.   [13.
Wolldruckerei 96.
Wolle 244.
Wollfaser 166.
Wollsortierkrankheit 245.
Wollstaub 41.
Wurmkrankheit 43, 51, 122, 146, 148, 225.
Wurstmacher 296.
Würzebereitung 300.

Xanthogenatlösung 247.
Xylol 68, 73.

Zahnrad 48.
Zahntechniker 382.
ZANGGER 59.
Zaponlack 14, 69, 73.
Zellhorn 208.
Zellhornfabrikation 208, s. Celluloid.
Zement 37, 226, 227.
Zementarbeiter 36, 230, 382.
Zementkrätze 226.

Zementstaub 42, 230.
Zeugdruckerei 75, 80, 96.
Zeugschmied 376, 382.
Zichorienfabrikation 104, 300.
Ziegelarbeiter 36, *223*, 225, 383.
Ziegelei 26, 101, 104, 105, 106, *223*.
Zigarrenarbeiter 36, 383.
Zigarrenfabrikation 13, 100, 305.
Zigarette 304.
Zigarettenarbeiter 383.
Zigarettenfabrikation 305.
Zigarettenpapier 263.
Zimmerleute 36, 339, 383.
Zimmerplatz 105.
Zink 96.
Zinkbergwerk 147.
Zinkblende 159.
Zinkcarbonat 96.
Zinkdampf 165.
Zinkgewinnung *159*.
Zinkguß 167.
Zinkhütte 57, 75, 96, 100, 106, 107, 148, *160*.
Zinkhüttenarbeiter 160.
Zinkindustrie 172.
Zinkoxyd 96.
Zinkproduktion 159.
Zinkstaub 75.
Zinksulfat 96.
Zinkweiß 96.
Zinn 96.
Zinnarbeiter *169*.
Zinnbergleute 41.
Zinnchlorid 96.
Zinngewinnung 161.
Zinngießer *169*, 383.
Zinngießerei 62.
Zinnhütte 104.
Zinnindustrie 172.
Zinnober 65.
Zinnsulfid 96.
Ziseleur *168*, 174.
Zuckerfabrikarbeiter 383.
Zuckerfabrikation 26, 55, 73, 76, 78, 93, 94, 104, 106, *297*.
Zuckerkrätze 298.
Zugbeförderungspersonal 320.   [321.
Zugbegleitungsdienst 320,
Zündholzfabrikation 51, 65, 79, 80, 92, 93, 94, 109, *209*.
Zusatzrente 126.
Zwirnen 242.
Zwischenmeister 107.

Verlag von Julius Springer / Berlin

Handbuch der sozialen Hygiene und Gesundheitsfürsorge

Herausgegeben von

A. Gottstein-Charlottenburg, A. Schlossmann-Düsseldorf, L. Teleky-Düsseldorf.

II. Band: **Gewerbehygiene und Gewerbekrankheiten.** Bearbeitet von zahlreichen Fachgelehrten. Mit 56 Abbildungen. VIII, 816 Seiten. 1926. RM 54.—; gebunden RM 59.70

Inhaltsübersicht:

A. Allgemeiner Teil: Gewerbehygienisches Arbeiten und Forschen. — Begriff, Diagnose, rechtliche Stellung der Berufskrankheiten. Verhütung gewerblicher Gesundheitsschädigungen. — Die Aufgaben des Arztes in der Durchführung der Gewerbehygiene. Von Gewerbemed.-Rat Dr. Ludwig Teleky-Düsseldorf. — Die gesetzliche Regelung des gesundheitlichen Arbeiterschutzes. Von Gewerbemed.-Rat Dr. H. Betke-Wiesbaden. — Die Gewerbeaufsicht in Deutschland. Von Geh. Reg.-Rat Dr. R. Fischer, Senatspräsident im Reichsversicherungsamt, Potsdam. — Übersicht über die Internationale Gewerbeaufsicht. Von Prof. Dr. Ernst Brezina-Wien. — Einfluß verschiedener Betriebsformen auf die Gesundheit der Arbeiter und das Entstehen der Gewerbekrankheiten. Von Dr. M. Epstein-München. — Wissenschaftliche Betriebsführung (Taylorsystem), Arbeitszeit, Arbeitspausen, Nachtarbeit. Von Prof. Dr. Ernst Brezina-Wien. — Arbeit von Frauen, Kindern und Jugendlichen. Von Min.-Rat Prof. Dr. Adolf Thiele-Dresden. — Beruf und Geschlechtsleben. Von Gewerbemed.-Rat Dr. H. Betke-Wiesbaden. — Allgemeine hygienische Gesichtspunkte bei der Anlage von Fabrikbauten. Von Prof. Dr. Bruno Heymann-Berlin. — Hygiene des Fabrikbaues, der Beleuchtung, Lüftung und Heizung; Krankheits- und Unfallverhütung; Unfallhäufigkeit (Statistik). Von Geh. Reg.-Rat Dr. R. Fischer, Senatspräsident im Reichsversicherungsamt, Potsdam. — Erste Unfallhilfe. Von Oberarzt Dr. E. Koch-Bochum. — **B. Gewerbepathologie und -hygiene:** Berufsmorbidität und -mortalität. Von Min.-Rat Prof. Dr. Franz Koelsch-München. — 1. Gewerbliche Vergiftungen: Grundzüge der Giftwirkung. Von Prof. Dr. G. Joachimoglu-Berlin. — Vergiftungen durch Blei. — Vergiftungen durch Quecksilber. Von Gewerbemed.-Rat Dr. Ludwig Teleky-Düsseldorf. — Vergiftungen durch Metalle (außer Blei und Quecksilber). Von Med.-Rat Dr. H. Fischer-Stuttgart. — Gewerbliche Vergiftungen durch nichtmetallische anorganische Gifte (Metalloide) und deren Verbindungen. Von Prof. Dr. Heinrich Zangger-Zürich. — Vergiftungen: Aliphatische Verbindungen. Cyclische Verbindungen. Von Min.-Rat Prof. Dr. Franz Koelsch-München. — 2. Andere Berufseinflüsse und deren Folgeerscheinungen: Wirkung von Wärme und Feuchtigkeit. Von Geh. Oberreg.-Rat Prof. Dr. O. Spitta-Berlin. — Wirkung von Preßluft. Von Primärarzt Dr. Wilhelm Mager-Brünn. — Schädigung durch Elektrizität. Von Dr. Bruno Sellner-Brünn. — Gewerbliche Infektionskrankheiten. Von Prof. Dr. F. Holtzmann-Karlsruhe. — Durch Eingeweidewürmer bedingte Berufskrankheiten. Von Prof. Dr. Hayo Bruns-Gelsenkirchen. — Neubildungen und Beruf. Von Min.-Rat Prof. Dr. Franz Koelsch-München. — Über den Einfluß der Berufe auf das Herz. Von Prof. Dr. Rudolf Kaufmann-Wien. — Gewerbekrankheiten der oberen Luftwege. Von San.-Rat Dr. Alfred Peyser-Berlin. — Berufskrankheiten der Lunge. Von Prof. Dr. Maximilian Sternberg-Wien. — Einfluß der Berufe auf die Verdauungsorgane. Von Dr. A. Alexander-München. — Die gewerblichen Erkrankungen der Muskeln, Sehnen, Knochen und Gelenke. Von Prof. Dr. Georg Hohmann-München. — Nervenkrankheiten. Von Dr. Kurt Mendel-Berlin. — Gewerbl. Erkrankungen der Augen. Von Prof. Dr. Richard Cords-Köln. — Gewerbekrankheiten des Ohres. Von San.-Rat Dr. Alfred Peyser-Berlin. — Die Schädigungen der Haut durch Beruf und Arbeit. Von Prof. Dr. Moriz Oppenheim-Wien. — Berufliche Stigmata. Von Prof. Dr. B. Chajes-Berlin. — **C. Hygiene einzelner Gewerbe und Berufe.** Namenverzeichnis. — Sachverzeichnis.

VI. Band: **Krankenhaus-, Rettungs-, Bäderwesen, Sozialhygienische Bedeutung der Sozialversicherung, Berufsberatung, Gesundheit und Wirtschaft.** Bearbeitet von zahlreichen Fachgelehrten. Mit 70 Abbildungen. X, 600 Seiten. 1927. RM 48.—; gebunden RM 54.—

Inhaltsübersicht:

Krankenhauswesen. Von Prof. Dr. A. Gottstein-Berlin. — Siechenhäuser und Altersheime. — Soziale Krankenhausfürsorge. — Hauspflege. Von Dr. Franz Goldmann-Berlin. — Rettungswesen. Von Prof. Dr. A. Gottstein-Berlin. — Rettungswesen in Seenot. Von Obering. Johann Winter-Hamburg. — Das Rettungswesen im Bergbau. Von Tauchermeister Wilhelm Korte-Bochum und Oberarzt Dr E. Koch-Bochum. — Bäderwesen. Von Wirkl. Geh. Ober-Med.-Rat Prof. Dr. E. Dietrich-Berlin. — Die sozialhygienische Bedeutung der deutschen Sozialversicherung. Von F. Appelius-Düsseldorf und Stadt-Med.-Rat Dr. E. Aschenheim-Remscheid. — Berufsberatung. Von Dr. W. Pryll-Berlin. — Psychologische Berufsberatung. Von Prof. Dr. W. Poppelreuter-Bonn. — Methodische Gesichtspunkte zu den Beziehungen zwischen Wirtschaft und Gesundheit. Von Dr. Karl Freudenberg-Berlin. — Namenverzeichnis. — Sachverzeichnis.